泌尿外科常见病诊疗精粹

主编　崔　飞　段建军　马丽君　范宗荣

白洋洋　丁　维　王成昊

U0256485

中国海洋大学出版社

·青岛·

图书在版编目（CIP）数据

泌尿外科常见病诊疗精粹 / 崔飞等主编. —青岛：
中国海洋大学出版社，2023.8
ISBN 978-7-5670-3646-8

Ⅰ．①泌… Ⅱ．①崔… Ⅲ．①泌尿外科学－常见病－
诊疗 Ⅳ.①R69

中国国家版本馆CIP数据核字（2023）第182451号

出版发行	中国海洋大学出版社		
社　　址	青岛市香港东路23号	邮政编码	266071
出 版 人	刘文菁		
网　　址	http://pub.ouc.edu.cn		
电子信箱	369839221@qq.com		
订购电话	0532-82032573（传真）		
责任编辑	韩玉堂	电　　话	0532-85902349
印　　制	日照报业印刷有限公司		
版　　次	2023年8月第1版		
印　　次	2023年8月第1次印刷		
成品尺寸	185 mm×260 mm		
印　　张	24.75		
字　　数	624千		
印　　数	1～1000		
定　　价	198.00元		

发现印装质量问题，请致电0633-8221365，由印刷厂负责调换。

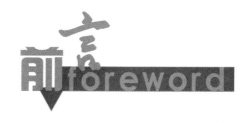

前言 foreword

现代医学科学的蓬勃发展,使得泌尿外科不论是在理论研究,还是在诊疗技术等方面,都有着极大的进步,尤其是在微创外科、医学遗传工程学及器官移植医学等领域表现突出,已广泛造福于人类。近年来,泌尿外科新的诊断和治疗技术不断被开发和应用,给广大泌尿外科医师带来了更广阔选择的同时,也带来了困惑和操作技术上的不统一、不规范。因此,在规范诊疗泌尿外科疾病的原则下,为适应学科发展和临床工作的需要,我们本着"求精、求全、求新"的宗旨,特邀拥有多年临床经验的专家编写了《泌尿外科常见病诊疗精粹》一书。

本书立足于泌尿外科的实际临床工作,在循证医学的基础上,参考业内最新的临床指南,以常见泌尿外科疾病治疗为主线,突出泌尿外科疾病的特点,汇集泌尿外科疾病治疗的精华。首先,本书涉及了泌尿外科疾病常见症状和常用检查等基础内容;其次,在结合泌尿外科最新进展的基础上,详细介绍了泌尿外科常用手术要点;最后,重点介绍了泌尿外科常见病的诊疗要点,涵盖了泌尿生殖系统畸形、泌尿生殖系统损伤、泌尿生殖系统感染等内容。另外,为保证本书内容的完整性,还涉及泌尿外科常见疾病护理的内容。本书可供各级医疗单位的泌尿外科医师、研究生及护士参考使用。

由于编者水平有限,书中存在不足之处,希望广大读者给予批评、指正,以便再版时加以改进。

《泌尿外科常见病诊疗精粹》编委会
2023 年 5 月

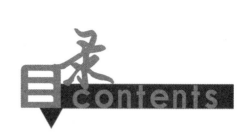

第一章

泌尿外科疾病常见症状

第一节 疼 痛

男性泌尿生殖器官病变引起的疼痛可呈剧烈绞痛，也可以表现为隐痛或钝痛，呈持续性或间歇性。疼痛与男性泌尿生殖系统空腔脏器内压升高、实质器官包膜张力增加或平滑肌痉挛有关，主要见于尿路梗阻及炎症。由于男性泌尿生殖系统多受自主神经支配，疼痛定位往往不准确。

一、肾区疼痛

肾区痛一般局限于一侧肋脊角，呈持续性钝痛或阵发性绞痛，运动后疼痛可能加剧。钝痛多见于肾或肾周感染、积水或巨大占位病变等，因肾包膜扩张并受牵引所致。绞痛多见于结石引起上尿路急性梗阻，也见于血块、脱落组织等阻塞肾盂出口处或输尿管，引起输尿管平滑肌痉挛、肾盂内压力升高，表现为腰腹部突发性剧痛，呈阵发性。绞痛常放射至下腹部、脐部、腹股沟处、睾丸或大阴唇及大腿内侧。肾脏剧烈胀痛多见于肾脓肿、肾梗死、肾周围炎等急性炎性疾病，常伴全身症状，如寒战、高热等。肾恶性肿瘤早期不引起疼痛，晚期可因梗阻和侵犯受累脏器周围神经而造成持续性疼痛。

由于腹腔神经节和肾邻近腹腔脏器受刺激，肾区剧痛时可合并消化道症状，如反射性恶心、呕吐、腹胀等。此时，右侧肾绞痛应与急性胆囊炎、胆石症、急性阑尾炎等疾病鉴别。不过，腹腔内脏器疼痛很少呈绞痛样，且多伴有腹肌紧张，并常向肩部放射，这是由于膈肌和膈神经受刺激的原因。$T_{10} \sim T_{12}$ 肋间神经受刺激时产生的疼痛易与肾区疼痛混淆。这类疼痛表现为肋脊角针刺样疼痛，有时向脐周放射且可随体位变化而得到改善。

二、输尿管疼痛

输尿管因剧烈蠕动、管腔急性扩张及平滑肌痉挛均会引起疼痛，表现为突发性、多样性，如输尿管走行区的钝痛或绞痛。输尿管绞痛多为结石或血块堵塞输尿管后所致，向患侧腰部、下腹部、股内侧和外生殖器等部位放射。疼痛区域可提示输尿管梗阻的部位：输尿管上段梗阻时，疼痛可向外生殖器放射；输尿管中段梗阻时，伴患侧下腹部疼痛，右侧应与急性阑尾炎鉴别；输尿管下段梗阻表现为膀胱刺激征和耻骨上不适感，在男性可沿尿道反射至阴茎头部。

输尿管绞痛常伴发血尿,应仔细询问两者出现的时间顺序:绞痛先于血尿者,多见于上尿路结石;当血尿先于绞痛时,则可能由血块阻塞输尿管所致,应排除肾肿瘤等疾病。输尿管慢性、轻度梗阻一般不引起疼痛,有时可表现为钝痛。

三、膀胱区疼痛

细菌性或间质性膀胱炎患者表现为间歇性耻骨上区疼痛,膀胱充盈时更显著,同时伴有尿频、尿急或排尿困难,排尿后疼痛感可部分或完全缓解。膀胱颈口或后尿道结石引起急性梗阻时可出现耻骨上、阴茎头及会阴部放射性剧烈疼痛。膀胱肿瘤晚期或原位癌患者也可出现膀胱区疼痛,提示肿瘤已侵犯盆腔内组织,多伴有严重的膀胱刺激征。

排尿痛是部分膀胱炎患者典型的症状,呈烧灼样或针刺样。多在排尿初出现,排尿末加重,放射至尿道远端,常伴有脓尿及膀胱刺激征,甚至出现尿闭感。长期抗感染治疗的膀胱炎患者,如果疼痛不缓解,反而逐渐加重,应考虑膀胱结核。

急性尿潴留引起膀胱过度膨胀时,可导致膀胱区胀痛不适,此时下腹部能扪及包块。慢性尿潴留患者尿潴留和膀胱膨胀呈缓慢进展,即使残余尿超过 1 000 mL,也很少有膀胱疼痛不适。

四、前列腺、精囊疼痛

前列腺、精囊疼痛多因炎症使前列腺水肿和包膜扩张所致。疼痛主要集中于会阴部或耻骨上区,向后背部、腹股沟、下腹、阴囊、睾丸及阴茎头等处放射。急性炎症引起的疼痛较重且伴有寒战、发热,同时合并膀胱刺激症状,直肠指诊时前列腺、精囊部位有明显触痛。慢性炎症引起的疼痛程度较轻,部位多变,且病史长,全身症状少见。严重的前列腺肿胀可造成急性尿潴留。

前列腺、精囊肿瘤引起的疼痛因肿瘤部位、大小及浸润情况而异。前列腺癌除了可以侵袭周围组织、骨盆、腰骶部和直肠等部位引起疼痛,还可引起一侧或两侧坐骨神经痛。癌性疼痛多剧烈且伴有消瘦等恶病质表现。

五、阴囊区疼痛

阴囊区疼痛多由阴囊及其内容物病变所致。急性且剧烈疼痛多见于睾丸或睾丸附件扭转、急性睾丸附睾炎、创伤等;慢性疼痛多发生于精索静脉曲张、睾丸鞘膜积液、睾丸肿瘤等,呈胀痛及坠痛。精索静脉曲张引起患侧阴囊坠胀不适,久立或劳累后加重,平卧或上托阴囊可以缓解。由于睾丸的胚胎起源紧邻肾脏,阴囊内容物炎症或肿瘤时可引起患侧腰部坠胀感。

阴囊区疼痛可分为原位痛和牵涉痛。前者多见于睾丸附睾炎症、创伤和扭转等,疼痛范围局限,可沿精索向同侧腰部放射;后者可由输尿管、膀胱三角区、膀胱颈及前列腺等部位的疼痛放射而致,但阴囊内容物无触痛。肾脏、腹膜后或腹股沟的疼痛也可放射至睾丸。此外,对任何阴囊区疼痛患者还应排除嵌顿性或绞窄性腹股沟斜疝。

六、阴茎疼痛

疲软状态下感阴茎痛多见于尿道、膀胱及前列腺的炎症或结石,表现为排尿或排尿后尿道内刺痛或烧灼感。包皮嵌顿时,静脉回流障碍,阴茎胀痛明显。阴茎勃起时疼痛多见于阴茎海绵体硬结症、尿道下裂和/或阴茎异常勃起。阴茎头或尿道病变引起的阴茎疼痛,应排除特异性感染,如性传播疾病,应仔细检查阴茎头是否有溃疡、疱疹、糜烂,尿道外口有无脓性分泌物等。　　**（马丽君）**

第二节 肿 块

由于泌尿系统器官解剖位置较隐蔽或不甚注意,当这些器官出现肿块时,往往已存在一定时间。肿块多由肿瘤、畸形、感染、外伤、梗阻性疾病等导致。

一、腹部、腰部肿块

上腹部两侧或腰部发现肿块时,都应与正常肾脏相鉴别。体型瘦长的人,深呼吸时可触及正常肾脏下极,故肾下极肿块较上极更易扪及。当肾脏肿块可以触及时,应仔细触摸肿块的大小、质地、活动度、坚硬度、有无结节等。肾肿瘤多为实性,质地坚硬,表面光滑或呈分叶状。肿瘤早期时,有一定的活动度;晚期时肿瘤浸润周围组织而固定,此时多有局部剧痛的症状。肾中下极巨大肿瘤可越过腹部正中线。脓肾或肾周感染之肿块可有明显的腰痛、叩击痛,患者向患侧弯曲的体位以减轻疼痛。肾囊肿和肾积水形成的肿块表面光滑,多有囊性感。

多囊肾一般是双侧性的,两侧上腹可触及巨大肾脏,表面呈囊性结节样。小儿腹部肿块常见于肾母细胞瘤和巨大肾积水,质地明显不同。肾损伤引起的肾周围血肿及尿外渗时,在患侧腹部和腰部可触及痛性肿块。如出血未控制,肿块可进行性增大。肾下垂者,肾移动范围明显增大,坐位和侧卧位时均较易触及。

二、下腹部肿块

下腹部触及肿块时,首先应排除尿潴留,最可靠的方法是超声检查。其次是导尿术,如果导尿后肿块消失,并引流出大量尿液,表明肿块是膨胀的膀胱。

膀胱、盆腔内恶性肿瘤及隐睾恶变等患者都可以在其下腹部耻骨上触及肿块。脐部常见肿块为结核性腹膜炎所致的粘连性包块,肠系膜淋巴结结核或肿瘤,横结肠包块及蛔虫团等;左下腹常见肿块为乙状结肠肿瘤、血吸虫病、左侧卵巢或输卵管包块;右下腹常见肿块为盲肠、阑尾的炎性病变、肿瘤及右侧卵巢或输卵管肿块;下腹部常见包块为膨胀的膀胱、膀胱肿瘤、妊娠子宫及子宫肿瘤等。盆腔肿块除腹部检查外,还应经直肠或阴道进行双合诊,确定肿块的大小、位置和活动度。

三、腹股沟区肿块

腹股沟触及肿块时,首先应考虑疝,肿块多可回纳入腹腔,咳嗽时出现。如果疝内容物为大网膜时,触及为实性,应与淋巴结、精索囊肿或隐睾等相鉴别。

腹股沟肿大淋巴结多为炎性或阴茎癌转移。炎性淋巴结表现为压痛明显,活动度大;而癌性淋巴结多相互融合,质坚硬,活动度差,确诊需进行活检。如果阴囊空虚,在腹股沟处触及肿块时,首先应考虑隐睾。

四、阴囊内肿块

阴囊内容物包括睾丸、附睾和精索等。触诊发现阴囊内肿块时,首先应判断肿块所处的解剖位置。阴囊内肿块以斜疝最常见,其特征为无痛性肿块,可以还纳。睾丸鞘膜积液呈囊性,透光试验阳性。痛性肿块多为急性睾丸附睾炎,上托阴囊可使疼痛缓解;其次为睾丸扭转,多见于青少年,急性发病,睾丸上提,托起阴囊疼痛反而加剧,超声检查可明确诊断。

精索静脉曲张患者可在阴囊内、睾丸上极可触及曲张静脉丛形成的软性肿块,站立时明显,平卧时缩小或消失,应与疝或交通性鞘膜积液相区别,超声检查可确诊。睾丸肿瘤质地坚硬,体积增大。附睾、精索肿瘤极为罕见。附睾结核早期与慢性附睾炎难以区别,晚期则表现为特征性的"串珠样"。

五、阴茎肿块

幼儿包茎内包皮垢可形成小肿块,但一般与皮肤不粘连。阴茎头部肿块常见于阴茎癌、乳头状瘤或尖锐湿疣。阴茎背侧或冠状沟处皮下条索状肿块,无压痛,质软如橡皮样,应考虑为阴茎硬化性淋巴管炎。阴茎海绵体炎时,阴茎红肿,可触及条索状硬结,压痛明显;慢性时,表现为纤维化或硬结。海绵体肿块多见于阴茎硬结症,肿块位阴茎远端背侧,呈条索状,勃起后疼痛,严重时阴茎弯曲变形。

六、前列腺肿块

在前列腺部触及肿块应注意区别肿瘤还是非特异性炎性结节、结核或结石。早期前列腺癌可以在前列腺表面触及孤立的硬结节;晚期时,癌肿占据整个前列腺,向直肠腔凸出,质地坚硬,表面结节感,不光滑,与周围界限不清。

(马丽君)

第三节 排 尿 异 常

排尿/储尿期症状多见于下尿路(膀胱和尿道)疾病,目前临床上应用下尿路症状(LUTS)来概括,并取代以前常用的膀胱梗阻性症状和膀胱刺激征。LUTS包括刺激症状(如尿频、夜尿增多、尿急、急迫性尿失禁等)和梗阻症状(如排尿困难、尿不尽感、尿末滴沥等)。

一、尿痛

尿痛指排尿时或排尿后耻骨上区或尿道内烧灼样、针刺样痛感,与尿频、尿急合称为膀胱刺激征。病因多见于膀胱、尿道炎症或结石。病变刺激膀胱及尿道黏膜或深层组织,引起膀胱、尿道痉挛及神经性反射。排尿初痛多见于尿道炎,而膀胱炎为排尿中或排尿后痛。

二、尿频

尿频是指排尿次数明显增加。正常成人每天排尿 4~6 次,夜尿 0~1 次,每次尿量为 200~300 mL。尿频者 24 h 排尿＞8 次,夜尿＞2 次,每次尿量＜200 mL,伴有排尿不尽感。生理情况下,排尿次数与饮水量、温度高低、出汗多少等有关。病理性尿频特点是排尿次数增加,夜尿增加,而每次尿量少。

尿频患者多因膀胱功能性容量降低所致。膀胱出口梗阻时,膀胱顺应性降低,残余尿增多。结核性膀胱类和间质性膀胱炎患者,由于膀胱肌层广泛纤维化,发生膀胱挛缩,膀胱容量显著降低,引起严重尿频,有时每次排尿量仅 10 mL。

膀胱本身病变,如炎症、结石、异物、肿瘤等,或膀胱周围病变,如子宫肌瘤、盆腔脓肿等,都可以导致膀胱容量降低,出现尿频。精神、心理等因素,如焦虑、恐惧等,也可引起尿频。其特点是白天尿频明显,夜间入睡后消失。尿频伴尿量增加常见于糖尿病、尿崩症及肾浓缩功能障碍等疾病。

三、尿急

尿急是一种突发且迫不及待要排尿的感觉,严重时引起急迫性尿失禁。尿急见于下尿路炎症(如急性膀胱炎)、膀胱过度活动症、高敏感低顺应性的神经源性膀胱等病理情况,也可以由焦虑等精神因素引起。

四、排尿困难

排尿困难是指膀胱内尿液排出受阻引起的一系列症状,表现为排尿等待且费力、排尿间断或变细、尿线无力、尿线射程变短、排尿末滴沥状等。尿末滴沥是前列腺增生症的早期症状,排尿困难呈渐进性,可伴发急性尿潴留或肾功能受损。

排尿困难病因分为 3 类:机械性梗阻见于尿道狭窄、尿道肿瘤、先天性尿道瓣膜等;动力性梗阻见于糖尿病、脑脊髓病变、盆腔手术损伤盆神经或阴部神经等;混合性梗阻多见于前列腺增生症、急性前列腺炎等。排尿困难男性多见于前列腺增生症和尿道狭窄,而女性常由膀胱颈硬化症或心理因素所致;儿童则可能与神经源性膀胱和后尿道瓣膜有关。

五、尿潴留

尿潴留表现为膀胱内充满大量尿液,不能排出致下腹部膨隆和/或胀痛,分为急性与慢性两类。急性尿潴留多见于下机械性尿路梗阻,如尿道狭窄和前列腺增生症突然加重,或药物所致一过性尿潴留。慢性尿潴留是指膀胱内尿液长期不能完全排空,有残余尿存留,多见于神经源性膀胱或渐进性的机械性梗阻。慢性尿潴留患者多以充盈性尿失禁就诊。

六、尿失禁

尿失禁是指尿液不由自主流出体外,分为 4 种类型。

(一)真性尿失禁

真性尿失禁是指在任何时候和任何体位时均有尿液不受意识控制而自尿道口流出。因尿道外括约肌缺陷、严重损伤或尿道支配神经功能障碍,膀胱括约肌丧失了控制尿液的能力,表现为膀胱空虚、持续流尿且没有正常的排尿,多见于神经源性膀胱、女性尿道产伤及前列腺手术引起的尿道外括约肌损伤等。

(二)压力性尿失禁

压力性尿失禁是指平时能控制排尿,但在腹腔内压突然升高时,发生尿失禁的现象。多见于经产妇或绝经后妇女,也可见于男性前列腺手术后,表现为咳嗽、打喷嚏、大笑或增加腹压的运动时有尿液突然自尿道口流出。病因包括尿道肌肉本身缺陷;阴道前壁的支撑力减弱;肛提肌、尿道外支持组织和盆底肌肉功能障碍;功能性尿道缩短;膀胱尿道后角消失;尿道倾斜角增大等。

(三)充盈性尿失禁

充盈性尿失禁又称为假性尿失禁,是由于膀胱内大量残余尿所致。患者不时地滴尿,无成线排尿,多见于慢性下尿路梗阻疾病。

(四)急迫性尿失禁

急迫性尿失禁是指因强烈尿意,出现快速的尿液流出。该尿失禁分为两类:①运动性急迫性尿失禁,由逼尿肌无抑制性收缩,使膀胱内压超过尿道阻力所致,见于膀胱以下尿路梗阻和神经系统疾病。②感觉急迫性尿失禁是由膀胱炎性刺激引起的 1 个症状。精神紧张、焦虑也可引起急迫性尿失禁。急迫性尿失禁和压力性尿失禁常混合存在。

七、漏尿

漏尿是指尿液不经正常尿道排出,而是从其他通道流出,如阴道或肠道,也称为尿道外性尿失禁。发生漏尿的常见疾病有膀胱阴道瘘、尿道阴道瘘、尿道直肠瘘等。如果瘘孔小,患者一般正常排尿,往往因尿道瘘周围炎症就诊才发现;如果瘘孔大,则尿液全部由尿路相通的器官流出,易诊断。尿道直肠瘘可表现为尿道排出气体或含粪便的尿液且通过肛门排尿。

先天性输尿管异位开口也是漏尿的常见原因之一。输尿管开口于尿道或女性阴道时,女性患者有正常排尿,同时伴有持续性少量尿液流出,易被误认为慢性的阴道分泌物。由于输尿管开口多在尿道外括约肌的近端,男性患者一般很少发生尿失禁。漏尿也可见于脐尿管瘘和膀胱外翻等先天性畸形。

八、遗尿

遗尿是指儿童在睡眠时发生不自主排尿。遗尿在 3 岁以内儿童中应视为正常现象,大部分可以自愈。6 岁以上仍遗尿时应视为异常。女性儿童的遗尿应排除输尿管异位。遗尿原因有大脑皮质发育迟缓、睡眠过深、遗传或泌尿系统疾病等。

九、尿流中断

尿流中断是指在排尿过程中出现不自主的尿线中断。膀胱结石患者易出现尿流中断,改变体位时可以继续排尿,常伴有阴茎头放射性剧痛,或尿道滴血。前列腺增生症患者也会发生尿流中断。

(马丽君)

第四节 尿 液 异 常

一、血尿

血尿指尿中含有过多的红细胞。离心尿液每高倍视野(×400)中红细胞计数≥3 时称为镜下血尿;而每 1 000 mL 尿中含有 1 mL 以上血液时可呈肉眼血尿。血尿程度与潜在的后果无相关性,但是血尿程度越重时,发现病变的概率就越大。

(一)肉眼血尿和镜下血尿

肉眼血尿几乎都存在泌尿系统病变,其中 40% 的肉眼血尿来源于膀胱;而镜下血尿依靠目前的检查手段能明确病因的机会并不高。内科血尿一般为肾小球性血尿,由肾前性疾病或肾小球疾病引起,应用相差显微镜可观察尿中有变形红细胞及管型,尿蛋白定性≥++。外科血尿为非肾小球性血尿,红细胞形态正常,无管型,尿蛋白定性≤+。

服用某些药物或食物时尿液可呈红色,如利福平、氨基比林、卟啉、胡萝卜等。尿液镜检无红细胞可以与血尿区别。血尿还应与血红蛋白尿、肌红蛋白尿相区别,后者常见于溶血反应、大面积烧伤、肢体挤压伤等。尿液镜检无红细胞,但隐血试验阳性。

(二)血尿时段

依据排尿过程中血尿出现的时间可对病变进行初步定位,常采用 3 杯试验来帮助区别。初始血尿提示尿道或膀胱颈出血;终末血尿提示病变位于膀胱三角区、膀胱颈或后尿道;全程血尿提示出血来自膀胱或膀胱以上尿路。尿道损伤引起的尿道流血时,血液鲜红,尿中并不含有血液,不能误认为血尿,血尿发作时,应进行膀胱镜检查,可以区分血尿来自膀胱或上尿路,如果发现输尿管口喷血,则上尿路来源血尿可以基本确定。

(三)血尿伴随症状

血尿伴肾绞痛应考虑上尿路梗阻,如结石或血块;血尿伴单侧上腹部肿块多为肾肿瘤、肾积水、肾囊肿或肾下垂;血尿伴双侧上腹部肿块常为多囊肾;血尿伴膀胱刺激征多为下尿路炎症引起,其次为肾结核或晚期膀胱肿瘤等;血尿伴下尿路梗阻症状见于 BPH 和膀胱结石等。无痛性肉眼血尿,呈全程间歇性或持续性,应高度警惕泌尿系统恶性肿瘤的可能,最常见的是膀胱肿瘤。

环磷酰胺等抗癌药物全身应用时,可引起化学性出血性膀胱炎。膀胱内灌注抗癌药物,如卡介苗、丝裂霉素等也可导致化学性出血性膀胱炎,有时伴高热。盆腔肿瘤,如宫颈癌、前列腺癌、膀胱癌等在放疗后,可发生放射性膀胱炎,表现为严重肉眼血尿和下尿路刺激症状。

(四)血块的形状

尿液中含血块说明血尿程度较严重。新鲜血尿伴大小不等、形态不规则的血块时提示膀胱或前列腺部尿道出血。肾或输尿管出血为暗红色,血块如条状或蚯蚓状,可伴有腰部疼痛不适,无排尿不畅。

(五)血尿鉴别诊断

年龄和性别对分析血尿病因有帮助。年轻血尿患者多因泌尿系统结石、感染、畸形或外伤所致;老年患者的血尿则提示膀胱肿瘤或 BPH;女性血尿一般与尿路感染、妇科疾病或月经污染有关;男性患者一般较少发生血尿,一旦出现血尿,往往提示有潜在病变,应详细检查。

肾实质疾病,如各型肾炎、肾病,可以引起血尿,多为镜下血尿,同时伴有高血压、水肿、蛋白尿、管型尿等。肾血管畸形(如动脉瘤、动静脉瘘、血管瘤、肾梗死等)导致的血尿特点为反复发作的镜下或肉眼血尿,多见于青少年患者。如肠系膜上动脉和腹主动脉之间角度过小,压迫左肾静脉,引起肾淤血,可出现血尿,临床称为胡桃夹综合征。运动性血尿一般原因不明确,可能与肾静脉淤血,肾、膀胱黏膜血管损伤出血有关。

全身性疾病,如糖尿病、血友病、白血病等,可以发生血尿,有时为首发症状,应引起重视。后腹腔或盆腔的恶性肿瘤、炎症肿块等压迫、刺激、浸润泌尿系统时也可以出现镜下或肉眼血尿,此时多伴有患侧肾积水。

原因不明的血尿称为特发性血尿,约占血尿患者的20%,可能的原因包括肾血管畸形、微结石或结晶、肾乳头坏死等。

二、脓尿

脓尿常为乳白色、浑浊,严重时有脓块,多见于尿路感染。正常人尿液中含有少量白细胞。如果离心尿液中白细胞计数≥10个/高倍视野,或普通尿检白细胞计数≥5个/高倍视野时,应视为异常。根据排尿过程中脓尿出现的时间及伴发症状可对病变进行初步定位。初始脓尿为尿道炎;脓尿伴膀胱刺激征而无发热多为膀胱炎;全程脓尿伴膀胱刺激征、腰痛和发热提示肾盂肾炎。

引起脓尿的尿路感染常分为非特异性感染和特异性感染两大类。非特异性感染的致病性微生物以大肠埃希菌最常见,其次为变形杆菌、葡萄球菌、肠球菌、厌氧菌、衣原体、真菌等。特异性感染主要指由结核分枝杆菌和淋病奈瑟球菌引起。

三、乳糜尿

乳糜尿是指尿液中混有乳糜液而使尿液呈乳白色或米汤样,内含有大量脂肪、蛋白质、红细胞及纤维蛋白原。如其中红细胞较多,可呈红色,称为乳糜血尿。乳糜溶于乙醚,故乙醚可使乳糜尿变清,从而确诊乳糜尿。该试验称为乳糜试验,可鉴别乳糜尿与脓尿、结晶尿。乳糜尿的首要病因是丝虫病,其次为腹膜后肿瘤、结核或外伤等。

四、气尿

排尿时尿中出现气体,称为气尿,多见于尿路与肠道之间有瘘管相通时。这些瘘管除手术、外伤引起外,更多见于结核、炎性肠病、放射性肠炎、乙状结肠癌等。气尿也可见于膀胱、肾盂内产气细菌感染,糖尿病患者的发生率较高。尿中的产气细菌分解高浓度的尿糖产生二氧化碳,排尿时便有气体出现。

五、尿量异常

正常成人每天尿量为700~2 000 mL,平均1 500 mL,尿比重波动在1.003~1.030。通常情况下,尿量增加,尿比重则相应下降,以维持体液平衡。

(一)多尿
多尿指每天尿量>2 500 mL,典型患者每天尿量>3 500 mL。泌尿外科疾病中,多尿常见于急性肾后性肾功能不全的多尿期,由肾浓缩功能减退或溶质性利尿所致。

(二)少尿
临床上将每天尿量<400 mL定义为少尿。突发性少尿是急性肾衰竭的重要标志。肾前性、肾性和肾后性因素都可造成少尿,见于休克、脱水、尿路梗阻、尿毒症等。

(三)无尿
临床上将每天尿量<100 mL定义为无尿。持续性无尿见于器质性肾衰竭,表现为氮质血症或尿毒症,称为真性无尿症;结石或肿瘤引起输尿管完全性梗阻所致的无尿称为假性无尿症。急性血管内溶血也可以引起无尿。

(马丽君)

第五节　尿道分泌物

尿道分泌物是指在无排尿动作时经尿道口自然流出黏液性、血性或脓性分泌物。正常尿道口应无分泌物,只是在性冲动时由尿道口流出白色清亮的黏液。

一、血性尿道分泌物

血性尿道分泌物包括尿道出血和血精。尿道出血多来自尿道外伤或尿道、精阜肿瘤,患者常在无意中发现内裤上有陈旧性血迹。血精是前列腺、精囊疾病的特征性表现,病因以炎症、肿瘤或结核为多见。

二、脓性尿道分泌物

脓性分泌物最多见于淋病奈瑟球菌性尿道炎,表现为尿道流脓,并伴有急性尿道炎症状及尿道口红肿,挤压尿道近端后可见淡黄色脓液自尿道外口流出。淋病性尿道炎的诊断,可取少量脓液涂片行革兰染色,常在白细胞内查到革兰阴性双球菌。非特异性尿道炎的分泌物量较少,呈稀薄状或水样黄色。非特异性尿道炎的常见致病性微生物为大肠埃希菌、链球菌、葡萄球菌、沙眼衣原体、解脲脲原体等。

三、黏液性分泌物

黏液性尿道分泌物见于性兴奋及慢性前列腺炎。性兴奋时,前列腺充血,腺泡分泌增加及腺管扩张,当腹压增高或会阴部肌肉收缩时,前列腺液便从尿道口流出。慢性前列腺炎患者常在清晨从尿道口流出少量色清的黏液性分泌物,或分泌物将尿道外口黏合。如果患者在大小便后发现有少量乳白色、黏稠分泌物流出尿道外口时,俗称"滴白"。显微镜下检查可见较多的白细胞和脓细胞。

(马丽君)

第六节　男性性功能相关症状

一、阴茎勃起功能障碍

勃起功能障碍(ED)是男性最常见的性功能障碍,指阴茎不能达到和维持足以进行满意性生活的勃起。根据病因,ED分为心理性、内分泌性、神经性、动脉性、静脉性和医源性六大类;临床上则分为器质性ED(动脉性、静脉性、神经性和内分泌性)、心理性ED及混合性ED。器质性ED约占50%,病因主要有糖尿病、心血管疾病、脑脊髓病变、服用药物等。

二、性欲障碍

(一)性欲低下

性欲低下是指对性交的欲望意念冷淡,或根本无要求,或厌恶而拒绝性交等。性欲低下男性患者在外界刺激下仍有阴茎勃起,这不同于 ED。而女性表现为无性高潮。导致性欲低下的病因以精神因素为主,多有与性有关的创伤史,也与器质性疾病有关。女性发病率明显高于男性。

(二)性欲亢进

性欲亢进是指性欲望、性冲动过分强烈和旺盛,造成性兴奋频繁,性行为要求迫切,性交频率增加而自我感觉不满足为临床特点。患者常无自我主诉,多发现于性心理调查或性伴侣所述。

三、射精异常

(一)早泄

早泄是射精障碍中最常见的疾病,发病率占成人男性的 35%～50%。早泄是指阴茎能勃起,性交时当阴茎插入阴道前或接触阴道后,即出现射精,性生活双方都不满意。性交时射精快慢无一定的标准,个体差异很大。因此,有正常性功能的男性在性交时偶尔出现射精过早,不应视为病态;只有经常射精过早,以致不能完成性交全过程时,才视为早泄。

(二)不射精

不射精是指性欲正常的男子在性交过程中,勃起的阴茎插入阴道后,始终达不到性高潮且不能产生节律的射精动作,也没有精液射出尿道外口的一种异常现象。射精活动是神经、内分泌、生殖系统共同参与、协调的复杂生理反射结果,以上任何部位的病变均可以引起不射精。

根据病因分类:①功能性不射精,由于射精中枢受到大脑皮质的抑制或者脊髓射精中枢反应阈值太高或性刺激程度不足,正常性交动作不能诱发射精,但可以有梦精或手淫射精,主要病因有各种精神心理障碍、长期手淫、阴道松弛等。②器质性不射精,脊神经损伤、医源性射精神经系统受损等可以导致不射精,患者性交中还是睡梦中均无射精现象。③药物性不射精,部分药物可抑制射精,如镇静剂、安眠药、抗抑郁药等,影响程度与药物剂量及用药时间有关。④混合性不射精,多由精神心理因素和服用药物造成的。

(三)逆向射精

逆向射精是指患者性生活随着性高潮而射精,但是射精时精液全部自后尿道逆向流入膀胱,不从尿道口流出。正常射精时尿道内口闭锁以防止精液向膀胱逆流,而逆行射精则是由于尿道内口关闭不全,导致精液逆行射入膀胱。原发性逆行射精较为罕见,继发性逆行射精可见于前列腺电切术后、尿道外伤等。逆向射精的诊断依据是射精后尿液中含大量精子。

(四)射精痛

性兴奋或射精时患者感觉阴茎根部或会阴部疼痛,被迫中止性交,或遗精时痛醒。射精痛的病因有精囊炎、前列腺炎、前列腺结石、附睾炎、尿道狭窄等。由于射精痛,使患者畏惧射精,可能发展成心理性 ED 或功能性不射精。

四、无性高潮

无性高潮是女性常见性功能障碍,是指女性有正常性欲,但在性交中仅有低水平快感,很少出现或从不出现性高潮,从而得不到性满足。

五、血精

血精是男科临床最常见的症状之一,指精液中混有血液。血精可呈鲜红色、咖啡色或暗红色,含血凝块,或仅在显微镜下有少量的红细胞。血精的常见病因:①精囊及前列腺疾病,如精囊炎、前列腺炎、前列腺及精囊的结核、结石、损伤等。②肿瘤,如精囊及前列腺的癌肿、精阜乳头状瘤。③血液病,如紫癜、白血病等。④其他,如精囊静脉曲张、会阴部长期反复压迫、精阜旁后尿道上皮下静脉扩张破裂等。

(马丽君)

第二章

泌尿外科疾病常用检查

第一节 尿液检查

一、尿液种类和收集

尿液标本种类的选择和收集取决于临床医师的送检目的、患者的状况和检查要求。临床常用尿液标本种类如下。

(一)晨尿

清晨起床后,在未进餐和做其他运动之前排泄的尿液,称为首次晨尿。住院患者最适宜收集此类标本。若采集后2h内不能进行分析的,可采取防腐措施。晨尿常用于筛查、直立性蛋白尿检查和细胞学检查。

(二)随机尿

随时排泄,无须患者做任何准备的尿液,称为随机尿,适用于常规及急诊筛查。但是,如摄入大量液体或剧烈运动后将直接影响尿液成分,从而不能准确反映患者疾病状况。

(三)计时尿

收集一段时间内的尿液标本,如治疗后、进餐后、24h内全部尿液等。计时尿常用于定量测定和细胞学研究。

收集尿液时的注意事项:①使用清洁有盖的一次性容器,体积>50 mL;②容器上应贴上标记,内容包括患者的全名、可识别患者的标本特异性编码和标本采集时间;③婴幼儿尿液标本的收集,可用黏附剂将收集袋黏附于婴幼儿的阴部皮肤;④尿液标本应避免经血、白带、精液、粪便等污染,以及烟灰、糖纸等异物混入;⑤标本留取后,应2h内送检,以免细菌繁殖、细胞溶解等。

二、尿液外观

正常尿液因含有尿色素可呈淡黄色。尿液浓缩时,颜色可呈深黄色,并受某些食物及药物的影响。病理性尿色较复杂,如尿色深红如浓茶样见于胆红素尿;红色见于血尿、血红蛋白尿;紫红色见于卟啉尿;棕黑色见于高铁血红蛋白尿、黑色素尿;绿蓝色见于胆绿素尿和尿蓝母;乳白色可能为乳糜尿、脓尿。

三、尿比重和渗透压

尿少时,尿比重可升高,见于急性肾炎、高热、心功能不全、脱水等;尿量增多时尿比重增加,常见于糖尿病。尿比重降低时,见于慢性肾小球肾炎、肾功能不全、尿崩症等。连续测定尿比重比一次测定更有价值,慢性肾功能不全呈现持续低比重尿。常用的测定方法是试带法和折射计法。

尿渗透压是反映尿中具有渗透活性粒子(分子或离子等)数量的一种指标,是评价肾脏浓缩功能较理想的指标。尿液渗透压一般为 $600\sim1\,000$ mOsm/(kg·H$_2$O),24 h 内最大范围为 $40\sim1\,400$ mOsm/(kg·H$_2$O),血浆渗透压为 $275\sim305$ mOsm/(kg·H$_2$O),尿与血浆渗透压比值为$(3.4\sim4.7)$:1.0。禁水 12 h,尿渗透压>800 mOsm/(kg·H$_2$O),若低于此值,表示肾脏浓缩功能不全。正常人禁水 12 h 后,尿渗透压与血浆渗透压之比应>3。急性肾小管功能障碍是尿与血浆渗透压之比<1.2,且尿 Na$^+$$>20$ mmol/L。

四、尿 pH

正常尿液可呈弱碱性,但因饮食种类不同,pH 波动范围可为 $4.5\sim8.0$。肉食者多为酸性,食用蔬菜水果可致碱性。测定尿液酸碱反应时,标本必须新鲜,久置腐败尿或尿路感染、脓血尿均可呈碱性。磷酸盐、碳酸盐结晶见于碱性尿,尿酸盐、草酸盐、胱氨酸结晶多见于酸性尿。酸中毒及服用氯化铵等酸性药物时,尿可呈酸性。目前尿液 pH 测定的方法有试带法、指示剂法和 pH 计法。

五、血尿

正常人尿液中红细胞<3 个/高倍视野。当发现血尿时,首先要在普通光镜下与血红蛋白尿、肌红蛋白尿相区别。

正常人尿液中血红蛋白呈阴性。当血型不合输血、急性溶血性疾病等引起体内大量溶血时,血液中游离血红蛋白(Hb)超过 1.35 g/L,即出现血红蛋白尿,为透明鲜红色(含氧血红蛋白)或暗红色(含高铁血红蛋白),严重者呈浓茶色或酱油色。尿沉渣中无红细胞,隐血试验呈阳性,可与血尿区别。此情况多见肌红蛋白(Mb)和 Hb 一样,分子中含有血红素基团。肌红蛋白能溶于80%饱和度的硫酸铵溶液中,而血红蛋白则不能,可以此来进行鉴别。肌红蛋白尿可见于下列疾病。①遗传性肌红蛋白尿:磷酸化酶缺乏、未知的代谢缺陷,可伴有肌营养不良、皮肌炎或多发性肌炎等;②散发性肌红蛋白尿:当发生肌肉组织变性、炎症、广泛性损伤及代谢紊乱时,大量肌红蛋白自受损的肌肉组织中渗出,从肾小球滤出而形成肌红蛋白尿。

血尿确定后,需明确为上尿路来源还是下尿路来源。来源于肾脏的血尿常伴有管型和明显的蛋白尿,一般为 $1.0\sim3.0$ g/L($++\sim+++$),反映了肾小球和肾小管间质病变。离心后尿液红细胞形态也有助于鉴别血尿来源。多应用相差显微镜观察,源于肾小球的红细胞变形显著,而源于肾小管或其他部位的血尿红细胞形态基本无变化。

六、尿白细胞及亚硝酸盐

尿白细胞酯酶定性试验阳性提示尿路感染,表明尿液中白细胞数量$>20/\mu$L。试带法原理是利于粒细胞的酯酶能水解吲哚酚酯,生成吲哚酚和有机酸,进一步氧化使呈靛蓝色。正常人的

尿液标本量阴性。阴道分泌物污染尿液标本时可致假阳性结果。尿蛋白质浓度（>5 g/L）增高、葡萄糖浓度（>30 g/L）增高或比重降低可致假阴性结果。

正常人尿亚硝酸盐定性试验阴性。当尿路感染，如大肠埃希氏菌属、克雷伯杆菌属、变形杆菌属和假单胞菌属感染者可呈阳性。亚硝酸盐定性试验时尿液必须新鲜，阳性结果与致病菌数量没有直接关系。试带法灵敏度约为 0.5 mg/L，相当于微生物含量 $>1 \times 10^5$/mL；高浓度维生素 C 可致假阴性结果。

七、尿病原微生物检查

(一)尿液培养标本的留取

正常人尿液是无菌的。为了避免尿道外口周围细菌对培养尿液的污染，应注意标本收集。①女性患者先用肥皂水或 1:1 000 高锰酸钾水溶液冲洗外阴部及尿道口；男性患者应翻转包皮冲洗，用 2% 红汞或 1:1 000 苯扎溴铵(新洁尔灭)消毒尿道口，再用无菌纱布或干棉球拭干后排尿。②将尿液分成三段，第一段排掉，用试管收集中段尿 10～15 mL，立即加塞盖后送检。③做结核分枝杆菌培养的尿液标本，应收集 24 h 全部尿液，并将沉淀部分盛于洁净瓶内送检。

(二)尿液细菌培养

尿液经处理后接种在不同培养基上，经 3～7 d 观察菌落形成情况。正常情况下，尿液是无细菌生长。如大肠埃希菌菌落数 >100 000/mL 称为真性菌尿，<10 000/mL 为尿标本细菌污染。妇女 1 次清洁中段尿培养菌数 >100 000/mL 者，对尿路感染诊断的准确性为 80%，两次不同时间的中段尿培养结果，菌数均 >100 000/mL 且为同一菌株，其准确性达 95%。在男性，其菌数 >10 000/mL 也提示尿路感染。若尿培养球菌数 >10 000/mL，也可诊断为真性菌尿。

尿液中培养、鉴定出致病菌后，一定要进行药物敏感试验。由于广泛使用、滥用抗生素，导致耐药菌株不断出现。细菌抗生素敏感实验的目的是筛选有效的抗生素，提示所需剂量，帮助临床医师选用最佳药物及剂量，治疗感染性疾病，也可以进行流行病学调查，了解耐药菌株的流行情况，为抗菌药物的合理应用提供依据。

(三)尿液真菌检查

泌尿道致病真菌包括新型隐球菌、曲霉菌种、组织胞浆菌、芽生菌等，多与导管置放有关。检查方法包括直接检查(包括不染色直接涂片镜检、负染色法、革兰染色法、荧光染色法)和真菌培养，需要新鲜尿液标本。涂片找到真菌菌丝和孢子时，提示真菌感染。真菌培养可以提高真菌检出率，同时鉴定菌种，便于选择敏感药物。

(四)尿抗酸杆菌检查

尿抗酸杆菌检查的阳性率一般为 70%～75%。留 24 h 尿或新鲜尿液(最好是晨尿)，经沉淀后做涂片抗酸染色检查。前一种方法能收集 1 d 内所排出的细菌，缺点是时间较长，特别是强酸性尿对结核分枝杆菌的生存不利；后一种方法能获得新鲜尿，结核分枝杆菌不受破坏。对诊断困难的病例，应重复检查或采用结核分枝杆菌培养或动物接种，后两者的阳性率可达 90%。

尿抗酸杆菌检查呈阳性时，有约 12% 的假阳性，主要由包皮阴垢杆菌、非结核性分枝杆菌等所致。如果培养出结核分枝杆菌或聚合酶链反应(PCR)技术检测 TB-RNA 阳性即可确诊为结核病。荧光定量 PCR 技术尽管有少数假阴性与假阳性结果，但与常规细菌学方法互补使用可提高阳性检出率。

八、蛋白尿

蛋白尿分为功能性、体位性、偶然性和病理性蛋白尿,后者见于肾炎、肾病综合征等。试带法仅适用于正常人及肾病筛查,不适用于肾病患者疗效观察、预后判断及病情轻重的估计。强碱性尿液可致试带法呈假阳性结果。

尿蛋白定量测定值参考区间为$(46.5±18.1)$mg/L,方法包括丽春红 S 法和双缩脲法,能准确反映尿中蛋白排泄量。

本-周蛋白又称凝溶蛋白,是一种免疫球蛋白的轻链或其聚合体。肾淀粉样变、慢性肾盂肾炎及恶性淋巴瘤患者等,也可以出现本-周蛋白。检测方法一般采用热沉淀反应法和对甲苯磺酸法的过筛法,确诊试验为电泳免疫分析法。

九、尿糖和尿酮体

尿葡萄糖定性试验有班氏定性法和试带法,目前常用试带法。尿液标本应新鲜,服用大量维生素 C 或汞利尿剂后可呈假阴性。强氧化剂或过氧化物污染尿液时可致假阳性结果。当尿中含高浓度酮体时,可降低试带法的灵敏度。

正常尿液中不含酮体。尿液检测必须新鲜。糖尿病酸中毒患者酮体可呈强阳性反应;妊娠、剧烈呕吐、长期饥饿、营养不良、剧烈运动后,可呈阳性反应。

十、尿胆原和胆红素

尿胆红素定性试验采用 Harrison 法和试带法。水杨酸盐、阿司匹林可引起假阳性反应。在肝实质性及阻塞性黄疸时,尿中均可出现胆红素。在溶血性黄疸患者尿中,一般不见胆红素。

尿胆原定性试验常采用改良 Ehrlich 法和试带法。尿胆原定性试验必须采用新鲜尿液,久置后尿胆原氧化为尿胆素,呈假阴性反应。正常人尿胆原定性试验为阳性反应。尿胆原阴性见于完全阻塞性黄疸。尿胆原增加常见于溶血性疾病及肝实质性病变。

十一、乳糜尿

乳糜尿是指乳糜微粒与蛋白质混合,致使尿液呈现乳化状态的浑浊。脂肪尿是指尿液中混有脂肪。尿乳糜定性试验原理就是因为脂肪可以溶解于乙醚中,而脂肪小滴可通过染色识别。正常人乳糜试验为阴性。

乳糜尿来源于胸导管阻塞和腹部淋巴管阻塞,导致乳糜液不能进入乳糜池,使乳糜液进入泌尿系统淋巴管中而产生乳糜尿,多见于丝虫病。

十二、尿细胞学检查

尿细胞学检查就是在光镜下观察尿液标本中有无来自泌尿系统的恶性肿瘤细胞。正常情况下不能找到肿瘤细胞。细胞学检查适用于普查及初步诊断,但观察不到组织结构。本检查报告为"找到肿瘤细胞",约 95% 为移行上皮细胞癌。

与尿液相比,膀胱灌洗液可提高细胞学检查的敏感性。尿细胞学检查结果可报告为正常(阴性)、非典型或可疑、恶性(阳性)。当尿细胞学检查证实有癌细胞时,假阳性率较低;当尿细胞学检查结果为阳性,其总的敏感性接近 60%。对分级较低的肿瘤,尿细胞学检查不敏感,而对分级较高的肿瘤,其敏感性却很高(G3 肿瘤和原位癌接近 80%)。

十三、尿肿瘤标志物检测

近年来,经尿液检测肿瘤标志物诊断膀胱癌的肿瘤标志物包括膀胱肿瘤抗原(BTA)系列、NMP22 和 FDP,正处于评估阶段的肿瘤标志物包括端粒酶、微卫星灶、细胞分裂周期蛋白 6(CDc6)等。这些肿瘤标志物有助于检测出临床隐匿性膀胱癌并延长膀胱镜检查的时间。由于没有一种肿瘤标志物同时有着不同的敏感性和特异性,因而在临床应用时应根据不同目的选择不同肿瘤标志物。

(一)膀胱肿瘤抗原检测

BTA 是膀胱肿瘤上分离下来的基膜复合物,一种独特的高分子量水解降解复合物,由特定的 16 kD 和 165 kD 多肽组成,在肿瘤增殖过程中可在尿液里出现。BTA 尿液检测法对膀胱癌复发的诊断比尿液细胞学检查更敏感,且特异性高达 95.7%;对低度膀胱癌的诊断也比尿细胞学敏感。

目前有三种不同的 BTA 试验。最初的 BTA 试验检测的是基底膜复合物,随后发现了一种新的检测抗原(人类补体因子 H 家族蛋白中的一员)。这种抗原是新的 BTA stat 试验和 BTA TRAK 试验的基础,与最初的 BTA 试验无关。前者为定性试验,后者则为定量试验。BTA stat 试验明显优于细胞学检查,敏感性分别为 72% 和 28%。而且,BTA TRAK 试验比 BTA 试验更敏感。

(二)核有丝分裂器蛋白

核有丝分裂器蛋白(NMP)是支持细胞核的一种网状结构蛋白,在 DNA 复制、转录及基因表达过程中起重要作用。其中,NMP22 是膀胱癌的诊断、术后复发有效的肿瘤标志物,通过双抗体夹心 ELISA 法检测。NMP22 对膀胱癌复发者有很高的预测性,敏感性为 73%,特异性为 78.2%,准确性为 76.9%,阳性预测率 58.6%,阴性预测率 87.8%。

(三)透明质酸及透明质酸酶

透明质酸是一种葡聚糖,是细胞外间质的一种主要成分,在人类肿瘤细胞中明显升高,参与肿瘤的浸润、转移,还能降解透明质酸,促进血管形成。尿中透明质酸对膀胱癌症的诊断敏感性为 91.9%,特异性 92.8%。

(崔　飞)

第二节　精　液　检　查

精液是精子和精浆的混合物。精浆中,精囊分泌液所占比例最大,达 60%~70%,前列腺液为 20%~30%。精子悬浮于精浆中,含量仅达精液总量的 5%~10%。

一、精液收集

(1)精液检查前禁欲至少 3 d,但不超过 7 d;两次采样间隔应>7 d。

(2)采样后 1 h 内送检,保存温度 20 ℃~40 ℃。

（3）容器必须注明姓名或识别号,标本采集日期和时间。

（4）用清洁干燥广口塑料瓶或玻璃瓶收集精液,不宜采用避孕套内的精液。某些塑料容器具有杀精子作用,应用前必须有所选择。

二、精液分析

（一）一般性状检查

1.外观

正常精液呈灰白色或乳白色,不透明。长期不排精者,精液可呈淡黄色,棕色或红色提示出血,称为血精,强烈提示前列腺精囊病变。

2.精液量

正常一次全部精液量为 2～5 mL,平均为 3.5 mL。精液量每次＞8 mL,称为精液量过多;每次＜1 mL,称为精液量过少。精液量过多或过少是不育原因之一。

3.黏稠度

正常精液呈水样,形成不连续小滴。黏稠度异常时,形成丝状或线状液滴。

4.酸碱度

正常精液 pH 为 7.2～8.0。当附属性腺或附睾急性炎性疾病时,精液 pH 可以大于 8.0;而慢性感染性疾病时,精液 pH 常小于 7.2。

5.精液液化

新鲜精液呈稠厚胶冻状,5 min 后,精液开始转变成液体状态,需 15～20 min,称为精液液化。精液中的"凝固因子"由精囊腺分泌,而"液化因子"则由前列腺分泌。若在室温 25 ℃ 下 60 min 不液化,称为精液不液化症,易导致男性不育。这可能与前列腺分泌的"液化因子"功能低下有关,导致蛋白水解酶缺乏。

（二）精子密度及精子总数

精子密度是指每毫升精液中的精子数目,一般成年男子精子密度应＞2×10^7/mL。精子密度＜5×10^6/mL者称为无精子症,＞5×10^6/mL 而＜2×10^7/mL 者为少精子症。精子总数则指一次射精后精液中总的精子数目,即精子密度乘以精液量。若精液量过高,精子总数正常,使精子密度降低,生育力随之下降;若精子密度正常而精液量过低也会引起生育力低下。因此,精子密度与精子总数之间存在着一定联系,这取决于精液量。

（三）精子的活力

精子活力包括表示活动精子比率的精子活动率,也包括表示精子活动程度的精子活动力,还包括精子离体一定时间后的精子存活率。

1.精子活动率

将液化精液涂片后置于显微镜高倍视野下观察,累计数上 200 个精子,得出活动与不活动精子的数目,算出活动精子百分率。正常情况下,排精后 30 min 至 1 h,精子活动率应在 65％ 以上。

2.精子活动力

将液化精液置于玻璃片上,加盖玻片,显微镜低倍视野下观察 5～10 个视野或至少数上 200 个精子,观察记录精子活动状态。按 WHO 推荐的方法将精子活力定为 4 级。

（1）a 级:精子活动良好,呈快速、活泼的直线前向运动。

（2）b 级：精子能活动，呈迟钝的直线或非直线前向运动。

（3）c 级：精子活动不良，原地打转或旋转移动，非前向运动。

（4）d 级：精子不活动。

正常情况下，在排精后 30 min 至 1 h，a 级＋b 级精子应达 50%以上。

3.精子存活率

正常情况下，排精后 30 min 至 1 h，精子存活率应在 75%以上，6 h 后应＞20%。

（四）精子形态学检查

精子形态是衡量男子生育力的重要指标。观察精子形态可采用精子涂片染色法，即苏木素-伊红染色，然后在光学显微镜下计算 200 个精子中正常及各类畸形精子所占百分率。

正常精子如蝌蚪状，由头、颈、体、尾四部分构成。头部必须是椭圆形，长 $4.0\sim5.0$ μm，宽 $2.5\sim3.5$ μm，长、宽之比应为 $1.50\sim1.75$，顶体的界限清晰，占头部的 40%～70%。颈部与体部合起来与头部等长，体中段细长，与头纵轴呈一直线。尾部长约 45 μm，比中段细，能活动。正常精液中，形态正常的精子比例应超过 60%，而畸形精子的比例应小于 40%。

所有形态学处于临界状态的精子均列为异常。异常精子分为以下几类。①头部缺陷：大头、小头、锥形头、梨形头、圆头、无定形头、顶体过小头、双头等；②颈段和中段缺陷：颈部弯曲、中段非对称地接在头部、粗的或不规则的中段、异常细的中段等；③尾部缺陷：短尾、多尾、发卡形尾、尾部断裂、尾部弯曲、尾部宽度不规则等。

（崔　飞）

第三节　前列腺液检查

一、前列腺液常规检查

（一）标本采集

患者排尿后取胸膝卧位或右侧卧位，检查者右手示指按摩前列腺两侧叶，由外上方朝内下方进行，每侧 3～5 次，再自上而下挤压中央沟，如此反复，即可见尿道口有白色黏稠液体流出。用小试管或载玻片承接标本，及时送检，微生物培养等需无菌操作。若无前列腺液排出，可在按摩后排尿，取尿沉渣做镜检。若患者患生殖系统结核，则不适宜前列腺按摩，以免结核扩散。由于前列腺内呈分隔状，按摩时不一定能将炎性液体挤出，故前列腺液检查必须重复进行。

（二）临床意义

1.外观

正常前列腺液稀薄呈淡乳白色，量 0.5～2.0 mL，pH 呈微酸性。炎症严重时分泌物浓厚，色泽变黄或呈淡红色，浑浊或含絮状物。

2.卵磷脂小体

正常前列腺内卵磷脂小体几乎布满视野，呈圆球状，与脂滴相似，发亮，折光性强，分布均匀。前列腺炎症时，卵磷脂小体减少，且有成堆倾向。这是由于炎症时，巨噬细胞吞噬大量脂类所致。

3.细胞计数

正常前列腺液内红细胞、白细胞数每个高倍视野一般不超过 5 个。如果超过 10 个或成堆的白细胞,提示炎症。

4.巨噬细胞

巨噬细胞的出现是前列腺炎特有的表现,多见于细菌性前列腺炎或老年人。

5.淀粉颗粒

淀粉颗粒为大小不一的分层状构造的嗜酸性小体,圆形或卵圆形,微黄或微褐色。中央部分常含小体,是碳酸钙沉淀物质,如与胆固醇结合即形成前列腺结石。

二、前列腺液细菌学检查

(一)标本采集

嘱患者排尿后,取胸膝卧位或右侧卧位,消毒阴茎头和尿道外口,行前列腺按摩,弃去第一滴前列腺液,将后面的前列腺液收集于无菌容器内,进行细菌培养。如果培养阳性,可进一步做抗生素药物敏感试验。

(二)临床意义

细菌培养阳性时,以葡萄球菌最为常见,链球菌次之。结核分枝杆菌感染时,培养结果可受抗结核药物影响。由于前列腺液本身的杀菌作用及有的患者因排菌呈间歇性或因感染局限,按摩时未触及病变区域,或因感染隐退等原因而找不到细菌时,应反复检查与培养。

(崔　飞)

第四节　尿路结石相关检查

一、血液成分检测

(一)血钙

血钙测定方法为邻甲酚酞络合酮比色法。参考值:儿童为 2.50～3.00 mmol/L,成人为 2.25～2.75 mmol/L。血钙浓度增高常见于甲状旁腺功能亢进症、恶性肿瘤、代谢性骨病等疾病。血钙增高常伴有尿钙增高,后者是形成含钙尿结石的重要因素。

(二)血磷

血磷测定方法为硫酸亚铁法。参考值:儿童为 1.45～2.10 mmol/L,成人为 0.87～1.45 mmol/L。甲状旁腺功能亢进症者因肾小管重吸收磷受抑制而减弱,尿磷排泄增多,血磷常见降低。

(三)血镁

血镁参考值:新生儿为 0.75～1.15 mmol/L,儿童为 0.70～0.95 mmol/L,成人为 0.65～1.25 mmol/L。血清镁降低见于甲状腺功能亢进症、晚期肝硬化、严重呕吐等。

(四)血尿酸

血尿酸参考值:儿童为 0.12～0.32 mmol/L,成人为 0.21～0.42 mmol/L(男)或 0.15～

0.35 mmol/L(女)。男性>0.42 mmol/L、女性>0.35 mmol/L 为高尿酸血症。由于高尿酸血症常伴尿中尿酸排出增加,因而可形成尿结石。

二、甲状旁腺激素

甲状旁腺激素(PTH)是由甲状旁腺的主细胞分泌,主要生理作用是加快肾脏排除磷酸盐,促进骨的转移,动员骨钙的释放;加快维生素 D 的活化和促进肠道对钙的吸收及减少尿磷的排泄等作用。正常参考值为 1.6~6.9 pmol/L。

PTH 升高常见于原发性甲状旁腺功能亢进症,由于肾衰竭、维生素缺乏、长期磷酸盐缺乏和低磷血症等引起的继发性甲状旁腺功能亢进症。骨质疏松、糖尿病、单纯性甲状腺肿、甲状旁腺癌也可有 PTH 的升高。PTH 的降低见于甲状旁腺功能减退、甲状腺功能减退、暴发性流脑、高钙血症及类风湿性关节炎患者。

三、24 h 尿液检测

(一)pH

部分结石与尿的 pH 有关,如感染性结石患者的新鲜尿液 pH 常可高于 7.0,尿酸结石患者的尿液 pH 常低于 5.5。

(二)尿钙

(1)参考值:低钙饮食时<3.75 mmol/24 h,一般饮食时<6.26 mmol/24 h,高钙饮食时约10 mmol/24 h。

(2)临床意义:尿钙排泄量超过正常参考值称高尿钙,是形成尿结石的重要因素。含钙结石占全部结石的 90%。尿钙排泄总量与饮食摄取、肠道吸收、肾脏功能、甲状旁腺作用和血钙水平有关。引起高尿钙的疾病很多,其中与尿石症关系密切的是伴高钙血症的原发性甲状旁腺功能亢进症和不伴高钙血症的远端肾小管性酸中毒、糖皮质激素过多和特发性高钙尿等。

(三)尿磷

(1)参考值:12.9~42.0 mmol/24 h。

(2)临床意义:尿中无机磷排出增加,使磷酸盐易在尿中形成结晶,形成微小核心,导致草酸钙结石的形成或成为含钙尿结石的组成成分。

(四)尿镁

(1)参考值:3.0~5.0 mmol/24 h。

(2)临床意义:镁可以预防结石形成,镁缺乏可以促进结石形成。尿镁低于正常者为低镁尿,可能是尿结石形成原因之一。

(五)24 h 尿尿酸

(1)参考值:2.4~4.1 mmol/24 h。

(2)临床意义:尿酸为体内嘌呤的代谢产物。24 h 尿尿酸排出量超过正常参考值则为高尿酸尿,最常见原因是摄入过量的高嘌呤食物。部分尿酸结石和特发性含钙肾结石患者可出现高尿酸尿。

(六)尿枸橼酸

(1)参考值:尿中枸橼酸>320 mg/24 h。

(2)临床意义:枸橼酸可以降低尿钙饱和度,且可直接抑制钙盐结晶。低于正常值为低枸橼酸尿,是肾结石形成的重要致病因素。在肾小管性酸中毒和部分特发性含钙肾结石患者中,可见尿枸橼酸浓度明显降低。

（七）尿草酸

(1)参考值:91~456 μmol/24 h。

(2)临床意义:草酸是形成含钙结石的重要因素。尿中草酸的来源主要是内源性的,占85%~90%,从食物中直接摄取的只占10%~15%。尿草酸>500 μmol/24 h为高草酸尿。尿草酸盐增加是形成结石最主要的致病因素。原发性高草酸尿是一种罕见的遗传性疾病,患者每24 h可排出>1 000 μmol的草酸。

（八）尿胱氨酸

(1)参考值:83~830 μmol/24 h。

(2)临床意义:尿中胱氨酸排泄量超过正常参考值时称为高胱氨酸尿。胱氨酸尿症是一种先天性遗传性疾病,是由于肾近曲小管和空肠黏膜对胱氨酸吸收不良造成的。患者尿中胱氨酸含量远远高于正常值,尿中可出现胱氨酸结晶,易引起尿路复发性胱氨酸结石。

四、结石成分分析

目前结石分析的方法很多,包括化学分析、原子吸收光谱、发射光谱、X线衍射、红外吸收光谱、热分析、扫描或透射电镜、偏光显微镜等技术手段。研究表明,泌尿系统结石的成分主要为晶体和基质两部分。其中,晶体成分占绝大部分,主要为草酸盐、磷酸盐、尿酸盐和胱氨酸等;基质主要来源于尿中黏蛋白、氨基葡聚糖等。

化学定性定量分析对于深入探讨泌尿系统结石成因、诊治和预防结石复发有着极其重要的临床指导意义,而且化学方法具有快速、简便、费用低廉等优点,结果可靠,基层医院都有条件实施,符合我国国情,容易推广。将结石标本研成粉末,再逐步加入相应检测试剂。根据最常见类型所占比例的大小,只要测定碳酸盐、草酸盐、磷酸盐、钙、镁、铵、尿酸、胱氨酸等八种成分,已经可检测尿结石的99%,其中钙盐可占97%,草酸钙约占90%。

（崔　飞）

第五节　超声检查

泌尿外科超声检查是采用超声波获取男性泌尿生殖系统各脏器及组织结构的声学图像。这种图像与解剖结构及病理改变有密切关系且呈现一定的规律性。泌尿外科疾病诊断过程中,必须将超声图像与解剖、病理及临床知识相结合,综合分析判断,做出正确结论。

一、超声设备

超过20 kHz的声称为超声。超声在弹性介质中以波的形式传播,称为超声波,显示在荧光屏上则为界面反射强弱的回声图像。界面的反射是超声诊断的主要基础。由于人体各种组织的声阻抗各不相同,当组织病变时,可以改变原来的声学特性,呈现异常的超声征象,作为诊断疾病的依据。目前临床最常用的仪器是二维灰阶超声(B超)及彩超。

声像图存在"同图异病""同病异图"的情况,因此临床在采用超声诊断作为确诊依据时,必须结合病史及其他实验室检查。

(一)超声仪器的种类

1.一维超声(A超)

在仪器的屏幕上,用曲线的高度(振幅)反映反射的强度。目前仅少数二维超声仪保留为附加功能,如眼科专用超声仪。

2.二维灰阶超声(B超)

俗称黑白超声。二维超声图像最小单位是像素,像素点的辉度代表了回声反射强度。根据图像中不同灰阶强度将回声信号分为高回声、较高回声、中等回声、较低回声、低回声和无回声。

3.二维彩阶图

将像素点的辉度转换成色度,用不同色阶反映反射的强度。

4.彩色多普勒血流成像(彩超)

用两种不同的彩色表达多普勒效应产生的正值频移与负值频移。频移值大小由彩色的亮暗度或"红→黄""蓝→绿"色谱表达,并叠加在二维灰阶超声图上,显示血管腔或心腔内血液的流动状态。

5.三维超声

将连续采集的二维图像和/或CDFI及CDE,经过计算机重建,在仪器上显示靶器官的立体形态和/或血管树。

6.超声造影

将超声造影剂注入血管内,达到器官灰阶信号增强或多普勒信号增强的目的。

(二)超声检查特点

1.B超

能检查脏器的位置、大小、形态、内部结构,对实性脏器疾病能作出明确的物理诊断,已成为临床上的常规检查。优点是价廉、操作方便;不足之处包括分辨率较低,对于小的病变易漏诊,以及无法检测血流动力学改变。

2.彩超

彩超是鉴别急性睾丸炎和睾丸扭转的金标准。移植肾发生早期排斥反应时,彩超能提供比形态学和生化检查更早的信息。

3.腔内超声

经直肠超声无须膀胱充盈,可以清晰显示前列腺各带区,而且提高了对小病变的检出率,已成为前列腺疾病的首选检查方法。但操作稍复杂,微感不适,患有肛裂、血栓性痔的患者禁忌使用经直肠超声扫查。经尿道超声能清晰显示早期膀胱肿瘤及浸润深度,是早期肿瘤诊断和分期的方法之一。

4.三维超声

三维超声可以提供非常形象直观的三维立体图像,显示感兴趣脏器的立体形态、内部结构、表面特征和空间位置关系等,有助于疾病的定位、定性和定量诊断。三维超声对肾脏、前列腺、睾丸等肿瘤的定位诊断有一定帮助。

5.超声造影

超声造影在观察实质性脏器的灌注情况及血管血流动力学方面更具有优势。这是因为:

①SonoVue 造影剂能够准确地显示微循环毛细血管床血流灌注的信息;②低机械指数超声造影是真正的连续、实时造影增强成像。

实时超声造影能客观反映肿瘤组织的微血管灌注,对肾脏、前列腺良、恶性肿瘤的鉴别有帮助,尤其是对碘油过敏者。不过,造影剂价格较昂贵,目前国内尚未广泛开展。

二、超声检查在泌尿系统中的应用

(一)肾脏疾病

1.扫查方法

肾脏扫查以凸弧形超声成像为佳。探头频率:成人 3.5 MHz,小儿 5 MHz。腰部冠状扫查可以全面观察肾内结构和肾上腺区,而且此切面图像便于和肾盂造影进行比较。俯卧位可作为扫查的补充切面。

2.临床应用

(1)肾积水:超声检查对肾积水的诊断甚为敏感,不需要造影剂,可同时显示肾盂、肾盏、肾实质,同时判断病变肾脏的功能。

(2)肾结石:超声检查能检出≥3 mm 的尿路结石,敏感性高于 X 线检查,特别是 X 线检查阴性的结石。

(3)肾囊肿:超声检查对肾囊肿的诊断及与实质性肿瘤的鉴别在各影像学检查方法中最有价值,为首选。

(4)多囊肾:超声检查用于多囊肾的普查和诊断,准确率高,还可以用于手术后患者的随访,了解囊腔的变化情况(图 2-1)。

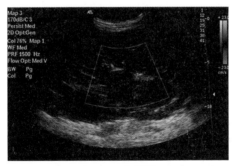

图 2-1　多囊肾

(5)肾实性占位性病变:超声检查可以早期发现肾肿瘤。肾盂肿瘤体积一般较小,超声检查易漏诊,效果不如肾盂造影。超声检查不仅能检查肾肿瘤,还可对肾静脉、下腔静脉、肾门淋巴结进行扫查。

(6)肾脏外伤:超声检查为肾外伤最理想的诊断方法之一,可以了解肾损伤的部位和程度,同时排除肾以外的破裂和血肿,并且随访观察保守治疗的疗效。

(7)移植肾:移植肾声像图与正常肾声像图基本相似。彩超检查是肾移植后合并急性排斥反应的首选方法。移植肾正常阻力指数(RI)为 0.6~0.7,>0.9 时应高度怀疑排斥反应。

(二)肾上腺疾病

扫查方法基本同肾脏扫查一致。正常肾上腺超声检查不易显示。当发生病变时,可观察其病变的位置、大小、形态、内部回声及血流信号。

嗜铬细胞瘤具有大小悬殊、内部回声复杂、位置不定等三大特性。异位肾上腺嗜铬细胞瘤临床发生率约占10%。因此,对一个临床高度怀疑嗜铬细胞瘤的患者,如在肾上腺区不能发现异常,还必须检查肾门部、腹主动脉旁、髂动脉周围及膀胱周围,以排除异位嗜铬细胞瘤的可能。对体积较大的嗜铬细胞瘤不要反复加压检查,以免诱发高血压危象。

超声检查比较经济,操作简便、迅速,不失为肾上腺首选的检查方法。然而,超声检查阴性或显示不满意而临床仍然高度怀疑肾上腺疾病者,有必要进一步做CT检查。

(三)肾血管

肾动脉和肾静脉一般采用横断扫查,探头置于第一、二腰椎水平,以腹主动脉、下腔静脉及肠系膜上动脉为标记,采用彩色多普勒显像及多普勒流速曲线方法检查。亦可以肾门为中心,显示肾血管主干与分支。

彩超检查能显示正常肾主动脉、段动脉、叶间动脉、弓形动脉、小叶间动脉的走行及分布,同时利用脉冲多普勒测量其血流的流速和阻力指数、搏动指数等,从而判断有无动静脉栓塞、动静脉瘘或动脉狭窄等。

(四)输尿管

1.扫查方法

输尿管的扫查可采用不同体位和途径做分段检查,但最主要是3点定位腹背结合的方法。3点定位是将输尿管的3个狭窄处分为上、中、下段,依次扫查,仰卧位和俯卧位联合应用。

2.临床价值

输尿管扩张的声像图为无回声管状结构,重度积水者可呈迂曲的囊状结构。同侧的肾盂扩张并与输尿管相通,沿扩张的输尿管向下追踪,可发现梗阻部位和病因。彩超区别扩张的输尿管和髂血管,既快又准。

(1)输尿管结石:输尿管结石可出现典型声像图,大部分停留在输尿管的狭窄并伴有肾积水(图2-2)。超声扫查输尿管结石有其局限性,尤其是中下段结石受肠道气体影响不易显示,可与X线检查相互补充。

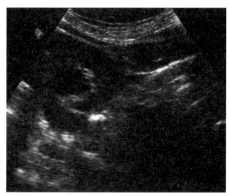

图2-2　左输尿管结石

(2)输尿管口膨出:输尿管口膨出在声像图上表现为在膀胱三角区出现圆形无回声,囊壁回声纤细,有膨大缩小的节律性动作。超声检查对此类疾病可作出明确诊断。

(3)输尿管肿瘤:输尿管肿瘤超声检查的正确率较低,可作为筛查的首选方法之一。

(五)膀胱

1.扫描方法

经腹探测法：仰卧位、超声检查前适度充盈膀胱。探头置于耻骨联合上方，做纵向和横向扫查。本法为临床首选的方法。经尿道及经直肠探测法临床不作为常规检查。

2.临床价值

超声检查对膀胱疾病的检查准确率最高，如膀胱结石、膀胱内血凝块（图2-3）、膀胱憩室、膀胱异物等。超声可发现直径＞0.5 cm的膀胱肿瘤（图2-4），并且依据浸润程度进行分期，还可发现膀胱壁以外或邻近脏器病变的浸润、淋巴结转移等。

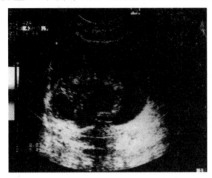

图 2-3　膀胱内血凝块

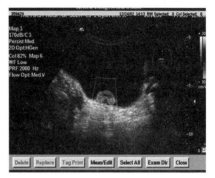

图 2-4　膀胱癌

(六)前列腺及精囊

1.检查方法

(1)经腹壁扫查：膀胱充盈，在耻骨联合上方做纵、横、斜扫查。

(2)经直肠扫查：检查前应排大便，必要时可清洁灌肠，无须膀胱充盈。患者采取左侧卧位下肢屈曲位、截石位或坐于特制的检查椅上。将探头徐徐插入肛门内，行前列腺及精囊腺纵、横扫查。

(3)经会阴及经尿道检查，临床上不常用。

2.临床价值

经腹壁扫查为前列腺超声检查的常用方法。但对前列腺分区显示不清，并且有前列腺尖部丢失现象，影响测量。经直肠前列腺扫查可提供高清晰度的声像图和高灵敏度多普勒血流信息，提高小病灶的检出率，便于超声引导穿刺活检。

(七)阴囊

1.扫描方法

高分辨率实时超声仪，线阵探头，频率为5～12 MHz。检查前不需特殊准备。通常取仰卧位，行纵、横双侧对比扫查。

2.临床价值

超声检查对阴囊肿大原因不明（鞘膜积液、疝等）的鉴别；睾丸和附睾肿物的诊断与鉴别（囊肿、肿瘤、炎症）；精索静脉曲张（图2-5、图2-6）；阴囊、睾丸外伤（血肿、睾丸破裂），睾丸扭转及其与急性睾丸炎、附睾炎等鉴别有很高的临床实用价值，是首选方法。

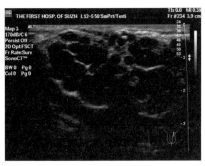

图 2-5　精索静脉曲张(二维)

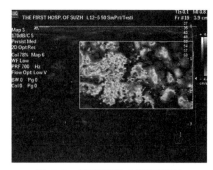

图 2-6　精索静脉曲张(彩超)

(八)隐睾

1.检查方法

适度充盈膀胱,仰卧位,于两侧腹股沟处、阴茎根部及盆腔行纵、横扫查。

2.临床价值

隐睾在小儿和青少年比较多见。超声检查方法简便、准确且无放射性损害,故作为首选检查方法,有助于隐睾的诊断和定位。

(丁　维)

第六节　X 线 检 查

一、泌尿系统平片

泌尿系统平片(kidneys,ureters and bladder,KUB)适用于绝大多数患者,最常用于泌尿系统结石的检查。孕妇忌做 KUB 检查。

(一)检查方法

KUB 常摄取仰卧前后位片,范围包括两侧肾脏、输尿管及膀胱,即从第十一胸椎开始至耻骨联合或稍低。除急诊外均需行检查前准备,主要包括检查前 1 d 少渣饮食,睡前服缓泻剂,如酚酞片、液状石蜡或番泻叶汤等。清洁灌肠不作为常规应用。

(二)价值和限度

KUB 能显示肾脏位置、大小和轮廓的改变,亦可显示泌尿系统的结石和钙化,但是不能检出透 X 线的阴性结石,不能观察梗阻引起积水的程度,亦无法评价肾脏的排泄功能。

二、静脉尿路造影

静脉尿路肾盂造影(intravenous urogram,IVU)适用于多种尿路疾病的检查。碘过敏者、严重肝肾及心血管疾病者禁行该项检查。

(一)检查方法

IVU 检查前应常规肠道准备,以尽可能清除肠道内气体和粪便,并限制饮水。碘过敏试验确认阴性后,静脉注射 76% 醋碘苯酸 20～40 mL。在注射后 5～10 min 及 15～20 min 在两侧肾区摄片。如两次摄片显影清晰,则可在 30 min 左右去掉压迫器拍摄包括肾、输尿管和膀胱的全尿路片;如肾显影不满意,则可增加摄片次数、延迟摄片时间或进行大剂量静脉滴注造影。

(二)价值和限度

IVU 可显示整个尿路,主要价值体现在:①既可清晰显示肾盏、肾盂破坏、受压、变形和移位,又可以发现尿路扩张、积水和充盈缺损改变,对病变定位准确,对于鉴别诊断也有较大帮助;②可发现并诊断上尿路畸形,如副肾或双肾双输尿管等;③通过观察肾实质显影情况了解肾排泄功能。

IVU 不足:①图像质量及阳性率受诸多因素影响,如肾功能、静脉石、血管钙化、肠道积气、肥胖等;②重度肾盏、肾盂、输尿管积水患者,尿路不显影;③不能发现膀胱输尿管反流。

三、逆行肾盂造影

不适宜做静脉肾盂造影者、静脉肾盂造影显影不满意或不显影者,均可选择逆行肾盂造影检查(retrograde pyelography,RP)。下尿路感染患者忌做该检查。

(一)检查方法

常规消毒准备后,自尿道插入膀胱镜,经膀胱镜将导管插入输尿管,再经导管注入 10%~15% 的醋碘苯酸 8~10 mL,当患者略感腰部有酸胀感时就可停止注射并摄片。摄片时间及体位根据病情而定。

(二)价值和限度

该检查不受肾排泄功能的影响,对于重度肾盏、肾盂或输尿管积水的病因学诊断价值较高。此外,膀胱输尿管反流仅能通过逆行性膀胱造影显示。

主要不足:①检查过程中患者有一定痛苦;②插管易诱发逆行感染;③注射压力过高会造成对比剂肾脏回流;④不能显示肾实质,不能评价肾脏排泄功能。

四、经皮肾盂穿刺顺行尿路造影

本检查法适用于:①静脉尿路造影不显影或显影不良者;②因有禁忌不能行上尿路逆行插管或插管失败者;③梗阻部位不明的巨大肾积水。该检查有一定难度且有创,仅在常规造影无法进行或失败时才采用。

(一)检查方法

患者取俯卧位或侧卧位,穿刺部位常规消毒,局麻后在超声引导下用肾穿刺针刺入肾盂积液区,见针尖回声在积液区位置满意后拔出针芯,留置套管抽吸适量积液送常规、生化和细菌学检验。然后注入 76% 醋碘苯酸 5~20 mL 进行顺行性尿路造影,发现病变及时摄片,摄片完成后拔针前将对比剂抽出。

(二)价值和限度

顺行造影使用对比剂剂量小,且直接注入肾盂而不经过肾单位,对肾脏毒性小。可清晰观察肾盂、肾盏及输尿管充盈和形态变化,便于准确判断梗阻部位、狭窄范围,并做出病因诊断;穿刺置管后可抽液送检、引流和注入药物进行治疗。引流作用明显,可迅速缓解临床症状。

五、膀胱尿道造影

静脉法膀胱造影适用于尿道狭窄不宜插管注射对比剂者或同时需要检查上泌尿道者;逆行

法膀胱造影在单纯检查膀胱时应用;尿道造影适用于除急性尿道炎症外的大部分尿道疾病。

(一)检查方法

1.静脉法膀胱造影

IVU 中,注射对比剂后 30 min,膀胱已充满对比剂,摄取全尿路片后,加摄膀胱正位及两斜位片。

2.逆行法膀胱造影

造影前清洁肠道,嘱患者排空尿液。尿道口消毒后插入导管,在透视下缓慢注入 100～300 mL对比剂(5％～10％醋碘苯酸等),转动患者体位观察并摄片。已做膀胱造瘘术的患者,对比剂可直接经造瘘口导管注入。

3.排尿性尿道造影

在常规消毒后,插入导尿管至膀胱,抽取残余尿液,注入对比剂(10％～20％醋碘苯酸等)至膀胱充盈,拔出导尿管,嘱患者排尿,同时摄尿道正、侧、斜位片。膀胱造瘘患者,可直接经造瘘口导管注入对比剂。

4.逆行法尿道造影

消毒尿道口,用导尿管或注射器乳头插入前端尿道,缓慢注入对比剂,同时摄尿道片。

(二)价值和限度

膀胱造影可用于膀胱畸形及膀胱肿瘤的检出;尿道造影可发现和确诊大部分尿道先天性疾病,如尿道闭锁或缺如、尿道重复畸形、尿道瓣膜及先天性尿道直肠瘘等;尿道造影可显示尿道肿瘤的部位及范围,对于鉴别诊断也有一定的帮助;逆行法尿道造影可明确尿道损伤的部位,判断有无断裂及外渗;还可显示尿道狭窄部位和程度。

（王成昊）

第七节　CT　检　查

计算机体层成像(computer tomography,CT)是用 X 线束对人体层面进行扫描,取得信息,经计算机处理而获得重建图像。其密度分辨力明显优于 X 线图像。

一、CT 检查方法和技术

(一)CT 平扫

CT 平扫能够显示泌尿系统病变的位置、形状、大小和数目,还可以显示病变与邻近结构的关系等。通过测量 CT 值,可以推测病变的组织特征(如囊变、出血、脂肪、钙化等)。

CT 平扫对于 X 线阴性结石不能检出。单纯 CT 平扫不能反映病变的血供情况,对良、恶性病变的鉴别价值有限,不易显示微小病变及等密度病变,甚至漏诊。

(二)CT 增强

CT 增强检查指经静脉注入对比剂(多为碘剂)后的扫描,可增加病变组织与正常组织的对比度,使病变边界显示更加清楚,更容易发现小的病变及平扫呈等密度的病变;可反映病变的血供情况,对于病变的鉴别诊断具有重要价值。

增强后可行 CT 血管成像(CT angiography,CTA)、CT 尿路成像(CT urography,CTU)及 CT 灌注检查,可为疾病诊断及临床处理提供更多有价值的信息。

对肾功能受损者慎用 CT 增强检查,可以选择磁共振成像(magnetic resonance imaging, MRI)增强。

(三)CT 三维成像

CT 三维重建是螺旋 CT 主要后处理功能之一,能将一系列连续 CT 扫描所获得的容积数据信息经计算机软件程序处理使靶器官重建为直观的立体图像。三维成像方式主要包括最大密度投影(MIP)、多平面重建(MPR)、表面遮盖显示(SSD)及容积成像(VR)。

1.肾动脉 CTA

肾动脉 CTA 主要用于检查肾血管病变(图 2-7、图 2-8)。

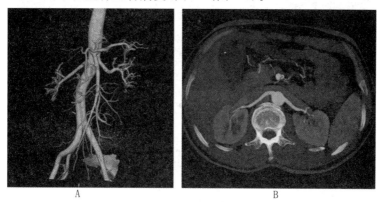

图 2-7　正常肾动脉 CTA

VR 像清晰显示左右肾动脉及其分支(A);MIP 像的横轴位图像,见两侧肾动脉从同一水平起自腹主动脉(B)

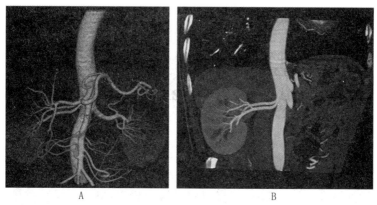

图 2-8　变异肾动脉 CTA

VR 像示右侧肾动脉为两支,均起自腹主动脉(A);MIP 像的冠状位图像,可清晰显示右侧双肾动脉变异(B)

(1)肾动脉瘤:二维 MIP(2D-MIP)像可测量动脉瘤的大小,瘤颈部长度及宽度,观察有无瘤栓及瘤体距离邻近血管分支的长度等,为介入或手术治疗提供重要证据。

(2)肾动脉狭窄:VR 和 MIP 技术均能够直观、立体显示肾动脉狭窄的范围及程度。2D-MIP 像可区分腔内对比剂和支架、管壁钙化和软斑块。

（3）肾动脉的变异、畸形及主动脉夹层累及肾动脉的情况。

（4）肾肿瘤与肾动脉的关系：VR像能够立体直观地显示，对于评价手术可行性和判断预后有重要价值。

（5）肾动脉成形术和肾移植患者术后随访。

2.CT尿路造影

螺旋CT尿路造影CT尿路造影（CTU）是在尿路高密度对比剂充盈高峰期进行兴趣区的连续容积扫描，经计算机图像后处理获得尿路三维图像（图2-9、图2-10）。CTU一次检查可获得包括肾实质在内的整个尿路三维立体图像，尤其对输尿管的变异、畸形、受压及扩张等改变显示更清晰，且无须肠道准备和腹部加压。

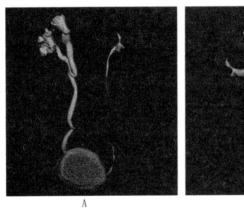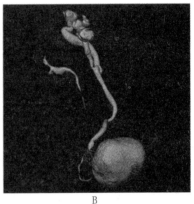

图2-9 CTU

CTU正位像，可清楚显示肾盂、输尿管及膀胱的全貌，可见右侧肾盂、输尿管重复畸形，右侧输尿管及肾盂、肾盏扩张，左侧输尿管显示正常形态（A）；CTU旋转后的斜位像，可见右侧输尿管下段局限性狭窄，为输尿管癌（B）

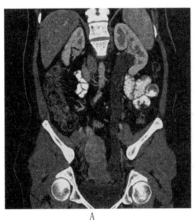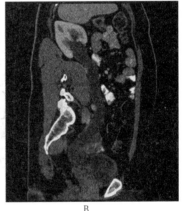

图2-10 CTU（曲面重建像）

巨输尿管患者，冠状位（A）及矢状位（B）显示左输尿管全程扩张

CTU可以发现所有的泌尿系统结石。对结石直径和形态的判定也更加精确，而且根据CT值的差异可以初步判断结石成分，区分尿酸结石和含钙结石。

CTU受肾脏排泄功能的影响，严重尿路梗阻时CTU可不显影。由于CT设备Z轴分辨率的提高,16 层以上多层螺旋 CT 对于重度尿路梗阻的病例,可以不用对比剂直接行 CTU,扩张的输尿管内的尿液与周围组织产生对比而显影。

二、肾上腺 CT 检查

(一)正常肾上腺 CT 表现

CT 平扫时,肾上腺位于肾筋膜囊内,周围为低密度脂肪组织。肾上腺呈不同形态,表现为斜线状、倒 V、倒 Y 形或三角形,边缘光滑,无外突结节。通常用侧支厚度和面积表示肾上腺大小。正常侧支厚度小于 10 mm,面积小于 150 mm^2。CT 增强时,正常肾上腺均匀强化,不能分辨皮、髓质。

(二)对肾上腺疾病的诊断价值

CT 薄层平扫即可以清晰显示肾上腺增生及萎缩。前者表现为双侧肾上腺弥漫性增大(径线和面积超过正常值),密度和形态维持正常,后者表现为双侧肾上腺变小。

CT 能显示直径小至数毫米的结节,更易于发现肾上腺肿块。根据肾上腺肿块的密度、大小和形态可初步判定肿块性质。如肾上腺腺瘤细胞内富含脂肪成分,其 CT 值较低,可呈水样密度;肾上腺腺瘤、嗜铬细胞瘤、转移瘤则呈均匀软组织密度并有不同程度强化。转移瘤常为双侧性;肾上腺髓脂瘤为含脂肪的混杂密度肿块;嗜铬细胞瘤或肾上腺皮质癌常表现为较大软组织密度肿块,内有坏死、囊变时呈低密度灶。

需注意,当临床和化验高度怀疑肾上腺嗜铬细胞瘤,而肾上腺 CT 未发现肿块时,需申请扩大扫描范围,甚至包括盆腔或其他部位,以发现异位嗜铬细胞瘤。

三、肾 CT 检查

(一)正常肾脏 CT 表现

CT 平扫时,肾脏位于脊柱两侧,呈圆形或椭圆形软组织密度影,边缘光滑。肾动脉和静脉呈窄带状软组织影,自肾门向腹主动脉和下腔静脉走行。肾实质密度均匀,肾窦脂肪呈较低密度,肾盂呈水样密度。

CT 增强时,肾血管和肾皮质明显强化,而髓质仍呈较低密度,因而可以分辨。注药后约 2 min 扫描,即肾实质期,此期肾皮、髓质均明显强化。经 5～10 min 检查为肾排泄期,肾实质强化程度减低,肾盏、肾盂明显强化。

(二)对肾脏疾病的诊断价值

CT 检查可明确肾损伤的程度、范围及分类,了解肾功能情况,同时也可观察腹部其他脏器的改变,及时检查合并伤。当疑有尿外漏时,需要做 CT 增强检查。

CT 对于鉴别肾脏肿瘤良、恶性具有重要价值,肿块与肾实质之间界面不规则、肿块超越肾筋膜及发现淋巴结转移或静脉瘤栓均提示恶性肿瘤,肿块有完整包膜、与正常组织分界清楚、周边弧形钙化、有脂肪密度组织则多提示良性肿瘤。

肾 CT 增强排泄期可以鉴别重度肾积水和多发肾囊肿,前者可见对比剂排入积水的囊腔内,后者则不能。

四、输尿管 CT 检查

(一)正常输尿管 CT 表现

平扫检查,正常输尿管不易显示。增强检查的延迟期,输尿管腔内充盈对比剂而呈点状致密影。自肾盂向下连续追踪,常能观察输尿管全程。

(二)CT 检查对输尿管疾病的诊断价值

CT 薄层平扫结合三维重建能清楚显示各种原因导致的梗阻积水。CT 平扫可以显示输尿管内高密度结石,根据 CT 值的差异可以初步判断结石成分。薄层 CT 与 CTU 相结合可以发现阴性小结石。

CT 轴位图像结合 CTU 通过显示输尿管狭窄的范围、边缘、管壁厚度来鉴别导致输尿管狭窄的良、恶性病变。

CTU 可直观显示输尿管变异或畸形。

五、膀胱 CT 检查

(一)正常膀胱 CT 表现

膀胱的大小、形态因充盈程度而异。CT 平扫,膀胱壁呈厚度均匀的较薄软组织密度影,内外壁均光滑。膀胱腔内尿液为均匀水样低密度。CT 增强,早期显示膀胱壁强化,30～60 min 延迟扫描见膀胱腔为均匀高密度,若对比剂与尿液混合不均,则出现液-液平面。

(二)CT 检查对膀胱疾病的诊断价值

膀胱壁增厚可为弥漫性或局限性,前者多为各种炎症或慢性梗阻所致,后者主要见于膀胱肿瘤,也可为周围炎症或肿瘤累及膀胱;与膀胱壁相连的腔内肿块可为肿瘤、结石或血块,根据病变密度、强化程度及可动性能够进行鉴别。

CT 对膀胱癌壁内浸润程度的区分不够满意,即对癌肿早期分期的准确性受到一定的限制,但对壁外浸润和盆腔侧壁蔓延的估计较准确,并可显示盆腔内肿大的淋巴结。

六、前列腺 CT 检查

(一)正常前列腺 CT 表现

CT 平扫,前列腺位于耻骨联合后方,呈圆形或卵圆形软组织密度影,密度均匀,边界清楚,但不能分辨前列腺各区带解剖。增强检查,外周带强化程度略高于中央腺体,但不能分辨前列腺各区带。

(二)CT 检查对前列腺疾病的诊断价值

CT 能清晰显示前列腺形态、大小及毗邻关系并可测量前列腺的体积。以前列腺基底部超过耻骨联合上缘 2 cm 作为诊断前列腺增生的简单标准。CT 对增生腺体内的斑点状或沙砾状的钙化影显示清楚。

CT 可以显示周围组织侵犯及淋巴结、骨转移情况,对前列腺肿瘤分期有一定诊断价值。

(王成昊)

第八节　MRI　检　查

MRI 是利用原子核在强磁场内发生共振所产生的信号经图像重建而成像的一种影像技术。MRI 检查范围覆盖了几乎全身各系统。

以下情况者不能行 MRI 检查:装有心脏起搏器者,体内有铁磁性材料的植入物者,病情危重并带有生命监护及生命维持系统者,幽闭恐惧症患者及癫痫发作状态患者。

一、基本概念和相关成像技术

(一)T_1 和 T_2

人体进入 MR 机内置的强磁场中后,体内氢质子会发生重排,沿着外磁场纵轴(Z 轴)方向并按照特定频率自旋(进动),此时纵向磁化最大,横向磁化为零。发射与氢质子进动频率相同的 90°射频脉冲,就能把能量传给质子。质子吸收能量后,由低能级向高能级跃迁,造成纵向磁化减小直至为零。与此同时,射频脉冲使处于原先不同相位进动的质子做同步、同速运动(同相位)。这样质子在同一时间指向同一方向,其磁矢量也在该方向叠加起来,于是出现横向磁化,并达到最大。停止射频脉冲,质子把吸收的能量释放并恢复到低能态,与此同时逐步失去同相位。这样由射频脉冲引起的变化很快回到原来的平衡状态,即纵向磁化恢复至最大,横向磁化消失至零。此过程称为弛豫。

人为规定,把纵向磁化由零恢复到原来数值的 63% 所需的时间,称为纵向弛豫时间,简称 T_1。把横向磁化由最大减小到最大值的 37% 所需的时间,称为横向弛豫时间,简称 T_2。T_1 与 T_2 是时间常数,生物组织的弛豫时间,T_1 为 300~2 000 ms,T_2 为 30~150 ms。水的 T_1、T_2 都长,而脂肪的 T_1、T_2 都较短。病变组织如肿瘤常比其周围组织含水量高,故 T_1 与 T_2 较长。

(二)T_1、T_2 加权像

人体不同组织之间的 T_1 存在一定的差异,T_2 也是如此。这种差异是 MRI 的成像基础。人为选择不同成像参数,比如重复时间(TR)和回波时间(TE),可获得反映组织 T_1 或 T_2 差别的图像。

在自旋回波序列中,选择短 TR(<500 ms)、短 TE(<30 ms)得到的图像主要反映组织间 T_1 的差别,因而称为 T_1 加权像(T_1WI)。T_1 时间长者(如尿液),在 T_1WI 上呈低信号;T_1 时间短者(如脂肪),在 T_1WI 上呈高信号。选择长 TR(>1 000 ms)、长 TE(>90 ms)得到的图像主要反映组织间 T_2 的差别,因而称为 T_2 加权像(T_2WI)。T_2 时间长者(如尿液),在 T_2WI 上呈高信号;T_2 时间短者(如含铁血黄素),在 T_2WI 上呈低信号。

(三)MR 增强

MRI 可利用对比剂行增强检查。对比剂以 Gd-DTPA 最常用,几乎无变态反应,对于碘对比剂过敏者、肾功能不良患者尤为适宜。增强检查目的主要是利于发现或显示病变、了解病变的血供情况,对病变的鉴别诊断提供帮助等。

(四)MR 血管成像

MR 血管成像(MR angiography,MRA)包括非增强 MRA(不使用对比剂)及三维动态增强磁共振血管成像(3D DCE MRA)。体部血管成像多采用 3D DCE MRA 技术,其原理是通过静脉注射顺磁性对比剂,以缩短血液的 T_1 时间,再利用三维梯度回波技术,采集兴趣区血管,所得资料在工作站处理、重建后得到三维血管图像(图 2-11)。

3D DCE MRA 血管图像清晰,诊断肾动脉狭窄的准确性高,可作为筛选肾动脉狭窄的重要方法;3D DCE MRA 能直观显示肾及肾上腺肿瘤及其供应血管的情况,以及肿瘤对周围脏器、血管的侵犯情况,有助于腹部肿瘤的定性诊断。

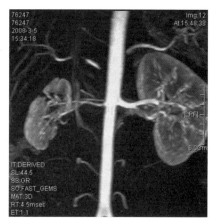

图 2-11 肾动脉 MRA

两侧肾动脉显示清晰，右侧肾动脉为两支，均起自腹主动脉，其

管径明显小于左侧肾动脉；右肾（R）萎缩，体积小于左肾（L）

（五）MR 尿路造影

MR 尿路造影（MR urography，MRU）原理是依据尿液长 T_2 弛豫时间的特点，采用长重复时间（TR＞3 000 ms）及特长回波时间（TE＞150 ms）的重度 T_2 加权成像，使尿液呈强信号，与背景组织信号形成强烈反差，清晰显示整个尿路。

MRU 是三维成像，图像分析与 IVU 及 CTU 相似（图 2-12）。优点是无辐射、不需要插管和注射对比剂、安全可靠，对肾功能明显减退及碘过敏患者尤其适用。缺点是不能评价肾功能状况。

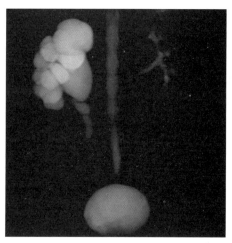

图 2-12 MRU

图示右侧输尿管中上段及右侧肾盂、肾盏明显扩张积水，右侧输

尿管中段突然截断，为输尿管结石所致；左侧肾盂、肾盏显示正

常形态，左侧输尿管显示不清，为正常输尿管含水量少所致

MRU 可以判定输尿管扩张是梗阻性还是非梗阻性，准确发现梗阻部位。MRU 结合轴位 MRI 除对梗阻原因定性、定位准确外，还可以显示病变的直接征象和间接征象，包括肾、腹膜后、盆腔和尿路毗邻关系。

(六)前列腺磁共振波谱分析

磁共振波谱分析(MR spectroscopy,MRS)是一项能够检测活体体内物质代谢及生化物质含量的无创性检查技术,近年来已广泛应用于肿瘤发生及发展等方面的研究。MRS 显示的是复杂的波谱曲线,即不同组织定量的化学信息,有别于 MRI 显示的直观解剖图像。目前常用的原子核有^{1}H、^{31}P,其中^{1}H 波谱磁敏感性比^{31}P 高,具有更高的空间分辨率。

前列腺^{1}H MRS 获得的代谢信息以存在于胞质和细胞外导管相对集中的化学物质为基础,主要包括枸橼酸盐(Cit)、胆碱(Cho)和肌酸(Cre)等,三者分别位于不同的频率位置,Cho、Cre 的峰值在 1.5 T 磁共振仪所获得的 MRS 上有重叠,常共峰显示(图 2-13)。这些代谢物共振峰下的面积与各自的浓度有关,依其浓度的改变可用以评估前列腺癌,并且有较高的特异度。波谱可以显示前列腺癌病变区的 Cit 峰明显降低或消失,Cho 峰相对于正常前列腺组织升高,常出现两峰倒置(图 2-14)。

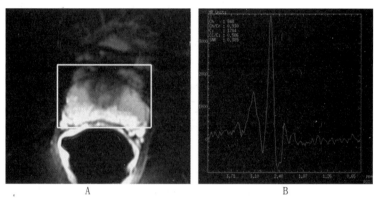

图 2-13　正常前列腺 MRS

前列腺脂肪抑制 T_2WI 像,前列腺外周带(P)呈均匀高信号,于左侧外周带取体素 2(A);体素 2 的 MRS,Cit 峰高耸,频率位置为 2.6×10^{-6},Cho 与 Cre 共峰,明显低于 Cit 峰,频率位置为 $(3.0 \sim 3.2) \times 10^{-6}$(B)

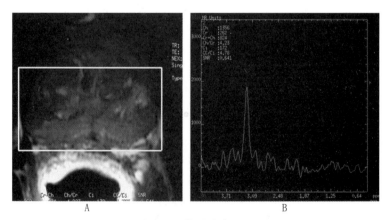

图 2-14　前列腺癌 MRS

前列腺脂肪抑制 T_2WI 像,前列腺外周带(P)信号弥漫性减低,于右侧外周带取体素 2(A);体素 2 的 MRS,Cit 峰明显降低,Cho 峰高耸,与正常外周带相比两者波峰倒置,提示前列腺癌(B)

将^{1}H MRS 的代谢信息叠加于高分辨的 MR 图像上,在显示病变代谢情况的同时显示病变的解剖位置,称为化学位移成像(CSI)。MRSI 将代谢信息与高分辨 MRI 解剖信息相结合,提高了癌的定位、分期及治疗效果的评价。

二、肾上腺 MRI 检查

(一)正常肾上腺 MRI 表现

横断面上平扫,肾上腺的位置、形态、边缘和大小与 CT 表现相同。冠状面上,肾上腺位于肾上极上方,通常呈倒 V 或倒 Y 形。正常肾上腺的信号强度受到检查序列的影响,于常规 T_1WI 和 T_2WI,其信号强度类似肝实质,并明显低于周围脂肪组织;在脂肪抑制的 T_1WI 和 T_2WI 上,肾上腺信号强度明显高于周围被抑制的脂肪组织,呈相对高信号。

Gd-DTPA 增强检查,正常肾上腺发生均匀强化。

(二)MRI 检查对肾上腺疾病的诊断价值

MRI 能多方位、多参数、多序列成像,因此能显示病变的某些组织特征,如梯度回波序列同反相位技术可敏感显示肾上腺腺瘤内的脂质成分,对于腺瘤与非腺瘤的鉴别有重要价值。但 MRI 不易发现肾上腺<1 cm 的病变,也不能确切地显示肾上腺增生和萎缩。因此,MRI 检查多作为 CT 检查的补充。

三、肾 MRI 检查

(一)正常肾 MRI 表现

肾脏 MRI 表现在一定程度上受成像序列及 MR 场强的影响。常规 SE 序列平扫检查,肾脏轮廓因肾周高信号脂肪囊包绕而显示清楚,而且边缘光整。T_1WI 上,肾皮质及肾髓质分界欠清楚,肾皮质呈较高信号,类似于肝实质信号,位于肾周边部并深入肾锥体之间;肾髓质为较低信号,呈多个三角形结构即肾锥体,位于肾中心部位。在 T_1WI 脂肪抑制像上,肾皮、髓质信号差异显著,两者分界清楚。T_2WI 上,肾皮、髓质难以分辨,均呈较高信号。肾内集合系统正常情况下不能显示。肾窦脂肪组织在 T_1WI 和 T_2WI 上呈高信号或中等信号。肾动脉和静脉由于流空效应均表现为无信号。Gd-DTPA 增强检查,肾实质强化形式取决于检查时间和成像速度,表现类似 CT 增强检查。

(二)MRI 检查在肾脏疾病的诊断价值

MRI 平扫检查即可显示肾脏的皮髓质结构,易于发现肾实质内肿瘤造成的皮髓质分界消失等改变;MRI 较 CT 更易于发现肿瘤内的脂肪成分,对血管平滑肌脂肪瘤的诊断有独特的价值。

四、输尿管 MRI 检查

(一)正常输尿管 MRI 表现

横断面检查时,自肾盂向下追踪,可识别出正常腹段输尿管,在周围高信号脂肪组织的衬托下,T_1WI 较 T_2WI 更易显示,表现为点状低信号影,而盆段输尿管则难以识别。

(二)MRI 检查对输尿管疾病的诊断价值

轴位 MRI 与 MRU 相结合能清楚显示尿路的扩张情况,并能准确显示输尿管梗阻的部位及程度,推断梗阻性质。MRU 与 CTU 一样,均可以直观准确地观察输尿管梗阻部位,但 MRU 不需要使用对比剂,不受肾排泄功能的影响,尤其适用于积水较重的患者。

五、膀胱 MRI 检查

(一)正常膀胱 MRI 表现

膀胱壁信号强度在 T_1WI 及 T_2WI 上均与肌肉相似。尿液因富含游离水,T_1WI 呈低信号,T_2WI 呈高信号;增强 T_1WI,尿液含对比剂而呈高信号,然而对比剂达到一定浓度时,可呈低信号表现,这是由于其缩短 T_2 值作用超过缩短 T_1 值作用所致。

(二)MRI 检查对膀胱疾病的诊断价值

MRI 对于膀胱检查的主要作用在于观察肿瘤的浸润程度及邻近脏器的受累情况,以指导分期;MRI 的多维成像能力易于显示膀胱颈部病灶,对膀胱与前列腺交界处的病灶显示优于 CT;MRI 对膀胱癌术后瘢痕与肿瘤复发的鉴别明显优于 CT。

六、前列腺 MRI 检查

(一)正常前列腺 MRI 表现

前列腺于 MRI 上可分为四部分:纤维基质带、外周带、中央带、移行带。T_1WI 上整个腺体呈均匀低信号,T_2WI 上几部分信号不同。纤维基质带位于腺体前方,T_1WI 及 T_2WI 上信号均较低,年轻人该部分约占整个前列腺体积的 1/3,老年人则体积逐渐缩小;外周带包被于前列腺的后外侧,尖部较厚,基底部最薄,约占整个腺体的 75%,在轴位 T_2WI 上表现为两侧对称的新月形均匀高信号;中央带位于外周带前内侧,约占总体积的 20%,T_2WI 呈中等信号;移行带体积较小,常规 MRI 不易显示,前列腺增生发生于该部分。成年人因中央带与移行带无法区分,常将两者统称为中央腺体。

(二)MRI 检查对前列腺疾病的诊断价值

MRI 为前列腺癌最佳的影像诊断手段。T_2WI 可清晰分辨前列腺外周带与中央腺体,对于外周带前列腺癌有极高的敏感性及准确率;MRI 可多方位观察病灶,易于显示前列腺包膜及周围结构的侵犯,又能兼顾骨盆骨骼及盆腔淋巴结的改变,对于前列腺癌局部分期具有重要价值。

常规 MRI 很难检出增生中央腺体内并存的前列腺癌,对前列腺癌术后的残存、复发判断也较困难,前列腺 MRS 则可以弥补常规 MRI 的不足。

(王南雄)

第九节　血管造影及其他检查

一、肾上腺动脉造影

(一)造影方法

经股动脉穿刺引入导管,常用"眼镜蛇"(Cobra)导管。肾上腺上动脉来自膈下动脉或腹腔动脉,可直接在主动脉前壁、T_{12}~L_1 椎体水平寻找;肾上腺中动脉直接来自腹主动脉,由于管径较细,一般生理状况下插管较困难,在病理状况(并发肿瘤)下,常可增粗,可先以猪尾巴导管行腹主动脉造影了解开口位置后再行选择性插管。肾上腺下动脉起源于肾动脉根部附近,向患者头侧发出,可用 Cobra 导管成襻后插管造影。

(二)临床价值

(1)根据造影血供特点来鉴别肿瘤来源于肾脏或肾上腺。

(2)对于体积较大的肾上腺肿瘤行术前栓塞,缩小肿瘤体积,减少术中出血(图 2-15)。

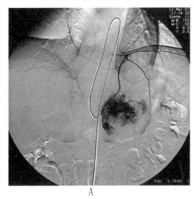
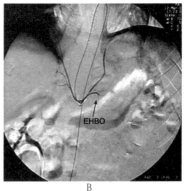

图 2-15　左肾上腺恶性肿瘤

(3)对于不能切除的恶性肿瘤可行姑息性化疗栓塞术,常用化疗药加碘化油或聚乙烯醇颗粒治疗。

(4)消除醛固酮瘤的内分泌功能,直接栓塞肿瘤供血动脉,常用吸收性明胶海绵作为栓塞剂。

二、肾动脉造影

(一)造影方法

经股动脉穿刺引入导管,先以猪尾巴导管行腹主动脉造影了解肾动脉开口位置后,再以 Cobra 导管分别行双侧肾动脉选择性插管。

(二)临床价值

1.肾动脉狭窄

动脉造影是诊断肾动脉狭窄的金标准。通过造影可以了解肾动脉狭窄的部位、程度,并可据此指导介入治疗途径及方法(图 2-16)。

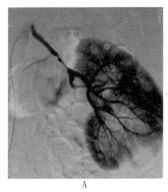
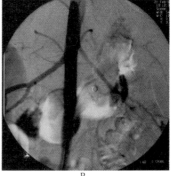

图 2-16　肾性高血压

左肾动脉造影见左肾动脉主干中远段不规则狭窄(A),行左肾动脉球囊括张术
后腹主动脉造影示左肾动脉狭窄消失(B),患者高血压症状明显改善

2.肾脏肿瘤

肾动脉造影可了解肿瘤血供特点,对鉴别良恶性肿瘤有一定价值。另外,肾动脉造影可直观显示肿瘤的部位、范围及血供等。对于不能切除的恶性肿瘤则可行姑息化疗栓塞术治疗。

3.肾出血性疾

病肾动脉造影可确定出血的性质、部位及相关血管的情况,明确诊断后,可行超选择性肾动脉栓塞(图 2-17)。

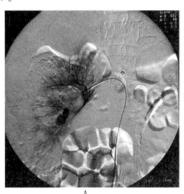
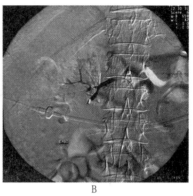

A　　　　　　　　　　　　　　　　B

图 2-17　右肾感染后并发假性动脉瘤出血患者

右肾动脉造影可见右肾下极动脉供应区一假性动脉瘤(A),予以弹簧钢圈
加吸收性明胶海绵栓塞右肾下极动脉后,假性动脉瘤消失(B),出血停止

三、下腔静脉造影

(一)造影方法

经股静脉穿刺引入导管,以猪尾巴导管行下腔静脉造影,若需了解肾静脉开口,则造影时需嘱患者做瓦氏呼吸后造影。一旦发现下腔静脉栓塞,在造影时要注意导管头端远离栓塞部位,同时注射压力和量减少 1/3,以防止栓子的脱落。

(二)临床价值

下腔静脉造影是诊断下腔静脉狭窄或阻塞的金标准,通过造影可以全面地观察病变的形态,对肾癌引起的下腔静脉癌栓,可了解癌栓的长度,对手术方案选择和患者预后判断有重要意义。对于下肢静脉血栓合并下腔静脉血栓者,下腔静脉造影可以显示肾静脉开口,为防止肺动脉栓塞植入下腔静脉滤器定位做准备。

四、阴茎动脉造影

(一)造影方法

经股动脉穿刺引入导管,常用 Cobra 导管。先行对侧髂内动脉选择性插管造影,明确阴部内动脉开口解剖后,再进一步以超滑导丝导引行超选择性阴部内动脉造影。对侧造影完毕后,再将 Cobra 导管成襻后行同侧阴部内动脉超选择性插管造影。

(二)临床价值

1.阴茎异常勃起

选择性阴部内动脉造影常可见阴茎海绵体动脉增粗、染色明显和动脉海绵体瘘。选择性血管栓塞术是目前治疗阴茎异常勃起最常用的方法,材料主要采用可吸收性明胶海绵条或颗粒,危险性和并发症包括血管迷走神经反射、血管损伤、动脉穿刺处血肿等。

2.动脉性阳痿

动脉性阳痿主要由动脉狭窄或闭塞所致,可发生在从髂内动脉到阴茎动脉末梢分支的任何水平上。确定动脉性阳痿的前提是双侧血供明显闭塞,仅仅单侧病变在血流动力学上往往没有意义。对于发生在髂内动脉及阴部内动脉近段狭窄或阻塞的病变可采用球囊导管扩张成形术的方法治疗。

五、阴茎海绵体造影

(一)造影方法

正常受检者的海绵体内不注射罂粟碱,以 2 mL/s 速度滴注稀释的造影剂(总量 100 mL),海绵体压仅升高约 6.0 kPa(45 mmHg)。静脉性阳痿者,先在受检者阴茎根部扎一橡皮带(注药后 2 min 除去),然后向海绵体内注入罂粟碱 60 mg(以 20 mL 生理盐水稀释),并用手挤压使药物分布均匀,诱发勃起后注入稀释一倍的造影剂后摄片观察。罂粟碱未能诱发勃起者,则以 80 mL/min 灌注率注入生理盐水,直至海绵体内压增高至 10.7 kPa(80 mmHg)以上或灌注率达 100 mL,然后注入造影剂摄片。

(二)临床价值

海绵体内注入罂粟碱后再检查,正常受检者海绵体内压升高约 13.3 kPa(100 mmHg),造影上几乎不显示任何阴茎静脉系统。如海绵体内压不能达到 10.7 kPa(80 mmHg)以上,则认为有较大静脉瘘。静脉性阳痿患者在正常灌注率情况下不出现勃起,海绵体内压力不高,造影可见造影剂迅速排入扩张的阴茎背深静脉或扩大的阴部内或阴部外静脉系统,部分患者可见阴茎体部小静脉直接注入阴茎浅静脉,然后注入阴部外静脉。对静脉性阳痿患者可采用介入插管方法,经皮穿刺阴茎背深静脉或经股静脉逆行插入阴部内、外静脉,行静脉造影明确瘘口位置后,以弹簧钢圈加吸收性明胶海绵进行栓塞,随后再注入硬化剂(95%乙醇或 3%十四羟基硫酸钠 1~2 mL)治疗。

(王南雄)

第三章

泌尿外科常用手术

第一节 体外冲击波碎石术

一、基本原理

一般而言,所有的碎石机都由最基本的两部分组成,即能够粉碎结石的冲击波源和对结石的精确定位系统,冲击波源是碎石机的核心。冲击波发生的基本原理是通过高电压、大电流、瞬间放电,在放电通道上形成一个高能量密度的高温、高压等离子区,将电能迅速转换为热能、光能、力能和声能,放电过程中放电通道急剧膨胀,在水介质中形成压力脉冲,也就是冲击波。

冲击波的传递在水中最为理想,这是由于不同介质的阻抗不同,其耗损也不同,在水中冲击波能量耗损最少,而在空气中能量耗损极大。因此治疗时患者仰卧于水中,因为体液与水的特性阻抗相近,冲击波经水传入人体时能量耗损较少,冲击波迅速进入人体而到达结石击碎结石,而对组织不造成明显损伤。冲击波粉碎结石是利用冲击波在两种声阻抗不同的传播媒质(组织与结石)的界面发生反射,它在结石的前缘产生压应力,在其后缘产生拉应力,两种媒质的声阻抗的差别越大,应力就越大,物质(结石)结构越容易破坏。在结石面对冲击波源的界面上的压力使结石破裂,而空化作用产生水的射流使裂口内面的结石剥落,一连串的冲击波使结石由表及里地逐层破碎,直到完全粉碎成为细小的颗粒排出体外。

尽管冲击波在水中传播损耗的能量很少,但毕竟存在损耗,空化效应是其能量衰减的主要因素。冲击波在肌肉或脏器中产生空化效应则会造成损伤,所以空化效应既是体外冲击波碎石术(ESWL)中有效碎石的必要条件,也是碎石过程的有害因素。因此如何提高冲击波的基本特性参数以加速冲击波通过人体组织,减少空化效应在组织中产生,是不断完善和改进碎石机所面临的重要课题。

除液电冲击波源外,尚有电磁波源、压电晶体波源等冲击波源。

电磁式体外冲击波碎石机:电磁式冲击波是将电能首先转换成磁能,再转换成机械能,通过声透镜或抛物面反射体将机械波聚焦后而形成。电磁冲击波的重要特点是脉冲放电稳定,每个冲击波形几乎一样,故而焦点相对稳定。电磁冲击波聚焦效率高,没有散射冲击波。此外,冲击波源可连续使用,不需要频繁更换电极。电磁冲击波的出现,是 ESWL 的重大发展。目前,电磁冲击波技术已日趋成熟,国外著名的 Dornier 公司出产的 ESWL 碎石机已全部采用电磁冲击波源。

液电式体外冲击波碎石机:液电晶体是一种电能与机械能能量转化的材料。数百块液电晶体元件在一球形盘内等距排列,球状体内充满水。当向各液电元件同时施加高频脉冲电流时,由于液电效应,各液电元件产生冲击波,并均指向焦点。由于其聚焦区很小,碎石过程是从结石外部逐层侵蚀或剥落,形成的碎块细小呈细沙或粉末状而易于排出。但其功率较低,所以重复治疗率高,治疗时间长。

二、适应证

(一)肾结石
1.单纯性肾结石

直径≤2 cm 的肾盂单发结石,或总体积与之相当的多发结石,这类结石一般情况下单次治疗即可完全粉碎,可作为最佳适应证。

2.巨大肾结石或鹿角肾结石

直径>2.5 cm 的巨大肾结石或鹿角肾结石,这类结石需多次 ESWL 治疗且并发症发生率高。有的可采用 ESWL 治疗,多数需联合经皮肾镜取石(PCNL)或开放手术取石,一般在 PCNL 术后 1 周或开放取石术后 2 周进行 ESWL。

3.多发性肾结石

也适应于 ESWL,需多次治疗,主要解决影响梗阻的结石部分。由于多发结石可能与机体代谢有关,需进一步查明结石病因如甲状旁腺功能亢进等,针对病因积极治疗,避免碎石治疗后结石复发。

4.肾盏结石

据报道肾盏结石只有 16% 可自发排出,50% 可排入输尿管成为输尿管结石,最终有 40% 需手术治疗。有人建议早期 ESWL 治疗肾盏结石,可以预防结石排入输尿管造成急性梗阻。

5.其他情况的肾结石

肾盏憩室结石(结石直径<1 cm,憩室颈通畅者效果较佳)、畸形肾结石(马蹄肾和盆腔异位肾等)、海绵肾结石、多囊肾合并结石、孤立肾结石或移植肾结石等也适应于 ESWL。

(二)输尿管结石
1.输尿管上、中段结石

长径<1.5 cm 的输尿管上、中段结石是原位 ESWL 的最佳适应证。结石停留时间过长、高密度结石或结石周围有肉芽包绕时,碎石效果较差。对较大的输尿管上段结石,需多次 ESWL 治疗时,一般在碎石治疗前需留置输尿管支架管防止发生严重的并发症。

2.输尿管下段结石

由于采用输尿管镜下碎石治疗输尿管下段结石效果更佳,对输尿管结石下段结石是否首选 ESWL 尚有争议。

3.各类手术残余的输尿管结石

PCNL、输尿管镜下碎石或开放取石术后残余的输尿管结石也适应于 ESWL。

(三)膀胱结石

膀胱结石主要采用开放手术取石或经尿道腔内碎石术治疗。当不能耐受开放手术或经尿道器械手术时,可选用 ESWL,但一般只适应于数量少、体积小的膀胱结石。

（四）尿道结石

临床上不首选 ESWL 治疗,一般可直接取出或推回膀胱再作处理。有人试用过 ESWL 治疗尿道结石,但国内外对此有不同的意见。

三、禁忌证

（一）全身情况

1.妊娠

无论妊娠早期还是晚期,均是 ESWL 的绝对禁忌证。由于 ESWL 对于孕妇有巨大的风险,可导致胎儿流产或畸形,这类结石患者可选用其他治疗方法,或待分娩后再 ESWL 治疗。由于输尿管下段邻近子宫和卵巢,冲击波可影响正常生殖内分泌功能,因此处于育龄期的女性输尿管下段结石患者也不宜行 ESWL。

2.凝血机制异常

由于 ESWL 最常见的组织生物学效应是出血,若患者已存在出血性疾病时,可能导致严重的血尿、肾实质出血或肾周围出血。故怀疑有凝血功能异常时,需行凝血常规检查。凝血机制异常得到纠正后仍可行 ESWL。

3.心脑血管疾病

新近发生的脑出血、严重高血压、心力衰竭、心律失常及肺功能障碍患者,ESWL 可加重病情,暂不宜碎石。在心肺功能正常、心律失常得到纠正、血压良好控制的情况下方可施行治疗。半年以上的陈旧性心肌梗死要在心电图监测下进行治疗。动脉瘤患者在 ESWL 治疗时,瘤体与结石之间距离须大于 5 cm,肾动脉瘤和腹主动脉瘤直径分别小于 2 cm 和 5 cm。由于 ESWL 治疗时的高压脉冲可能影响心脏起搏器的正常运行,安装心脏起搏器的患者通常禁用 ESWL 治疗。

4.未能控制的糖尿病

当复杂肾结石患者在糖尿病病情不稳定时,不宜行 ESWL,以免发生严重的尿路感染。

5.活动性结核

当患者患有活动性泌尿系统结核时,冲击波可以促使结核分枝杆菌向血液播散,导致全身粟粒性结核,这类患者不宜行 ESWL。其他部位结核如肺活动性结核病,最好待病情稳定后,酌情再行碎石治疗。

（二）泌尿专科情况

1.结石远端尿路器质性梗阻

当结石远端存在先天性尿路畸形、尿路息肉、尿路肿瘤或尿路结石导致的尿路梗阻时,结石粉碎后难以通过梗阻段尿路且结石碎片可加重梗阻。若梗阻以上有积水时,ESWL 可能出现梗阻以上尿路积水增加,导致肾盂内压力升高,有造成肾脏破损和严重尿路感染的危险,故这类患者禁忌 ESWL 治疗。若选择 ESWL,必须先解除结石远端的尿路梗阻。

2.泌尿系统感染

急性尿路感染时行 ESWL 治疗,可促使感染全身扩散,有导致败血症的危险,因此在尿路感染急性期禁行 ESWL。慢性尿路感染时,短期无法消除,包括怀疑感染性结石,必须在治疗前做中段尿培养加药敏试验,选用敏感抗生素治疗 3 d。在碎石治疗后,应该继续使用抗生素一段时间,直至复查尿路感染情况稳定。

3.肾功能不全

在碎石治疗前,如果患者有肾功能不全,要了解导致肾功能不全的原因,不同原因有不同处理方法:①因肾脏本身疾病引起的肾性肾功能不全,不宜进行碎石治疗,以免加重肾损害;②因尿路梗阻引起的肾后性肾功能不全,原则上应尽早解除梗阻,可以考虑碎石;③对孤立肾应重视保护肾功能,根据结石的部位和大小,慎重制订结石治疗方案。如果选择 ESWL 治疗,可考虑在碎石前留置输尿管支架管。

四、术前准备

(一)心理方面

向患者说明 ESWL 的原理、碎石体位、治疗时间及治疗过程中发出的声音等,并解释 ESWL 中可能出现的疼痛、ESWL 对肾功能的影响等,争取患者的配合。有恐惧心理的患者,尤其是儿童,可在治疗前让患者现场观看他人的治疗情景。

(二)全身情况评估

1.病史

详细了解患者的心、肺、肝、肾、血液及神经系统等病史,包括精神和癫痫病史,既往有无泌尿系统或其他手术史。

2.体格检查

全面做好体格检查,有助于发现潜在的疾病。

3.实验室辅助检查

主要是血常规、尿常规、凝血常规、肝肾功能等;若使用华法林、阿司匹林、非甾体消炎药等影响凝血机制药物时,治疗前至少停用 2 周,再检查凝血常规、心电图、胸部 X 线透视或胸片等。必要时行甲状旁腺激素检测和结石成分分析,以便术后采取适当的排石措施和预防结石复发方法。

(三)泌尿系统方面

1.X 线检查

(1)腹部平片(kidney-ureter-bladder,KUB):90％以上的尿路结石含有钙盐,在 X 线上均为阳性结石,所以对怀疑有尿路结石的患者,KUB 检查作为第一选择,经济又方便。其优点是可全面了解结石的部位、大小、数目和密度;同时了解有无脊柱和骨盆畸形,有助于定位。

(2)静脉尿路造影(intravenousurograph,IVU):IVU 最常用,有助于确定结石的准确位置和大小、了解结石以下有无梗阻、判断是否憩室结石和肾盏颈结石、评估双侧肾脏功能、查找易发结石的解剖学异常等。通过对结石的密度、位置、大小、形态和梗阻情况,以及肾盏颈形态、长度和角度的分析,有助于指导患者 ESWL 术后的排石体位,并预测排石效果。

(3)逆行插管肾盂造影:当肾功能受损或 IVU 观察不满意,特别是 IVU 对输尿管结石以下不显影时,需要了解结石以下输尿管有无梗阻或结石存在时,可做该检查。但此检查对患者痛苦大,且容易发生逆行性尿路感染,故多选择性使用。

2.B 超检查

泌尿系结石往往是首先通过 B 超检查发现的。B 超可检出阳性和阴性结石,最大优点是无 X 线辐射损伤。结石的检出与操作者经验和技术、结石大小和部位、肠道气体、患者胖瘦等有关。

由于受骶髂关节影响,B超对输尿管中下段结石的检出率较低。B超发现的肾积水征象并不总是器质性梗阻引起的,有时是生理性积水(妊娠期和多尿期)、肾外型肾盂或梗阻解除后的肾盂形态等,还需要进行IVU检查加以鉴别。另外,B超无法对肾功能做出评估。

3.CT检查

CT诊断泌尿系统结石有很高的敏感性和特异性,不受肠道气体影响,能显示X线阴性结石。CT检查能获得人体泌尿系统横断面密度分辨力很高的图像,解决了X线摄影平面成像组织重叠的问题。多层螺旋CT泌尿系统成像(computed tomographyurography,CTU)能将横切面图像转换成泌尿科医师熟悉的类似IVU图像,清晰地显示结石的部位、大小、数目和形态,判断肾盂输尿管梗阻的部位和程度。研究显示CT有助于判断结石成分,对预测ESWL碎石效果和排石预后有一定意义。有关CTU与IVU的比较,不仅要考虑诊断的有效性,还要顾及X线辐射量、检查时间和经济成本等方面。

4.磁共振尿路造影

一般情况下,磁共振成像不用于诊断尿路结石。当患者有急慢性肾衰竭、碘过敏及年老体弱腹部不能承受加压时,不允许做IVU检查,可选择磁共振尿路造影(magnetic resonanceurography,MRU)。该检查可对结石的部位、结石上下尿路的通畅情况作出间接诊断,一般需结合KUB达到诊断目的。

5.肾图检查

主要了解分肾功能,评价碎石效果。

(四)其他准备

1.肠道准备

治疗前1日晚口服缓泻剂,治疗当日晨起禁食,目的是减少肠道内积气和粪便,有利于碎石定位。尤其是对低密度结石,输尿管中、下段结石,肠道准备尤其重要。体外冲击波通过肠道气体时可增加的自身能量的耗损和加重对肠管的损伤。

2.应用抗生素

合并尿路感染,或已经诊断为感染性结石,术前需口服抗生素控制尿路感染。

3.皮肤准备

治疗前1 d洗澡或对腰腹部皮肤进行清洁,清除皮肤表面的油脂,有利于冲击波进入体内。

五、碎石技术与并发症预防

(一)碎石技术

1.术前麻醉和镇痛

早期碎石机能量高和焦点面积大,患者有明显疼痛,采用全身或区域麻醉。随着碎石机冲击波源质量的提高和治疗能量降低,目前一般无需麻醉。对少数疼痛敏感或精神极度紧张的患者,可术前注射止痛镇静剂,如术前半小时肌注哌替啶和异丙嗪。小儿结石的ESWL,一般需全身麻醉。

2.治疗体位

(1)仰卧位:肾结石和输尿管上段结石的标准碎石体位是仰卧位,头侧稍高。输尿管上段结石采用仰卧位时,可向患侧稍稍倾斜,以避免部分冲击波被椎体阻挡,减少能量的衰减,达到提高碎石效率的作用。当输尿管末端结石定位困难(体胖和小儿患者),也可采用仰卧位,冲击波从小骨盆内口到达结石。

（2）俯卧位：输尿管中、下段结石和膀胱结石，仰卧位时骨盆会阻挡冲击波到达结石，无法进行碎石治疗。采用俯卧位可避开骨骼的阻挡，冲击波直接通过腹部到达结石。对输尿管末端的结石，应在耻骨缘下加垫泡沫塑料板或铅板以保护外生殖器。

（3）半坐位：后尿道结石可采取半坐位。当结石位于输尿管下段或膀胱、患者因高龄或身体原因无法承受俯卧位，也可采取半坐位，冲击波从骨盆出口到达结石。采取坐位治疗时，须用铅橡皮套保护睾丸。

3.结石定位

（1）X线定位：利用不同角度X线透视，两束X线的中轴线在反射体的碎石焦点交叉，故当结石在两个角度显示屏上均处于中央时，位置恰好与碎石焦点重叠。此时若对准结石影冲击，冲击波可有效粉碎结石。X线定位有以下注意事项：①如果仅对准结石影冲击，只发挥压力效应而无张力效应，碎石效率下降。可根据结石大小将碎石焦点定位在结石影稍后方的适当位置，碎石效率将大大提高，更有效地粉碎结石。②为减少定位时间及X线暴露时间，先根据X线片上结石的大致解剖位置，调整患者体位，使结石位于碎石焦点附近，再通过显示屏进行精细调节。③为帮助定位和保持稳定，一般给患者腹部加压。加压不仅减少患者活动和降低呼吸幅度，还可压迫输尿管使其近端充盈，更有利于粉碎结石。④在碎石过程中为了解结石的粉碎和移动情况，应定时打开显示屏，作适当调整。一般每冲击100～200次监视一次。⑤对阴性结石无法显示，需借助输尿管逆行插管造影。

（2）B超定位：大多数B超定位都是将B超探头安装在体外冲击波源旁边调整角度，使B超探头对称的轴心固定经过碎石焦点，并使探头沿着这一中心轴线移动。只要知道探头表面至碎石焦点的距离，利用B超的测距功能，就可在B超显示屏上确定碎石焦点，只需将结石移动到焦点，即可完成定位。

4.工作电压及冲击次数

不同碎石机有不同的工作电压，碎石时要根据结石和患者的情况不同来设定电压和冲击次数。以Dornier HM-3型机为例，对肾结石工作电压为16～24 kV，冲击次数不大于2 500次；对小儿肾结石和孤立肾结石则必须对工作电压和冲击次数作适当下调；对输尿管和膀胱结石工作电压为18～24 kV，冲击次数可增加至2 700次。交大医研JDPNVB型碎石机对肾结石的工作电压为15～18 kV，冲击次数不大于2 500次。

5.结石粉碎的监测

（1）肾结石：从最低工作电压开始治疗，每冲击数百次后透视一次，观察结石粉碎和移动情况，若结石有移动则及时调整。肾结石粉碎的征象：边缘变模糊，阴影变大，碎石屑移向肾盏等空隙。若结石直径小于1 cm，结石影变淡直至消失；若部分结石粉碎时，数天后结石影才能逐渐变淡、部分或全部消失。若有大的结石颗粒残留，须及时跟踪彻底粉碎。

（2）输尿管结石：先对结石近端冲击，每冲击数百次透视一次，根据结石位置和粉碎情况作相应调整。输尿管结石粉碎的征象是，冲击结石近端数百次后碎石屑开始向近端逸散，继续冲击可见到结石向下拉长，结石影变淡。阴性结石粉碎的征象：经输尿管导管注入造影剂后结石的特征性杯口状阴影出现变化，碎石屑与造影剂混合，杯口影逐渐消失，造影剂覆盖通过。

（3）膀胱结石：冲击数百次后即可观察到结石逐渐被粉碎的征象，结石体积开始膨胀，边缘模糊毛糙，继续冲击结石影变淡，碎石屑向四周散开。

6.术后处理要点

(1)一般处理:多饮水,每天保持尿量2 000 mL以上。适当运动有助排石,过度运动反而有可能因突然大量排石造成梗阻,故巨大肾结石和孤立肾结石碎石后不宜剧烈运动。肾下盏结石碎石后须采取头低脚高体位排石,并轻叩患侧腰背部。马蹄肾结石碎石后,宜采取俯卧位排石。

(2)术后复查:一般2周后复查KUB或B超,若结石消失,治疗结束;若残留结石直径≤4 mm,继续保守治疗,3个月后复查;若残留结石直径>4 mm,则再次ESWL或酌情采用其他结石治疗方法。

7.重复治疗

ESWL的两次治疗的时间间隔不宜过短,一个重要的原因是避免加重肾脏损伤,另一个原因是碎石屑需要一段时间完全排尽,防止发生碎石屑淤积。相同部位结石的2次治疗间隔时间一般必须大于2周;不同部位结石治疗间隔时间不少于1周。最多的治疗次数国内外尚无统一标准,通常认为若同一部位结石的ESWL治疗次数连续达4次仍不成功,须考虑其他治疗方法。

(二)并发症预防

1.严格控制工作电压和冲击次数

(1)选择安全的工作电压和冲击次数:一般认为性能良好的碎石机,每次治疗的安全累计能量为10 000~15 000J,但在实际临床应用中必须对电压和冲击次数减半以上才是临床的安全界限。如美国食品药品管理局规定,Dornier HM-3型机工作电压一般为16~24 kV,限于2 000冲击次数/(肾·天)。根据结石的不同情况选择要适当调整:①肾结石电压须稍低,输尿管和膀胱结石电压可稍高;②易碎结石电压稍低,难碎结石电压稍高;③儿童结石须稍低,成人可稍高;④孤立肾结石须调低电压和减少冲击次数。

(2)碎石过程中的电压调整要平稳:工作电压切忌调高幅度过大,一般每200~300次调高1~2 kV。否则,电极因电弧销蚀太快使电极间隙增大太早,导致冲击波焦区偏离碎石焦点,从而导致碎石效率下降,同时使患者疼痛加剧。

(3)主张低能量碎石:事实表明,结石的粉碎程度与能量并不成正比关系。目前多主张低能量碎石,即以较低的工作电压,较多的冲击次数,不仅能降低肾脏的损伤,而且碎石颗粒细小。

2.严格限制两次治疗间隔时间和治疗总次数

碎石后肾小球和肾小管均可出现短暂损伤,至少需要7 d的恢复时间。一般认为两次治疗的时间间隔必须大于7 d,肾结石的重复治疗时间间隔必须大于10 d。相同部位结石的连续治疗总次数一般不能大于4次,过多反复冲击可导致组织特别是肾脏不可逆性损伤,甚至肾衰竭、死亡。国内曾报道有多起此类事件,须引以为戒。

3.合理安排碎石顺序

多发性上尿路结石的碎石顺序与碎石效果、排石率及并发症的发生有很大的关系,总的原则是先小后大,先远后近,先急后慢,先易后难。

(1)同侧肾内多发结石:大结石粉碎后颗粒可以掩盖小结石,使其定位困难,故应先碎小结石,后碎大结石。先碎靠近肾盂出口的结石,后碎远离出口的结石。先碎下盏结石,而后中盏,最后上盏,有利于尿液引流和排石。

(2)同侧肾和输尿管多发结石:原则上先碎输尿管结石,尽快解除梗阻和保护肾功能。如果肾结石较小而输尿管结石较大,也可先碎肾结石,以免输尿管结石粉碎颗粒回流肾脏,使肾结石定位困难。

（3）同侧输尿管多发性结石：由于输尿管近端多有扩张积水，一般先碎近端结石，结石更容易粉碎。

（4）双侧多发性结石：要根据肾积水程度、分肾功能、结石大小和易碎性等因素来决定碎石顺序。一般先碎肾功能较好的一侧，但如果肾功能不好是由梗阻引起，则应先治疗梗阻严重的一侧，不仅可解除梗阻和保护肾功能，还可避免盲目粉碎对侧结石可能出现的因结石颗粒阻塞输尿管造成的急性肾衰竭。如一侧症状明显，另一侧不明显，先治疗症状明显的一侧。若结石成分不同，则先冲击易碎性结石，后冲击难碎性结石。结石按易碎性大小依次为磷酸镁铵结石、二水草酸钙结石、尿酸结石、一水草酸钙结石、胱氨酸结石。

六、术中并发症及处理

（一）局部皮肤疼痛

局部皮肤疼痛可能在术中出现，这与患者疼痛敏感、工作电压过高或增幅过大等有关。一般疼痛程度较轻，成人无需止痛药物。除疼痛敏感者外术前半小时应用止痛药物均能达到明显的止痛效果。

（二）血压升高

精神紧张、对疼痛敏感和高血压未得到有效控制是术中血压升高的原因。对于精神紧张的患者，在开始治疗时出现一过性高血压，一般休息数分钟后，血压可自行下降至正常，无需特别药物治疗。对于高血压未能有效控制或漏服降压药的患者，出现血压高于 24.0/14.7 kPa（180/110 mmHg）时，冲击波有导致肾实质和肾周出血的危险，须停止冲击波碎石治疗，待血压用药物控制稳定后再行碎石。

（三）血压下降

大多发生在年老体弱和心功能较差患者中，肠道准备腹泻多次和禁食时间过长也可能加重的原因。当血压下降明显时，须静脉输注液体，必要时加用升压药，待血压平稳后可继续治疗。使用早期的水槽式碎石机碎石，患者身体部分浸在水中，水温过高导致周围血管扩张，回心血量相对减少，更易发生不同程度的低血压。

（四）心率加快

精神紧张和恐惧可出现窦性心动过速，一般发生在年轻患者，大都在碎石治疗数分钟后，心率可逐渐下降至正常，无需特别治疗。若发生持续心动过速，未见好转，可静脉注射镇静剂地西泮 5 mg。

（五）心率下降

一般发生在原有窦性心动过缓的患者，若心率低于 50 次/分，应停止治疗。可在术前半小时肌内注射阿托品 0.5 mg，预防术中发生心动过缓。

（六）心律失常

多见于有心律失常史或携带心脏起搏器而又未用 R 波触发的患者，可表现为房早、室早、房速或室速，临床上最常见的是快速性心律失常，严重者可出现心搏骤停。一旦出现频繁的期前收缩、多源性期前收缩、房速或室速，须立即停止治疗。停止碎石后，一般期前收缩均能自行消失，若上述心律失常持续出现，应给予抗心律失常药物。对高危心脏病史的结石患者，ESWL 治疗过程须配备心电监护，全程观察心率、心律和血压变化，必要时采用 R 波触发法。R 波触发法，就是将冲击波发射时间定在心动周期中的不应期，最大限度减少对心律的干扰。

(七)心绞痛

多见于冠心病结石患者,既往心电图表现有 ST-T 改变或 T 波倒置等心肌缺血情况。术中患者一旦出现胸闷、气急、冒冷汗等症状时,要考虑心绞痛发作,须立即停止碎石并请心内科医师会诊,及时给予口含速效救心丸,同时密切观察心率、血压、呼吸等情况,如伴有血压下降应加用升压药物。预防措施:术前口服硝酸甘油片,术中吸氧、静脉输液等。若患者有心肌梗死病史,更要做好预防措施,并在术中严密监测心率、呼吸和血压。

七、术后并发症及处理

(一)血尿

几乎不可避免,发生率 100%,表现为镜下血尿和或肉眼血尿。血尿是冲击波对肾实质和血管直接轻微损伤的结果,血尿严重程度与损伤程度有关。肉眼血尿一般于碎石后 1~2 天自行消失,一般无需药物止血,嘱大量饮水即可。当血尿程度严重或时间持续较长时,提示可能有明显的肾实质损伤,须行泌尿系统 B 超或 CT 检查,按肾实质损伤治疗原则处理。另外,凝血功能异常也可能是持续血尿的原因,须予以及时纠正。

(二)肾绞痛

ESWL 术后肾绞痛的发生率一般不高,为 4%~9%,肾结石比输尿管结石更容易发生碎石后绞痛。碎石屑在尿路的排出过程中,不完全或完全梗阻可刺激输尿管发生阵发性痉挛。解痉镇痛治疗后一般均能缓解疼痛,严重时要静脉输液和预防性抗感染治疗。由于绞痛是由碎石屑的排出引起,故碎石后大量饮水可减少肾绞痛的发生。碎石后口服钙通道阻滞剂、α_1 受体阻滞剂和中药等能有效降低肾绞痛的发生率。

(三)石街

石街是指有大量碎石屑在输尿管内堆积,多在较大肾结石碎石后形成,发生率约为 0.7%。按碎石屑的部位和大小分为三种类型:①输尿管下端为较大碎石块,以上输尿管为细小碎石屑,这种类型最常见;②全程均为细小碎石屑;③全程均为大碎石块,这种类型少见。按症状有无分为两种类型:无症状石街,肾结石在碎石后碎石屑在输尿管内堆积成串,但无发热和绞痛;有症状石街,碎石后表现发热和患侧肾绞痛等。

碎石后 KUB 检查可明确诊断。石街一旦形成,除少数能自行解除外,大都需积极处理。对无症状石街,每 1、3、5 d 定期 KUB 检查严密观察碎石屑排出情况,也可辅以药物排石,如硝苯地平、阿托品、孕酮、α_1 受体阻滞剂及中药等。若 1 周内石街无明显变化,应再次 ESWL,从石街的下端开始冲击,由下而上,如遇较大石块重点冲击,治疗后多可获满意疗效。对有症状石街,应立即再次行急诊 ESWL 治疗,如无效则及时行肾造瘘置管引流尿液,保护肾功能,待感染控制后选择其他微创结石手术,如输尿管镜下气压弹道碎石术或激光碎石术等。

预防石街的措施:①巨大肾结石不单用 ESWL 治疗,尽量采用 PCNL 和 ESWL 联合治疗,若单用 ESWL,每次碎石量不过大;②对较大结石碎石后,术后嘱患者向患侧卧位 2~3 d,有利于减慢碎石屑的排出速度,有效减少长段石街的形成;③对阴影淡的较大肾结石,在碎石前留置输尿管支架管,能有效预防有症状石街的形成,且有助于保护肾功能。

(四)发热

ESWL 术后发热不常见,碎石前有尿路感染以及结石成分复杂者发生率较高。超过 39 ℃多提示碎石块引起尿路梗阻伴有严重尿路感染,发生率约为 0.4%。多于术后 1~3 d 出现,或伴有患侧腰部酸痛。发热出现后须做血及尿常规检查、血及尿细菌培养加药敏试验,同时行 KUB、B 超或 CT 检查。

碎石后发热一般需留院观察治疗,给予敏感抗生素治疗。若有因碎石块引起的输尿管梗阻,须积极采取有效措施解除梗阻,如及时做肾造瘘术和置管引流,症状很快可以得到控制。

预防措施:①急性尿路感染者禁行 ESWL,术前须抗感染治疗,尿液检查白细胞为阴性;②复杂肾结石、感染性结石、输尿管结石合并肾积水者碎石前后须常规服用抗生素预防感染;③巨大肾结石或鹿角肾结石需分次治疗时,每次治疗量不过大,每次尽量充分粉碎,防止碎石块引起输尿管梗阻;④感染性结石和鹿角肾结石,术前做好尿培养和药敏试验,以便选用敏感抗生素。

(五)皮肤出血

发生率不高,主要与碎石机工作电压过高或增幅过大、水囊与局部皮肤接触不紧密或水囊内残留有气泡致使冲击波发生散射、耦合剂使用过少或质量差等有关,患者本身潜在的凝血功能异常也是原因之一。轻者表现为冲击波进入皮肤部位处皮下散在性瘀点、瘀斑,面积约 1 cm×1 cm,严重时表现为大片皮下瘀斑甚至表皮破损出血。早期碎石机多发生严重情况,随着现代碎石机冲击波源的改进,皮肤及皮下出血已较少发生。轻度皮下瘀点、瘀斑,一般 1~2 天可自行消散,无需特殊处理;重度皮下出血时,消散时间长,需口服抗生素预防感染及对症处理。

(六)肾脏血肿

ESWL 后肾脏血肿的发生率尽管较低,不足 0.1%,但国内外均有因肾损伤出血继发感染招致肾切除的病例报道。肾脏血肿是冲击波对肾脏严重损伤的结果,表现为肾实质血肿、肾包膜下血肿和肾周血肿,单发或多发。肾损伤的严重程度与工作电压和冲击次数直接相关,也与患者年龄有关。凝血功能异常和术前高血压未能良好控制可使肾脏血肿的发生率大大提高。当 ESWL 术后患者发生持续严重的血尿、患侧严重腰部疼痛和包块时,要怀疑肾脏血肿,需做肾脏 CT 或 MRI 检查。ESWL 所致肾损伤一般在影像学上表现为肾脏水肿和体积增大、肾皮髓质界限消失、肾实质小出血灶、肾包膜下血肿、肾周围血肿等改变。一旦肾脏血肿诊断成立,须采用保守治疗,一般疗效满意。严格卧床休息至少 2 周,保持足够的入出液体量,必要时静脉输液,同时给予广谱抗生素预防感染,必要的止血止痛治疗,以防合并严重的肾脏或肾周感染招致肾切除。肾脏破裂的出血量一般较大,也有保守治疗成功的报道。为预防发生肾脏血肿和肾脏破裂,术前务必良好控制高血压和纠正凝血功能障碍,术中严格控制工作电压和冲击次数。

(七)消化道出血和消化道穿孔

冲击波可引起结石附近肠系膜充血、出血和肠道黏膜下出血,一般无自觉症状。当肠道积气过多时冲击波对肠管黏膜损伤加重,严重时表现为少量呕血或黑便,或伴有腹部疼痛,症状多不严重,可嘱半流质饮食 2~3 d,无需治疗可自愈。消化道穿孔极少发生,一般发生在有慢性消化道炎性疾病(如节段性肠炎)和肠道手术史的患者,这是由于冲击波造成的肠腔内气穴现象和形成的空泡引起肠腔内压力骤增,导致肠管破裂,临床上表现为 ESWL 后数小时内持续性腹痛、腹胀或不明原因患侧腹痛,腹部 CT 和 B 超检查有助于诊断。

(八)咯血

罕有发生。肾上极靠近肺下界,肺为充满气体的器官,冲击波有时会损伤肺底。表现为术后痰中带血丝,极少数发生咯血。病情一般不重,无需特殊处理,1~2 天可自愈。在治疗肾上盏结石尤其是小儿患者时,为预防发生肺损伤,可在患者背部加以泡沫塑料板保护。

(九)恶心、呕吐和食欲缺乏

ESWL 术后少数患者会发生恶心、呕吐和食欲缺乏,原因是碎石排出过程中的肾绞痛发作和应用止痛药。应用止痛药引起的消化道症状一般在短期内可消失,而肾绞痛发作引起的消化道症状对症处理后可好转。

(十)肾功能的变化

肾小管和集合管各段均对冲击波敏感,位于或接近焦点的肾小管损伤最为严重,冲击波对肾小球的损伤较轻,因此 ESWL 对肾小管功能影响较大,而对肾小球功能影响较轻。受冲击肾的对氨基马尿酸清除率急剧下降,而肌酐清除率下降幅度不大。肾结石患者 ESWL 术后肾有效血流量和肾小球滤过率呈短暂下降,一般 12 周后可恢复正常。反映肾功能受损的指标尿 α_1-微球蛋白和 β_2-微球蛋白等微量蛋白在 ESWL 治疗后下降明显,约 1 周后逐渐可恢复正常水平。对于双肾功能正常的患者,血肌酐水平在碎石前后一般不会发生改变。对于孤立肾或既往有肾脏病史的患者,则可能导致肾功能减退,故对这类结石患者要严格限制工作电压、冲击次数和治疗时间间隔。文献显示 ESWL 治疗后予以钙离子阻滞剂有助于保护肾功能。目前尚未明确合理的 ESWL 治疗是否对肾功能有远期影响。国内偶有 ESWL 术后发生肾萎缩和肾衰竭的报道,这是没有严格执行 ESWL 操作规程的教训。

(十一)高血压

有人对碎石患者平均随访 1 年,发现 8% 的患者发生高血压,推测可能与冲击波引起的肾实质或肾周血肿纤维化有关。对此也有人认为是由于冲击波后肾内水肿、出血引起肾内压增高,肾有效血浆流量下降,激发了肾素-血管紧张素-醛固酮系统。也有研究发现,ESWL 术后 60 岁以上老年患者的肾脏阻力指数升高,导致老年性高血压发病率增加。但国内有人报道多数碎石患者的血压在 ESWL 术后短期内升高,但在数周内恢复正常。目前尚不能明确 ESWL 术是否一定会导致高血压,但必须严格控制工作电压和冲击次数,尽量减少冲击波对肾脏的损伤,避免可能继发的高血压。

(阮先国)

第二节 输尿管镜治疗上尿路结石

20 世纪末是微创外科辉煌发展的最重要时期,在泌尿外科领域亦是如此。早在 1912 年,Young 第 1 个通过观察 1 个 2 个月大男婴因后尿道瓣膜导致扩张的输尿管,并一直观察到肾盂内及肾盏,完成了输尿管镜检,但由于设备及技术条件所限,该技术一直未能发展起来。1978 年后 Lyon 与 Richard Wolf 公司共同设计制造了专用输尿管镜。完成了第 1 例真正意义上的输尿管硬镜,并用此镜对输尿管进行检查及治疗了输尿管结石患者,引起了技术革新的高潮。到 20 世纪末,随着技术不断改进,于 1989 年制造出用纤维光导系统取代柱镜系统的半硬输尿管镜。近年来,经过不断的努力,其临床应用有飞跃进步,半硬型输尿管镜已成为主要使用类型。

一、输尿管的解剖

(一)位置及分段

输尿管位于腹膜后间隙,上接肾脏下连膀胱,是一根细长的管道结构,其内径为 2～5 mm,在肾盂输尿管连接处,其直径约为 2 mm;经过髂总动脉分支处约为 3 mm;进入膀胱壁处为 1～2 mm。扩张部分在腰段,其直径约为 6 mm,盆腔段约为 4 mm。在腰大肌前方走行,右侧上端高度相当于第 2 腰椎横突,左侧对应第 1 腰椎横突,在第 4 腰椎椎体水平与生殖股神经交叉。输尿管全长在男性为 27～30 cm,女性为 25～28 cm。临床上常将输尿管分为腹、盆、膀胱壁内 3 段,腹段自肾盂输尿管交界处,到跨越髂动脉处;盆段,自髂动脉到膀胱壁;膀胱段,自膀胱壁内斜行至膀胱黏膜、输尿管开口。另外一种分法是从肾盂输尿管连接处到骶髂关节的上缘为上段输尿管;从骶髂关节上缘到骶髂关节下缘为中段输尿管;从骶髂关节下缘处开始穿过盆腔终于膀胱为下段输尿管。

(二)血液供应

输尿管上 1/3 段主要由肾动脉分支供应,中 1/3 段输尿管由腹主动脉、髂总动脉、精索内动脉或卵巢动脉、子宫动脉的分支供应;下 1/3 段输尿管由膀胱下动脉分支供应。进入输尿管后,动脉血管在输尿管浆膜层内纵向走行,广泛相连形成动脉网。输尿管静脉伴随其动脉,经肾静脉、下腔静脉、髂静脉、精索或子宫静脉、膀胱静脉等回流。

二、输尿管镜类型

自 1912 年 Young 首次进行"输尿管镜检"以来,开始由于各方面的不足,其发展缓慢,但到 20 世纪末,其临床应用越来越广泛,经过不断地改进有了飞速的发展。

输尿管镜目前分为硬镜和软镜两种类型。

(一)输尿管硬镜

目前常用的硬性输尿管镜,实际上就是半硬性输尿管镜,具有纤维光导系统,因此可以有一定的弯曲度,其末端通常为卵圆形或者圆形,直径为 6～8 F,镜体末端的细小有助于进入输尿管开口而避免了输尿管开口的扩张。从输尿管镜的末端到近段(目镜端),镜体的直径不断增大,一般为 7.5～11.2 F,这样的设计,有助于输尿管镜在输尿管腔内的前行过程中,逐渐对输尿管进行扩张,使得输尿管镜在输尿管腔内的行进方便而易行。根据输尿管镜长度分为:①输尿管长镜,一般长 40～46 cm。②输尿管短镜,约为 33 cm,主要用于治疗输尿管中、下段结石。目前,临床上广泛应用 8.0～9.8 F 旁视输尿管短镜。

(二)输尿管软镜

输尿管软镜较适用于输尿管上段、肾盂、肾盏的观察,可用于上尿路结石腔内碎石术、输尿管狭窄及肾盂输尿管连接部狭窄切开术、上尿路上皮肿瘤的活检和消融术等。

输尿管软镜分为主动弯曲型和被动弯曲型。主动弯曲型输尿管软镜外径为 8.5～11.9 F,长度为 65～70 cm,工作通道直径为 2.5～4.0 F,视角 54°～75°,弯度调节 100°～180°。通过操作手柄的前后推动旋钮,镜头前端可向上弯曲 160°,向下弯曲 100°,灵活转动。操作手柄只有 1 个灌注接口,用于灌注和操作取活检。被动弯曲型输尿管软管外径为 6.5～10.0 F,长度为 65～86 cm,器械通道管腔直径为 1.2～3.5 F,视角 52°～70°。

三、输尿管镜适应证及禁忌证

输尿管镜选择应根据可供使用的仪器设备、泌尿外科医师的技术水平和临床经验及患者本身的条件和意愿等综合考虑。

(一)适应证

(1)输尿管中、下段结石的治疗。

(2)ESWL 失败后的输尿管上段结石。

(3)ESWL 后的"石街"。

(4)结石并发可疑的尿路上皮肿瘤。

(5)X 线阴性的输尿管结石。

(6)停留时间长的嵌顿性结石而 ESWL 困难。

(7)尿路造影示肾盂或输尿管内有充盈缺损,需进一步明确病变性质者。

(8)不明原因的血尿、输尿管狭窄或梗阻患者。

(9)肾绞痛反复发作,影像学检查未能发现结石存在,需进一步明确病因者。

(10)输尿管狭窄或闭锁、肾盂输尿管连接部狭窄的治疗。

(二)禁忌证

(1)未纠正的全身出血性疾病。

(2)严重心肺功能不全,全身情况差无法耐受手术者。

(3)未控制的尿路感染。

(4)严重的尿道狭窄,腔内手术无法解决。

(5)有盆腔外伤、手术及放疗等病史者。

(6)严重髋关节畸形,截石位困难。

四、经尿道输尿管镜碎石操作步骤及技巧

(一)术前准备

(1)完善血常规、尿常规、尿细菌培养、肝肾功能、凝血功能、心电图、胸片、双肾超声、腹部平片和静脉肾盂造影,有条件者可行 CT、泌尿系统 MR 检查,明确有无手术禁忌。

(2)术前向患者做好宣教工作,交代术中术后能出现的问题,消除害怕心理,取得其积极配合。

(二)体位

常采用截石位,患侧下肢较对侧伸直并降低便于进镜。

(三)麻醉

根据患者的年龄、性别、有无脊柱疾病等情况,可选择全麻、硬膜外麻醉、腰麻及局部麻醉进行输尿管镜操作。临床上广泛采用硬膜外麻醉,较少采用全麻和局麻,局麻仅适用于部分女性输尿管中、下段疾病的诊断或治疗。

(四)手术方法

用输尿管镜直接经尿道进入膀胱内,探查寻找输尿管开口,将导丝插入患侧输尿管口内,旋转镜体使镜端斜面向上,挑起导丝暴露输尿管腔,顺势将输尿管镜端推入壁段输尿管内。进镜时也可采用输尿管镜端下压导丝,用镜端靴样头部挑起上唇推进并旋转镜体的方法如果进镜时辅

以液压灌注泵,将使输尿管镜的插入更容易,无需进行输尿管扩张,操作过程中视野会更清晰。应该注意的是一旦镜端进入壁段输尿管内,应及时调整灌注压及冲洗液流量,以免将结石推至肾盂。输尿管镜端抵达结石下方后,术者应先观察局部情况,了解结石大小及与输尿壁粘连情况,然后采用气压弹道或激光、双导管等方法将结石缓慢碎掉。

(五)技巧

(1)初学者可常规可留置引导导丝在输尿管腔内,在插入输尿管镜时可以起引导和标志作用,同时导丝的存在还可以拉直输尿管、减少迂曲、减小阻力,利于输尿管镜的进入。

(2)应保持输尿管镜与壁段输尿管处于同一条直线上进镜,旋转镜体,使输尿管镜末端斜面向上,与输尿管口上缘相对应,用镜端挑起导丝,利用金属导丝对输尿管开口的上提作用暴露输尿管腔。缓慢用力将镜端顺势推入输尿管口内。当输尿管镜端进入输尿管壁段后,将镜体还原,使其斜面向下,直视下将输尿管镜向肾盂方向推进。

(3)操作过程中应熟悉输尿管内的标志:①壁内段输尿管在水压冲击下可见管腔呈间断张合,见到管腔时逐渐推进输尿管镜。②通过壁内段后在输尿管导管引导下边推管边进镜。③在接近髂血管时可见到输尿管壁处有波动,可下压镜子,看到输尿管腔后在推进。④进入输尿管上段,会看到输尿管随呼吸上下移动,一般呼气时输尿管相对伸直,便于输尿管镜进入。由于输尿管弯曲而进镜困难时,曲度小时可加大液压,弯曲大时可放低头侧,靠重力作用使肾脏向头侧移动,弯曲自然消除。⑤接近肾盂输尿管连接处时可见环形隆起,输尿管活动度更大,可于呼气时或患者头低足高位使输尿管伸直,进镜入肾盂。

(4)术中视野不清晰可影响输尿管镜向前推进。影响视野清晰度的因素较多,除观察镜本身质量、光源强弱程度外,最常见的原因是输尿管内出血。此外,输尿管屈曲或镜端紧贴输尿管壁也可使术者不能清楚观察到输尿管腔,遇到这种情况只需将镜体稍向后退或转换方向,就可重新找到管腔。在输尿管镜操作过程中难免引起不同程度的输尿管内出血,可经输尿管镜工作通道插入一根细的输尿管导管超过镜端0.5~1.0 cm引流不断冲洗的生理盐水确保术中视野清晰。

(5)由于膀胱病变(如膀胱炎、膀胱结核)、输尿管口解剖异常、输尿管末端结石、输尿管开口及周围水肿或前列腺增生,常遇到输尿管口辨认困难,尤其是中叶增生者寻找相当困难。我们可以采用白泥鳅导丝或输尿管导管试插,必要时注射靛胭脂,见蓝色尿液喷出处即可找到输尿管开口。单纯输尿管口狭窄较少见,处理方法也较简单,轻度壁段输尿管狭窄可经输尿管导管或金属扩张器扩张后置入输尿管镜。严重的壁段输尿管狭窄患者,应选择开放手术方法处理。

五、输尿管镜操作并发症及应对措施

随着腔内技术在临床的推广普及,输尿管镜手术已被临床医师所接受。通过输尿管镜探查或碎石取石,使大多数患者几乎都免除了开刀之苦。尽管这是一种微创手术,但输尿管镜操作需要一定技术与经验,但若适应证掌握不严,操作不熟练,也会影响治疗效果,操作不慎容易导致并发症,甚至造成严重的后果。

据目前文献报道,输尿管镜碎石取石术的并发症发生率,总体为5%~9%,其中较为严重的并发症发生率为0.6%~1.0%。并发症发生率与结石病例的合理选择、术者的操作技术及所采用的设备有着密切的关系。首先要严格掌握手术适应证,而熟练的技术操作是减少碎石术失败和避免并发症发生的关键。

输尿管镜手术主要并发症包括以下几方面。

（一）进镜与上行困难

1.原因

输尿管镜进镜困难有两种情况：一种是操作者的原因，在未完全掌握输尿管硬镜操作技巧时会出现这种情况，但随着操作的熟练一般可予以避免。另一种是患者解剖上的因素，如输尿管远端开口狭窄、下段输尿管扭曲或狭窄。输尿管梗阻继发的扩张迂曲是导致上行失败的重要原因，多见于输尿管上段重度积水的患者，加上输尿管上段随着呼吸有一定的摆动，使输尿管镜无法通过而使手术失败。

2.预防与处理

（1）输尿管镜进镜中的注意事项：输尿管进入膀胱的角度变化很大，为 90°～135°，输尿管壁内段长约 1.5 cm，Waloleyer 鞘起抗反流作用，也是输尿管镜进入的最大障碍。进镜时膀胱充盈不宜过大，一般200 mL为宜，否则可使输尿管开口受压，并向侧方移位，影响导丝及输尿管镜的插入。在导丝引导下采用下压上挑法置镜成功率高，穿孔机会少，即先下压输尿管镜端，使其滑入输尿管壁内段，此时可有落空感，由于下方有导丝，不易穿孔，之后再逐渐放平并适度下压输尿管镜尾端，镜端上挑输尿管前壁，轻微进退输尿管镜，一般均可置镜成功。旋转入镜法被很多作者所推荐，即置入导丝后将输尿管镜旋转180°，再向上挑起输尿管口前壁及导丝，但对于初学者难度较大，因输尿管镜旋转180°后，膀胱内空间位置发生明显变化，初学者很不适应且不易掌握上挑角度。而下压上挑法与膀胱镜操作相似，易于掌握。对于输尿管口狭窄或弹性差的患者，将输尿管镜外旋80°～100°，使镜端长径与输尿管口长轴近于平行，再向导丝方向下压输尿管镜端，可获成功。

输尿管开口狭窄造成进镜困难，必要时可性输尿管扩张术。在输尿管镜或膀胱镜直视下，先将导丝置入输尿管，通过导丝将扩张器由细到粗逐渐扩张，通常多由 F8 扩张至 F12。扩张时注意保持输尿管内导丝尽可能与内镜形成一条直线，避免扩张器造成输尿管损伤，甚至穿孔撕裂。目前，有采用气囊导管扩张，气囊直径为 8～14 F，长度为 5～10 cm，术中先沿导丝置入气囊导管，缓慢加压，一般不超过 13.3 kPa(100 mmHg)，维持1～2 min，此法较安全，便于操作。

（2）输尿管镜上行受阻时的处理：输尿管镜上行过程中如果遇到输尿管狭窄，切不可盲目进镜，否则狭窄的输尿管可能紧紧地束缚输尿管镜，此时强行推进或退出，可引起输尿管撕裂甚至完全离断。术中输尿管腔内留置双导丝，可有效辅助进镜，避免输尿管损伤。即先通过输尿管镜留置一导丝通过狭窄段，退出输尿管镜后沿该导丝外再次进入，到达狭窄部位，经输尿管镜内再置入另一根导丝，该导丝可与前一根导丝平行置入狭窄段，通过旋转镜身，两导丝可扩张狭窄段输尿管，并保持输尿管与镜身平行，引导输尿管镜推进，避免穿孔等损伤的发生。

输尿管镜上行至迂曲段，多可通过旋转镜身、调整方向通过，可经输尿管置入软导丝或较为强韧的斑马导丝，保持输尿管直行，但应注意在输尿管上段，随着呼吸有一定的摆动，输尿管镜及导丝应随呼吸运动及时调整。在输尿管镜的进入过程中遇到困难时，要能够清晰地判断，并结合自己的经验做出决定。既要尽量将输尿管镜进到所需要位置，又不要勉为其难，以避免输尿管的严重损伤。

（二）输尿管损伤

1.原因

输尿管镜探查术可导致输尿管损伤，原因包括以下几个方面。①技术原因：术者必须严格手术指征，遵守安全原则。术者术中操作粗暴，对狭窄段的判断能力差，强行通过狭窄段，均有可能造成输尿管损伤。②器械因素:输尿管镜口径大小、术中器械的方向不正确、器械的选择不正确,增大了损伤的危险性。如用无创气囊扩张导管比金属扩张器发生穿孔的机会明显下降。③麻醉效果不佳,可造成输尿管痉挛,损伤机会加大。④术中因出血、息肉等致视野不清,盲目操作。⑤对炎症水肿等输尿管脆性高的病变估计不足,操作不当。⑥输尿管炎症或结石嵌顿导致黏膜充血、水肿、脆性增加。⑦输尿管解剖因素:输尿管存在3个狭窄,肾积水、肾下垂、呼吸等导致输尿管走行常有转折、扭曲,易造成损伤。

除此以外,输尿管内镜下碎石操作也是造成穿孔的因素。具体有以下几方面:①输尿管结石过大或停留过久,导致严重的肾积水,继发输尿管扩张迂曲成角,进出输尿管镜操作粗暴。②输尿管结石周围多有明显炎症、水肿,局部管壁脆性高,针对该部位长时间碎石,且操作不正确,如使用气压弹道碎石机时急于求成,过于用力把探杆顶住结石易造成管壁的损伤。③钬激光碎石时视野不清,光纤未能始终保持与结石接触而直接损伤输尿管。④结石合并有炎性息肉,予以行钬激光切除息肉时,切除过深。⑤碎石过程中,输尿管镜反复地进入输尿管易导致输尿管的损伤,尤其是下段损伤,甚至出现假道或穿孔。⑥结石应尽量粉碎,以1～3 mm 为宜,如果碎石较大,需要反复钳夹取出,或者用套石篮取石,碎石在输尿管腔内产生切割力可以造成管壁损伤、穿孔。

输尿管损伤根据其轻重程度不同分为输尿管穿孔、输尿管断裂和输尿管剥脱,其中穿孔较为常见。此外还包括输尿管开口的损伤、黏膜下假道形成等。

2.输尿管镜探查术中的注意事项

首先,术前患者的检查要充分,常规静脉肾盂造影检查或者增强 CT 上尿路重建成像,可以帮助了解结石、积水及输尿管走行特点,以及有无严重的扭曲狭窄、畸形等情况,肾排泄功能受损时,可行上尿路逆行造影或者磁共振尿路成像,对泌尿系统做良好的术前评估,避免了盲目的输尿管镜探查。

手术过程中,先要保证麻醉效果满意,一般情况下多采用蛛网膜下腔阻滞麻醉结合连续硬脊膜外腔阻滞麻醉,麻醉平面应达到 T_8～T_{10} 水平,从而满足输尿管上段操作的需要。麻醉不充分,不仅增加患者不适,使之难以保持良好的体位,而且输尿管腔内操作可能诱发平滑肌痉挛,进镜时会感到镜身较紧,影响手术。此时,切不能强行退镜,应暂停操作。如果麻醉时硬脊膜外留置导管,可以追加给药。若仍不满意,可以经输尿管镜插入导管引流肾内液体,减少肾内压力,必要时可经导管向输尿管内灌注 2% 利多卡因 5 mL 及地塞米松 10 mg 减少输尿管痉挛。在充分麻醉或镇痛情况下,待嵌顿完全松解再推进或拔出镜体。

输尿管镜探查术中,保持良好的操作习惯是预防输尿管损伤的基础,术中应持续使用电视监视系统,随时调节监视器镜头以及灌注水压,使电视成像保持正常视觉位置,并尽可能保证视野清晰,避免因成像偏斜或模糊而导致操作方向错误。

输尿管镜进镜过程中的要领已如前述。入镜后要注意输尿管间歇蠕动的特点,注意输尿管生理弯曲,特别是弯曲成角,始终保持操作轻柔,尽量使输尿管镜与输尿管行走方向保持一致。切忌盲目抽插导管及导丝,或强行推进输尿管镜。尤其要注意输尿管局部狭窄、息肉形成、局部黏膜明显水肿等异常情况,避免输尿管损伤。

此外,在输尿管镜碎石取石术中,应当注意以下一些问题。①术中尽可能保持视野清晰,务必在直视下进镜及碎石操作。②操作轻柔,尽量使输尿管镜与输尿管行走方向保持一致,必要时需用安全导丝作引导。③如果可能,碎石时将安全导丝放至结石上端,不仅可以持续进水,始终保持碎石视野的清晰,而且一旦出现严重输尿管损伤,便于留置支架管。④在合并有息肉或粘连时,要详细辨别结石与组织的界限,处理时需谨慎小心。⑤在整个操作过程当中,保证麻醉效果满意。

3.输尿管开口的损伤及黏膜下假道形成

(1)原因:输尿管镜手术中输尿管黏膜下假道发生率约为 4.4%。由于输尿管与尿道夹角较小时,输尿管镜难以与输尿管下段保持平行,预先留置输尿管导管或导丝也较困难,即使插入也不能使输尿管镜与输尿管呈一条直线。此时,输尿管镜插入时与输尿管管壁形成一定角度,容易造成输尿管开口及下段黏膜的损伤。如果操作不当,输尿管镜容易将输尿管下端外下方或后方的黏膜顶起,继续用力时,输尿管镜前端将可能突破入黏膜下,上行后在输尿管口内形成假道,根据上行指向的不同,可分别造成外侧型或后上型假道。

黏膜下假道形成多在输尿管镜手术中发现,主要表现为上行后出血,见不到正常黏膜组织,上行留置导丝或输尿管导管受阻。黏膜下损伤若被忽略,输尿管镜进一步操作可能造成更严重的损害。

(2)黏膜下假道的处理:若发现黏膜下假道,须先退镜到正常部位,看到正常黏膜后,再缓慢进镜,冲水,获得清晰视野,看清正常管道后,在导丝引导下进镜、置管。如果不能找到正常的管腔,应结束手术;若同时伴有严重损伤,则需及时开放手术处理。

4.输尿管穿孔

(1)原因:输尿管穿孔是输尿管镜探查术较为常见的并发症。国外报道在输尿管镜手术中,输尿管穿孔的发生率为 4.7%,国内有学者报道其发生率为 1.2%～6.2%。其原因多为操作不当,并对炎症水肿等输尿管脆性高的病变估计不足,易出现于输尿管膀胱壁间段与下段,以及输尿管迂曲成角的部位。

穿孔多于输尿管镜术中发现,正常输尿管黏膜为粉红色,如见淡黄色脂肪颗粒或银灰色网状组织,表明已经发生穿孔,有时操作中会有落空感。也有报道,术后尿液漏至腹膜后,继发感染引起腹痛、腹胀,行上尿路造影后发现。

(2)输尿管穿孔的处理:一旦术中发现输尿管穿孔,应立即停止操作,避免使穿孔扩大。穿孔发生后,若穿孔较小,可经输尿管镜放置双J管超过穿孔处引流,防止尿液外渗;若较大穿孔、尿液外渗严重或支架管无法超越穿孔处时,应立即手术探查,修补损伤的输尿管,并且放置双J管引流,避免术后出现尿外渗、肾周或腹膜后感染。根据穿孔破损情况,双J管留置经 8～12 周拔除。

5.输尿管断裂或撕脱

(1)原因:输尿管撕脱是一种输尿管镜手术中非常严重的并发症,临床上时有发生,往往有输尿管狭窄等因素存在。文献报道经尿道输尿管镜下治疗输尿管结石,输尿管断裂发生率占 0.9%～1.4%。

术中麻醉效果差,输尿管狭窄导致退镜阻力大和用力过猛可造成输尿管断裂或撕脱。输尿管黏膜与平滑肌结合紧密,而外膜为疏松的结缔组织,这使输尿管全层袖状撕脱成为可能。

而且,在输尿管镜碎石取石过程中,以下因素可能导致输尿管断裂或撕脱:①盲目击碎嵌顿结石,对炎症水肿等输尿管脆性高的病变估计不足,操作不当。②输尿管扭曲,视野不清而强行反复进出输尿管镜。③镜体强行扩张或通过狭窄处,或强行跨越结石。④反复盲目套取或钳夹嵌顿结石或过大的结石碎片。⑤由于输尿管镜前细后粗,处理输尿管上段结石时,镜体可能会卡在输尿管膀胱壁内段或狭窄处,产生抱镜现象,如强行退镜即可能导致输尿管断裂。⑥造成输尿管断裂或撕脱还与手术者的操作不熟练、操作时间过长,以及镜体反复快速进退和过度左右旋转等操作不当有关。

术中出现输尿管断裂,可见输尿管黏膜明显破损,周围脂肪组织可见,同时伴有尿液外溢。如果术中未及时发现,则后果严重。尿液经破损处流入腹膜后可造成蜂窝织炎,甚至脓毒血症,流入腹腔可引起尿性腹膜炎,感染进一步扩展可形成尿性囊肿或尿瘘。输尿管周围炎症还可引起输尿管狭窄梗阻,同侧上尿路积水及肾功能损害。

(2)输尿管断裂或撕脱的预防。预防严重的输尿管损伤,主要措施如下。①严格按照操作规程,选择手术适应证。②各种因素导致输尿管壁黏膜炎症水肿,使管壁弹性降低,脆性增加,术中要仔细辨别,进出输尿管镜时忌用暴力,随时体会手上的感觉,尽可能在直视下操作。③操作时间最好控制在 45 min 内,并尽可能减少进出镜的机会,避免造成输尿管黏膜水肿加重和深度损伤。④避免在使用有效的腔内碎石器之前用套石篮直接套石。⑤进出镜切忌暴力或动作幅度过大,尤其是在输尿管跨髂血管段时,遇到阻力应退镜观察等待片刻,麻醉充分后再进镜。⑥在进镜时感到管壁同向推动皱折时,不能强行上镜。⑦退镜时感到阻力太大,难以拔出,注意插入导管引流肾内液体,减少肾内压力,充分麻醉和镇痛,在留置导丝的基础上之形走向退镜,待嵌顿完全松解再拔出镜体。⑧尝试各种方法后,仍不能退镜者,应中转开放手术。⑨进镜困难,可间接证实有管腔狭窄存在,最佳方法是用输尿管球囊扩张输尿管,在充分扩张后进镜,若仍难以进入,则应中止操作改其他方法。

(3)输尿管断裂或撕脱的处理:对于不完全的输尿管断裂,可以经断端远侧输尿管腔内放置输尿管支架管,即使术后出现尿外渗及发热等症状,经抗感染治疗后也可好转,应密切观察体温及尿外渗情况,随时做好手术修补的准备,即使治疗成功,也不除外侥幸成分。故对于较严重的断裂及无法正确放置双J管者,应积极开放手术治疗。

如果发现输尿管仅仅是部分断裂,而仍能保持一定连续性,应在术中经输尿管镜尝试放置双J管并越过损伤处,若成功置入并保留双J管8～12周,多可痊愈。但是如果损伤严重,须及时手术探查,修补输尿管。应在减少创伤、保留肾脏及其功能的原则上,尽快恢复肾脏、输尿管与膀胱的通路。

修补损伤的输尿管应注意:①输尿管完全断裂时,应及早作输尿管断端吻合,缺损较长者可考虑游离肾脏,下移吻合或膀胱瓣管吻合,内支架引流8～12周,并加强抗感染治疗。②输尿管撕脱<3 cm 时,可行原位吻合。③输尿管撕脱 3～7 cm 时,可以作输尿管膀胱再植,膀胱瓣管输尿管吻合或肾脏游离下移输尿管膀胱吻合术。④输尿管黏膜或全层撕脱>7 cm,由于输尿管长度缺损不足以上述治疗时,可以考虑作肠管代输尿管或自体肾移植。

(三)输尿管出血

正常操作情况下,输尿管镜术后均伴有不同程度血尿,但导致严重出血的概率较小,一般不需特殊治疗,多能自行消失。

1.显著出血的原因

其主要原因是在碎石过程中损伤输尿管黏膜下血管,以及在处理输尿管息肉时,钳夹输尿管息肉,试图撕断息肉时发生出血。术中出现严重的出血,应考虑是否损伤输尿管周围血管,尤其是在输尿管跨髂血管的节段。此外,凝血功能异常也是重要因素。

2.预防与处理

术中要预防输尿管损伤,已如前述。而在处理输尿管息肉时,不主张钳夹抓取,可电灼息肉,或者用钬激光气化切除。对于较小炎性息肉,只要将输尿管结石击碎或移位,输尿管腔通畅后,消除了局部刺激感染因素,留置双J管引流,输尿管息肉一般会自行萎缩消失,术中可不予特殊处理。其他原因引起腔内出血时,不能急于操作,可先将镜体退出少许,以冲洗液灌注管腔,待视野清晰后再进行操作,不可在视野不清时进行碎石等操作,这有可能误伤输尿管壁。严重出血应中止手术,以防进一步造成输尿管损伤。怀疑大血管损伤时,应留置输尿管内双J管,密切观察,出血若无自止迹象,甚至出现血肿,必要时可行手术探查止血。

(四)术中结石上移

1.影响因素

结石上移大多数发生在输尿管上段结石,是输尿管镜治疗上段结石不成功的主要原因。结石上移的影响因素:①导丝插入过深,冲水压力过高及碎石探杆持续推动结石。②结石较小、活动度大、位置高。③结石梗阻部位以上输尿管积水扩张。④输尿管在麻醉作用下较松弛,结石移位可能性更大。

2.预防与处理

结石上移应尽可能预防。为避免和减少结石移位,插入导丝感到有阻力时即停止,然后进镜。输尿管镜进入管腔内应尽量减少灌注液压力,调节在 2.0 kPa(15 mmHg)以下,如遇到结石,只要视野清晰,可停止灌注,或间断低压灌注,调节灌注压力时要注意及时放出灌注液以避免结石远端高压,同时可向下冲刷结石。

对于输尿管上段结石,碎石过程中应注意的问题如下。

(1)碎石时探杆或激光光纤不宜直接对准结石下端,而是对准侧面碎石。

(2)侧摆输尿管镜,使碎石探杆从侧面轻压结石,将结石抵于输尿管壁再碎石。

(3)一般情况下,钬激光碎石要比气压弹道碎石时结石移位的幅度小,但应看清视野。

(4)结石较大并上段输尿管扩张时应将输尿管镜逐渐达到结石上方,停止冲洗自上而下碎石。

(5)对于较大且相对固定的结石使用连续脉冲效果好,而对易活动结石且上段积水严重者应采用单次脉冲碎石,以减少结石的移动。

(6)碎石时冲击数次见结石上移后,可用取石钳夹住下拖后再继续碎石。

(7)头高臀低位、套石篮、三爪钳固定结石后再碎石,也可减少或避免结石上移。

(8)处理上段输尿管结石时,输尿管镜相对位置受呼吸影响较大,可嘱患者暂时屏住呼吸后迅速碎石,减少移位。

(9)用注射器与输尿管镜出水口连接,术中负压吸引,不仅可以保持术中视野清晰,而且减低了肾盂内压力,辅助防止结石移位。

如果结石已经进入肾盂甚至肾盏内,输尿管镜难以探及,可酌情改行经皮肾镜治疗,或改行体外冲击波碎石治疗,若结石较大,术中可留置输尿管双J管。

需要指出的是,对于输尿管各个部位的结石,尤其是个体较大、粘连较重的结石,输尿管镜碎石取石术后经常会出现结石残留的现象,尽管手术成功解除了梗阻,也取出了大部分结石,可少量的结石残片仍滞留于上尿路内,成为日后复发的促进因素。

为了进一步降低结石残留的概率,术中应注意:①结石粉碎应尽可能小,稍大结石要用取石钳取出。②进镜至碎石上方调高液体灌注压冲洗输尿管后放置双J管。③结石伴有明显息肉增生,同时可予电灼或激光切除息肉。④结石周围炎性粘连严重,甚至嵌入输尿管黏膜者,结石粉碎后要以取石钳仔细小心钳夹结石。如果有较大结石残留,术后可行 ESWL 治疗,必要时可再次输尿管镜手术治疗。

(五)感染发热

感染发热是输尿管镜诊疗术后另一个常见的并发症,处理不当可造成肾功能损伤,感染中毒性休克甚至危及生命。

1.原因

(1)输尿管镜下碎石术是一种介入性治疗方法,会有不同程度黏膜损伤,破坏了原有的生理屏障,这是术后感染的根本性因素。

(2)术前存在的尿路感染未有效控制,结石本身也可能包裹或附着细菌,这些都是诱发感染的高危因素。

(3)为保持视野清晰,术中高压水流灌注冲洗和扩张输尿管,致肾小管、淋巴管、小静脉及肾窦部反流,病原微生物入血或进入肾间质,诱发急性肾盂肾炎、菌血症,甚至脓毒症、感染中毒性休克。

(4)手术操作未严格遵循无菌原则或器械灭菌不严格,此外手术时间长,介入性器械可能受到污染,均可增加感染概率。

(5)术中损伤导致尿外渗,导致输尿管周围炎症。

(6)术后引流不畅,尿路梗阻。

2.预防与处理

术前预防是关键。首先要完善检查,对尿常规异常或结石较复杂而估计手术时间较长者,应做细菌培养和药敏试验,术前预防使用抗生素。怀疑有特殊病原体感染,如结核、真菌感染,应特异性预防用药。对于重度肾积水和感染患者,必要时先行术前引流。

术中要调节灌洗液流速及压力,压力不能高于 3.9 kPa(40 cmH$_2$O)。此外,术中严格无菌操作,提高碎石技巧,缩短手术时间,术后合理使用抗生素,都可减少此类并发症的发生。术中如果发现结石上方尿液混浊,应考虑脓尿可能,可经输尿管镜留置导管引流肾盂尿,行细菌培养和药敏试验,指导应用抗生素治疗。怀疑伴有感染的病例,术中应留置输尿管双J管引流。

术中或术后出现不同程度的高热,尤其是伴有寒战的高热,同时伴有患侧肾区叩痛,或局部有明显的压痛、反跳痛甚至肌紧张,肠鸣明显减弱,若血象亦支持感染诊断,应尽早合理使用抗生素。如果患者出现血流动力学异常,要立即静脉输液补充血容量,防止感染性休克的产生。术中留置的脓性肾盂尿培养药敏试验,对术后治疗有着重要的指导意义。

(六)术后腰痛

术后腰痛发生率文献报道不一,为 0.5%～2.1%,多出现于术后 24～48 h,也有患者出现长期持续性腰痛。部分患者术后出现急性肾绞痛,同时伴以下尿路刺激症状。

1.原因

术后腰痛原因较多,主要有以下几方面:①凝血块、残留结石致输尿管梗阻。②输尿管痉挛,以及输尿管水肿或黏膜损伤导致梗阻。③术中灌注液压力过高造成肾实质反流。④双J管位置过高,置入肾上盏刺激肾盂肾盏黏膜。⑤双J管扭曲或堵塞使尿液引流不畅。⑥术后上尿路感染。

2.预防与处理

术中输尿管内灌注压力应尽可能小,调节在 2.0 kPa(20 cmH$_2$O)以下,不影响视野清晰度即可。如果发现视野不清,可采用输尿管导管作为引导,其优点在于可通过导管引出灌洗液,保持视野范围内循环,同时减轻肾盂内压力,利于保持术野清晰。术中碎石取石要精细操作,避免不必要的输尿管黏膜损伤,切忌反复多次进出输尿管镜。碎石的同时注意是否有结石残留,以及出血情况,必要时置入异物钳夹取残石及血块。

术后出现的腰部疼痛程度不同,如果仅为一过性轻微腰痛,可随诊观察。对于肾绞痛,经过应用解痉镇痛药物后多可以缓解。而对于显著的持续的腰痛,建议行泌尿系统 B 超及腹部 X 线平片,如果发现上尿路梗阻需进一步行静脉泌尿系统造影检查。一方面了解是否有结石残留和双 J 管放置情况,另一方面了解是否有梗阻。根据不同的异常情况,应及时作相应处理。

(1)术后 B 超可能发现肾周水肿,有报道指出,经输尿管镜钬激光治疗输尿管上段结石术后肾周水肿的发生率可高达 25%,主要是由于术中大量压力过高的液体灌注导致的肾实质的反流所致。对此类病例,建议留置双 J 管,对症治疗,腰痛多于 1～3 d 内缓解。

(2)如果术后发现上尿路梗阻,而术中未留置双 J 管,可在膀胱镜下留置。

(3)如果发现双 J 管位置不好或扭曲,可在膀胱镜下调节其位置。若腰痛明显且与双 J 管刺激有关,可酌情将其拔除观看效果。

(4)如果发现有残留结石阻塞输尿管,可辅以体外冲击波碎石术。

(5)术后腰痛伴有发热,尿常规提示白细胞明显增加,不排除上尿路感染可能,应合理运用抗生素,如果患者已留置双 J 管,建议抗感染治疗期间留置导尿管,防止膀胱压力增高时引起感染尿液反流。

(七)术后输尿管狭窄

输尿管狭窄属于输尿管镜碎石取石术后远期并发症,发生率为 0.6%～1.0%,多于术后 3～6 个月出现,临床上多表现为术后患侧上尿路积水或原有的积水加重,严重时可形成输尿管闭锁,造成严重的同侧肾功能损害。

1.原因

在纤细的输尿管腔内进行输尿管镜操作,输尿管黏膜的损伤很难避免。由于黏膜修复很快,表浅的擦伤不会留下任何痕迹。但是,操作过程中如果损伤输尿管壁肌层,尤其是假道形成,术后瘢痕收缩,则可能引起输尿管腔狭窄。常发生在输尿管膀胱壁段,可能是由于术中进镜操作粗暴,损伤输尿管壁深层组织所致,特别是输尿管开口向对侧的情况下,极易损伤黏膜下层和肌层,远期发生瘢痕收缩导致输尿管口闭锁或狭窄。

除了术中直接损伤以外,其发生还常与下列因素有关:①结石本身阻塞管腔并损伤输尿管。②结石嵌顿已经造成局部狭窄及息肉形成,术中未予有效处理。③器械或内支架管压迫输尿管壁造成局部缺血。④术前或术后曾予多次体外冲击波碎石治疗。⑤术中穿孔与术后狭窄的形成有一定相关性,但也有研究者指出,如果及时处理,没有形成明显尿外渗,输尿管周围无明显炎症反应,绝大多数穿孔的病例并不发展成为输尿管狭窄。

2.预防与处理

输尿管狭窄的发生与手术者的技术熟练程度、设备仪器的性能密切相关。预防输尿管狭窄的措施:①严格按操作规程选择手术适应证。②在输尿管开口较小或角度欠佳时,应使用导丝引导进镜,扩张后再进镜。③结石较大时,应先碎石,勿直接钳取拉出或用套石篮套取。④手术中彻底切除息肉和切开狭窄。⑤对有输尿管损伤可能的病例,留置双 J 管 4～6 周。⑥术后定期检查,了解肾脏积水情况。

密切随访手术后的病例,以及时发现术后出现的输尿管狭窄的患者,至关重要。一般来说,早期发现输尿管狭窄的患者采用输尿管镜直视下输尿管气囊扩张的方法来解决,可取得满意效果。如果输尿管狭窄严重已经引起显著上尿路积水,狭窄段较短时可行输尿管镜直视下内切开,狭窄段较长时可行输尿管狭窄段切除再吻合或输尿管膀胱再植术。

(阮先国)

第三节　腹腔镜根治性肾切除术

自 1990 年首次报道腹腔镜肾切除术以来,泌尿外科对采用腹腔镜技术治疗肾脏疾病产生了极大兴趣。腹腔镜治疗方式不仅可切除肾脏良性病变,亦可完成恶性疾病的根治性切除。现在,绝大多数肾脏肿瘤已选择腹腔镜手术方式治疗。过去,曾一度质疑腹腔镜技术是否能够完全切除肿瘤。长期随访结果显示:腹腔镜手术方式已在肿瘤控制方面达到可重复性和可接受性结果。腹腔镜肾切除术具有术后疼痛轻、麻醉药用量少、住院时间短和恢复迅速等优点。随后,这种技术不断演变,最终形成 3 种腹腔镜根治性肾切除术手术方式:①经腹腹腔镜手术方式。②手辅助腹腔镜手术方式。③后腹腔镜手术方式。

一、手术方式

标准经腹腹腔镜、手辅助腹腔镜和后腹腔镜 3 种手术方式在平均手术失血量、并发症发生率、麻醉剂用量、住院时间和术后恢复时间方面均无明显差异。

腹腔镜手术方式选择取决于以下因素:①患者体格。②肿块大小。③既往患侧手术史。④腹膜透析情况。⑤手术医师经验和偏好。

不论医师偏好与否,泌尿外科医师应该尽可能熟悉各种手术方式。当然,医师应该选择自己熟悉的手术方式。

二、患者选择

随着泌尿外科腹腔镜技术的不断成熟,根治性肾切除术适应证不断扩展,与开放性手术适应证基本相同,不适合部分肾切除术的肾脏肿块几乎均可选择根治性切除。过去,肾脏肿瘤伴肾静脉癌栓形成时,是腹腔镜手术的禁忌证。现在,这种泌尿外科最具挑战性的手术范围亦不断扩展,从最初的Ⅰ度肾静脉癌栓、到现在的Ⅱ度癌栓,甚至报道机器人手术的Ⅲ度水平肾静脉癌栓转移(无须体外循环),均可成功完成。

腹腔镜根治性肾切除术包括一般禁忌证和相对禁忌证。一般禁忌证:患者不能耐受全麻、难以纠正出血体质或严重心肺疾病。肥胖不是手术禁忌证。

经腹腹腔镜手术相对禁忌证:①腹壁感染或怀疑肿瘤转移或恶性腹水。②肝硬化伴门静脉高压。③多次既往腹部手术史所致严重肠管粘连、严重腹膜炎病史或膈疝。

后腹腔镜手术相对禁忌证:①肾静脉癌栓。②巨大肾肿瘤(超过 10 cm)。

三、术前准备

如同任何手术一样,详细病史、体格检查、实验室生化、心电图及 X 线胸片等均应术前完成。确定患者有无腹腔镜手术相对或绝对禁忌证。如果患者患有心肺疾病还需其他进一步检查,具体包括以下几点。

(1)采用三维 CT 或 MRI 检查,特别注意肾蒂解剖情况,如肿瘤大小、位置,肾血管数量,有无肾静脉血栓等,了解肾脏肿瘤有无转移。

(2)评估对侧肾脏功能。

(3)病史和体格检查、血液生化、ECG 及既往手术史,评估患者手术风险。

(4)停用非甾体抗炎药和复合维生素(包括维生素 E),以免增加术中出血风险。

(5)肠道准备,特别是经腹腹腔镜手术时。

(6)预防性抗生素和下肢弹力袜预防深静脉血栓。

(7)Foley 尿管、鼻胃管,不做常规要求。

(8)准备输血。

四、外科技术

(一)经腹腹腔镜

1.患者体位

进入手术室后行气管插管、全麻。手术团队和麻醉师共同努力成功完成手术。患者采取标准的完全侧卧位或 45°侧卧位,手术一侧抬高。大多数医师习惯完全侧卧位、经腹腹腔镜手术方式。体位确定后,注意保护患者头、颈、上肢、腋窝、下肢和骨性突出部位。预防下肢深静脉血栓。根据需要抬高患侧肾脏位置,特别是当患者体格魁梧或肥胖时,有助于界定肾脏。最后皮肤消毒和铺巾。上述准备工作具体如下。

(1)完全肌肉松弛效果。

(2)复杂腹腔镜手术时麻醉师合理使用各种麻醉药物和监测患者生命体征,如二氧化碳和高碳酸血症监测并及时告知手术医师。

(3)排空膀胱尿液(Foley 尿管)及胃肠减压以免影响腹腔镜手术空间。

(4)建立多腔道静脉通路。

(5)中心静脉压或动脉压监测,以便出现并发症时进一步指导治疗。

2.套管针插入

经腹腹腔镜根治性肾切除术采用 3 孔和 4 孔穿刺法。根据手术复杂程度选择穿刺孔数量 3～6 个。注意以下问题。

(1)腹直肌内侧或外侧套管针穿刺,可避免医源性腹壁下血管损伤或撕裂。

(2)肋下穿刺孔离肋软骨太近如小于 1 cm 时,会妨碍腹腔镜术中器械牵拉。

3.外科技术步骤

初始 3 穿刺孔法完成后,医师导入腹腔镜镜头,观察腹腔内组织结构,排除肿瘤转移。分离结肠、内侧推移,进入后腹腔间隙。

(1)右侧肾切除术时,沿横结肠第 1 部分开始分离,在肝脏和横结肠间游离,显露后腹腔间隙。

（2）左侧肾切除术时，沿横结肠末端切开 Toldt 线，在脾脏和结肠间游离，显露后腹腔间隙。

右侧经腹腹腔镜肾切除术时，医师必须注意特殊解剖标记。辨别下腔静脉并追踪至肾静脉，其他标记包括性腺静脉。肾动脉通常位于肾静脉后方，有时出现多支肾动脉和肾静脉等血管变异情况，医师必须仔细辨别并离断。

左侧经腹腹腔镜肾切除术时，医师必须辨别越过主动脉的肾静脉及汇入肾静脉的肾上腺静脉和性腺静脉。

经腹腹腔镜根治性肾切除术时，采取逐一分离肾门血管方式。先分离、钳夹肾动脉。然后分离、处理肾静脉。大多数医师习惯插入多个血管夹，然后剪刀切断。肾动脉离断后，肾静脉应该变扁平，如果仍然饱满则表明有肾动脉分支漏扎。寻找剩余肾动脉分支，彻底、完全结扎肾动脉。

通常肾静脉可采用胃肠切割器离断。手术医师离断血管前，必须清楚肾动脉或其他血管上的外科夹位置，以免被卡住。

腹腔镜根治性肾切除术准备切除肾上腺时，先充分游离、控制肾门，然后沿肾门向上分离显露肾上腺静脉，钛夹离断。然后分别离断多支肾上腺动脉。左肾上腺静脉进入肾静脉、右肾上腺静脉直接进入下腔静脉。肾上腺静脉回流可能包括多支静脉，除了主要静脉外，其上方还有膈静脉。亦必须采取与主要静脉相同方式离断。

肾上腺切除后沿肾门继续向后、下分离。必要时继续处理输尿管和性腺静脉。肾下极肿瘤局部包裹或粘连性腺静脉时，处理必须特别仔细。后腹腔分离遇到肿瘤血管易碎、出血时，可采用结扎速装置处理。

根据肿瘤手术原则，必须完整切除 Gerota 筋膜及内容物包括所有脂肪。一旦肾脏完全切除，将其拉入腹腔进行标本装袋。通常肾脏肿瘤标本较大，故选用最大标本袋。目前，取出切除标本有不同方法，是否将标本捣碎后取出或完整取出仍然存在争议。不论如何，完整取出标本可保留肿瘤组织学完整性以便更好地肿瘤分期。最后，通过延长肚脐切口或耻骨上小切口取出标本。亦有报道通过阴道取出标本方式。腹腔镜根治性肾切除术完毕时，缝合 10 mm 及以上穿刺孔筋膜预防疝气形成。标本取出切口采用可吸收线标准外科缝合。大多数患者手术结束时拔出胃肠管，术后第 1 d 拔出 Foley 尿管。根据患者术后恢复情况决定进食时间。

4.下腔静脉癌栓切除术

腹腔镜根治性肾切除术已成为肾脏肿瘤治疗的"金标准"。有 5％～10％的肾脏肿瘤患者可能出现肾静脉癌栓及下腔静脉转移。在这些 T_3bNxM0 患者中，先游离下腔静脉、离断性腺静脉和腰静脉，钳夹肾静脉下下腔静脉、肾静脉和肝静脉下下腔静脉，完成Ⅱ度癌栓水平的下腔静脉癌栓切除术，然后连续缝合下腔静脉壁缺损。目前，有学者报道采用机器人手术完成Ⅱ度和Ⅲ度水平的肾肿瘤癌栓转移。所有手术步骤均采用机器人成功完成：肝静脉内高位下腔静脉控制、腔静脉切开、癌栓切除术、下腔静脉修补、根治性肾切除术和腹膜后淋巴结切除术。为降低术中下腔静脉栓塞风险，建议采用一种"首先下腔静脉，最后肾脏"的手术方式。当然，评估这种手术方式效果，还有待完成更多手术例数、长期随访并与开放性手术比较。

（二）后腹腔镜

1.患者体位

全麻后，连接各种输液管及监测装置，Foley 尿管和下肢弹力袜，患者完全侧卧位，患侧腰部抬高最大程度增加髂嵴和肋下手术空间。保护人体骨性突出部位：头、颈、腋窝、上下肢等。使上下肢处于功能位。胸、肩、臀部和下肢绷带将患者固定于手术台。尽管不是硬性规定，标记患者体表解剖标志有一定益处,如第 11 肋和第 12 肋尖、髂嵴边缘、腰大肌边缘、套管针插入部位等。

2.后腹腔入径

采用开放技术进入后腹腔。第 12 肋下皮肤 1.0～1.5 cm 切口,S 拉钩引导下钝性分离筋膜下方肌肉至腰背筋膜,手指钝性分离进入后腹腔间隙。有时,年轻人腰背筋膜非常致密时,可采用血管钳锐性分离进入后腹腔间隙。

进入后腹腔间隙后,手指钝性分离建立、扩大潜在手术空间:腰大肌前方与 Gerota 筋膜后方间隙,直至达到足够空间。腰大肌和 Gerota 筋膜间准确分离平面很重要,否则会影响球囊扩张效果。

另外,亦可采用 Veress 针闭合方式进入后腹腔,将 Veress 针插入患者腰下三角,二氧化碳充气建立气腹,第 1 个套管针盲穿刺。当然这种方式有时会导致后腹腔肌肉如腰方肌内充气或穿刺过深导致偶发性气胸。因此,多数学者认为采用开放性 Hasson 技术建立后腹腔气腹,迅速、安全。

3.后腹腔球囊扩张

采用球囊直视下,进一步分离、扩张后腹腔,建立腰大肌前方和 Gerota 筋膜后方的腹腔镜工作空间。虽然这种方式简单,但是由于后腹腔空间有限,术中经常需要擦洗腹腔镜镜头。总之,采用后腹腔球囊扩张是一种快速、有效建立腹腔镜操作空间方法。

手指或球囊扩张进入正确外科分离平面时,充气气体压力将向前内侧推开后腹腔内肾脏,使得医师有足够空间操作、更好暴露肾门。

4.套管针插入

初始套管针或镜头,即球囊扩张器部位。气腹建立前缝线固定 10 mm Hasson 装置。非闭合装置会导致术中二氧化碳漏气产生皮下气肿,因此,最好采用闭合装置的 Hasson 穿刺设备,如 10 或 12 mm 钝头穿刺装置,可在筋膜和皮下组织间形成密封层达到闭合效果。上述套管针插入完成后,建立 2.0 kPa(15 mmHg)后腹腔二氧化碳压力。通常,后腹腔镜方式需要另外 1～2 个穿刺孔即可满足手术要求。

由于后腹腔空间有限,选择其余穿刺孔位置十分重要,否则腹腔镜器械会相互碰撞。通常,采用直视下或双合诊方式进行穿刺,其中一穿刺孔位于第 12 肋尖内下方、竖脊肌旁;另一穿刺孔则位于髂嵴上方3 cm、腋前线和腋中线间(距离髂嵴太近会影响器械操作)。根据临床实际情况,其余两穿刺孔可为 5、10、12 mm 大小,一次性或反复使用性套管针。

一般情况下,12 mm 穿刺孔(位于患者患侧)用于医师优势手完成钳夹和吻合器操作,5 mm 穿刺孔则用于非优势手的器械牵拉等操作。

5.肾门分离和结扎

与经腹腹腔镜手术方式相比,后腹腔镜使得医师可直接抵达肾门,其中腰大肌是手术最重要解剖标志。腹腔镜术中方向辨别正确时,应该将腰大肌处于水平位置、肾血管处于垂直位置。发现腰大肌解剖标志后,还需要进一步寻找其他解剖标志,包括肾脏轮廓、主动脉或下腔静脉搏动和输尿管(肾脏下方、腰大肌内侧)。在腰大肌前、内侧和肾脏后、下方平面内进行分离即可抵达到肾门。医师非优势手握持无损伤钳,牵拉肾脏中部。优势手进行电凝或超声刀逐层分离,注意肾动脉单向性搏动特点,与下腔静脉双向性波动成鲜明对比。一旦肾动脉确定,采用直角钳分离,注意是否存在肾动脉分支,血管夹阻断动脉:一般主动脉侧 3 个、肾脏侧 2 个,然后离断。肾静脉位于肾动脉前方,同样采用直角钳显露静脉,暴露充分后采用胃肠吻合器结扎和离断肾静脉。肾静脉分离注意事项。

（1）左侧肾切除术时，必须结扎肾静脉肾上腺、性腺和腰静脉属支。

（2）右侧肾切除术时，必须确定分离的是肾静脉而不是下腔静脉。后者有时候与肾静脉混淆，注意辨别。如果分离太靠后，医师易将下腔静脉误认为肾静脉。

6.肾脏游离

一旦肾门分离完成，采用钝性和锐性方式依次游离肾脏。首先从肾脏上极开始，医师必须确定手术是否需要保留肾上腺。按照肿瘤手术原则需要，完整切除左侧肾上腺和肾脏较为容易，因为肾上腺静脉引流至肾静脉。右侧肾上腺和肾脏完整切除时较为困难，因为肾上腺静脉引流至下腔静脉。需要沿腰大肌采用电凝仔细向上分离至膈肌进行肾上腺中央静脉的分离、结扎。

分离 Gerota 筋膜前方与腹膜后方间组织时，必须避免损伤腹膜导致腹膜穿孔，影响腹腔镜手术操作。腹膜穿孔时在腹膜与后腹腔间形成气体平衡，使得后腹腔手术空间塌陷。一般肾脏上极游离完毕后分离肾脏下极，在腰大肌表面寻找输尿管及性腺静脉，分别钳夹和结扎。最后肾脏完全游离准备装袋。

7.标本装袋和取出

标本装袋和取出亦是一项技术挑战性工作。虽然可采用无牵拉系统的标本袋如 Lap Sac，但是由于后腹腔空间有限、穿刺孔大小影响操作，使得后腹腔标本装袋较为困难（与具有牵拉系统的标本袋相比）。

某些情况下，标本特别大时可人为地制造前方腹膜穿孔，将标本拉入腹腔进行标本装袋。装袋后完整取出标本。标本取出方法依标本大小、患者体格、既往手术史及性别而定，具体途径包括扩大腹腔镜镜头穿刺孔、Pfannenstiel 切口、腰背小切口和阴道取出（女性患者）。

8.止血和关闭

肾脏取出后，大气压条件下检查肾窝进行充分止血。然后，关闭穿刺孔，10 mm 或以上穿刺孔需要缝合筋膜。

9.注意事项和技巧

一旦进入后腹腔间隙，正确的手指分离对于建立 Gerota 筋膜反折后方和腰大肌筋膜前方间正确外科分离平面很重要。此时，球囊扩张时肾脏将被向前推移、旋转。随后，后腹腔充气压力使得肾脏保持这种位置以便进行肾门解剖分离。球囊未进入上述正确平面而错误进入腹膜后方和 Gerota 筋膜前方间平面进行扩张时，肾脏被错误地推向后方（而非前方），将使腹腔镜手术操作非常困难。腹腔镜新手手术时最好标记患者体外解剖标志（第 11 和 12 肋尖、腰大肌前缘和髂嵴）并采用双合诊确定腹壁和肾脏关系，建立正确球囊扩张平面。

由于后腹腔间隙有限，最佳套管针布局亦很重要。后方套管针应该在第 12 肋下 1.5 cm、腰大肌和/或竖脊肌旁 1.5 cm。太靠近这些组织结构时影响腹腔镜器械操作。同样，前方套管针位置应该在髂嵴上方 3 cm、腋中线附近，太靠近髂嵴亦会影响器械操作。前方套管针位置太靠前，又无手指游离、推开腹膜操作时，容易导致腹膜穿孔。

通过观察血管搏动寻找分离肾门。动脉搏动为特征性单向而静脉为特征性双向波动。分离进入肾门深处时，会遇到多个动脉分支，需要逐个分别分离、结扎。动脉结扎后静脉应该塌陷，否则表示动脉结扎不完全。此外，寻找剩余肾动脉时亦可短暂直角钳阻断肾静脉方法，观察肾动脉分支血管壁变化。

血管结扎完毕，采用钝性和锐性结合方法游离肾脏。10 mm 扇形拉钩有助于肾脏牵拉和分离。向前方分离时避免腹膜穿孔。腹膜穿孔发生时,后腹腔空间将塌陷,分离肾脏将十分困难。此时,可另外再行腹腔穿刺,以便维持后腹腔空间。此外,后腹腔前方电凝操作时亦必须十分小心,避免肠管损伤。

标本装袋和取出时,腹腔镜镜头对准肾脏和标本袋,医师非优势手协助肾脏装入展开的标本袋内。此外,如果标本巨大,可有意形成腹膜穿孔,在腹腔内完成标本装袋操作。

五、并发症

腹腔镜根治性肾切除术并发症与开放性手术相似,包括邻近器官损伤、出血、感染、穿刺孔疝气等。主要并发症发生率为 3.3%~10%,腹腔镜手术早期阶段发病率较高,晚期阶段则明显降低。并发症分为入径相关并发症、术中并发症和术后并发症。经腹和后腹腔手术方式稍有不同。

(一)经腹腹腔镜

与后腹腔镜肾切除术相比,经腹腹腔镜手术方式并发症略有不同。经腹腹腔镜术后,肠管粘连发病率和严重程度较开放性腹部手术方式明显降低。但是,可出现特有的分离、结扎肾血管时特异血管并发症。例如,肾动脉结扎过程中如果血管粥样硬化可导致钛夹附近血管壁破裂出血。此外,如果采用胃肠吻合器时无意中卡住致密性结构(如纤维化或钙化血管、邻近钛夹等),亦可导致其发射失常。此时,仔细分离外科夹或吻合器附近血管,可最大程度减少术中出血。当然,经腹腹腔镜手术还可能出现特有的腹膜炎及术后肠梗阻等。

(二)后腹腔镜

1.入径和充气相关并发症

初始进入后腹腔或过度球囊充气时,偶可出现腹膜穿孔。如果手术早期发生腹膜穿孔,医师可选择转为经腹腹腔镜手术方式。医师手指仔细分离、避免过度球囊扩张及辨别后腹腔解剖标记,有助于预防腹膜穿孔发生。

另一并发症为皮下气肿及与二氧化碳进入组织内出现相关并发症。有时,二氧化碳广泛进入组织,导致纵隔气肿、气胸或广泛气体进入上呼吸道周围。最有效预防二氧化碳广泛进入组织方法为控制二氧化碳压力 1.6~2.0 kPa(12~15 mmHg)范围。腹腔镜镜头套管针穿刺后密封隔离后腹腔间隙与皮下组织,如带有筋膜内球囊钝头套管针可达到这种作用。另一种产生气胸可能性为第 12 肋下穿刺时位置太靠近肋骨,损伤胸膜下反折。因此,安全穿刺孔最好距离肋下 1.5 cm、腰大肌和/或竖脊肌旁 1.5 cm。

2.肾门分离相关并发症

肾门相关并发症原因包括出血、二氧化碳栓塞或血管结构辨别错误。这种血管相关并发症发生率为 2%左右。

仔细分离肾门附近血管,使用钛夹或血管切割器前环形控制血管可避免肾门出血。使用钛夹止血时,必须注意不影响随后肾静脉分离和结扎操作,钛夹卡入胃肠吻合器时将妨碍其正常发射。

如果肾静脉穿孔且后腹腔压力超过静脉压时,可产生二氧化碳栓塞。发现肾静脉损伤后及时修补可预防并发症发生:无损伤钳压迫静脉,采用可吸收线缝合静脉穿孔部位。

肾门血管结构容易混淆,包括右侧有时与肾静脉外观相似的下腔静脉,左侧极少数情况下与肾动脉外观相似的肠系膜上动脉。仔细辨别发现这些非肾脏血管最终不进入肾门,可避免上述并发症发生。

3.肾脏游离相关并发症

尽管风险很低,肾脏游离时亦可发生相关并发症:损伤肾脏周围组织结构。这些组织结构包括结肠、十二指肠、胰腺、小肠、大血管、脾脏和肝脏等。术中辨别正确腹腔镜空间方向、寻找后腹腔解剖标记和仔细分离,可避免上述并发症发生。

六、抗肿瘤效果

腹腔镜手术长期随访数据显示:其抗肿瘤作用达到开放性根治性肾切除术效果。只要严格遵守肿瘤手术原则,腹腔镜手术即可达到理想的抗肿瘤效果。文献报道极少腹腔镜根治性肾脏肿瘤术后穿刺孔种植,可能与标本捣碎技术和非渗透袋采用与否有关。

七、展望

目前,腹腔镜根治性肾切除术正在两个新领域内进行探索:肿瘤细胞减灭术和肾静脉侵犯及下腔静脉癌栓的肾肿瘤手术。

肾肿瘤患者术后预后与根治性手术的效果及患者免疫系统功能密切相关。除了完善各种根治性肾切除术治疗方式,提高、调节患者免疫系统功能亦不容忽视。与开放性手术相比,腹腔镜肿瘤细胞减灭术后患者可提前 30 d 接受全身免疫性治疗。这一点对于改善患者预后有比较重要的作用。

如上所述,肾肿瘤癌栓下腔静脉转移时一直是泌尿外科腹腔镜最具挑战性手术之一。现在越来越多的学者相继报道无体外循环的下腔静脉癌栓(Ⅱ度水平)切除术。但是为评估这种手术方式效果,还必须完成更多数量的手术和更长时间的随访,以确定其有效性。

(白洋洋)

第四节　腹腔镜单纯肾切除术

尽管肾脏良性病变的腹腔镜肾切除术是一种简单手术,有时亦具有技术挑战性。如肾脏合并炎症或既往手术,特别是肥胖患者时,手术分离界面消失,切除手术非常困难。本节详细介绍肾脏良性病变单纯肾切除术技术。

一、患者选择

(一)适应证

腹腔镜单纯肾切除术适用于肾功能丧失或出现并发症的良性肾脏病变,包括慢性肾盂肾炎、梗阻性肾病、肾血管高血压、囊性肾病(先天性或获得性)、无功能肾结石病变和反流性肾病等。

(二)禁忌证

腹腔镜肾切除术禁忌证为未控制感染和凝血功能障碍。肾脏严重感染时,如黄色肉芽肿肾盂肾炎和脓肾,腹腔镜肾切除术并发症和手术中转率很高,对于腹腔镜新手而言是一种手术相对禁忌证。肾结核可采用腹腔镜手术安全完成,但手术时间较良性肾脏病变手术长。既往手术和肥胖不是腹腔镜肾切除术手术禁忌证。

二、术前准备

(一)手术评估

术前手术评估包括患者病史、体格检查、常规血液分析和麻醉风险。医师必须认识：尽管腹腔镜手术方式具有手术优点，但也可出现明显并发症。腹部增强 CT 可提供肾脏和肾盂大小、有无结石或炎症、血管解剖和对侧肾脏等重要信息，核素肾图和二乙烯三胺五乙酸扫描可提供重要肾脏功能信息，确定患者是否适合肾切除术。临手术前超声检查，再次评估肾盂和呼吸时肾脏运动情况（了解肾脏周围纤维化程度），亦有一定作用。

(二)上尿路引流

明显扩大、积水肾脏，特别是存在感染时需要术前引流。至少术前 4 周留置输尿管导管或肾造瘘管，缩小肾脏体积以便手术分离切除。严重感染肾脏至少引流 6 周相关炎症才可能消退，能够安全手术。收集梗阻肾脏尿液培养，指导抗生素治疗。上尿路梗阻时中段尿阴性并不能完全排除上尿路感染。单纯肾积水时输尿管导管引流既可缩小肾脏体积，又方便术中辨别输尿管，但不作常规要求。

(三)肠管准备

肾脏良性病变腹腔镜手术时，不需常规肠管准备。如果术前检查怀疑黄色肉芽肿肾盂肾炎，则需要标准肠管准备以免肠管损伤或必要时肠管切除。

(四)知情同意书

必须告知患者腹腔镜手术中转风险，特别是合并肾脏炎症时风险更大，切除肾脏脏器亦必须告知患者。术前手术台上标明需要切除肾脏左右侧部位。

三、外科技术

(一)麻醉

通常，腹腔镜肾切除术采取全麻，气管内插管后达到肌肉松弛效果。

(二)患者体位

术前留置 Foley 尿管。患者改良侧卧位，肚脐对准腰桥部位，胸、腰软垫支持，骨性突出部位软垫保护，患侧上肢屈曲、与胸呈 90°、扶手保护，采用加热毯避免术中低温。

准备完毕后铺巾、皮肤消毒，医师和洗手护士面对患者，手术助手站立对侧，腹腔镜镜头架位于医师对侧。

(三)套管针插入和充气

第 1 穿刺孔位于肚脐和幽门平面间腹直肌外侧缘（剑突和肚脐中点）。进入腹腔后示指分离腹部粘连，插入套管针。缓慢充气（低于 2 L/min），此时腹腔内压力显示不应超过 0.5 kPa（4 mmHg）或 0.7 kPa（5 mmHg）。如果腹腔内压力迅速升高，则表明套管针插入异常，这种情况下需要停止充气，寻找原因。充入 1.0～1.5 L 二氧化碳后可增加充气速度（6 L/min），维持腹腔内压力 1.6～2.0 kPa（12～15 mmHg）。

右侧肾切除术时，腹腔镜镜头直视下插入其他两套管针：肋缘下腋前线 5～12 mm 套管针和肚脐水平腋前线 5 mm 套管针，3 个套管针构成等边三角形；左侧肾切除术时，将肋缘下腋前线套管针更换为 5 mm、肚脐水平腋前线套管针更换为 5～12 mm。医师优势右手采用更大套管针通道，10 mm 套管针用于放入施夹器和吻合器。根据手术需要，可增加第 4 套管针以便牵拉器官,选择与镜头水平外侧位置或第 12 肋尖下部位。然后,丝线固定套管针于皮肤。

(四)初始评估和分离

首先检查、辨别患者上腹部解剖标记,超声刀或剪刀分离组织粘连。寻找肾脏,通常位于结肠后方后腹腔内。

肾脏下极下方 4～5 cm,切开结肠外侧附着,向内侧游离。左侧切开 Toldt 白线后游离结肠。注意保持电凝钳与结肠安全距离,避免热损伤结肠及其肠系膜。肠系膜脂肪(暗黄色或橙色)和 Gerota 筋膜(浅黄色)不同颜色有助于寻找正确解剖平面。左侧必须游离脾脏和胰腺尾,显露肾门;右侧必须游离结肠肝曲、切开三角韧带和游离十二指肠。

(五)确定肾脏下极

结肠游离后,可见覆盖肾脏 Gerota 筋膜。采用钝性和锐性结合方式由上至下纵向切开筋膜,在腰大肌表面显露肾脏下极。左手握持器械向外侧牵拉肾脏下极(腹部方向),张力下右手器械分离肾蒂。在肾脏下极、腰大肌和肾脏内侧建立手术窗进行分离。

有时,如果肾脏周围炎症反应严重,则在 Gerota 筋膜外平面进行分离,根治性切除肾脏及其 Gerota 筋膜更安全、有效,可借鉴肾脏恶性病变手术方式。

(六)控制肾蒂

抬高肾脏下极,使肾脏血管保持张力,更好显露肾门血管,采用直角钳和/或吸引器头钝性分离血管。肾静脉位于前方,最先被发现。左侧肾静脉有性腺静脉、肾上腺静脉和腰静脉属支回流,需要分别结扎。

术前 CT 可提供肾动脉与肾静脉相互关系、位置,可指导肾动脉分离。亦可沿肾静脉向上、下或深部分离,寻找肾动脉搏动。腹腔镜下钳夹肾动脉(近端 2 个、远端 1 个)并离断,然后吻合器离断肾静脉。采用吻合器时必须保证操作过程中无血管夹嵌入,否则导致吻合器发射失常。

有时,根据需要先离断肾静脉、然后肾动脉。但是,必须牢记这是一种万不得已方式,因为先离断肾静脉会导致肾脏肿胀和表面渗血,影响组织分离。当然,如果手术空间狭小时可采用一种安全方法即先钳夹肾动脉,肾静脉离断后再分离、离断肾动脉。总之,分离肾动脉和肾静脉时尽可能向内侧靠近大血管。这样出血少,更容易结扎肾动脉分支和肾静脉属支。

(七)游离肾脏上极

结扎肾动脉和肾静脉后,沿肾脏内侧向上分离,保持与肾门一定距离。抵达上极后进入 Gerota 筋膜前层,靠近肾脏上极分离,保护肾上腺。钝性和锐性结合方法,鼓励采用血管夹、超声刀或吻合器,因为肾脏上极包膜血管丰富。然后钝性分离肾脏外侧,游离整个肾脏(除输尿管外)。

(八)离断输尿管

确定输尿管后,钳夹、离断。术前留置输尿管导管时则切开、取出输尿管导管。输尿管离断后可取出整个手术标本。最后分离输尿管原因:输尿管可作为一种锚,相对固定肾脏位置,避免最后分离肾脏时旋转,可明显缩短手术时间。

(九)标本取出

采用重力钳抓住肾脏标本(Babcock 钳)远离肾床,检查有无出血(通常,降低气腹压力,了解静脉出血情况)。纱布卷压迫肾床出血,显露任何小出血点。然后重新恢复气腹压力,标本装袋后取出(完整或粉碎)。

（十）关闭切口

如果担心手术创面大、广泛渗血或感染组织可能残留时，留置局部引流。10 mm 及以上穿刺孔需要缝合肌肉、筋膜。

四、技术要点

现将腹腔镜肾切除术技术要点归纳如下。

（一）术前上尿路引流

患者集合系统扩张、肾积水明显时最好采取术前引流方法，至少 4 周。尽管这种切除性手术（不是重组性手术）无须通过引流后评估肾脏功能，但从技术角度而言，扩张积水严重肾盂可妨碍肾血管显露，使肾蒂控制更困难。

（二）缝线悬吊

通过腹壁缝线悬吊肾盂，有助于显露肾盂下方组织结构，特别是肾积水严重时。同样，亦可悬吊输尿管更好显露手术视野。

（三）第 4 套管针

根据需要，可另行外套管针穿刺牵拉器官，手术者尽可能早做决定。穿刺部位可在第 12 肋尖下（5～12 mm 穿刺孔）或剑突下（5 mm 穿刺孔），牵拉肝脏。

（四）超声刀

结肠分离和肾脏游离过程中，采用超声刀可减少局部出血，更好切除炎性组织。而且，分离邻近肠管和大血管时无热损伤风险。

（五）血管吻合器

腹腔镜血管吻合器可用作钝性分离器械，离断肾蒂和上极后用于分离肾脏外侧。闭合器械采取上下清扫方式，迅速游离肾脏外侧组织。

（六）手术床旋转

宽布带固定患者胸、腰部后，可旋转手术床，使结肠或脏器通过重力作用远离手术视野，更好显露手术部位，方便手术。

（七）肥胖患者

肥胖患者套管针插入时必须更靠腹壁外侧，并采用长套管针。荷包缝合腹直肌鞘，以便手术结束时关闭切口。

（八）标本取出

这一手术操作非常笨拙，尤其是采用大标本袋时。采用重力抓钳（腹腔镜 Babcock 钳）可极大提高装袋成功率。当然，标本装袋过程中采用导线牵拉袋口方式亦有助于标本装袋。

（九）纱布条

腹腔镜术中采用纱布条可用于暂时压迫止血、擦干血迹或拧成纱球进行钝性分离。

五、并发症

（一）术中并发症

主要术中并发症包括出血（通常来源于肾静脉、肾上腺静脉和分支）、脏器损伤（脾脏、肝脏、肠管或网膜）和血管损伤（肠系膜上动脉、主动脉、下腔静脉）。虽然不常发生，但严重时可导致患者死亡。尽管经验丰富医师可处理肾脏和肾上腺静脉出血（压迫），出现这种情况时建议最好及时手术中转。吻合器发射失常时亦需要立即手术中转。维持吻合器装置原有状态,尽可能通过另外穿刺孔部位,在原有吻合器内侧再插入另一吻合器。

不同学者报道腹腔镜手术开放性中转率各不相同,其取决于手术适应证选择和医师经验多少。据一项分析腹腔镜手术研究结果显示:尿培养阳性和肾脏肌酐清除率高低可影响良性肾脏病变经腹和后腹腔镜手术的手术中转率。其他因素包括学习曲线和肾脏病变大小、肾脏炎性病变程度等。

(二)术后并发症

腹腔镜术后并发症不常见,患者肾脏及其周围炎性病变严重时可出现,包括血肿、腹腔内脓肿、肺栓塞、气胸、伤口感染和切口疝等。电凝分离所致肠管热损伤时可导致脏器穿孔,出现延迟性腹部症状。

(三)避免并发症发生

如同任何腹腔镜手术一样,为避免并发症发生,必须遵循术中仔细操作,寻找外科解剖标记,保护大血管和肠管的原则。

1.避免靠近肾门

无须腹腔镜根治性肾切除术时,医师倾向靠近肾门进行分离。尽管越靠近大血管,血管解剖相对简单。但是,靠近肾门结扎和离断多支血管时,血管损伤风险增加,出血控制不理想时则需要手术中转。

2.吻合器正常发射

分离肾静脉属支(性腺静脉和肾上腺静脉)时避免大量采用血管夹,否则影响肾静脉血管吻合器离断效果,并可导致致命性出血。血管吻合器不能发射时,保持原有吻合器位置不变,其内侧再置入另一吻合器,避免手术中转。

3.保护牵拉器官

特殊设计牵拉器(如扇形牵拉器),不容易损伤实质脏器,但必须小心使用。牵拉时加用纱布可更好避免实质脏器损伤。

4.感染标本完整取出

继发于梗阻或肾囊肿的感染性肾脏,取出过程中可能污染套管针部位。因此,建议采用标本袋完整方式(而非分碎)取出标本。

（白洋洋）

第四章

泌尿生殖系统畸形

第一节 肾脏发育与数目异常

一、双侧肾发育不良

双侧肾脏不发育(bilateral renal agenesis,BRA)发生率极低,多见于男性,目前文献只有约500例报道,患儿几乎不能存活。该病于1671年首次报道;1946年和1952年,Potter详细描述了该病的临床表现及经常伴发的其他脏器缺陷。

(一)病因

输尿管芽的存在及正常分支可以刺激后肾组织完全分化为肾实质,这一过程在妊娠的第5~7周输尿管芽从中肾管中分离出来后发生。有学者认为,输尿管芽向肾盂和肾盏分化过程也需要正常后肾组织的存在。如果有影响双肾和输尿管发育的因素存在,将导致双侧肾不发育。

(二)临床表现

(1)患儿肾脏通常完全缺如,偶尔可以在腹膜后发现小块包含初级肾小球的间质组织,构成未发育的器官,可见细小动脉从大动脉发出后穿入这些组织,输尿管可完全或部分缺如,超过50%的患儿输尿管完全闭锁。约有50%的患儿体内有膀胱存在,但是膀胱大都发育不良。随着产前超声的应用,有此缺陷的胎儿已能产前诊断,并可同时发现其他伴发畸形。

(2)患儿多为低体重儿,体重为1~2.5 kg。患儿出生时伴有面部及四肢发育畸形,表现出早衰面容(Potter面容):上睑有突出的皮肤皱褶,绕过内眦呈半环状下垂至脸颊,鼻子扁平,小下颌,下唇和下巴之间有一明显凹陷,耳朵较正常偏低、靠前,耳垂宽阔。患儿皮肤干燥松弛,多因严重脱水和皮下脂肪缺乏造成,手相对较大呈爪形手。患儿下肢呈弓状或杵状,髋部和膝关节过度屈曲,有时下肢肢端融合成并腿畸形。通常认为这些面部特征及四肢畸形是羊水过少造成的,子宫壁在没有任何羊水缓冲的情况下压迫胎儿是造成这些表现的直接原因。在妊娠的后几个月90%的羊水来源于胎儿自身产生的尿液,而在妊娠前14周还没有尿液产生的时候,皮肤、消化道和中枢神经系统则是羊水的主要来源地,因此肾脏缺如导致妊娠后期羊水量严重缺乏。

(3)肺发育不全和钟形胸也是常见的伴发畸形,研究发现无肾患儿体内不能产生吡咯氨酸,因而不能合成细支气管树形成所必需的胶原纤维,肾是产生吡咯氨酸的源头,因此肺发育不全的原因是肾缺如而非羊水过少。

（4）男性患儿阴茎发育一般正常，偶有阴茎发育不全病例出现，伴发尿道下裂者也很少见。

（5）女性较少发病，发病患儿多伴有生殖器畸形，卵巢发育不良或缺如，子宫发育不良或为双角子宫，阴道短小或为盲袋甚至完全缺如。

（6）较少出现肾上腺异位和不发育，但产前超声可以发现肾上腺扁平、融合呈马蹄状等。另外 50％以上的新生儿有心血管系统和消化系统畸形。身体其他器官的畸形不常见，偶尔可出现脊膜膨出。

（三）诊断

新生儿如果出现 Potter 面容并存在羊水过少时应考虑双侧肾脏不发育的可能，羊膜表面发现多个小的白色角化结节也提示双侧肾脏不发育。90％的正常新生儿出生后第 1 天会排尿，如果出生 24 h 后不排尿并且膀胱没有充盈就应该考虑肾脏不发育的可能。但是由于肺发育不全，患儿出生 24 h 内常出现呼吸窘迫，人们往往关注呼吸窘迫而忽略了无尿的情况。

超声是检查肾脏和膀胱最简单的方法，超声图像中肾脏缺如，其位置上方有一条索状影为扁平的肾上腺。如超声不能确诊，可行肾脏核素扫描检查，如果在肾窝位置没有观察到放射性核素浓聚则更加支持双侧肾脏不发育的诊断。

（四）治疗

随着产前检查的普及和超声技术的应用，大多数此类畸形都可以在妊娠中后期通过超声发现，一旦发现，往往会选择终止妊娠。

（五）预后

大约 40％的患儿是死产，出生时存活的患儿亦因肺发育不全导致呼吸窘迫而在 24～48 h 间死亡，个别存活数天者，最终死于肾衰竭。由于合并肺发育不全，不适宜做肾移植。

二、单侧肾脏不发育

单侧肾脏不发育（unilateral renal agenesis，URA）的发病率明显高于双侧肾脏不发育，多数尸检统计发现其发病率约为 1/1 100。男、女发病率比为 1.8∶1。由于没有明显的症状，往往不容易被发现，大多是在检查内外生殖器时发现异常，或是由于其他原因行影像学检查时发现一侧肾脏缺如。肾脏缺如多为左侧，且具有家族遗传性，为常染色体显性遗传，其显性表达率在50％～90％。

（一）病因与分类

Magee 等根据胚胎期损伤发生的时段不同对 URA 进行分类：①损伤出现在妊娠第 4 周以前为 Ⅰ 型 URA，此时生肾嵴完全未分化，Wolffian 管和 Mullerian 管也没有开始发育，直接导致一侧泌尿及生殖系统器官的完全缺如，患者仅有孤立肾和单角子宫。②如果损伤发生在第 4 周则为 Ⅱ 型 URA，主要影响了输尿管芽和中肾管的分化，中肾管发育不良影响了 Mullerian 管的交叉、融合，导致同侧子宫角及子宫发育的异常。③如果损伤在第 4 周以后发生为 Ⅲ 型 URA，此时中肾管和 Mullerian 管都已分化成熟，而输尿管芽和后肾胚组织会受到影响，临床上只表现为单侧肾脏不发育，而生殖腺发育正常。

（二）临床表现

（1）超过一半的患者同侧输尿管缺如，其余患者的输尿管大多部分发育，几乎没有输尿管完全发育正常的病例。部分发育的输尿管可能完全或部分闭锁，膀胱镜下可以观察到半个膀胱三角(输尿管完全缺如)或不对称的膀胱三角(输尿管部分发育)。对侧肾往往只会发生异位或旋转不良,很少有其他畸形同时发生,而对侧输尿管肾盂连接处和输尿管膀胱连接处狭窄的发病比例却分别高达11%和7%,30%的患者还会伴有膀胱输尿管反流。

(2)尸检报道10%URA患者同侧肾上腺缺如,而CT检查其发生率为17%。

(3)生殖系统畸形的发生率很高,女性患者更为常见,25%~50%的女性患者伴有生殖系统畸形,而男性仅为10%~15%。无论是男性还是女性,性腺发育多正常,而由Wolffian管和Mullerian管分化而来的器官多受累,在男性,附睾尾、输精管、精囊、壶腹及射精管经常缺如,女性最常见的畸形是单角子宫。

(4)此外,URA患者心血管系统、消化系统和骨骼肌肉系统畸形的发生率分别为30%、25%和14%。

(三)诊断

URA患者大多没有任何自觉症状,随着产前超声检查的普及,多数URA患儿产前便可诊断。肾脏超声和肾脏核素扫描已经取代肾动脉造影成为诊断肾缺如的首选检查。临床上如果发现男性输精管、附睾体或尾缺如,女性有单角子宫或双角子宫伴阴道隔膜或发育不全时,就应该考虑URA的可能。行肾脏B超检查或排泄性尿路造影便可确诊。

膀胱镜检查可以观察到膀胱三角区不对称或半个三角区,提示输尿管完全或部分闭锁。由于其他更尖端和非侵袭性放射检查技术的发展,膀胱镜逐渐成为更次要的检查手段。

(四)治疗

本病无须治疗,临床随访。

三、附加肾

出现附加肾的患者,其两个主肾位置、大小、功能均正常,附加肾较正常肾脏小,但有完整的结构和独立的集合系统,有时独立存在,有时通过疏松结缔组织与主肾相连。其同侧输尿管分叉或完全重复。

该畸形罕见,自1956年首次发现至今,仅有100例左右报道,性别之间发病率没有明显差别,多见于左侧。

(一)病因

必须有系列因素同时影响了输尿管芽和后肾芽胚的发育,才会引起附加肾的发生。

(二)临床表现

附加肾为特殊的肾实质,可以独立存在,也可以通过疏松结缔组织与同侧主肾相连,附加肾多数位于主肾的尾部,也有位于主肾后方、头部,个别情况附加肾位于中线附近大血管的前方并与两侧肾脏相连。附加肾形态正常,但较同侧主肾小。附加肾一侧输尿管的走行多种多样,约50%附加肾的输尿管会在远端汇入主肾输尿管共同开口于膀胱,另外50%的患者两条输尿管分别走行、分别开口于膀胱,其中10%的患者其附加肾输尿管在主肾输尿管下方汇入膀胱三角区。

通常情况下附加肾患者两侧的主肾都是正常的,除了少数患者附加肾输尿管可能异位开口外,几乎没有泌尿生殖系统其他畸形报道。

(三)诊断

虽然该畸形在出生时就已存在,但很少能在儿童时期发现,甚至成年早期大多都无明显症状。临床报道中患者被明确诊断的平均年龄为36岁。尿路感染或梗阻或两者同时存在是就诊的主要原因。

如果附加肾发育正常且没有任何临床症状,患者往往是在因为其他疾病进行排泄性尿路造影或腹部超声时发现附加肾的存在。

附加肾也可发生结石或者肾积水,此时肾盂扩张可能会压迫同侧肾或其输尿管,这种情况经超声检查可发现。如果患侧的集合系统是分支型的,那么同侧的主肾很可能也同时存在结石或积水;如果输尿管各自独立,则互不干扰。病情较复杂难以诊断时,排泄性尿路造影、超声、CT增强及逆行性肾盂造影等检查都对明确诊断有帮助,放射性核素显像可了解附加肾和主肾的功能。膀胱镜检查可以了解患侧是否存在两个输尿管开口。

(四)治疗

附加肾无并发症时无须处理,密切随访。如果肾功能正常,附加肾失功能或有严重并发症时,可以行肾切除术。

四、髓质海绵肾

髓质海绵肾:髓质海绵肾的特征是远端集合管扩张,伴有许多囊性或憩室改变,扩张的集合管在 IVU 上可以逐个数清,呈刷子上的鬃毛样改变,扩张更加明显的集合管充满小结石后呈花束样外观。估计发病率为 $1/20\ 000\sim1/5\ 000$。

(一)病理

典型的病理改变是肾乳头内集合管扩张、$1\sim8\ mm$ 大小的髓质多发囊肿,肾脏横切面呈海绵样外观,囊肿内是集合管上皮常与集合小管相通,囊肿与扩张的集合管内结石最多见的是磷酸钙,其次是磷酸钙和草酸钙,囊肿内有黄褐色液体和脱下的上皮细胞或钙乳。

(二)临床表现

许多髓质海绵肾患者没有症状,有症状者大部分在 20 岁以后出现,最常见的症状是肾绞痛,其次是尿路感染和肉眼血尿。许多患者往往因为类似肾占位、前列腺增生症和高血压等病症行 IVU 而偶然发现。有 $1/3\sim1/2$ 的髓质海绵肾患者有高钙血症,机制可能是肾丢失钙引起钙吸收增加和甲状旁腺激素增高。没有尿路感染的髓质海绵肾患者排出的结石成分是草酸钙或草酸钙和磷酸钙混合结石。

(三)诊断

IVU 比 CT 发现轻度髓质海绵肾更加敏感,有 75% 的患者是双侧同时患病,但也有部分病例仅 1 个肾乳头受累,IVU 的特征性改变:①肾脏增大,常伴肾乳头部钙化。②肾乳头区小管变长伴囊肿,并充满造影剂。③肾乳头区造影剂呈刷毛样改变和持续髓质显影。有时需与 ARPKD 相鉴别,后者伴有肝脏病变。也要与集合管不扩张的肾钙质沉着疾病相鉴别,如甲状旁腺功能亢进症、肉瘤样病、维生素 D 中毒、多发性骨髓瘤、肾结核和乳碱综合征等。

(四)治疗

髓质海绵肾的并发症结石和尿路感染需要治疗。髓质海绵肾常伴高钙血症,噻嗪类用来治疗髓质海绵肾的高钙和结石,噻嗪类不适合于伴有尿路感染的结石,这时也可用无机磷酸盐。ESWL 和 PCNL 也可用于治疗髓质海绵肾的结石。髓质海绵肾常伴尿路感染,这类患者应定期或不定期经常做尿细菌培养和药物敏感性检查,调整抗生素,部分患者要预防性抗生素治疗。

(范宗荣)

第二节 肾脏位置异常

一、异位肾

成熟的肾脏未能达到正常肾窝的位置称为异位肾。异位肾与肾下垂不同,肾下垂患者的肾脏开始位于正常的位置,后来向下移动造成了下垂,而异位肾患者肾脏位置变异是先天性的。

异位肾通常的位置包括盆腔、骨盆边缘、腹部、胸腔及两侧交叉等。尸检报告其发病率为 $1/1\,200\sim1/500$,平均为 $1/900$,性别之间无明显差异。异位肾左侧较右侧稍多,双侧异位肾罕见。

(一)病因和发病机制

输尿管芽在胚胎第 4 周末从 Wolffian 管分化出来,并向尿生殖脊生长,在第 5 周与后肾胚组织结合,不断发育,向头侧移行并沿轴线向内侧旋转,整个过程在妊娠第 8 周完成。输尿管芽发育不成熟、后肾胚组织有缺陷、基因异常及妊娠妇女患病等,都有可能导致肾脏上升不完全、从而形成异位肾。

(二)临床表现

异位肾一般较正常小,可能也不像正常的蚕豆形,肾轴往往偏向中线,有时肾向侧面倾斜甚至呈水平。由于肾脏旋转不完全,肾盂多朝向前方,56% 的异位肾会出现肾积水,其中一半是由肾盂输尿管连接部或输尿管膀胱连接处梗阻造成,1/4 是因为尿液反流,另外的 1/4 可能是因为肾旋转不良。

异位肾的输尿管膀胱开口的位置一般与正常无异,在膀胱镜下很难区分。异位肾的血供与其所在位置有关,可能有 $1\sim2$ 支来源于主动脉或其分支的主要动脉供血,及一些发自髂外动脉或肠系膜动脉的小动脉分支提供血供,也可能完全由多条不是来源于主动脉的畸形血管提供血液。

患者对侧肾脏可以完全正常,也可以伴发对侧肾脏发育不全、肾积水或尿液反流等其他畸形,很少发生双侧肾脏同时异位。

有 15%～45% 的患者同时存在不同程度的生殖器畸形。有 20%～66% 的女性患者会伴发双角子宫、单角子宫、子宫缺如、阴道闭锁或重复阴道等畸形。有 10%～20% 的男性患者会发生睾丸下降不全、重复输尿管、尿道下裂等畸形。

肾上腺畸形较少见,21% 的患者会伴发骨骼、心血管及其他系统的畸形。

(三)诊断

异位肾大多无明显临床症状,最常见的症状是梗阻引起的肾绞痛。由于肾脏位置不同、疼痛性质难以判断,可能被误诊为阑尾炎,女性患者还可能被误诊为盆腔附件炎。异位肾的患者也可能因尿路感染或腹部包块而就诊。

目前常用的诊断方法为排泄性尿路造影、超声检查、核素扫描及 MRI,动脉造影可以描绘异位肾的血供情况,有助于指导手术,尤其是异位孤立肾的患者。曾报道有盆腔异位孤立肾患者被误诊为盆腔肿瘤而切除肾脏,所以应该对此类患者进行详细的检查,明确诊断,以防止此类事故的发生。

(四)治疗

异位肾合并尿路结石和肾积水时,应手术治疗。

二、头侧异位肾

肾脏的位置上升过度更靠近头部称为头侧异位肾头侧异位肾,多发生在有脐膨出病史的患者,此类患者肝脏和肠突入疝囊,肾脏上升没有阻挡,直到横膈膜处才停止,导致其位置高于正常,已报道的病例双侧肾脏都位于横膈膜下第 10 胸椎水平。输尿管较正常长,也可能正常。血管造影可以观察到双侧血管位置偏高,但是一般不会伴随其他的血管畸形。患者大多没有任何的临床表现,排尿也不会受到任何影响。

三、胸内肾

肾脏部分或全部穿过横膈膜进入后纵隔,很罕见,其发病率仅占所有异位肾的 5%,同时应该根据有无腹腔其他脏器突入胸腔鉴别外伤造成的横膈膜疝。男、女患者的比例为 2∶1,左侧多于右侧。

(一)病因和发病机制

肾脏在妊娠第 8 周末到达其正常位置,此时膈肌小叶仅发育为胸腹隔膜分隔胸腔和腹腔,间充质组织联合这层膜最终会形成横膈膜的肌部。横膈膜原基关闭延迟、肾脏上升超过正常水平或者肾脏上升速度加快,在横膈膜关闭前上升至胸腔,究竟是哪种原因尚不明确。中肾管退化延迟也可能是引起胸内肾的原因。

(二)临床表现

胸内肾一般位于后纵隔,横膈膜的后外侧,旋转无异常,肾脏形状和集合系统正常。肾脏通常位于横膈后外侧膜 Bochdalek 孔的位置,其突出到胸腔部分横膈膜变薄,仅呈一层薄膜覆盖在肾脏表面,因此肾脏并不是游离在胸腔内。由于肾脏占据了胸腔的位置,邻近的肺下叶往往发育不良。肾血管和输尿管通过 Bochdalek 孔出入胸腔。

大多数患者没有任何临床表现,呼吸系统症状很少见,泌尿系统症状更少见,多在行常规胸片检查或因纵隔肿瘤开胸手术时偶然发现。

输尿管增长,但膀胱开口的位置一般无异常。一侧胸内肾患者的对侧肾脏多正常,其他系统器官的畸形很少见。

(三)诊断

患者在常规胸透检查时发现横膈膜隆起,应怀疑胸内肾的可能,在前后位胸片中可以看到 1 个光滑、圆形的肿块突出到胸腔,侧位胸片可以观察到肿块位于横膈膜靠后的部分。排泄性尿路造影或肾脏核素扫描可以明确诊断,有的病例还需行逆行性肾盂造影。有少数患者是在因患肺或心血管系统畸形而行动脉造影检查时发现胸内肾畸形。

(四)治疗

胸内肾一般不会引起呼吸或泌尿系统的严重并发症,大多数患者没有任何临床表现,多为偶然发现患有该病,确诊后患者也无须接受任何治疗。

四、交叉异位肾

交叉异位肾是指一侧肾脏由原位跨过中线移位到对侧,而输尿管开口于膀胱的位置仍位于原侧,90%的情况下异位肾会和对侧肾脏相融合。1957年,McDonald和McClellan将交叉异位肾分为四种类型:①交叉融合异位肾;②交叉未融合异位肾;③孤立交叉异位肾;④双侧交叉异位肾。

交叉未融合异位肾男、女发病比为2∶1,左向右移位是右向左移位的3倍。孤立交叉异位肾男、女比为2∶1,其中2/3为左侧肾脏移位到右侧,多数异位肾脏上升位置不够且伴有旋转不良。双侧交叉异位肾是最少见的。交叉融合异位肾发病率为1/1 000,其中肾脏一侧融合并向下方移位是最常见的一种,而一侧融合并向上方移位则较少见,男性发病率高(3∶2),左向右移位居多。

(一)病因和发病机制

引起肾脏交叉异位的原因不确定,有学者认为脐动脉位置异常压迫肾脏,改变其上升路线导致交叉移位的发生。Potter和Alexander认为输尿管芽游走到相反方向导致了肾脏交叉移位,Cook和Stephens认为胚胎尾部的排列错乱和旋转异常导致肾脏交叉异位,脊柱远端由一侧移位到对侧,导致泄殖腔和Wolffian管位于脊柱的同一侧,可以允许输尿管交叉到对侧进入对侧的生肾原基,或者肾脏和输尿管在上升过程中移位到了对侧。

(二)病理

交叉异位的肾脏一般位于对侧肾脏的下方并与其融合,两侧的肾脏同时开始上升,可能由于交叉异位肾行走距离远的缘故,往往位于对侧肾的下方,因此,通常情况下,正常肾的下极会与异位肾脏的上极相融合,直到未异位的肾脏到达其正常位置或融合的肾脏被腹膜后结构阻挡时才会停止上升,融合肾脏最终的形状取决于双肾融合的时间和程度及其旋转的程度,而当交叉异位肾与正常肾融合后,旋转就会停止,因此融合肾最后的形状受到交叉肾上升位置和旋转程度的影响。肾盂的方向可以提示双肾融合的时间,肾盂方向朝前提示融合时间较早,如果肾盂朝向中线提示在肾脏旋转结束后才发生融合。

90%的交叉异位肾会与对侧肾融合,当两者未融合时,对侧肾一般位于其正常位置,旋转和形状均正常,而对侧肾位置不定,肾盂方向多朝前,两者之间有一定距离,各自有包膜包裹。所有的交叉未融合肾其输尿管开口均与正常无异,异位肾输尿管在骨盆边缘通过中线在对侧进入膀胱。

孤立交叉异位肾移位至对侧位置通常偏低,$L_1 \sim L_3$水平,肾盂方向多朝前提示其旋转不完全,当肾脏还在骨盆内或仅上升到较低腰椎水平时,患肾可能呈水平且肾盂朝向前方,同样说明其旋转不良。输尿管则会在S_2水平越过中线,汇入膀胱,而肾缺如一侧也可能残存闭合的输尿管。双侧交叉异位肾患者的双侧肾脏及肾盂都与正常无异,而输尿管则在$L_4 \sim L_5$的水平交叉到对侧。动脉造影检查可以观察到血管畸形,提示该畸形的存在,还有一部分患者会形成结石或由于肾盂输尿管连接部梗阻导致肾盂积水。

不管融合情况如何,双肾的血供来源都变化多样,交叉肾的血供可能是来源于主动脉或髂动脉的1~2个分支,正常一侧肾脏的血供变异性更大,可以是来自不同水平的主动脉的多条血管分支。而孤独交叉异位肾的患者血供多来源于肾脏所在位置一侧的主动脉或髂动脉分支。

伴发畸形:所有融合肾畸形患者其输尿管多不会发生异位,除孤立交叉异位肾患者膀胱三角区仅有一半或发育有畸形外,大多数其他患者三角区与正常无异,输尿管在膀胱开口也发生异常的病例仅占3%,20%的交叉肾会发生尿液反流,而双侧交叉异位肾尿液反流发生率高达71%。儿童孤立交叉异位肾的患者骨骼系统和生殖系统的伴发畸形发病率较高,分别为50%和40%,在男性常见隐睾或输精管缺如;女性多为阴道闭锁或单角子宫。肛门闭锁在孤立交叉异位肾患者的发病率为20％。

（三）临床表现

交叉异位肾患者一般没有任何症状，多数是在尸检或因其他原因做腹部超声检查时发现。有症状多在中老年时出现，常见的有下腹痛、血尿、脓尿和尿路感染症状等，已发现部分有肾盂积水和结石的患者因以上症状就诊。学者们认为由于肾脏位置异常及变异的血供系统会导致排尿不畅，从而引发尿路感染和结石形成等。

大约1/3的患者是发现无痛性腹部包块而就诊，有的患者首发症状为高血压，进行全身检查发现交叉异位肾。

（四）诊断

以往诊断异位肾以排泄性尿路造影为主，而腹部超声和放射性核素扫描可以更准确诊断交叉异位肾的存在；膀胱镜和逆行尿路造影可以描绘出尿路通道的走行；动脉造影可以揭示双侧肾脏的血供来源，对需要手术的患者有重要指导作用；超声检查常提示肾盂处没有肾窦回声，如果有则说明肾盂肾盏位于肾脏外；而MRI可以更详细地了解畸形的形态、融合部位等细节，因此，现在多采用MRI作为交叉异位肾的检查手段之一。

（五）治疗

交叉异位肾一般不会威胁到患者的生命，部分输尿管梗阻的患者则容易发展到尿路感染或结石形成，大约1/3有症状的患者最终需要手术去除结石，常采用体外震波碎石和经皮肾镜取石。

（范宗荣）

第三节　肾融合与旋转异常

一、肾融合畸形

Wilmer首次对肾融合畸形进行了分类：①单侧融合肾伴下肾异位；②S形融合肾；③块状肾（蛋糕肾）；④L形融合肾；⑤圆盘肾（环状肾）；⑥单侧融合肾伴上肾异位。

（一）单侧融合肾伴下肾异位

2/3的单侧交叉融合异位肾都是向下方移位，异位肾的上部与正常肾的下部融合，而两个肾脏的肾盂均朝前方，说明融合时间较早。

（二）乙状肾（S形肾）

该类型发病率仅次于第一种，异位肾位于正常肾脏下方，两个肾脏在相连处融合。由于融合时间较迟，双侧肾脏旋转已完成，所以两个肾脏肾盂的朝向是相反的，正常肾脏朝向中线，异位肾则朝向对侧，两肾边缘便组成S状外形。异位肾输尿管与另一输尿管发生交叉并越过中线汇入对侧膀胱。

（三）团块肾

该类型较少见，两肾边缘广泛连接并融合，整个肾脏呈块状，形状不规则，分多个小叶。通常团块肾会上升到骶岬位置，有时位于盆腔内，肾盂均朝向前方，输尿管分别注入一侧膀胱，不会发生交叉。

（四）L形肾

异位肾呈横向且头部与对侧肾脏尾部相连时组成L形，称为L形肾，交叉肾位于中线前方或侧前方 L_4 水平，因为肾脏旋转程度不同肾盂方向可能向前也可能向后，输尿管依然各自汇入一侧膀胱。

（五）盘状肾

盘状、环状、盾牌和煎饼肾指两个肾脏内侧边缘相互融合形成环状或圆圈，如果内侧更广泛地融合，则呈圆盘形或似盾牌。两肾的外形轮廓没有明显改变，与团块肾不同，盘状肾由于融合程度稍轻，单个肾脏仍呈蚕豆形。肾盂相对，输尿管各自汇入一侧膀胱没有交叉，集合系统之间没有交通。

（六）单侧融合肾伴上肾异位

这是最罕见的一种类型，交叉肾异位到对侧位于正常肾脏的上方，其下极与正常肾脏上极相互融合，肾脏定位方向与胎儿期相同，两肾盂均朝向前方，提示两者融合时间较早。

二、马蹄肾

马蹄肾是最常见的肾融合畸形，此类患者两侧肾脏在中线通过肾实质或纤维组织形成的峡部相连，相连部位多为下极。该病由 DeCarpi 于 1521 年进行尸检时首次发现，此后马蹄肾成了所有肾脏畸形中报道最多的一种，而几乎所有的肾脏疾病都在马蹄肾患者中报道过。

马蹄肾在人群中的发病率约为 0.25%，男女之比约为 2:1，可在任何年龄段出现症状而被发现，但是根据尸检统计以儿童居多，因为马蹄肾患者经常伴发多种畸形，往往幼年就死亡。

（一）病因和发病机制

妊娠第 4~6 周出现异常，此时输尿管芽已经插入后肾组织，在第 4、5 周时双侧后肾胚相距很近，此时受到任何干扰都会导致两者的下极相连形成马蹄肾。脐血管或髂动脉位置的改变也会影响肾脏的旋转和迁移导致部分融合，还有学者认为胚胎尾部发育或盆腔内其他器官的异常都可以引起两侧肾脏融合。Domenech-Mateu 和 Gonzales-Compta 通过研究 16 mm 阶段的人胚胎后认为后肾细胞移行异常形成了峡部或在两侧发育中的肾脏之间形成连接导致了马蹄肾的形成。

两侧肾脏在绕长轴旋转以前便相互连接发生融合，因此马蹄肾的肾盂多朝向前方，如果融合时间延迟，肾盂会朝向前内侧，此外肾脏一般不能上升到其正常位置，通常认为肠系膜前动脉阻挡了峡部的上升，导致其位置低于正常。

（二）病理

95% 的马蹄肾是在下极相连，其峡部可由大块的肾实质组成，有单独的血液供应，少数情况下峡部是由少许纤维组织构成。马蹄肾一般位于 L_3~L_4 水平，肠系膜下动脉自腹主动脉分出的位置，较正常偏低，亦有位于髂骨隆突水平甚至盆腔内膀胱后者。峡部一般位于大血管前方，偶尔有的位于动、静脉之间或大血管后。

肾盏数目正常，由于肾旋转不完全，肾盏均指向后方，肾盂轴仍保持在垂直或倾斜的侧平面上。肾下盏收集峡部所分泌的尿液。

输尿管从较高的位置进入肾盂，位于肾脏侧面，在峡部前下方形成成角畸形，但其膀胱开口无异常。马蹄肾的血供来源较多变，30% 病例每个肾由一条动脉供血，更多是由 2 条甚至 3 条动脉供血,峡部有独立的血供,可直接来源于肾动脉、腹主动脉、肠系膜下动脉、髂动脉等的分支。

马蹄肾可以单独发生,也可以与其他泌尿生殖系统畸形同时发生,Boatman 等统计了 96 名患者,发现1/3 以上的患者还同时伴发至少 1 种其他畸形,许多有多发生殖器畸形的新生儿也同时有马蹄肾。马蹄肾患者还可以同时发生心血管系统、骨骼、神经系统等的畸形,相反有神经系统畸形的患儿 3% 会同时发生马蹄肾,20% 的 18 三体综合征患者及 60% 的 Turner 综合征患者都会发生马蹄肾。

马蹄肾患者生殖器畸形的发生率有所增高,男性尿道下裂、隐睾的发生率均为 4%,女性双角子宫和阴道隔膜的发生率则为 7%。

10% 的患者会发生重复输尿管,有的患者还有异位输尿管囊肿,而超过一半的患者会出现尿液反流。UPJ 扩张的发生率为 20%,但是通过核素扫描却发现不到 20% 的患者存在梗阻现象。囊性疾病,包括一侧上极多囊性发育不良和成人多囊肾均有报道发生。DMSA 扫描显示 63% 患者双肾功能不对称。因为此类患者发生结石的报道已经很多,检查 37 名患者发现 50% 的患者钙、草酸盐、尿酸和枸橼酸盐的排泄都有不同程度改变,提示存在潜在的代谢病因,因此结石的形成不仅与畸形导致的尿液排泄延迟有关,还存在其他的病因。

(三)临床表现

超过一半的马蹄肾患者没有任何症状,多数在尸检时才发现畸形存在,其他的表现多为尿路梗阻、结石或尿路感染等症状,也会有下腹痛及胃肠道症状,当峡部压迫其后方的神经时会出现Rovsing 征(腹痛、恶心、呕吐)。30% 的患者会出现尿路感染症状,而结石的发生率在 20%~80%。5%~10% 的患者因触诊时发现腹部肿块而发现马蹄肾存在,还有患者因为肾动脉瘤行动脉造影时发现马蹄肾。

如果 UPJ 梗阻则会出现严重的肾积水,其发生率高达 1/3,异位输尿管在跨过峡部时成角,往往会引起狭窄。

(四)诊断

马蹄肾患者有时可以在腹中部触及包块,除此之外与正常肾脏没有任何区别。患者往往是在因为其他原因行腹部超声或静脉尿路造影时偶然发现,产前超声检查可以在患儿出生前发现马蹄肾的存在。影像学特点:双肾位置偏低且更靠近脊柱;肾轴方向由正常的内上至外下改变为外上至内下或垂直;双肾下极在中线处相连;肾盂朝前,肾盏指向后方,下极肾盏朝内且位于输尿管内侧;输尿管连接肾盂的位置较高,上段位于前方像包绕着中线处的肿块等。如果检查中观察到以上特点可以确诊马蹄肾。结石或 UPJ 引起的梗阻会导致造影图像模糊,难以判断,此时逆行肾盂造影和 CT 扫描可以明确诊断。

(五)治疗

如出现肾盂积水、肾盂输尿管连接处梗阻可行肾盂整形手术治疗。而峡部切开术因不能改善引流、矫正肾脏旋转,已被弃用。如果发生结石,体外震波碎石可以治愈 68% 的患者,而经皮肾镜的治愈率则可达到 87.5%。

(六)预后

马蹄肾发生肿瘤的易感性会增高,其中一半以上为肾细胞癌,其次为肾盂肿瘤和 Wilms 瘤。慢性感染、梗阻和结石形成等发病率的增高使肾盂肿瘤的发病率较正常人偏高。马蹄肾患者发生肿瘤的生存率由肿瘤的病理和分期决定,而与畸形本身无关。

三、肾旋转不良

正常肾脏最终会上升到肾窝位置,通过绕自身长轴旋转使肾盏指向侧面,肾盂朝向中线,肾旋转异常时肾脏不能完成旋转,通常在其他肾脏畸形如肾异位融合或马蹄肾时肾脏会发生旋转异常。由于轻微旋转的异常很难被发现,因而很难判断其确切的发病率,尸检报告其发病率为1/939～1/390,男、女之比为2∶1,双侧肾脏发病率没有差异。Turner综合征的患者常伴发肾脏旋转不良。

(一)病因和发病机制

肾脏在其上升的同时发生旋转,大约第6周开始直到第9周完成90°的旋转并达到肾窝的位置。

有理论认为输尿管芽分支不对称导致其旋转,每个分支都会诱发其周围的后肾组织分化,前侧较后侧发展更快,肾盂也向中线方向旋转。肾脏血供不是旋转不良的原因或限制性因素。

(二)病理

正常肾脏上升过程中需要旋转90°,Weyrauch根据最终肾盂指向的方向不同把旋转异常分成四类。

1.腹侧位

肾盂朝向腹侧,肾盏指向背侧,肾脏与初始相比完全没有旋转,这也是最常见的一种旋转异常。偶尔这种位置会是一种过度的内侧旋转,即肾脏旋转了360°。

2.腹中线位

由于肾脏旋转不完全,肾盂朝向内前方,肾盏指向后外方。

3.背侧位

肾脏旋转180°导致肾盂朝向背侧,血管从侧面绕到前方进入肾门,这是最少见的一种旋转异常畸形。

4.侧向

肾脏旋转超过180°但没有达到360°,导致肾盂朝向身体外侧,而肾实质靠近中线位置,根据血管在肾周的绕行方向可以判断肾的旋转程度。血管绕经腹侧到达肾脏,进入侧面或背面的肾门,提示逆向旋转,而经背侧途径到达肾脏则提示过度腹侧旋转。

旋转异常的肾脏形状也可能发生异常,呈圆形、椭圆形或三角形,前后表面扁平,肾门周围被纤维组织包裹导致肾盂输尿管连接部扭曲,上段输尿管最初从侧面绕行,也有可能被包绕在这个纤维组织丛中。肾盂被拉长、变窄,肾盏(尤其是上部肾盏)亦被拉伸。肾脏血供多变,与肾脏的方向及旋转程度有关,可以是单一的血管供应血液,也可有多条分支血管同时提供血供。另外,在与肾脏主要动脉连接部分可能存在1个血管分支。血管围绕肾脏旋转的方向和程度是判断肾旋转异常类型和程度的主要依据。

(三)临床表现

旋转异常通常不会有特殊的临床表现,但过多的纤维组织包绕导致肾盂输尿管连接部和输尿管上段狭窄,严重者出现肾盂积水。附属或主要肾动脉压迫扭曲的上段输尿管或肾盂输尿管连接部,可影响排泄功能。在尿液生成增加时,肾积水症状(钝性胁腹部疼痛)更加明显,也是引起症状的最常见原因。结石和感染及其伴随症状可能继发于排尿障碍之后。

（四）诊断

患者往往在因为结石、积水等原因行超声、排泄性尿路造影检查时发现肾脏旋转异常，影像学特征包括肾盂、肾盏指向异常，肾盂拉长、扁平等。可揭示肾盂、肾盏的异常起源、扁平或被拉长的肾盂、被拉伸的带有残余闭塞部分的上部肾盏、侧面移位的输尿管上 1/3 段。双侧肾脏同时旋转异常不常见，但造影检查时容易与马蹄肾混淆，注意检查有无连接两肾下极的峡部存在可以鉴别诊断。

（五）治疗

旋转异常不会影响肾脏功能，对患者的正常存活没有影响。有的病例肾盂输尿管连接部狭窄、排尿异常导致结石、感染或肾盂积水者，可行手术矫正治疗。

（范宗荣）

第四节　肾集合系统异常

一、肾盏憩室

肾盏憩室是肾实质内覆盖移行上皮细胞的囊腔，经过狭窄通道与肾盏或肾盂相连通，憩室无分泌功能，但尿液可反流入憩室。该病由 Rayer 在 1841 年首次报道，可为多发性，位于肾的任何部位，但肾上盏更容易受累。排泄性尿路造影发现其发病率约为 0.45%，儿童与成人发病率相似，无性别差异，可发生于任何年龄，常见于 20～60 岁，双肾受累概率均等。

（一）病因和发病机制

肾盏憩室的病因仍不清楚，有学者认为是胚胎发育异常造成的，输尿管芽一般是在长到 5 mm 时，其第 3、第 4 节会退化，如持续存在就可能导致憩室形成。局部的皮质脓肿破溃并与肾盏相通也可以形成憩室，而结石继发感染、梗阻，漏斗狭窄，肾脏损伤，肾失弛缓症及痉挛等都可以形成憩室。

肾盏憩室常见两种类型。Ⅰ型憩室较常见，常位于肾盏杯口内，与肾小盏相连，多在肾的一极，以肾上极最常见，通常较小，多无临床症状。Ⅱ型憩室与肾盂或邻近的肾大盏相连，多位于肾的中央部位，形状较大，常有明显临床症状。

（二）临床表现

多数小憩室没有任何临床症状，仅在排泄性尿路造影或超声检查时偶然发现，随着时间的推移、尿液的潴留，这些小憩室可渐进扩张。但是当憩室继发感染或结石时，便可出现血尿、腰痛、尿频、尿急、尿痛等症状。曾有报道憩室内结石的发生率高达 39%。

（三）诊断

肾盏憩室的诊断主要靠排泄性尿路造影和 CT，逆行性肾盂造影、CT 增强和 MRI 有时对明确诊断和确定憩室的解剖位置有帮助。超声检查可以发现在肾集合系统周围有充满液体的区域，有时可以发现憩室内有结石存在，并且可以随患者改变体位而移动。而大约 2/3 的儿童患者会出现尿液反流，这可能也是儿童患者易发尿路感染的原因。

(四)治疗

无症状的患者无须任何治疗,持续疼痛、尿路感染、血尿及结石形成的患者往往需要手术治疗。对于继发结石的患者,可以采用 ESWL、经皮肾镜、输尿管镜和腹腔镜等手术治疗,情况复杂的可采用开放手术。

二、肾盏扩张(肾盏盏颈狭窄)

较罕见,可为先天性或获得性,多由出口梗阻造成。上盏内憩室受血管压迫或结石堵塞导致梗阻,常引起肾盏积水扩张,感染或外伤继发的瘢痕形成也是常见原因。还有部分积水患者没有明显病因,有学者认为这是肾盏口周围环绕的肌组织引起的功能性梗阻造成。

由部分漏斗阻塞引起的中度上组肾盏扩张相对常见,但通常无症状。最常出现的症状是上腹或胁腹痛。偶可触及包块。阻塞可导致血尿和/或尿道感染。

肾盏扩张应该与输尿管梗阻、肾结核、反复发作的肾盂肾炎等引起的多肾盏扩张相鉴别,造影、细菌学检查及组织活检对鉴别有帮助。针对病因采用手术方法解除梗阻是最有效的治疗方法。

三、巨肾盏(肾盏盏颈不狭窄)

巨肾盏是非梗阻性肾盏扩张,由肾乳头畸形引起,该症由 Puigvert 在 1963 年首先报道。全部肾盏扩张,数目也增加,但是肾盂正常,壁没有增厚,肾盂输尿管连接部没有梗阻。围绕巨肾盏的肾皮质厚度正常,也无瘢痕和慢性炎症征象,但髓质发育不全,不似正常的椎体形而似新月形。集合系统没有扩张,较正常缩短且多为横向而非垂直。肾脏的正常功能一般不受影响。

巨肾盏症为先天性,产前便可诊断,仅见于白种人,男、女比为 6∶1,双肾发病只发生在男性,单侧局灶性发病仅发生在女性,提示该病可能为 X 染色体连锁的伴性遗传疾病。有学者认为在输尿管芽与后肾胚组织结合后,输尿管会有短暂的不通畅,肾小球分泌的尿液不能排出,导致了肾盏扩张。还有学者认为近髓肾小球发育不良是其发病的可能原因,这一理论很好地解释了患者肾脏收集尿液能力下降的原因,但还未得到确证。

在儿童通常是因为泌尿系统感染行 X 线检查时发现。成人常因结石、血尿行尿路造影检查时确诊。患侧肾盏扩张,数目增加,肾盂正常,虽然 UPJ 没有梗阻,但输尿管的远端可发生节段性扩张,有学者曾报道 12 例巨肾盏症儿童伴发节段性巨输尿管症,多为男童,主要是在左侧。行利尿肾扫描显示核素的吸收和排泄图形正常,对患者长期随访发现患肾在解剖和功能损害方面都没有任何进展。

四、异常肾盏(肾假瘤)

位于上组肾盏和中组肾盏之间漏斗区的局限性肿块,称为肥大 Bertin 柱。体积大时压迫邻近的肾盏和肾盂使之变形,在造影影像中形似肾脏肿瘤,因而称为假瘤。与真正肾实质肿瘤的鉴别非常重要,核素扫描假瘤能正常吸收放射性核素,超声检查假瘤的回声与正常肾实质相同。

五、分支肾盂

大约 10%正常的肾盂会在进入肾脏的位置分裂为两部分,形成两个大的主肾盏,这种情况应被视为正常的变异。虽然有些腰痛的患者在影像上可见双肾盂,但并不会引起肾脏患病概率增加。

(范宗荣)

第五节　输尿管位置异常

一、下腔静脉后输尿管

下腔静脉后输尿管为胚胎期下腔静脉发育异常所致,又称为输尿管前下腔静脉。其特点是右侧输尿管绕过下腔静脉的后侧面走向中线,再从内向外沿正常途径至膀胱。本病发病率较低,临床罕见。

(一)病因

胚胎时期,有 3 对静脉与下腔静脉的发育有关,即后主静脉、下主静脉、上主静脉,形成环状。胚胎第 12 周时,后肾从盆骨上升,穿越静脉环达腰部,故此环称为肾环。肾环分为前、后两部分,输尿管从中经过。正常情况下,后主静脉萎缩,下腔静脉由肾环后部组成,因此输尿管在下腔静脉前面。如后主静脉不萎缩,肾环前面组成下腔静脉,则输尿管位于下腔静脉后,即下腔静脉后输尿管。若静脉环的腹侧不消失,则形成双下腔静脉,导致右输尿管位于双下腔静脉之间。

(二)临床表现

下腔静脉后输尿管是先天性畸形,但大部分患者都在成年后才开始出现症状。由于下腔静脉与输尿管交叉(在 $L_3 \sim L_4$ 水平)导致尿流流过障碍,引起右肾、输尿管上段积水。患者可出现腰部胀痛不适、泌尿系统感染、血尿和结石等症状。

(三)诊断

下腔静脉后输尿管的诊断主要依靠影像学检查。

1.排泄性尿路造影

右肾功能好时,可见上段输尿管向中线移位,在第 3～4 腰椎处形成一个 S 形弯曲,弯曲以上尿路扩张积水,弯曲以下输尿管正常。

2.逆行肾盂造影

可使肾盂输尿管全程显影,显示输尿管于中线第 3～4 腰椎水平呈 S 形或反 J 畸形,然后又回到脊柱外侧下行而形成镰刀状或 S 形弯曲。

3.下腔静脉造影加逆行尿路造影

如上述检查仍不能明确诊断,可在右输尿管插管同时经股静脉行下腔静脉插管,摄平片和造影片,可最直观地显示下腔静脉后输尿管及下腔静脉,从而明确诊断。因其有创性,不作为常规检查。

4.磁共振泌尿系统水成像

可清晰显示输尿管的走行及其与下腔静脉的关系,是较好的无创性检查。

5.多层螺旋 CT 三维尿路成像

对下腔静脉后输尿管诊断也有较高的准确率。

6.彩超

对下腔静脉后输尿管的诊断有一定的辅助作用。

腹膜后肿块也可致输尿管移位,但输尿管移位形态各异,一般不呈 S 形弯曲,且腹膜后肿块可同时压迫及刺激胃肠道,产生相应的消化道症状。CT 及 MRI 等检查可发现肿块,并可明确肿块和输尿管、周围脏器的关系。

(四)治疗

1.保守治疗

部分患者仅有轻度积水,无明显症状,可随诊观察。症状及肾积水加重时才考虑手术治疗。

2.输尿管复位术

肾盂及上 1/3 输尿管积水较明显,症状较重者应行输尿管复位术,即切断输尿管,将输尿管移至下腔静脉前,再做肾盂输尿管吻合或输尿管端端斜行吻合。吻合后均应放置输尿管支架管,1 个月后膀胱镜下拔除。术后吻合口狭窄与闭锁的发生率一般在 2% 以下,仅少数患者需要再次手术。

3.肾输尿管切除术

部分患者就诊时已经出现右肾功能完全丧失,需行右肾输尿管切除术。

4.后腹腔镜手术治疗

随着腹腔镜技术的不断发展及成熟,目前国内外不少学者开展了在后腹腔镜下输尿管复位术或肾切除术治疗该病。

二、髂动脉后输尿管

髂动脉后输尿管又称为输尿管前髂动脉。髂动脉后输尿管由于受位于前方的髂动脉压迫,使其产生梗阻,故梗阻多发生在第 5 腰椎或第 1 骶椎水平。本病罕见,常并发其他畸形,其中有 10%～15% 的男性患者合并生殖器畸形。

(一)病因

迄今尚未阐明,可能和胚胎发育时髂动脉发生异常及肾脏在髂动脉后上升有关。

(二)临床表现

临床往往表现为输尿管下段梗阻及继发的上尿路梗阻症状或尿路感染症状。

(三)诊断

本病临床表现无特异性,诊断困难,主要依靠影像学检查。

尿路造影显示腹段输尿管及肾盂肾盏扩张、积水,输尿管弯曲下降,梗阻部位一般在第 5 腰椎外侧数厘米,梗阻以下输尿管管径正常。CT 及 MRI 对于该病的诊断有较高的价值。

髂动脉后输尿管应与下腔静脉后输尿管及腹膜或盆腔占位引起的输尿管移位相鉴别,下腔静脉后输尿管梗阻部位较高,位于第 3～4 腰椎水平,输尿管呈 S 形,腹膜后占位时超声、CT 及 MRI 多可发现。

(四)治疗

治疗原则及手术方法与下腔静脉后输尿管大致相同。

(范宗荣)

第六节　输尿管开口异常

输尿管开口异位是指输尿管开口不在膀胱三角区两侧角。女性输尿管可异位开口于尿道、子宫、子宫阔韧带、阴道壁、处女膜、外阴等处,男性可开口于后尿道、射精管、精囊等处。个别患者可开口于直肠。该症为小儿常见的泌尿系统畸形,女性多见,且在女性中 80% 以上伴有重复肾输尿管畸形,而在男性则多为单一输尿管。

一、病因

异位输尿管口为先天性异常,在胚胎发育过程中,中肾管下段向膀胱延伸形成膀胱三角之左右底角。由于膀胱迅速发育,输尿管被牵引向上方,若输尿管没有随膀胱向上移动,则形成异位输尿管口。

二、临床表现

临床表现因开口部位不同而异,女性多表现为尿失禁,男性则多因泌尿系统感染及上尿路梗阻症状就诊。

(一)女性患者

女性输尿管异位开口多位于膀胱颈或尿道括约肌以下的阴道壁、尿道壁或前庭部,所以多数患者既有正常的分次排尿,也有持续性滴尿,内裤或尿垫常被尿液浸湿,外阴及大腿内侧潮红,甚至出现尿疹和溃烂。通常平卧时症状轻,白天直立位时滴尿更加明显。有的患者患侧肾功能很差,仅能分泌少量尿液,夜间睡眠时尿液存储于扩大的输尿管中,可暂时没有滴尿。有的患者因输尿管口梗阻而引起上尿路梗阻症状及尿路感染。

(二)男性患者

男性患者一般无尿失禁,多表现为梗阻和尿路感染症状。若输尿管异位开口于尿道,尿液进入后尿道常有尿频、尿急等症状。异位开口于射精管时,患者多无临床症状,性生活时可出现症状。少数患者还可继发前列腺炎、精囊炎、附睾炎等。

三、诊断

有正常分次排尿的女性患者出现持续滴尿,一般应考虑输尿管异位开口;男性患者输尿管异位开口常不易诊断,但出现梗阻或感染的临床症状后较易诊断。对于输尿管开口异位患者,重要的是明确异位开口的部位及是否合并其他畸形。

(一)体格检查

对外阴部进行仔细的检查,往往可以发现从尿道口、阴道口或前庭部尿道与阴道间的小孔间断流出尿液。可向膀胱内注入亚甲蓝,若尿道、阴道等处流出的尿液为无色,说明所流出的尿液不是来自膀胱,而另有异位开口。

(二)静脉尿路造影

静脉尿路造影是重要的诊断方法,既可以了解输尿管的走行、异位输尿管口的位置及肾脏的功能,也有利于手术方法的选择。因重复肾发育不良、肾积水及功能受损等原因,一般采取大剂量延迟拍片。

(三)B超

可了解患侧肾脏的大小、位置和形态、肾皮质厚度及积水程度,特别是对于IVP不显影患者更有意义。

该病需与真性尿失禁相鉴别,后者常有神经系统病史或颅脑外伤史,无正常的分次排尿,尿路造影无肾、输尿管重复畸形,膀胱以外找不到异位的输尿管开口。难产及盆腔手术后输尿管损伤也可引起漏尿及尿失禁,根据病史及超声、IVP等检查一般较易鉴别。

四、治疗

应根据输尿管异位开口类型及其引流肾脏病变的严重程度进行综合考虑,以决定手术方法。有开放手术和后腹腔镜两种方法。

(一)肾、输尿管切除术

肾、输尿管切除术适用于单一输尿管开口异位并肾发育不良无功能或肾功能丧失者。对术前影像学未能定位的发育不良肾脏的切除手术,腹腔镜既能检查又能操作极具优越性。

有时肾脏发育极差,甚至仅约花生米大小,术中在腹膜后脂肪内先找到输尿管,然后沿输尿管向上剥离找到肾脏。合并交叉异位肾或融合肾时,沿输尿管向上探寻所引流的肾脏更为安全,可有效避免损伤健侧肾脏。

(二)上半肾及上输尿管切除术

上半肾及上输尿管切除术适用于重复肾双输尿管、上输尿管口开口异位并上半肾发育不良无功能者。

(三)输尿管膀胱吻合术

输尿管膀胱吻合术适用于单一输尿管口异位、肾功能良好者。如果输尿管下段扩张严重,末端需做鼠尾样裁剪,便于形成黏膜下隧道,起抗反流作用。

输尿管膀胱吻合术后最常见并发症是梗阻和反流。梗阻常引起腰痛和反复感染,需做肾穿刺造瘘引流。经3~6个月经造瘘管造影证实吻合口通畅,拔除造瘘管;梗阻仍存在时,则再次行输尿管膀胱吻合术。膀胱输尿管反流可引起反复泌尿系统感染,需口服预防剂量抗生素,经3~6个月复查排尿性膀胱造影,多数反流消失。如果感染难以控制,则保留膀胱造瘘管或导尿管,经3~6个月复查。反流消失、感染控制方能拔出造瘘管,否则需再次输尿管膀胱吻合抗反流。

(四)膀胱颈重建术

膀胱颈重建术适用于双侧单一输尿管口异位、膀胱三角区及底盘未形成、膀胱颈肌肉未发育、膀胱颈宽大而无括约能力或膀胱容量小者。这类患者若行输尿管膀胱吻合术,术后易出现完全性尿失禁,应行膀胱颈重建术。有的患者需同时行用肠管膀胱扩大术。如仍不能控制排尿,可考虑做以阑尾为输出道的可控性尿路改建术。

(范宗荣)

第七节　输尿管膨出

一、概述

输尿管膨出是指膀胱黏膜下输尿管末端的囊性扩张,亦称输尿管囊肿。本病多与重复肾、双输尿管异常并发且常发生于上肾段的输尿管末端。多见于女性、小孩。输尿管膨出分单纯型(原位型)和异位型两种。

二、临床表现

(一)症状

(1)尿路感染症状:患侧输尿管梗阻和尿道梗阻,易引起尿路感染,出现尿频、脓尿、血尿、发热等。

(2)排尿困难:输尿管膨出阻塞尿道内口或经膀胱颈脱出至尿道口外,均可导致排尿困难。可以出现排尿费力或哭闹,尿流中断,尿线细或尿滴沥状态等。

(3)尿失禁:并发膀胱颈松弛或输尿管口异位而出现尿失禁。

(4)尿毒症:长时间尿路梗阻,反复尿路感染可导致尿毒症。

(二)体征

(1)腹部肿块:膀胱膨胀于耻骨上区可触到肿物并伴有压痛。肾盂积水患者于患侧上腹可触到肿块。

(2)尿道口肿物:输尿管膨出自尿道脱出,可见尿道口有红色球形肿物,表面有细小血管,需与尿道黏膜脱垂鉴别。

三、诊断要点

(一)超声诊断

超声诊断可提示肾输尿管变化,重复畸形或肾盂积水和输尿管扩张等。在膀胱基底部可见单侧或双侧囊肿回声,壁薄而光滑,囊肿与扩张的输尿管相通。

(二)IVU

IVU可见重复肾双输尿管和肾积水输尿管扩张影像,于膀胱三角区可见显影较淡的圆形充盈缺损。排尿后摄膀胱片可见造影剂滞留于囊肿内。

(三)膀胱镜检查

膀胱镜检查可见在输尿管口部位有囊性肿物并可见蠕动,囊肿内下方可见小的输尿管开口。膀胱镜检查时膀胱充水切勿过多,膀胱过度膨胀,囊肿被压平而不能显示。

(四)逆行膀胱造影

逆行膀胱造影膀胱内单侧或双侧可见圆形或椭圆形边界光滑之充盈缺损。

(五)CT

CT显示在膀胱内输尿管口处隆起,膨出边缘光滑,密度均匀,CT值近似水,增强扫描,膨出部位有造影剂进入。

四、治疗原则与方案

输尿管膨出的治疗原则是解除梗阻,防止反流,消除并发症。根据肾功能损害程度、囊肿大小、膀胱有无异常,决定治疗方案。

常用治疗方法有以下几种。

(一)经尿道输尿管膨出切开术

膨出体积不大,相应的肾功能正常或轻度肾积水者,可行经尿道电切术,在膨出基底部做横行切开,达到尿流通畅并保留有活瓣状作用的前壁,以防止尿液反流。

(二)输尿管膨出切除、三角区重建术

该术适用于单集合系统的输尿管膨出,输尿管扩张不严重者。手术要经膀胱切除输尿管膨出部,修补膀胱裂孔,重建抗反流的输尿管膀胱连接部。

(三)输尿管膨出切除、输尿管膀胱吻合术

该术适用于输尿管膨出较大伴有输尿管明显扩张,需形成较长的黏膜下隧道或需做输尿管剪裁者。手术要经膀胱切除输尿管膨出部,修补膀胱缺损,在其内侧做隧道式输尿管膀胱吻合术。

(四)上段肾及输尿管全部切除术

该术适用于重复肾双输尿管合并上段肾的输尿管膨出,并有严重输尿管肾积水及肾萎缩而肾功能损害严重,余肾功能良好者。

（范宗荣）

第八节 先天性输尿管狭窄

一、先天性肾盂输尿管连接部梗阻

先天性肾盂输尿管连接部梗阻(pyelouretera1 junction obstruction,PJO)是泌尿生殖系统畸形中较常见的一种先天性疾病,发生率仅次于隐睾和尿道下裂。男性多于女性,左侧多于右侧,双侧者占10%左右,偶可见孤立肾积水。

(一)病因

1.肾盂输尿管连接处狭窄

肾盂输尿管连接处狭窄是最常见的原因,约占85%。狭窄段长度多为0.5~2 cm,少数病例可达3~4 cm,个别病例出现多段狭窄。一般认为,狭窄是由于肾盂输尿管连接处或输尿管起始阶段肌层增厚或纤维组织增生,并无明显炎性变化;但有些标本则显示为肌肉发育不全甚至缺如,而妨碍正常蠕动波的传递。

2.高位输尿管

正常情况下输尿管起始于肾盂最低位,形成漏斗状,有利于尿液引流。若输尿管起始部位偏高造成折角或活瓣样作用,则尿液排流不畅,最终导致肾积水。

3.迷走血管压迫

肾动脉过早发出供应肾下极的分支或来自腹主动脉的供应肾下极的副肾动脉常横跨输尿管而造成梗阻。由于迷走血管的长期压迫,使该段输尿管壁的发育也有障碍,因而手术仍应切除肾盂输尿管连接部才能解除梗阻。

4.肾盂输尿管连接处瓣膜

肾盂输尿管连接处形成一个内在性活瓣样结构引起尿液从肾内排出受阻,导致肾积水。临床较少见。

5.输尿管起始部扭曲或粘连折叠

如在胚胎期有发育障碍或纤维有异常覆盖或粘连,使输尿管起始部折叠、扭曲致尿液引流不畅而造成肾积水。

6.其他原因

肾盂本身缺乏张力或输尿管起始部缺陷而影响其蠕动也可造成肾积水。

(二)临床表现

1.腹部包块

腹部包块是多数病例中的早期表现,尤其是新生儿及婴幼儿,常因发现腹部包块就诊,有时仅表现为全腹部膨隆。包块多呈囊性感,表面光滑,无压痛。

2.腰腹部疼痛

多以钝痛为主。大量饮水后出现腹痛是本病的一大特点,是肾盂因利尿突然扩张所致。另外,还可因合并结石活动或血块堵塞而引起绞痛。

3.消化道症状

肾盂、肾盏扩张所引起的反射作用或内脏神经受压所致,表现为胃肠道功能紊乱,如恶心、呕吐、厌食、体重不增、发育迟缓等。

4.尿路感染

尿路感染多见于儿童,一旦出现,病情重且不易控制,常伴全身中毒症状,如高热、寒战和败血症。

5.血尿

血尿的发生率为 $10\% \sim 30\%$。原因包括肾盂内压力增高、肾髓质血管断裂、感染或结石等。

6.高血压

可能是因为肾内血管受压,使肾素分泌增多所致。

7.尿毒症

双肾积水或孤立肾积水,如未及时治疗,晚期可出现肾衰竭表现。

(三)诊断

对于反复出现不规则腰腹部疼痛及消化道症状,又难以用消化道疾病或急腹症解释时;反复尿路感染、药物治疗效果不佳时;腹部触及时大时小的囊性包块时,均应考虑到肾积水的可能,需进一步检查。常用的检查方法有以下几种。

1.超声检查

超声检查是肾积水诊断的首选检查方法。B超既可以判断包块的性质(囊性或实性),又可判断包块的位置和大小。B超能观察到肾盂、肾盏扩大的程度及肾实质的厚度,如肾盂扩大,而输尿管不扩张,可初步诊断为肾盂输尿管连接部梗阻性肾积水。

2.静脉肾盂造影

静脉肾盂造影为主要的诊断方法,IVP检查不仅可以了解肾盂、肾盏扩张的程度,还可了解肾脏的功能及梗阻的部位。肾脏不显影可能是因肾实质长期受压功能严重受损或肾发育不良、孤立肾等,也可能是因肾脏积水较大,造影剂被稀释。

3.排泄性尿路造影

排泄性尿路造影可判断肾积水是否因膀胱输尿管反流所致,以及了解肾盂输尿管连接部梗阻是否合并膀胱输尿管反流。

4.肾穿刺造影

对于IVP不显影,梗阻部位不能明确时可采用此法。因为该检查有创性,现已被CT和MRU等无创性检查所替代。

5.CT

CT可以确定包块的具体解剖位置、范围、形态大小及性质,还可了解肾实质的厚度初步判断肾功能,有较高的价值。

6.MRI

MRI为诊断肾积水最新的无创检查方法之一,尤其适用于婴幼儿等不能配合造影、严重肾功能不全或造影剂过敏患者。

7.放射性核素检查

放射性核素检查可显示肾脏形态,了解梗阻部位及肾脏功能代偿情况。

(四)治疗

1.治疗原则

对于肾盂输尿管连接部梗阻患者的治疗应解除梗阻并尽可能地保留肾脏,以最大限度地保护患者肾功能。

2.手术时机的选择

(1)对于没有症状的轻度肾积水可暂不行手术治疗,做严密观察、定期复诊。若肾积水加重或出现临床症状者应考虑积极手术。

(2)对于中度以上的肾积水或出现临床症状者应积极手术。

(3)大部分幼小婴儿轻、中度肾积水不需手术,在随访观察中可自行好转。重度肾积水患儿都需手术,在肾积水减轻程度,肾盂排空改善等方面明显优于保守观察病例。

3.手术方法的选择

(1)肾盂成形术。肾盂成形术的术式很多,术式的选择应依病变及每个患者的具体情况而定,但各种术式均应达到以下基本要求:重塑管径要超过正常管径;吻合口宽广、低位、呈漏斗状、密闭而无张力;切除多余无张力的肾盂壁;尽量减少输尿管周围的纤维增生,以免术后广泛粘连而再度肾积水。①离断性肾盂成形术(Anderson-Hynes术):因切除了肌细胞发育异常的部位,效果最好而被广泛采用。凡肾盂输尿管连接部狭窄,该部肌肉发育不良、肾盂扩张明显者均可采用此术式。②Y-V成形术(Foley术):适用于输尿管高位附着或肾盂输尿管连接部狭窄较短,肾盂扩大不明显,无须行肾盂部分切除者。③异位血管致肾盂输尿管连接部梗阻矫治术:可切断输尿管上端,切除肾盂输尿管连接部及狭窄的上输尿管,移位至血管之前,再行吻合术;若异位血管有替代血供,也可将异位血管结扎,再行Y-V成形术。④肾盂瓣肾盂成形术(Culp成形术):适用于低位狭窄者。⑤插管式输尿管切开术(Davis术):适用于UPJ的长段瘢痕性狭窄者,因术后输尿管内支架管需要长时间放置,极少使用。⑥肾盏输尿管吻合术:肾盂成形术失败后,肾脏周围有广泛粘连纤维化。将受压变薄的下极肾实质部分切除,下极肾盏与正常输尿管吻合。⑦经皮肾盂内切开术:经皮肾盂内切开术只限于无异常血管压迫,输尿管狭窄段较短。通过经皮肾镜,用冷刀在肾盂输尿管连接部的后外侧切开至正常口径的输尿管,然后留置支架管。⑧后腹腔镜下肾盂离断成形术:后腹腔镜肾盂成形术作为治疗 UPJ 梗阻的微创手术有其明显的优势。

(2)肾切除术:小儿肾处于发育期,解除梗阻后恢复的潜力大,年龄越小,肾脏功能恢复能力越强,故对肾积水患儿原则上仅考虑保留肾手术。仅以下情况才考虑行肾切除术:①巨大单侧肾积水患肾功能基本丧失,肾实质极薄,色泽灰白,厚度<2 mm。②肾实质有多处溃疡或形成脓肾。③发育不良的肾盏合并肾积水。④对侧肾功能正常者。

(3)肾造瘘术:当肾积水合并严重感染时,药物治疗不能控制,应先行肾造瘘,待感染控制后再行进一步手术。

(4)双侧肾积水的处理:应分期行肾盂成形术,一般不做肾切除术,两次手术时间间隔一般不少于 1 周,最好不要超过 1 个月;若患儿情况及技术许可也可同时完成。

4.术后处理和随访

UPJO 患者较多为婴幼儿,术后难以配合治疗,术后稳妥固定各种引流管极为重要,特别是肾造瘘管。肾造瘘管拔出指征为夹管后,多次连续夹管 12～24 h,松夹后残余尿量很少且恒定,或者自肾造瘘管内注入亚甲蓝,观察尿颜色,有蓝色尿液排出,证实通畅。成人术后 1 个月左右膀胱镜下取出输尿管内支架。

术后 3～6 个月做 IVP 了解肾盏恢复情况,并定期复查 B 超,了解患肾积水情况。

二、输尿管瓣膜

输尿管瓣膜是输尿管黏膜过多形成皱褶,内含平滑肌,可发生在输尿管任何一段,输尿管中 1/3 段及 UPJ 处最少见。输尿管瓣膜可以是单片状,也可是横膈状。

(一)病因

目前关于输尿管瓣膜病因公认的有 3 种学说:胚胎皱襞残留学说、膜形成学说和输尿管胚胎发生畸形学说,但均不能全面解释各种现象。

(二)临床表现

多无特异性症状,常有肾区疼痛和继发感染症状,可出现血尿,后期可造成患侧肾功能损害。

(三)诊断

该病虽可出现梗阻及泌尿系统感染等症状,但这些症状为泌尿系统常见症状,无特异性。故很难在手术前作出诊断,确诊必须依靠输尿管镜活检或术后病理检查。

Wacher 提出输尿管瓣膜症的诊断依据:①输尿管黏膜内含平滑肌纤维束。②瓣膜以上部分的输尿管扩张,以下的则正常。③无其他机械性或功能性梗阻原因存在。

1.B 超

常能发现肾积水及梗阻以上部位输尿管扩张,但不能确诊。

2.IVP 与逆行输尿管造影检查

输尿管有膜状充盈缺损,呈"腊肠"样,是诊断本病最有价值的 X 线征象,同时可以了解积水程度及肾脏功能情况。

3.输尿管镜检查

能直接观察到病变形态,同时取组织块活检,以明确有无平滑肌束的存在,并且同时切除瓣膜,是最佳的诊治方法。

(四)治疗

(1)若输尿管瓣膜致患肾基本无功能,可行肾、输尿管切除术。

(2)若肾脏功能较好或双侧肾功能均较差者,则尽可能切除瓣膜保留患肾,手术方法有单纯瓣膜切除、病变段输尿管切除断端斜行吻合和经输尿管镜瓣膜切除手术。术中应放置输尿管支架管,利于输尿管尿路上皮生长,防止吻合口粘连和再次出现狭窄,并能维持尿液引流通畅。

对于输尿管环形瓣膜、多发瓣膜及局部管腔狭小者,若单纯行开放或输尿管镜下瓣膜切除,管壁和黏膜会出现大片环形缺损,局部血运易受破坏,易发生输尿管穿孔甚至断裂、尿外渗等并发症,且术后易引发输尿管瘢痕狭窄,故这类患者不应首选经输尿管镜瓣膜切除,应行病变段输尿管切除断端斜行吻合术。

三、输尿管口膨出

输尿管口膨出又称为输尿管口囊肿,是指输尿管末端向膀胱内呈囊性扩张。膨出外层为膀胱黏膜,内层为输尿管黏膜,中间为残缺不全的肌肉和胶原纤维。膨出大小不一,小者 1～2 cm,大者可几乎占满整个膀胱。

此病的原因目前尚不十分清楚。输尿管口膨出约 80% 来自重复肾输尿管的上输尿管,女性多于男性,可发生于单一输尿管,也可双侧性同时发生。

Ericsson 将输尿管口膨出分为 2 型。①单纯型,又称原位型输尿管口膨出,多见于成人及男性,膨出一般较小,常无症状,故不易发现。②异位型,女性多见,膨出一般较大,但开口小,多位于膀胱基底部,近膀胱颈部或尿道内,甚至脱出尿道,因而造成尿路梗阻。

(一)临床表现

1.排尿困难

输尿管口膨出位置异常时,常可阻塞尿道内口而出现排尿费力、排尿中断。女性患儿在用力排尿时可有淡红色包块从尿道外口脱出,呈球形,大小不一,安静后多能自行复位,偶尔可发生嵌顿,引起急性尿潴留。

2.尿路感染

主要表现为尿频、尿急和尿痛等膀胱刺激征,有时可有反复发热及脓尿。感染与尿液引流不畅及反复膀胱黏膜脱出有关。

3.上尿路梗阻症状

长期梗阻可导致肾积水及输尿管扩张,患者可有腰部隐痛,有时可因腹部肿物就诊。合并结石时可出现血尿及腰腹部疼痛。

(二)诊断

本病多见于儿童,尤以女孩多见。大多数患者临床表现无特异性,诊断主要依靠影像学检查和膀胱镜检查来明确。

1.B超

可发现 1 cm 以上的输尿管膨出。

2.静脉尿路造影

单纯性输尿管口膨出时,若肾功能良好,输尿管连同膨出呈蛇头状伸入膀胱;若来自功能不良的重复肾上部时,显示为膀胱内有一球形充盈缺损。

3.膀胱造影

可补充静脉尿路造影的不足,还可显示有无输尿管反流。

4.膀胱镜检

膨出较小时可看到膨出全貌,有时可看到膨出随喷尿而增大;膨出较大时难以看到膨出全貌,仅可看到大片有血管分布的膨出壁。

(三)治疗

应根据输尿管膨出的大小、有无合并其他泌尿系统畸形及相应肾脏的功能制订个体化的治疗方案。治疗原则是解除梗阻、防止反流及处理并发症。

1.保守治疗

若膨出较小,无临床症状,无明显肾积水,一般不需要治疗。

2.膀胱镜下输尿管口膨出的微创手术

本术式适用于以下情况:①出现相应临床症状或对应肾脏积水,对应肾功能良好者。②严重尿路感染,药物未能控制,一般情况较差患者,可先行开窗引流术以控制和缓解症状,2～3个月后根据膀胱尿道造影及相关影像学检查结果决定下一步治疗。

常用的手术方式有两种:①经尿道囊肿切开术,采用针式电极将囊肿从管口处切开直到囊肿根部,使引流通畅。②囊肿低位开窗去顶术,采用环状电极切除远侧低位的部分囊肿壁,在囊肿表面开一圆窗,其大小以引流通畅为度,使剩余的近侧囊肿成一活瓣样结构,以防止膀胱输尿管反流。

3.上半肾及上肾大部分输尿管切除术

其适用于重复肾输尿管畸形合并上肾段输尿管口膨出,已发生严重输尿管扩张,上肾部功能丧失。

4.输尿管口膨出部切除、输尿管膀胱吻合术

其适用于重复肾上肾部功能良好者。

患者术后每3个月常规复查尿常规、B超及膀胱造影,1年后每年复查1次,以了解输尿管口膨出是否缩小,有无膀胱输尿管反流等。

（范宗荣）

第九节　膀　胱　畸　形

一、脐尿管异常

连接脐部与膀胱顶部有一细管,即脐尿管。至胚胎晚期脐尿管全部闭锁,退化为脐正中韧带。若脐尿管仅在脐部未闭,则形成脐尿管窦;若脐尿管在近膀胱处未闭,则形成脐尿管憩室;若脐尿管两端闭锁、仅中段管腔残存,则形成脐尿管囊肿;若脐尿管完全不闭锁,脐部有通道与膀胱

相通,则形成脐尿管瘘(图 4-1)。

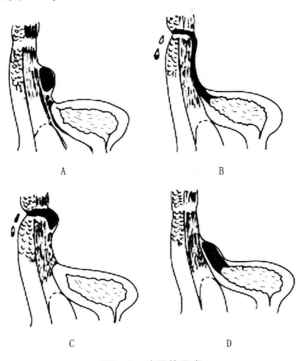

图 4-1　脐尿管异常
A.脐尿管囊肿;B.脐尿管瘘;C.脐尿管窦;D.脐尿管憩室

　　脐尿管畸形较为罕见,发生率约为 1/30 万,多见于男性,可合并下尿路梗阻,也可由于长期慢性炎症刺激而发生脐尿管癌。

(一)脐尿管囊肿

　　脐尿管囊肿临床少见,多见于男性。囊肿位于脐下正中腹壁深处,介于腹横筋膜与腹膜之间。囊肿内液体为囊壁上皮的渗出物,多在儿童期发现。

　　1.临床表现

　　脐尿管囊肿大小不等,小者多无临床症状,大者可引起腹痛及肠道压迫症状,并可在脐部正中触及囊性肿块。继发感染时,则形成脓肿,可向腹外穿破,自脐部有脓性分泌物流出,并可形成脐部窦道。偶见囊肿穿破入腹腔、膀胱,引起腹膜炎、尿路感染。

　　2.诊断与鉴别诊断

　　对于下腹正中线深部肿块应考虑脐尿管囊肿可能性。B 超、CT 检查可以协助诊断,提示下腹部、腹横筋膜与腹膜间有囊性肿块,与膀胱不相通。膀胱造影可显示肿块影位于腹膜外,与膀胱上部相连,但不相通。

　　本病需与阑尾脓肿、卵巢囊肿、卵黄管囊肿、梅克尔憩室等疾病鉴别。

　　3.治疗

　　对未感染的囊肿应手术切除囊肿,做脐下正中切口,分离囊肿直至膀胱,并缝合膀胱以避免复发,手术时应尽量避免切开腹膜,以免发生腹膜炎;但如果病变与腹膜粘连,应同时检查腹腔,并予以处理。如有感染则先切开引流,控制感染,待炎症消退后,再切除囊肿。对脐尿管恶变者将整个脐尿管包括肿瘤、部分腹膜、腹横筋膜及膀胱顶部切除,亦有主张做脐尿管膀胱根治性切除术,以提高治愈率。

(二)脐尿管瘘

脐尿管瘘临床上较少见,黄澄如报道在1 000例小儿泌尿系统疾病住院病例中仅有1例。

1.临床表现

脐部有液体漏出,其程度视瘘管大小而定。较大者脐部不断有液体流出,增加腹压时漏出增多,若合并下尿路梗阻则尿液漏出更多;瘘管细小时脐部仅有潮湿,脐部瘘口由皮肤或黏膜覆盖,合并感染时脐部可出现红、热、痛,并流出脓性分泌物。

2.诊断与鉴别诊断

从导尿管向膀胱内注射亚甲蓝,可见蓝色尿液自脐孔流出。从脐部瘘口注入造影剂或行排泄性膀胱尿道造影,可显示瘘管。膀胱尿道造影可见造影剂从膀胱顶部自脐部漏出。膀胱镜检查亦可发现膀胱顶端有一瘘孔。

本病需与卵黄囊未闭、脐尿管未闭等鉴别。卵黄囊未闭,脐部漏出物为肠内容物,膀胱内注入亚甲蓝,脐部无蓝色液体流出;经脐部瘘口造影,造影剂进入肠道。脐尿管未闭为靠近脐部一端未闭合,可出现脐部渗液,但膀胱内及脐部瘘口造影显示窦道与膀胱不通。

3.治疗

主要治疗方法为手术切除脐尿管,缝合膀胱顶部瘘口。术后应留置导尿管或膀胱造瘘管。需要注意,部分患者可同时存在下尿路梗阻,应予以解除梗阻。

(三)脐尿管窦

脐尿管窦为脐尿管顶部靠近脐的一段长期不能闭合,与外界相通,常有分泌物流出且易发生感染。脐尿管窦可发生于任何年龄,术前应做探针探查及窦道造影,与脐肠系膜残留导管不一样,脐尿管窦多位于脐下方。治疗方法以手术切除为主。

(四)脐尿管憩室

脐尿管憩室是脐尿管靠近膀胱的一端未闭合形成与膀胱相通的憩室。憩室与膀胱的开口大小不等。开口较小时,易在憩室内形成结石,开口较宽敞的脐尿管憩室常见于典型的梨状腹综合征。对于已有结石形成的脐尿管憩室应做憩室切除术,对梨状腹综合征,若憩室是大量残余尿的来源也应做憩室切除。

二、膀胱外翻

膀胱外翻是以膀胱黏膜裸露为主要特征的综合畸形,包括腹壁、脐、耻骨及生殖器畸形,表现为下腹壁和膀胱前壁缺损,膀胱后壁向前外翻,输尿管口显露,可见尿液喷出。膀胱外翻发生率1/(3万~4万),男性3~4倍于女性。

由于泄殖腔膜的异常发育,阻碍中胚层细胞向中间部移位,从而影响下腹部发育,使膀胱后壁暴露。膀胱外翻可发生从泄殖腔外翻到远段尿道上裂等一系列异常,包括泌尿系统、肌肉骨骼系统及肠道等。其中由于膀胱和尿道在胚胎发育中具有同源性,所以最常见的复合畸形为膀胱外翻-尿道上裂。

(一)临床表现

(1)外翻膀胱黏膜鲜红、异常敏感、易出血,常伴有尿道上裂,尿液不断从输尿管口外流浸渍下腹部、会阴和大腿内侧皮肤,发恶臭。紧贴外翻膀胱黏膜的头侧为脐带附着处,以后不能形成肚脐。外翻黏膜长期暴露可变厚,形成息肉及鳞状上皮化生,尤以膀胱顶部明显,最终可使逼尿肌纤维化,导致膀胱变为厚的硬块。外翻膀胱的大小差异较大,小者直径仅有 6～7 cm,视耻骨分离的分离距离大小而定。

(2)由于腹壁肌肉发育异常,患者可合并有腹股沟斜疝或股疝,因骨盆发育异常,耻骨联合分离,耻骨支外翻及两侧股骨外旋,所以患儿常有摇摆步态。

(3)膀胱外翻患儿的上尿路一般正常,但随年龄增长,外露的膀胱纤维化可造成膀胱输尿管开口梗阻,从而引起肾输尿管积水,即使手术愈合后,大多数病例也因输尿管位置过低,其背侧缺乏肌肉支持,没有膀胱壁段输尿管作用而发生反流。

(4)男性典型膀胱外翻常伴有尿道上裂,阴茎短小,背屈,海绵体发育差,阴茎头扁平,包皮堆于腹侧,阴茎基底及阴囊分离加宽。约有 40% 的病例合并隐睾,肛门正常,但多向前移位,而且由于盆底肌薄弱及肛提肌复合体前部肌力不足,加之患儿常有下坠感及暴露膀胱的刺激,引起腹压增加,故常伴有脱肛。女性可见阴蒂分离,阴唇在腹侧中线上分为两侧,阴道口前移并可能狭窄,有些病例 Müller 管组织是重复的。

(5)膀胱外翻亦可合并肠异位,但较罕见。完全型膀胱外翻中片状肠异位,位于外翻膀胱黏膜边缘;部分型膀胱外翻中位于闭合部膀胱前壁的前上方管状肠异位(管腔长达 5 cm);隐型膀胱外翻位于膀胱前壁和顶部的前上方管状肠异位(管腔最长达 10 cm)。由于异位肠组织多位于外翻膀胱黏膜的周边,同为翻出黏膜组织,尤其是婴儿期外翻的肠黏膜与膀胱黏膜在肉眼下很难区别,易被忽略且术中异位肠组织常影响膀胱内翻关闭,所以应引起重视。

(二)诊断与鉴别诊断

根据典型的临床表现和体征可以明确诊断,但应注意是否合并其他畸形,如肛门-直肠畸形、脊柱裂、马蹄肾、腹股沟斜疝、隐睾、肠异位等。B 超检查有助于排除其他的合并畸形,骨盆 X 线片可观察耻骨间距离。静脉尿路造影可了解有无肾输尿管畸形和积水等上尿路情况。

本病需与假性膀胱外翻进行鉴别,即有膀胱外翻时的骨、肌肉缺损,其脐孔位置低,腹直肌从脐上分裂,附着于分离的耻骨上,膀胱从分裂的腹直肌突出似股疝,但尿路是正常的。

(三)治疗

治疗目的是保护肾功能,控制排尿,修复膀胱、腹壁及外生殖器,多主张分期完成。

1.修复膀胱

膀胱内翻缝合术是保护膀胱功能的主要手段。由于膀胱壁纤维化和膀胱壁长期暴露而有水肿及慢性炎症,故应尽早完成,可在出生后 72 h 内进行。术前应了解心肺功能是否正常,B 超检查双肾、输尿管是否有畸形,行肾放射性核素扫描,了解肾功能、肾血流情况。

2.修复骨盆环

关闭骨盆环或行髂耻骨切开融合术,使骨盆恢复正常解剖状态,减低膀胱腹壁修复后的张力,术后可应用 Bryant 牵引以防伤口裂开,从而有利于愈合。

3.修复尿道生殖器

包括膀胱颈重建术及尿道上裂成形术,从而恢复正常排尿,可作为二期手术。于 1.5～2.5 岁时测定膀胱容量,若膀胱容量＞60 mL,可同时修复膀胱颈和尿道上裂;若容量＜40 mL,则仅修复尿道上裂,以便增加容量,至 3～5 岁时再修复膀胱颈。在修复尿道上裂前 5 周肌内注射丙酸睾酮 2 mg/kg,可使阴茎增大。这种作用于术后 4 周消失。

4.尿流改道手术

若患儿膀胱容量小、手术时患儿年龄大或术后仍不能控制排尿等功能性修复手术失败后,可考虑行尿流改道手术。

术后需随诊上尿路情况,有无反流、梗阻及尿排空情况。术后 4 个月复查静脉尿路造影及排尿性膀胱造影,以检测有无上尿路扩张、反流及残余感染。尿流率检查有助于诊断膀胱颈修复术后膀胱尿液排空有无梗阻。

(四)预后

如不治疗,有 2/3 的病例于 20 岁前死于肾积水及尿路感染。术后短期并发症包括尿道瘘、尿道狭窄及皮肤裂开等。Yerkes 等对 53 例(其中 35 例典型膀胱外翻及 18 例尿道上裂)术后长期随访结果表明,18 例能良好控制排尿,但其中 72% 均有膀胱排空差引起的一系列并发症,包括尿路感染 10 例、附睾炎 2 例及膀胱结石 4 例。

三、重复膀胱

重复膀胱可分为完全性重复膀胱及不完全性重复膀胱。完全性重复膀胱,每一膀胱均有发育良好的肌层和黏膜,各有一侧输尿管和完全重复的尿道,经各自尿道排尿;不完全性重复膀胱,则仅有一个尿道共同排尿,其他还有膀胱内矢状位分隔或额状位分隔,以及多房性分隔或葫芦状分隔(图 4-2)。

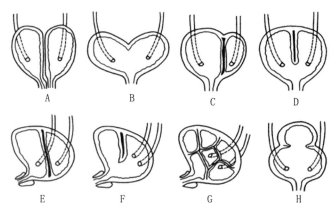

图 4-2　重复膀胱

A.完全性重复,伴重复尿道;B.不完全性重复;C.完全性矢状分隔;D.不完全性矢状
分隔;E.完全性额状分隔;F.不完全性额状分隔;G.多房性分隔;H.葫芦状分隔

重复膀胱主要是由于胚胎发育期出现矢状位或额状位的尿直肠隔将膀胱始基进一步分隔所致,常合并其他重复畸形,在男性 90% 有双阴茎,在女性则有双子宫双阴道,40%～50% 有肠重复,腰骶椎也可能重复。此外,还可合并膀胱外翻、输尿管口异位等其他尿路畸形。

(一)临床表现

本病多因合并上尿路或其他器官畸形而致死产或生后不久死亡,但也有重复膀胱长期无症状被偶然发现或因合并其他严重尿路畸形继发感染、结石经尿道造影而被诊断。临床上表现为尿频、尿急、尿痛等尿路刺激症状及其他畸形的相应症状。

(二)诊断

B 超检查、CT 检查、静脉尿路造影、排泄性膀胱尿道造影、尿道膀胱镜检查是诊断本病的方法。

本病主要应与膀胱憩室相鉴别。膀胱憩室多存在下尿路梗阻,多不伴有其他畸形,斜位或侧位排泄性膀胱尿道造影可发现憩室位于膀胱轮廓外,排尿时憩室不缩小,反而扩大,B超、CT检查憩室壁较正常膀胱壁薄。

(三)治疗

若无尿路梗阻和感染,可不做任何处理。若存在梗阻或反复尿路感染,可行手术治疗。治疗包括切除膀胱中隔,解除梗阻,有异位输尿管口或狭窄者,可行输尿管膀胱再植术。若一侧肾脏无功能,可行肾切除术,同时还应注意治疗其他畸形。

四、膀胱憩室

膀胱憩室是由于先天性膀胱壁肌层局限性薄弱而膨出,或继发于下尿路梗阻后膀胱壁自分离的逼尿肌之间突出而形成的(图4-3)。多见于男性,常为单发性。

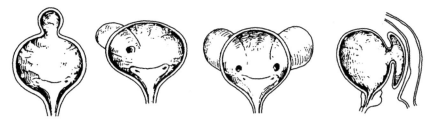

图4-3 膀胱憩室

病因有先天性病变和后天性病变两种。在先天性病变中,膀胱壁肌层局限性发育薄弱而膨出,憩室含有膀胱黏膜及肌层,为真憩室;而后天性病变多继发于下尿路梗阻病变,如尿道狭窄、后尿道瓣膜、膀胱颈挛缩和脐尿管末端未闭等,自膀胱壁有分离的逼尿肌之间突出,憩室由黏膜和结缔组织组成,称假性憩室。即使先天性病变中,梗阻仍是主要因素。儿童多为先天性,成人多因梗阻而继发。

憩室多数位于膀胱底部和两侧壁,以输尿管口附近最多见,发生于膀胱顶部的憩室一般是脐尿管残留。憩室壁薄弱,为膀胱移行上皮及纤维组织组成,而先天性憩室壁含有肌纤维,此点可与后天性相区别。

(一)临床表现

一般无特殊症状,若合并有梗阻、感染,可出现排尿困难、尿频、尿急、尿痛、血尿等症状。巨大憩室由于憩室壁肌纤维很少,排尿时巨大憩室内尿液不能排出,从而出现两段排尿症状,此为本病的特征性表现。少数位于膀胱颈后方的巨大憩室可压迫膀胱出口产生尿潴留,压迫直肠壁而致便秘,压迫子宫而致难产。

(二)诊断与鉴别诊断

临床上有两段排尿这一特征性表现,诊断主要依靠影像学检查和膀胱镜检查。静脉尿路造影可显示憩室或输尿管受压、移位,斜位或侧位排泄性膀胱尿道造影,并于膀胱排空后再次摄片可明确诊断,平时小的膀胱憩室于排尿时显著增大。膀胱镜检查可看到憩室的开口及输尿管开口的关系,可伸入憩室内观察有无结石、肿瘤。B超、CT及MRI检查都可清楚显示憩室,多位于膀胱后方、两侧,大小不同,单发或多发。

本病主要应与输尿管憩室、尿道憩室、重复膀胱等疾病鉴别,静脉尿路造影、排泄性膀胱尿道造影及尿道膀胱镜检查可予以鉴别。

（三）治疗

继发性憩室治疗主要是解除下尿路梗阻，控制感染。如憩室较小，可不必行憩室切除；如憩室巨大，输尿管口邻近憩室或位于憩室内，存在膀胱输尿管反流，则需做憩室切除，输尿管膀胱再植术；经常感染、并发结石、肿瘤的憩室也需行憩室切除术。先天性憩室多位于膀胱基底部，较大，常造成膀胱出口梗阻、膀胱输尿管反流和继发感染，有症状时需手术切除。

（范宗荣）

第十节　尿　道　上　裂

一、概述

尿道外口开口于阴茎背侧，尿道口的远端呈沟状，称为尿道上裂。较为罕见，主要由于先天性尿道上壁缺如，胚胎学视为膀胱外翻的一部分，发病率约 1/30 000，男、女之比为（3～4）：1。

Culp 将男性尿道上裂分为三型。

（一）阴茎型

阴茎型阴茎头扁平，阴茎短，尿道口开口于阴茎头或阴茎的背侧。自尿道 1:3 至阴茎头头端有一凹沟。包皮悬垂于阴茎的腹侧（图 4-4A、B、C）。

（二）耻骨联合下型

耻骨联合下型尿道口位于耻骨联合的下面。自尿道口至阴茎头头端有一深沟，阴茎短，包皮悬垂于阴茎腹侧（图 4-4D、E）。

（三）完全型

完全型尿道开口于膀胱颈，呈漏斗状，有尿失禁，有的合并不同程度的膀胱外翻，此型多有耻骨联合分离，尿道外括约肌及膀胱颈部肌肉发育不全，前部为裂缝，仅有纤维组织相连（图 4-4F、G）。

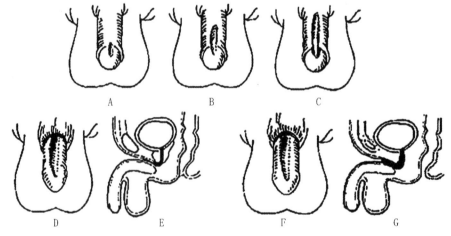

图 4-4　尿道上裂分型

二、病因及发病机制

（一）Patten 及 Barry 氏学说

胚胎发育到 4 周时，穴肛膜上界的两侧生长出生殖结节，并逐渐于穴肛膜的前上正中融合。5～8 周时，尿直肠隔由上向下发育，将穴肛分为尿生殖窦及直肠两个腔隙，尿生殖窦位于生殖结节的后方。若尿直肠隔向前发育，在生殖结节的前面相连接，则生殖结节被推向后方，尿生殖窦即位于生殖结节的前方，尿道将在阴茎的前面发展，如尿生殖沟不在中线汇合，即形成尿道上裂。

（二）Marshall 及 Muecke 学说

正常胚胎在 5 mm 时，穴肛膜发育很快，后即变慢，进而回缩。若穴肛膜发育过快，在应当回缩的时候不能回缩，反而继续发育，它的发育超过了生殖结节，伸向了生殖结节的前面，将影响其两侧的组织向正中融合。当穴肛膜穿破吸收，即于阴茎的前面形成裂孔，大者为膀胱外翻，小者即形成尿道上裂。

三、临床表现

（一）尿失禁

因尿道括约肌发育障碍，50％以上的尿道上裂患者有尿失禁。尿失禁的轻重主要取决于后尿道前壁组织的缺损程度。完全型者因后尿道前壁完全缺损，仅由纤维组织构成，且外括约肌于前壁不连接，故均有尿失禁。阴茎型和耻骨联合下型者，据后尿道前后平滑肌和外括约肌发育情况可有不同程度压力性尿失禁和膀胱失用性萎缩。

（二）尿道位置反常及阴茎畸形

尿道开口于阴茎背侧，呈喇叭状，口宽大；尿道前壁有不同程度缺损，缺损部尿道呈沟状，其上覆以尿道黏膜；阴茎头扁而宽，呈铲状；阴茎向背侧弯曲，阴茎短小，阴茎海绵体分离，包皮背侧缺乏而腹侧多。

（三）性功能障碍

阴茎虽可勃起，但多弯向背侧，并可有勃起疼痛，大多不能性交。

（四）常合并尿路感染

30％～40％的患者有膀胱输尿管反流。

（五）膀胱镜检查

置入膀胱镜，有尿失禁者可见膀胱颈部宽大，不能关闭，精阜犹如在膀胱内，注水极易由镜鞘周围溢出。

四、诊断

（一）尿道开口异常

尿道外口开口于阴茎背侧，尿道口周围皮肤回缩，呈喇叭状，开口特别宽大。

（二）阴茎畸形

阴茎头扁而宽，呈铲状；阴茎短而宽，阴茎向背侧弯曲，包皮全在腹侧。

（三）尿失禁

50％以上的尿道上裂有尿失禁。尿失禁的轻重主要取决于后尿道前壁组织的缺损程度。完全型者均有尿失禁，阴茎型开口于耻骨联合下方时可有压力性尿失禁。

(四)性功能障碍

多数伴有勃起疼痛、逆行射精或性交困难。

(五)IVP 检查

IVP 检查可发现部分患者合并单侧肾发育不良或位置异常,30％～40％的患者有膀胱输尿管反流。

(六)X 线检查

耻骨联合宽度超过 5 mm,表现为耻骨联合分离。部分患者可明显触及耻骨联合分离。

五、治疗

该病治疗应达到两个目的:①恢复正常排尿、控尿能力;②纠正尿道和阴茎畸形。根据尿道上裂不同类型,综合采取以下方法。

(一)膀胱颈成形术

这是治疗尿失禁的主要手段。由于年龄幼小的患儿存在着自然遗尿现象,很难确定尿失禁的程度,亦难观察术后疗效,故多主张在 6 岁以后施行手术较为适宜。膀胱颈成形的方法:切除原有膀胱及后尿道背侧的纤维组织,再将其合成管状,使管腔缩小,并用膀胱三角区的全层做成平滑肌管,以形成新的膀胱颈及后尿道,同时做抗反流的输尿管膀胱再吻合术。膀胱颈成形术后,仍需经过一段时间的排尿训练,方能达到正常排尿。

(二)矫正阴茎畸形

矫正阴茎弯曲并切断阴茎悬韧带后阴茎即可伸长、伸直。

(三)尿道成形术

尿道成形术可用尿道沟黏膜及周围包皮形成尿道,新形成的尿道应置于阴茎海绵体腹侧、两个阴茎海绵体之间,同时将两个分离的阴茎海绵体缝拢。

上述手术可分开或同时进行。

六、预后

尿道上裂的治疗需要进行膀胱颈成形、矫正阴茎畸形及尿道成形三方面的治疗,部分患儿还要进行输尿管抗反流手术,故手术治疗比较困难,失败率高,有时需经多次手术才能成功。约50％的患儿在术后 2 年左右可控制排尿,但成年后可有射精异常。对有尿失禁、多次手术失败者,有学者采用尿流改道。

(范宗荣)

第十一节 尿 道 下 裂

一、概述

尿道下裂是由于前尿道发育不全,导致尿道外口未在正常位置的尿道先天性畸形,是男性泌尿生殖系统常见的先天性畸形。其发生与激素、遗传、环境因素有关。男女均可发生,但主要见于男性。出生男婴发病率为(2～3.2)/1 000。本病的解剖学特征:①尿道外口可位于阴茎腹侧面从会阴到阴茎头之间的任何位置;②阴茎下弯;③系带缺如,阴茎缝和包皮不对称发育,阴茎缝可分裂成对称的两部分,形成"V"形皮肤缺损,而在阴茎的背侧形成"头巾"样包皮堆积。尿道下裂常分成四型:阴茎头型、阴茎型、阴囊型和会阴型。本病可并发隐睾、腹股沟斜疝、扩大的前列腺囊、两性畸形等。

阴茎下弯的程度与尿道口位置并不成比例,有些开口于阴茎体远侧的尿道下裂却合并重度下弯。为了便于估计手术效果,法国人 Barcat 按矫正下弯后尿道口退缩的位置来分型。按此分型,尿道口位于阴茎体远端的病例占大多数。而我国四型分布与国外资料不相符合,其原因是我国很多阴茎头型、冠状沟型尿道下裂病例易被漏诊,且由于大部分前型尿道下裂对以后结婚、生育影响不大,故不要求治疗而未被统计在内。

二、病因及病理

胚胎发育过程中,自第 8 周开始,阴茎原基与尿道开始分化,睾丸分泌的雄激素诱导阴茎及男性尿道的形成和发展。如果雄激素缺乏,尿道沟两侧的皱褶融合发生障碍,致使尿道腹侧壁缺损。尿道外口位于阴茎腹侧的不同位置,形成不同程度的尿道下裂。同时尿道海绵体、阴茎海绵体也发育不全,则尿道下裂远端的尿道形成纤维束状,发生阴茎弯曲。另外环境内分泌雌激素,妊娠早期孕妇使用孕激素类药物使胚胎内雄雌激素水平失衡,某些药物特别是抗癫痫药物亦会引起尿道下裂。最新研究发现,本病发生与染色体异常、基因突变、家族性等因素有关。由于雄激素与生殖系统发育相关,因此,尿道下裂患儿常合并多种生殖系统畸形,如隐睾、米勒管残留等。

三、临床表现

典型的尿道下裂有三个特点。

(一)异位尿道口

尿道口可异位于从正常尿道近端至会阴部尿道的任何部位。部分尿道口有轻度狭窄,其远端有一黏膜样浅沟。海绵体缺如的病例可见菲薄的尿道壁。若尿道口不易看到,可一手垂直拉起阴茎头背侧包皮,另一手向前提起阴囊中隔处皮肤,可清楚观察到尿道口。尿线一般向后,故患儿常取蹲位排尿,尿道口位于阴茎体近端时更明显。

(二)阴茎下弯

阴茎下弯即阴茎向腹侧弯曲。有学者认为,尿道下裂合并明显阴茎下弯的只占 35%,而且往往是轻度下弯。阴茎下弯可能是胎儿的正常现象。Kaplan 及 Lam 在对妊娠 6 个月流产胎儿的调查中发现,44% 的胎儿有阴茎向腹侧弯曲。随着胎儿生长,大部分阴茎下弯可自然矫正。按阴茎头与阴茎体纵轴的夹角,可将阴茎下弯分为轻度($<15°$)、中度($15°～35°$)、重度($>35°$)。后两者在成年后有性交困难。导致阴茎下弯的原因主要是尿道口远端尿道板纤维组织增生、阴茎体尿道腹侧皮下各层组织缺乏,以及阴茎海绵体背、腹两侧不对称。

(三)包皮的异常分布

阴茎头腹侧包皮因未能在中线融合,故呈 V 型缺损,包皮系带缺如,全部包皮转至阴茎头背侧呈帽状堆积。

四、诊断

（一）阴茎头型

（1）尿道开口位于冠状沟腹侧，呈裂隙状，包皮系带常缺如，背侧包皮堆积。

（2）尿道口可有狭窄，严重者可引起排尿困难甚至肾积水。

（3）阴茎头常呈扁平型，向腹侧弯曲。

（二）阴茎型

（1）尿道开口于腹侧冠状沟与阴茎阴囊交界部之间；背侧包皮堆积。

（2）阴茎弯曲明显，排尿时尿流呈喷洒状。

（三）阴囊型

（1）尿道口位于阴囊正中线上，阴囊常呈分裂状，外观似女性大阴唇。

（2）阴茎短小，扁平，向下弯曲，甚至与阴囊缝相连接。

（3）常伴有隐睾。

（四）会阴型

（1）尿道口位于会阴部，阴囊分裂且发育不全。

（2）发育不全的阴茎似肥大阴蒂，为头巾样包皮所覆盖，并隐藏在分裂的阴囊之间。

（3）睾丸发育不良或伴有隐睾。

（4）尿道沟介于阴茎头和尿道口之间，或常缺如，尿道口呈漏斗形。

五、鉴别诊断

主要是性别的鉴别诊断，尤其是会阴型尿道下裂，其染色体为46XY，性染色质阴性，性腺为睾丸。

（一）女性假两性畸形

女性假两性畸形是由于肾上腺皮质某些酶先天缺陷，致使肾上腺皮质的正常激素合成及代谢异常，使具有雄激素作用的中间产物聚积增加，女性胎儿外生殖器男性化。出生后外阴继续向男性方向发展，阴蒂肥大酷似阴茎。尿道口位于肥大的阴蒂根部而极似会阴型尿道下裂，阴道狭小。主要鉴别要点：①认真检查外阴，除尿道口外，尚有阴道开口；肥大的大阴唇内无睾丸。②尿112-酮类固醇升高。③性染色质检查：用口腔黏膜上皮或阴道黏膜上皮、皮肤或白细胞，经特殊染色后检查性染色质的阳性率。本病为女性，其阳性率应高于10%。④染色体检查应为46，XX。必要时可做肾上腺影像学检查，排除肾上腺皮质肿瘤。

（二）真两性畸形

真两性畸形的生殖腺既有睾丸，又有卵巢，或为卵睾，故外生殖器可表现出两种性别同时存在的外观，亦可呈典型的尿道下裂外观。其性染色质可为阳性，也可为阴性；性染色体2/3为XX，1/3为XY。若性染色质为阳性，性染色体为XX，可排除尿道下裂。如不能确定性别，则最后确诊真性两性畸形以性腺活体组织检查为依据。

六、治疗

尿道下裂手术治疗的目的是矫正阴茎下弯，使阴茎伸直，将尿道口延伸到生理位置，使之能有性交及正常排尿功能。不能在阴茎下弯畸形未纠正或纠正不满意的情况下施行尿道成形术。

治疗应在学龄前完成,便于日后阴茎的正常发育,免除成年后的心理创伤。目前更倾向于早期治疗,将手术治疗时间安排在患儿 2 岁左右,有的学者甚至主张在 0.5～1 岁时进行治疗。手术方法多达 200 余种,但基本式是阴茎伸直术和尿道成形术。

(一)无阴茎下弯畸形的阴茎头型尿道下裂

无阴茎下弯畸形的阴茎头型尿道下裂有的主张不必手术治疗,但为达到外形美观,尿液能自阴茎头排出者,可行尿道口前移、阴茎头成形术。

(二)有阴茎下弯畸形的尿道下裂

有阴茎下弯畸形的尿道下裂应行阴茎伸直术,即彻底切除尿道远侧端的索状纤维组织,伸直阴茎。切除纤维索应紧贴白膜表面而勿伤及白膜,将白膜外的索状纤维组织完全切除,同时游离尿道口,使其向后移,直至阴茎完全伸直。若纤维索表面尿道沟皮肤发育不良,没有弹性,也应一并切除,切除后,可将包皮转移至阴茎腹侧覆盖缺损的皮肤创面。

(三)尿道成形

尿道成形术可一期进行或分期进行。一期尿道成形术是矫正阴茎畸形与尿道成形术一次完成,在切除尿道纤维索、伸直阴茎后,即用包皮、阴茎或阴囊皮肤,或膀胱黏膜、颊黏膜形成尿道。一期尿道成形术的优点是手术一次完成,痛苦小,治疗周期短;缺点是一旦失败,将使后续治疗更为困难,使治疗周期更长。二期尿道成形术是矫正阴茎畸形与尿道成形术分期完成,两期之间间隔 3～6 个月。基本方法是 Thiersh、Denis Browne、Cecil 3 种术式,疗效比较肯定。

(四)阴茎过小者

阴茎过小者适当应用雄激素治疗,待阴茎发育后再行手术治疗。

(五)对尿道下裂合并其他生殖系统畸形者

对尿道下裂合并其他生殖系统畸形者应分期分别进行手术治疗,切不可操之过急,以免增加失败率。对合并隐睾者,现一般主张先矫治隐睾,并可同时伸直阴茎,择期做尿道成形术。

七、并发症

尿道下裂手术失败率较高,手术并发症是其重要原因,应着重预防。主要并发症如下。

(一)尿瘘

(1)发生原因:①新形成的尿道或尿道口狭窄;②手术止血不彻底,血肿形成;③止血结扎线过多、切口感染及皮瓣血运障碍。

(2)预防措施:严格术前准备,合理设计和裁剪形成尿道的皮瓣,新形成的尿道与异位尿道1:3 行斜行吻合,创面止血尽量用电凝并应彻底,皮瓣忌用电凝止血,尽量采用细的可吸收缝线等。小的尿瘘有自愈可能,大的尿瘘应择期修补。

(二)成形尿道坏死及裂开

其多见于膀胱黏膜移植、游离皮管移植成形者。常见原因为感染、缝合过密、边缘缺血及敷料包扎过紧等。应注意避免以上因素。行 Denis Browne 尿道成形术,阴茎背侧皮肤减张切口应达到充分减张目的,才能保证腹侧切口在无张力下愈合。

(三)尿道外口狭窄

发生后可行间断尿道扩张治疗。

(四)阴茎下屈矫正不满意

主要是术中瘢痕切除不彻底,未做阴茎勃起试验,或是用作尿道成形的皮管过短,使已伸直的阴茎被较短的尿道皮管牵拉变弯。出现上述情况时,轻度弯曲者可做阴茎海绵体背侧折叠,影响功能者应再次手术矫治。

八、预后

一般尿道下裂经手术治疗后可站立排尿,只要阴茎发育正常,不影响性生活。但严重的尿道下裂或合并有其他生殖系统畸形者,往往因多次手术而有心理障碍,部分阴茎海绵体发育不佳者可影响性生活。

（范宗荣）

第十二节 阴 茎 畸 形

一、包茎和包皮过长

包茎指包皮盖住阴茎头,包皮口狭窄,不能向上翻转显露阴茎头。包皮过长是指包皮覆盖阴茎头,但是可以向上翻转显露阴茎头。包茎和包皮过长是临床常见病,成年男性包皮过长约占21%,包茎占 4%～7%

(一)病因

男性新生儿通常都存在包茎,即所谓生理性包茎。随着阴茎的生长,上皮碎屑(包皮垢)在包皮下堆积,包皮内板与阴茎头表面轻度的粘连被吸收,包皮退缩,阴茎头外露。8 岁以后,90%的男性幼儿包皮可向上翻转。如果包皮退缩不良,包皮口狭窄,则可形成真性包茎或包皮过长;如果阴茎头炎症或损伤后,包皮口瘢痕狭窄或包皮与阴茎头粘连,包皮不能向上退缩而出现包茎,称为继发性包茎。

(二)临床表现

1.生理性包茎

生理性包茎一般对幼儿生活无影响,部分包皮口狭小者,排尿时包皮膨起如泡,尿不尽,出现二次排尿,甚至发生排尿困难。长期排尿困难可出现脱肛、腹股沟斜疝等并发症。尿液积存于包皮内,可刺激包皮和阴茎头,形成包皮阴茎头炎。由于排尿时患儿阴茎头受到刺激而痛痒,排尿困难,往往形成排尿时手挤阴茎的习惯。

2.继发性包茎

继发性包茎又称病理性或瘢痕性包茎,常继发于阴茎头和包皮外伤、感染性或非感染性炎症、瘢痕愈合等。造成包皮口瘢痕挛缩或包皮与阴茎头粘连,皮肤失去弹性和扩张能力,包皮不能向上退缩,患者常伴有尿道口狭窄。

3.真性包茎和包皮过长

一般无明显不适,对排尿无明显影响。部分包茎患者包皮口狭小,妨碍阴茎发育,排尿时尿液在包皮内积聚,容易引起包皮阴茎头炎,也可引起阴茎勃起疼痛和性交困难。

（三）诊断

1.包茎诊断依据

（1）包皮不能上翻,阴茎头不能外露。

（2）如包皮口狭小,排尿时尿线变细、排尿迟缓,包皮内可被尿液充盈而呈囊状。

（3）阴茎短小,可出现勃起疼痛和性交困难。

（4）反复发作包皮阴茎头炎。

2.包皮过长诊断依据

（1）包皮覆盖阴茎头,但可上翻,使阴茎头外露。

（2）易并发包皮、阴茎头炎症。

（四）并发症

1.排尿困难

在包皮口严重狭窄患者,尤其是继发性包茎患者中常见。患者排尿时,尿流受阻,尿线变细,排尿费力。长期排尿困难可导致上尿路积水、肾功能损害。

2.包皮阴茎头炎

这是包皮过长和包茎患者较常见的并发症。由于包皮垢长期积聚于包皮内,尿道外口狭窄患者还伴随尿液的刺激,容易并发感染性或非感染性炎症。早期表现为充血水肿,继发细菌感染时可出现脓性分泌物。

3.阴茎勃起疼痛

阴茎勃起后变粗变长,通过狭窄的包皮口后,造成包皮口紧勒阴茎头引起疼痛。此外,包皮和阴茎头之间存在粘连的患者阴茎勃起后,阴茎与包皮之间受到牵拉亦可造成勃起疼痛。

4.包皮嵌顿

小儿强行上翻包皮或成人性交时,阴茎头通过狭小的包皮口后,包皮口紧勒在冠状沟处,阻碍包皮远端和阴茎头的血液回流,造成缺血、水肿,引起疼痛。及时复位后,一般可好转,严重者可出现包皮远端和阴茎头缺血性坏死。

5.阴茎癌

虽然包茎包皮过长者并发阴茎癌少见,但后果严重。阴茎癌与包皮过长、包茎密切相关,儿童期切除包皮者,其阴茎癌的发病率显著降低。可能是包皮内包皮垢及继发的慢性炎症长期刺激而导致细胞癌变。

（五）治疗

1.一般治疗

生理性包茎一般不需治疗,随着幼儿成长,包皮会发生退缩,阴茎头外露。国外研究报道,甾体类抗炎药（如0.1％氟氢松乳膏涂抹于包皮外口,每天2次,连续用4～8周）对一部分包皮与阴茎头轻度粘连的青少年患者（1～15岁）有治疗作用。大多数幼儿都不需要药物治疗,但应注意保持会阴部清洁。

2.包皮环切术

（1）手术适应证：①5岁以后包皮口狭窄,包皮不能上翻显露阴茎头；②包皮口有纤维性狭窄环；③反复发作的包皮阴茎头感染、尿路感染,致包皮与阴茎头不同程度的粘连；④包皮嵌顿复位术后；⑤包茎伴有膀胱输尿管反流。

（2）手术禁忌证：①存在严重的全身性感染；②出血倾向；③存在其他不能耐受手术的全身性

疾病。

（3）手术并发症：常见的早期并发症有以下几种。①出血：一般为少量出血，经局部加压包扎后可止血，少数需缝合止血；②感染：一般经局部处理或全身应用抗生素后可好转；③包皮切除过多：可造成阴茎勃起时局部张力过高而疼痛；④包皮保留过多：一般不影响阴茎功能，可行二次手术。此外，还有其他少见的早期并发症，如阴茎损伤或坏死、尿道瘘、医源性尿道下裂等。最常见的晚期并发症为尿道狭窄。

二、隐匿阴茎

隐匿阴茎是一种先天性阴茎体表显露异常的疾病。目前对其病因、命名、诊断和治疗存在争议，亦有学者称之为埋藏阴茎。该病儿童常见，成年人罕见。

（一）病因

近年来，多数学者认为，本病为胚胎发育期间阴茎肉膜发育不良，肉膜肌异常附着阴茎海绵体肌，使阴茎皮肤牵拉在腹壁上，阻碍了阴茎皮肤的发育所致，其使得阴茎海绵体受压在皮下而显得阴茎外观短小，以及包皮与阴茎体不附着，造成阴茎短小的外观。也有学者提出阴阜脂肪垫增厚、阴茎肉膜肌瘢痕化、管状包茎、包皮环切术后并发症、肥胖等多种观点。

正常情况下，阴茎皮肤呈套状相对固定于阴茎体，阴茎皮肤下 Colles 筋膜和 Buck 筋膜为薄层的疏松组织，故阴茎皮肤有较大的活动度。腹壁皮肤与 Scarsa 筋膜间存在脂肪组织，在阴茎根部背侧两层紧密相贴形成阴茎皮肤和阴茎筋膜，并延续为阴囊的肉膜层。如果是在胚胎发育期，阴茎筋膜或者肉膜肌发育异常或者异常附着，将影响阴茎的正常伸出。

目前，国内普遍认为隐匿阴茎以非肥胖儿多见，发育正常的阴茎体被埋藏于皮下，除阴茎皮肤分离外，存在着不同程度的阴茎皮肤缺乏，尤以诱导阴茎勃起时阴茎皮肤显得短缺，是隐匿阴茎的病变特征。

（二）诊断与鉴别诊断

关于隐匿阴茎和埋藏阴茎的命名，欧美国家的学者主张把埋藏阴茎归属成隐匿阴茎的一种类型，而国内越来越多的学者认为它们是同一类疾病。本病的诊断并不困难。根据患儿阴茎体与阴茎包皮分离，包皮腔小，阴茎外观短小，呈鸟嘴样改变，或者表现为管状包茎，而耻骨联合下方可扪及与其年龄相符发育正常的阴茎体即可诊断。

本病主要与肥胖儿阴茎体表显露异常相鉴别，早期学者未能注意区别，所以报道紊乱。两者共同点都是外观短小；不同的是，隐匿阴茎以非肥胖儿多见，于婴幼儿期发病，属先天性疾病，存在着不同程度的阴茎皮肤缺乏，尤以阴茎勃起时更显得短缺；而肥胖儿阴茎体表显露异常，属于后天继发性疾病，下腹部及阴阜均有显著的皮下脂肪堆积，重要的是诱发阴茎勃起并不见阴茎皮肤短缺，后者通常不需手术治疗。

（三）治疗

由于本病合并有不同程度的包茎或外观上的包皮过长，许多基层医院易将其误诊为单纯包茎而行包皮环切手术，应值得重视。鉴于隐匿阴茎的病变特点，部分患者随着生长发育或体重减轻后症状可获得改善或自愈。因此，建议症状轻者的手术最好推迟至 14 岁以后进行，而病变较重的患儿应尽早手术矫治，在 3～6 岁时为宜，以免影响阴茎的正常发育。

选择手术方式的主要原则包括固定阴茎皮肤，切除和松解挛缩的阴茎肉膜肌，利用包皮内板矫正阴茎皮肤缺乏。手术方法众多，较常用的有改良 Shiraki 术式，采取多个 Y-V 切口或包皮腔扩大治疗埋藏阴茎,另外还有阴茎皮肤成形术、S形皮瓣转移术、Z形阴茎皮肤切开、带蒂皮瓣转移术等。如患儿肥胖亦可行局部脂肪抽吸术或脂肪切除术等。

成人埋藏阴茎患者由于阴茎皮肤严重挛缩,包皮短缺较多,故大多需从阴囊或前腹壁皮肤转移成型。

三、小阴茎

小阴茎是指阴茎异常短小,但尿道开口位置及阴茎长度与阴茎体周径的比例均正常。本病非罕见。

(一)阴茎的胚胎发育

男性外生殖器的分化在胚胎期的第12周之前已完成,其过程需要来自胎儿的睾酮与母体的人绒毛膜促性腺激素的刺激,阴茎分化后需在睾酮的作用下进一步发育。

妊娠的前3个月,胎盘产生人绒毛膜促性腺激素,妊娠4个月后,胎儿下丘脑分泌促性腺激素释放激素,刺激垂体前叶产生黄体生成素(LH)与卵泡刺激素(FSH)。在人绒毛膜促性腺激素、LH及FSH的作用下,睾丸间质细胞产生睾酮,睾酮经5α-还原酶的作用转化为双氢睾酮,双氢睾酮刺激阴茎发育。上述的每一个环节出现异常,均可影响阴茎发育。

(二)病因与病理

小阴茎多为胚胎14周后激素缺乏所致。导致小阴茎的原因很多,既可以是单纯促性腺激素缺乏,亦可以是系统性内分泌疾病,后者除影响外生殖器外,还可累及中枢神经系统。导致小阴茎的最常见原因有低促性腺素性腺功能减退症、高促性腺素性腺功能减退症(原发性睾丸功能低下)和原发性小阴茎。

1.低促性腺素性腺功能减退症

低促性腺素性腺功能减退症是下丘脑-垂体功能障碍所致,由于在胚胎时期垂体不能分泌足够的促性腺激素,所以不能有效地促进阴茎生长。大部分的小阴茎病例归属此类。根据解剖有无异常可分为以下两种。

(1)伴有脑解剖结构缺损者:主要有无脑畸形、先天性垂体不发育、胼胝体发育不良、视中隔不发育、枕部脑膨出、丹迪-沃克综合征及小脑异常等。

(2)不伴脑解剖结构缺损者:主要为各种孤立的或多种激素缺乏及各种综合征。常见的孤立性激素缺乏有先天性促性腺激素释放激素缺乏,另外,还有LH缺乏或LH功能缺陷,该类病例的睾丸体积往往正常。多种激素缺乏更为常见,主要有原发性促性腺激素释放激素缺乏,同时合并有生长激素(GH)缺乏和/或皮质激素缺乏。孤立的或多种的激素缺乏只要及时发现并补充激素均可得到有效治疗。已知有10多种综合征可导致小阴茎,较常见的有卡尔曼综合征和普拉德-威利综合征。卡尔曼综合征表现为促性腺激素释放激素及其以下所有的生殖激素水平低下,并伴有嗅觉障碍,婴儿期即有小阴茎和隐睾或小睾丸。普拉德-威利综合征主要表现为低智力、低肌张力、肥胖和性腺发育不良。

2.高促性腺素性腺功能减退症

病变主要在睾丸本身,主要包括:①睾丸发育不良或不发育,可能因胎儿期的感染、损伤或精索扭转导致胎睾缺血、坏死、退行性变;②睾丸间质细胞膜上的LH受体缺陷,致使睾丸间质细胞不分泌睾酮。

3.特发性小阴茎

该类病例的下丘脑-垂体-性腺轴功能正常,小阴茎可在青春期发育到正常大小,其确切原因未明,有学者认为可能是胎儿期促性腺激素的分泌时间不正确,或是由于阴茎正常发育的时间延迟,或者需要青春期高浓度的性激素才可触发。

4.其他

主要有雄激素不敏感与性染色体异常等。雄激素不敏感的原因可能是从睾丸分泌睾酮到与靶组织上相应的受体结合并产生效应的整个过程中的某一环节发生了障碍,如 5α-还原酶缺乏、雄激素受体异常或雄激素受体基因的突变等。性染色体异常主要有XXY综合征(47,XXY)等。

(三)阴茎长度测量

测量阴茎长度应严格规范。测量时,手提阴茎头并尽量拉直,此时约为阴茎勃起时的长度,用尺子测量从耻骨联合至阴茎顶端的距离。对肥胖儿应将耻骨联合上方的脂肪组织尽量推挤开,使结果准确。

(四)诊断

当阴茎长度小于正常阴茎长度平均值 2.5 个标准差以上时,即可确诊为小阴茎。由于先天性小阴茎的病因复杂,要想恰当地治疗和判断预后,还须及时准确地做出病因学诊断,并对阴茎的生长潜能进行评定。

1.病史询问

注意患者的家族史及患者母亲的生育史。患者母亲既往有死产史或直系亲属中有尿道下裂、隐睾、嗅觉缺失、耳聋及其他先天性畸形或不育者,提示家族中可能存在遗传性疾病。

2.体格检查

除了注意阴囊与睾丸的情况外,还要注意患者有无明显的身材矮小或肥胖,皮肤有无多发色素痣,有无头面部异常(如小头畸形、宽眼距、耳朵位置低下、小嘴等),四肢有无手足小、并指(趾)或多指(趾),较大的儿童应行听测试和嗅测试。

3.实验室检查

目的是明确病因存在于中枢还是性腺及周围。

(1)垂体筛选试验:生后数天内连续测定血糖、血钠、血钾,测定血皮质激素、生长激素、甲状腺素及甲状腺结合球蛋白,如有异常提示垂体功能有障碍。

(2)下丘脑-垂体-性腺轴功能检测:可区分低促性腺素性腺功能减退症或高促性腺素性腺功能减退症。①出生 6 个月以内的正常男婴的血清 T、LH、FSH 值较高,血清 T 正常值>3.5 nmol/L。如 T 浓度较低而 LH、FSH 浓度较高,应考虑为原发性睾丸功能低下,可进一步做人绒毛膜促性腺激素兴奋试验来确诊。方法:隔天肌内注射人绒毛膜促性腺激素 500 U,共 5 次,在第5次注射后的 24~48 h 验血清 T,如<3.5 nmol/L 可确诊为睾丸功能低下。如 T、LH、FSH 均低,应考虑为低促性腺素性腺功能减退症,可行促性腺激素释放激素兴奋试验确定垂体功能,方法:促性腺激素释放激素 2.5 μg/kg,肌内注射,然后于 30、60、90、120 min 分别抽血查 LH、FSH,如增高,则垂体功能正常;若无改变,则垂体功能可能低下,亦可能是垂体功能正常,而病变位于下丘脑。如垂体解剖结构正常,血生长激素、肾上腺皮质激素及甲状腺激素均正常,可以确定小阴茎的病因位于下丘脑。②生后 6 个月至 14 岁的正常男孩,此期间血 T、LH、FSH 较低。如增高则可能有异常,应做人绒毛膜促性腺激素兴奋试验测定睾丸功能。可隔天肌内注射人绒毛膜促性腺激素 1 000~1 500 U,共 7 次,然后测定血清 T,如>7 nmol/L,则睾丸功能为正常。通过促性腺激素释放激素兴奋试验和测定血生长激素、肾上腺皮质激素及甲状腺激素来确定垂体功能是否正常。③大于 14 岁的男孩,如血 T、LH、FSH 均低而垂体和睾丸功能都正常,要区分是原发性下丘脑功能障碍还是青春期发育延迟。可以试行短疗程的睾酮治疗,给盐酸睾酮25 mg,肌内注射,每月 1 次,共用 3 次,对于部分青春期发育延迟者有启动发育的效果。如血 T、LH、FSH 较高时,要考虑有雄激素不敏感可能,可检测生殖器皮肤上的雄激素受体量,亦可行短期的人绒毛膜促性腺激素或 T 治疗,观察阴茎是否有发育反应,若无发育反应考虑为雄激素不敏感。

4.影像学检查

(1)CT 或 MRI 检查:有助于了解颅面部有无组织结构异常,尤其要注意下丘脑和垂体的情况。

(2)超声检查:可了解肾脏发育情况及隐睾的位置与形态。

(3)核素扫描:有助于寻找异位肾与异位睾丸的位置。

(4)染色体核型分析:应做常规检查,以了解有无异常。

(5)腹腔镜检查或手术探查:用于寻找复杂性腹腔型隐睾的位置与形态,必要时可做活检或隐睾切除。

(五)鉴别诊断

本病需与隐匿阴茎与埋藏阴茎相鉴别。隐匿阴茎与埋藏阴茎的外观尽管较小,但是仔细触摸和测量阴茎可发现其阴茎体的发育良好,阴茎长度在正常范围。

(六)治疗

小阴茎一旦被确诊后应及早进行治疗,由于在青春期开始后会发生雄激素受体蛋白和 5α-还原酶活性的下调,故而多数学者倾向于在青春期前治疗小阴茎。治疗包括内分泌治疗和手术治疗。

1.内分泌治疗

(1)下丘脑-垂体病变:以人绒毛膜促性腺激素治疗最常用,方法为人绒毛膜促性腺激素1 000 IU,每周肌内注射 2 次,共 5 周,总剂量 10 000 IU,1 个疗程效果不佳者,3 个月后可重复1 个疗程。疗程中间及治疗后 3、6、12 个月各复查 1 次血 T 和测量阴茎长度,有效者在阴茎长度增加的同时血 T 水平亦增高,而血 LH、FSH 水平无变化。国内有学者报道,单纯性小阴茎经人绒毛膜促性腺激素治疗后有效率达86.5%,疗效可持续 12 个月以上。如为单纯促性腺激素释放激素缺乏者,给促性腺激素释放激素可有较好效果,采用气雾剂经鼻喷入,每 2 h 1 次,每次25 ng/kg。单纯性生长激素缺乏可给生长激素替代治疗。蒋学武等人报道,在绒毛膜促性腺激素治疗的基础上联合使用生长激素有更好疗效,方法如下:先予以人绒毛膜促性腺激素每次1 000 IU,每周 2 次肌内注射,5 周为 1 个疗程,然后用生长激素每次 4 IU,每周 3 次,肌内注射,5 周为 1 个疗程。

(2)性腺功能异常:明确为睾丸分泌睾酮障碍者,用睾酮替代治疗。方法为丙酸睾酮肌内注射,每月 1 次,每次 25 ng,共 4 次。亦可用睾酮霜外搽代替注射。

2.手术治疗

对有睾丸下降不全者,应尽早做睾丸下降固定术。内分泌治疗无效者,可行阴茎矫形术,必要时可考虑做变性手术。

(白洋洋)

第十三节　睾丸先天性畸形

睾丸先天性畸形是胎儿出生时即已存在的发育异常。睾丸先天性畸形可表现为睾丸的数目、位置、大小等方面的异常,其中以隐睾最常见。

一、无睾症

无睾症又称睾丸缺如,指患者内、外生殖器表型均为男性,无性染色体异常(46,XY)。无睾症发病率为隐睾的 1%~4%。男子先天性双侧睾丸缺如发病率为 1/20 000,而单侧的发病率是双侧的 4 倍。

(一)病因

无睾症分为 3 类:①单侧睾丸、附睾、输精管及肾、输尿管全部缺如,是由于胚胎发育的第四周未形成生肾索。生肾索是睾丸、肾及泌尿生殖道的原基。②单侧睾丸缺如,附睾、泌尿系统正常。病因是胚胎发育的第六周,卵黄囊应迁移到左、右生殖嵴的原始生殖细胞全部迁移到一侧,而使另一侧缺如。③双侧无睾丸,但泌尿系统正常。病因可能是胚胎性分化时期有睾丸形成,并且有雄激素分泌及米勒管抑制物(mullerian inhibiting substance,MIS)的形成,只是睾丸下降过程中由于血液供应障碍或其他原因造成睾丸变性、退化、萎缩或吸收所致。

(二)临床表现

单侧无睾症若无其他畸形并发,一般不影响男子性特征,而且无明显的临床表现。单侧睾丸缺如时,对侧睾丸发生隐睾的概率较高。双侧睾丸缺如时势必导致男子不育症。绝大多数患者因青春期延迟而就诊。

(三)诊断

无睾症诊断一般较困难,必须与隐睾和异位睾丸相鉴别。

超声检查是一种无创性检查,价格低易反复实施,对无睾症的诊断有重要价值。如超声检查未发现睾丸,可做血清 LH、FSH 和睾酮水平测量,然后在 HCG 刺激后重复测定血清睾酮水平。若促性腺激素水平高,在 HCG 刺激后,血清睾酮水平不升高,则倾向于双侧睾丸缺如的诊断;如血清睾酮水平升高,则为隐睾或异位睾丸。另外,CT 和 MRI 检查也是诊断无睾症的重要影像学检查方法,敏感性和特异性都高于 B 超。

腹腔镜是目前诊断腹腔内无睾症的金标准,同时进行治疗。

(四)治疗

单侧无睾一般无须治疗。双侧睾丸缺如无法恢复生育能力,但为保持男子性特征,可在青春期进行雄激素替代治疗。

药物治疗可采用口服雄激素制剂安雄。安雄含有十一酸睾酮,是一种脂溶性的天然睾酮。它主要与类脂质一起经淋巴系统吸收,避开肝脏减活作用,使治疗量的活性睾酮达到外周循环。睾酮替代治疗还有皮肤贴剂和肌内注射制剂两种。皮肤贴剂可模拟睾酮分泌的昼夜节律释放的特点,供给更符合生理剂量的睾酮。

选择睾丸移植也是治疗双侧睾丸缺如的方法之一。从心理治疗出发,为满足外形和感觉的需要,可将人造睾丸假体植入阴囊内。

二、多睾症

多睾症是指有两个正常睾丸外,还存在一个或一个以上的额外睾丸,又称额外睾丸,临床十分罕见。一般认为多睾的发生是胚胎发育的第四周由生殖嵴上皮细胞群分裂的结果。多余的睾丸位于正常睾丸的附近,有自己的附睾、输精管和精索,也可以与正常睾丸共有一个附睾和输精管。多余睾丸也可能是隐睾。

多睾症一般多无症状,需与阴囊内肿块相鉴别。仔细的体格检查和影像学检查对多睾症的诊断与鉴别诊断有重要价值。

多睾症一般无须治疗。如有萎缩、恶变等病理情况时,应切除多余睾丸。

三、睾丸融合

睾丸融合也称并睾或融睾症,临床上非常罕见。睾丸融合是指两侧睾丸在阴囊或腹腔里互相融合长成一块。大多数睾丸融合多伴有严重的泌尿生殖系统畸形或身体其他部位的畸形,如融合肾、骨盆旋转、脑积水、脊膜膨出或肋骨融合等。融合睾丸的发生原因不清楚,可能由于胚胎发育过程中受某种因素的干扰,致使原始性腺块的分裂停顿或发育异常,形成融合睾丸。

融合睾丸大多数位于腹腔内,少数位于阴囊内。其所属的附睾和输精管各自分开,融合睾丸血液供应来源于各自的精索血管。融合睾丸发育较差,其曲细精管数目减少,生殖细胞减少。

融合睾丸位于阴囊内,功能良好,无其他畸形或并发症时可不必治疗,密切随诊观察。融合睾丸位于腹腔内,若其功能良好或有部分功能,无其他并发症,可游离精索后将其固定于阴囊内,术后需定期复查;若其功能不良或无功能,为防止恶变需手术切除,术后采用激素替代治疗。

四、隐睾症

隐睾是指一侧或双侧睾丸停止于下降途中,而未进入同侧阴囊内。隐睾在不同生长发育时期,其发病率逐渐下降,表明患儿在出生后睾丸仍可继续下降。患儿出生后隐睾自行下降时间主要是在生后 3～6 个月,6 个月后隐睾继续下降的机会明显减少。因此,新生儿出生后立即检查,如阴囊内摸不到睾丸,并不能诊断为隐睾,必须在新生儿 6 个月后进行复查。

新生儿隐睾的发病率约为 4%,早产为 30%,体重不足 1 800 g 的早产儿达 60%～70%,青春期隐睾发病率为 1%,成年人为 0.3%。隐睾中,约 2/3 为单侧,1/3 为双侧;右侧隐睾占 70%,左侧占 30%。

(一)病因

隐睾的病因至今尚未完全清楚,可能与以下多种因素有关。

1.解剖学因素

(1)睾丸引带功能异常:睾丸引带退变后,收缩异常,使睾丸发生不同程度的下降不全。

(2)机械性梗阻:当睾丸的体积超过内环口、腹股沟管或外环口的直径时,或外环远端进入阴囊的位置被筋膜覆盖,睾丸无法进入阴囊内。

(3)精索血管异常:精索血管发育迟缓或终止发育,致使精索血管过短而造成睾丸下降不全。

(4)睾丸与后腹膜组织粘连:胚胎期发生腹膜炎,造成睾丸与腹膜组织发生粘连,阻止睾丸正常下降。

2.内分泌因素

某些双侧隐睾使用促性腺激素治疗后,睾丸可以下降,或个别双侧隐睾于青春期自动下降至阴囊内,证明隐睾与患者的内分泌失调有关。隐睾患者的睾酮水平低于正常,可是垂体内促性腺激素并不减少,只是不能正常地释放进入血液循环。可能原因:①甲胎蛋白阻断垂体-睾丸轴;②隐睾患者血液中可检出抗促性腺激素抗体,与自身免疫有关。

米勒管抑制物质不足或缺乏时,米勒管残留或完全没有退化,可以阻止睾丸经腹下移期,导致隐睾。

(二)病理

1.大体病理

隐睾常伴有不同程度的发育不全,体积缩小,质地松软。36%～79%的隐睾患侧伴有附睾和输精管发育畸形。

2.组织病理

隐睾患儿生后60～90 dFSH和LH常受挫,胎儿型间质细胞数目减少,不能形成睾酮峰波,从而导致生殖母细胞不能转变成Ad型精原细胞。组织学标志:①1岁以后仍持续出现生殖母细胞;②Ad型精原细胞减少。隐睾组织学检查主要表现为生殖细胞发育的障碍,其次是间质细胞数目的减少。

隐睾的曲细精管平均直径较正常者小,曲细精管周围胶原组织增生。隐睾组织学改变的程度和隐睾所处的位置有关。位置越高,病理损害越严重;越接近阴囊部位,病理损害就越轻微。隐睾的病理改变也随着年龄的增长而逐渐加重。成人的隐睾,其曲细精管退行性变,几乎看不到精子。隐睾的组织学变化从2岁起有明显改变,认识到这一点对决定治疗时机具有指导意义。

(三)临床表现

1.生育能力下降或不育

隐睾周围的温度较阴囊内高1.5 ℃～2.5 ℃,妨碍精子生成。双侧隐睾有失去生育能力的可能,单侧隐睾也偶有不育。

2.隐睾伴有鞘状突未闭

隐睾多伴有鞘状突未闭而发生腹股沟斜疝,发生率极高。

3.隐睾扭转

隐睾发生扭转的概率较阴囊内睾丸高,可达21～53倍。

4.隐睾恶变

隐睾恶变成肿瘤的概率比正常位置睾丸高18～40倍。高位隐睾更容易恶变。隐睾恶变的年龄多在30岁以后,6岁以前行睾丸固定,术后发生恶变者,比7岁以后手术的低得多。

5.隐睾损伤

睾丸处于腹股沟内或耻骨结节附近,比较浅表,固定,容易受外力的直接损伤。

6.精神和心理影响

阴囊空虚及睾丸大小、位置异常,使隐睾患者产生自卑心理,对不育的忧虑可引起精神上的痛苦。

(四)诊断

阴囊内不能触及睾丸时可作出隐睾的初步诊断。对于不能扪及的隐睾,可通过影像学检查进行诊断。B超、CT及MRI检查对判断高位隐睾及确定睾丸的位置有重要价值。放射性核素标记 HCG,使睾丸的 LH/HCG 受体上聚集足够量的 HCG,在放射性核素扫描中显示睾丸,是一种较理想的睾丸定性、定位方法。另外,对于严重的隐睾伴有表型性别难辨的患者,尤其是合并尿道下裂者,应做性染色体及性激素检查以明确诊断,应特别注意与真性或假性两性畸形相鉴别。腹腔镜的应用对鉴别隐睾、无睾症已取得很满意的效果。

隐睾需要与睾丸缺如、异位睾丸、回缩性睾丸等相鉴别。回缩性睾丸多发生于 5～6 岁的患儿,由于患儿提睾肌的过度敏感、活跃,睾丸可从阴囊内回缩至腹股沟部。检查前应消除患儿的紧张情绪,避免任何外界的刺激引起的提睾肌收缩使睾丸回缩。检查时患儿坐位,两大腿外展外旋,即所谓的 cross leges 位或采取蹲踞位,这样进行检查就可避免提睾肌反射。如为回缩睾丸,不需检查者的手法,睾丸即可自己下降。此时,用手指轻轻夹住睾丸,将睾丸牵入阴囊内,放手后睾丸仍停留在阴囊内。

(五)治疗

隐睾一经诊断,应尽早治疗。生后 6 个月,如睾丸仍未降至阴囊内,则自行下降至阴囊内的机会极小,不可盲目等待,应采取积极的治疗。

隐睾治疗目的:①生理缺陷得以完全纠正;②避免患儿心理和精神上的障碍;③隐睾恶变容易及时发现;④可能改善生育能力。目前隐睾的治疗主要有激素治疗和手术治疗。

1.激素治疗

激素治疗的基础是隐睾患者多有下丘脑-垂体-睾丸性腺轴的异常。外用激素可修复上述异常,使隐睾下降至阴囊并维持生殖功能。激素治疗对于高位阴囊隐睾、腹股沟外环部隐睾的治疗效果较好。激素治疗之前,应反复检查并采取一定的措施以除外回缩性睾丸。治疗时机应在生后 6～10 个月内。

激素治疗包括 HCG 和 LHRH 两种。目前使用的 LHRH 制剂为鼻黏膜喷雾剂,如德国产的 Cryptorcur,每侧鼻孔喷入 200 μg,每天 3 次,饭前或饭后立即喷入,持续 28 d。另一种制剂是为 LHRH 类似物,如 Buserelin,其半衰期为 75 min,生物效能是天然的 LHRH 的 16 倍,可经静脉或喷鼻给药。如果在 LHRH 治疗后隐睾仍未下降,再加 HCG 1 500 U 连续治疗 3 d,可使部分隐睾继续下降。

HCG 的主要成分是 LH,直接刺激睾丸间质细胞分泌睾酮。自 20 世纪 30 年代应用以来已取得较满意的效果,但有一些不良反应,如性早熟、长骨骨骺线过早闭合造成侏儒症,已逐渐被 LHRH 取代。由于 LHRH 价格昂贵,不能普遍供应,故临床上仍然广泛使用。HCG 剂量:5 岁前每次 1 000～1 500 U/m²,隔天 1 次,共 9 次。

5 岁后每次 1 500 U/m²,隔天 1 次,共 9 次。

HCG 治疗隐睾的有效率为 30%～40%,LHRH 的有效率约为 30%。激素治疗的效果与隐睾所在的位置密切相关,位置越高,疗效越差。腹内型隐睾激素治疗几乎无效。无论是应用 HCG 还是 LHRH 治疗隐睾,都将导致血浆内 LH 达到需求水平,从而刺激睾丸间质细胞产生足量的睾酮,有助于睾丸曲细精管内生殖细胞的发育。

激素治疗失败的原因:①隐睾不是激素失调造成的;②解剖上的障碍,主要有鞘状突或鞘膜发育异常,其次是机械性梗阻,如异常的引带残余或筋膜覆盖阴囊入口。HCG 或 LHRH 治疗隐睾有效在患者,一段时间后有复发的可能。

2.手术治疗

隐睾的手术治疗是将隐睾移至阴囊内并加以固定。隐睾手术治疗目的:①固定睾丸于阴囊内,减少睾丸的进一步生精损害;②修补隐睾伴有的疝囊;③防止睾丸扭转;④减少由于隐睾位于阴囊外,运动时易造成的损伤;⑤可能减少恶变的发生;⑥使患者获得心理上的安慰和美容。

常见的手术方式有睾丸固定术、分期睾丸固定术、长襻输精管睾丸固定术、自体睾丸移植术、腹腔镜睾丸固定术及睾丸切除术等。

目前大多数学者都主张手术年龄在1～2岁为宜。腹外型睾丸应用标准的睾丸固定术即可达到满意的效果,少数精索血管过短者则需行分期睾丸固定术或 Fowler-Stephens 睾丸固定术。腹内型隐睾少数可通过标准或分期睾丸固定术治疗,位置较高者可选择长襻输精管睾丸固定术或腹腔镜睾丸固定术,也可选择自体睾丸移植术。如睾丸已明显萎缩或可疑恶变者,可行睾丸切除术。

由于精索内动、静脉常常较短,影响睾丸游离并下移。据此,必要时切断睾丸精索血管,而保留侧支循环使睾丸下移至阴囊内。保留睾丸输精管与精索血管间系膜样结构,在不切断睾丸引带的前提下,尽可能高位切断精索血管,使高位隐睾一次降入阴囊,即精索血管高位结扎切断,长襻输精管睾丸固定术(Fowler-Stephens 术式)。在切断高位睾丸的精索血管前,应用无损伤血管钳钳夹精索血管约 10 min,然后再睾丸白膜上作一小切口,如切口有新鲜血液不断流出,表示睾丸侧支循环丰富,继之切断精索血管。若出血试验睾丸切口不出血或在 5 min 内停止者,则不能采用此术式。若按常规手术游离精索后才发现精索长度不够,再采用精索血管高位结扎切断术,其结果必将是睾丸缺血萎缩。

高位隐睾在不能行 Fowler-Stephens 术时,可行自体睾丸移植术,条件允许时可采取血管显微外科技术,将切断的精索动、静脉远端与切断的腹壁下动、静脉吻合,睾丸缺血时间不能超过 30 min。手术成功的关键是术者有熟练的显微血管手术技术。

在术前不能触及的隐睾,且在腹股沟管内未能找到睾丸,手术探查发现精索为盲端,则提示已无睾丸,不必再做广泛的探查。如发现输精管或附睾为盲端,应考虑输精管、附睾可能与睾丸完全分离,必须继续在腹膜后探查,直至睾丸原始发育的部位。睾丸原始发育为腹膜后器官,但不少高位隐睾都位于腹腔内,精索周围常有腹膜包裹,形成系膜在探查时应加注意。

五、异位睾丸

异位睾丸是指睾丸在下降过程中,受某种因素的干扰,偏离正常途径未进入阴囊,而异位于耻骨部、会阴部等。异位睾丸的特点是离开了睾丸自然下降通路,多能适应睾丸的功能活动。故有学者认为异位睾丸可作为一个正常器官。

临床上将异位睾丸分为腹内型和腹外型。①腹内型:睾丸未进入腹股沟管内,而是由腹膜后返折到腹膜前或异位到对侧。如异位到对侧,即形成睾丸横过异位。②腹外型:睾丸及精索均已穿过内环而出腹股沟管,由于不同的引带附着点,使其异位于腹股沟管周边旁路。大多数异位睾丸属于此型。

异位睾丸的诊断方法与隐睾基本相同。

异位睾丸的治疗与隐睾相同,睾丸固定术式是治疗异位睾丸的有效方法。其预后比隐睾要好得多。

(白洋洋)

第十四节　附睾先天性畸形

附睾先天性畸形包括附睾与睾丸附着异常、附睾形态明显变化、缺如或阶段性闭锁及附睾囊肿等。隐睾患者中有 1/3～2/3 合并附睾畸形。

一、病因

附睾先天性畸形病因并不十分清楚。由于胚胎时期接触放射线、化学物质、病毒感染、环境变化等因素，与睾丸相邻的中肾小管及相应的中肾管不发育或发育不良，造成各种附睾先天畸形。另外，在附睾胚胎发育阶段，如附睾供应血管发生意外，可能出现附睾缺如或输精管阶段性闭塞或缺如。

二、分类

至今附睾先天性畸形尚无统一的分类方法，现归纳为以下几种类型：①附睾缺如；②附睾与睾丸完全分离；③附睾体部分纤维组织与睾丸连接；④附睾中部或附睾尾部闭锁；⑤附睾尾与睾丸连接，附睾头游离；⑥附睾头部囊肿。

国内学者龚以榜依据睾丸与附睾的解剖关系及其生理功能将附睾先天畸形分为梗阻型及非梗阻型两类，对临床诊治工作有指导意义。①梗阻型：包括附睾头缺如、附睾头与睾丸分离及输精管任何部位闭锁、中断或缺如。此种类型，如睾丸缺如或发育不良，则无生精功能；如附睾头缺如或附睾头与睾丸分离，即使睾丸有生精功能，精子也不能进入附睾进一步成熟；如输精管任何部位有闭锁、中断或缺如，即使有正常精子，也不能顺利通过而发挥生殖功能。②非梗阻型：包括附睾头、尾与睾丸相连而附睾体与睾丸分离，无论其间距离多宽；以及附睾头与睾丸相连，而附睾体或附睾尾与睾丸分离，无论其附睾体或附睾尾有多长。此种类型，睾丸有生精功能，且精子能进入附睾进一步成熟，从而进入输精管具有生殖功能。

三、病理

异常附睾病理学检查时，光镜下见附睾输出管减少间质纤维组织增生，上皮细胞发育不良；固有膜增厚，环形肌发育较差，肌细胞被纤维组织代替。附睾组织学改变 2 岁前还很不明显，2 岁以后逐渐加重。附睾畸形内环境的改变，使精子成熟过程受到不同程度的障碍。

四、危害

附睾畸形的不良危害：①生育功能下降，精子在曲细精管内产生，在附睾内进一步成熟并获得能量，才具有致孕能力。如果附睾与睾丸分离，精子无从进入附睾。虽然有些畸形附睾与睾丸也有一定程度的连接，但异常附睾本身也有一些内环境的改变，对精子的进一步成熟也有一定程度的危害，其结果必然是生育能力的下降。②合并睾丸扭转，附睾与睾丸附着异常，特别是附睾与睾丸完全分离，其间仅有少许睾丸系膜相连，该处常是睾丸扭转的部位。③附睾及输精管医源性损伤，有些附睾明显延长或输精管襻进入腹股沟管内，在行腹股沟管手术时容易造成附睾及输精管的损伤。

五、诊断

附睾先天畸形一般无任何临床症状,常以男子不育症或体检发现而就诊。B 超和仔细的体格检查对诊断附睾先天畸形有一定的价值。中性 α-葡萄糖苷酶是附睾的特异性和标志性酶,可作为附睾的功能性指标。测定精浆中的中性 α-葡萄糖苷酶结合 B 超、输精管造影对附睾先天畸形的诊断、鉴别诊断及分型有重要的价值。

六、治疗

合并隐睾者的附睾先天性畸形都应行睾丸固定术,将睾丸移至阴囊内。非梗阻型附睾先天畸形一般不影响生育,无须治疗;梗阻型附睾先天性畸形影响生育能力,应积极手术探查,采用显微外科手术技术行输精管附睾管吻合术、附睾管-附睾管吻合术及输精管-输精管吻合术,以解除输精管道梗阻,达到生育的目的。

(白洋洋)

第十五节　输精管先天性畸形

输精管先天性畸形十分罕见,主要有输精管异位、输精管缺如、输精管发育不全及重复输精管等,其中输精管缺如发生率较高。

一、先天性输精管缺如

先天性输精管缺如(congenital absence of the vas deferens,CAVD)相对于其他类型的输精管先天性畸形来讲,发生率最高,是梗阻性无精子症及男子不育症的一个重要病因。男性不育症患者中 1%~2% 有先天性双侧输精管缺如,CAVD 占梗阻性无精子症的 18%~50%。

(一)病因

胚胎发育过程中,中肾管发育停止、闭锁或变性,导致输精管缺如。最新研究发现,输精管缺如与囊性纤维化病(cystic fibrosis,CF)关系密切。CF 是一种常染色体隐性遗传疾病,表现为全身外分泌性腺功能紊乱,脏器分泌物清除障碍,在男性中有输精管闭塞或缺如(约占 95%)、附睾畸形和精囊腺的缺如,同时有附睾分泌障碍,引起不育。囊性纤维化跨膜转运调节物基因突变是 CAVD 的主要发病机制。先天性双侧输精管缺如(CBAVD)与肺部疾病、胰腺功能不足同是 CF 基因突变的一种重要的表现型。

(二)临床表现

根据临床表现及与 CF 的关系,CAVD 可分为 Ⅰ、Ⅱ 型两类。Ⅰ 型与 CF 明确相关,临床表现如下:①慢性肺部疾病,表现为反复的支气管感染和气道阻塞症状;②胰腺功能不足及胃肠道症状,表现为糖尿病、脂溶性维生素缺乏、胰蛋白酶减少或缺乏及消化吸收功能不良;③检查时,汗液中电解质浓度升高(钠＞80 mmol/L,氯＞60 mmol/L);④检查时有无精子症,但勃起功能正常。Ⅱ 型多以不育症就诊,而体检时未见其他异常。

(三)诊断

临床多以男子不育就诊。体检时触及不到输精管。精液常规检查多表现为无精子症。仔细的体格检查和 B 超检查结合精浆中中性 α-葡萄糖苷酶和果糖结合对诊断输精管缺如有十分重要的价值。

(四)治疗

单侧输精管缺如不影响正常生育,无须治疗。双侧输精管缺如可行睾丸或附睾头穿刺,抽出精子,行单精子卵母细胞注射(intracytoplastic sperm injection,ICSI)治疗男子不育。囊性纤维化是一种常染色体的隐性遗传病,使用 ICSI 技术生下的后代,有可能患先天性双侧输精管不发育或为囊性纤维化突变基因携带者。如女方亦携带此基因,后代患囊性纤维化病的可能性更大。在做 ICSI 前,夫妇双方应做突变基因筛选检查,并把此种可能性充分告知患者。

二、输精管其他先天性畸形

输精管异位表现有输精管位置偏离精索或开口异常。该症常伴有其他泌尿生殖器官畸形。重复输精管可发生于单侧或双侧,是由于胚胎早期重复侧的中肾管重复造成,大多数重复输精管侧有两个睾丸,各有自己的输精管。

输精管发育不全是指输精管全部或部分发育不良,呈纤细状或其内腔闭锁不通。病理检查时不存在炎症、肿瘤等病变,仅表现为输精管的严重纤维化及组织结构的发育不良。

(白洋洋)

第五章

沁尿生殖系统损伤

第一节 肾脏损伤

一、病因与分类

(一)闭合性损伤

造成肾脏闭合性损伤的外力因素可以是直接外力,也可以是间接外力。直接外力引起的闭合性损伤往往是钝性外力直接撞击腹部、腰部或背部造成的肾实质损伤。由交通事故、体育活动撞击或暴力冲突等产生的外力挤压肾脏,并导致肾脏与脊柱、肋骨相撞引起肾实质损伤或裂伤。

间接外力引起的闭合性损伤主要是指身体剧烈运动或体位变化导致的肾实质损伤。机动车突然减速、高处坠落等可以诱发瞬间的肾脏过度活动,进而导致肾实质裂伤、肾血管内膜撕脱或肾盂输尿管连接部断裂等。由于轻微外力引起肾损伤的患者往往提示其肾脏可能存在某种先天性或病理性改变,如肾盂输尿管连接部狭窄导致的肾积水、肾肿瘤等。

(二)开放性损伤

开放性肾脏损伤主要以刀刺伤、枪击伤多见。刀刺伤引起的肾损伤往往为肾脏贯通伤,严重时可以同时穿透肾实质、集合系统及肾血管。此外,肾损伤的程度与刀具或匕首的长短、粗细、刺入部位和深度密切相关。枪击伤引起的肾脏贯通伤通常伴有延迟性出血、尿外渗、感染及脓肿形成等表现。这是由于子弹穿过肾脏可产生放射性或爆炸性能量,其气流冲击作用使软组织呈洞状损坏,其组织破坏程度与发射子弹的速度相关,并易出现延迟性组织坏死。

(三)医源性损伤

医源性损伤是指在疾病诊断或治疗过程中发生的肾损伤。如体外冲击波碎石、肾盂输尿管镜、经皮肾镜及腹腔镜检查或治疗时造成的损伤。常见的医源性肾损伤是肾血管损伤引起的大量出血、肾实质损伤引起的肾周血肿、肾裂伤及肾脏集合系统损伤引起的尿外渗等。

(四)自发性肾破裂

自发性肾破裂是指在无明显外伤情况下突然发生的肾实质、集合系统或肾血管的损伤,临床较罕见。自发性肾破裂的发生往往由肾脏本身病变所致,如巨大肾错构瘤或肾癌、肾动脉瘤、肾积水及肾囊肿等疾病引起。

二、发病机制

肾损伤的发生机制和肾损伤的分类密切相关。

对于闭合性肾损伤的患者来讲,直接外力和间接外力引起损伤的机制也有所不同。直接外力引起的闭合性肾损伤是由于肾脏局部承受的压力突然增加导致肾脏移位并撞击邻近骨骼,或肾被膜破裂而产生。间接外力引起的闭合性肾损伤主要是由于肾脏随呼吸正常活动的范围突然加大导致肾脏过度活动而产生。

显而易见,开放性肾损伤的发生就是肾脏直接受到外界创伤的结果。一般认为贯通性肾损伤约 80％ 同时合并多处脏器的损伤。肾损伤的发生机制也与是否发生泌尿系统以外的脏器损伤相关,腹部贯通伤涉及肾脏的占 6％～17％。文献报道贯通性肾损伤合并胸腔或腹腔脏器损伤的比例高达 85％～95％。而贯通性肾损伤的发生与体表受伤的部位相关。当刀刺进入部位在腋前线或腋后线时,肾损伤同时合并其他脏器损伤的仅占 12％。

肾蒂血管损伤的发生主要见于开放性肾损伤的患者,但是也有 20％ 左右闭合性肾损伤的患者可以表现为肾血管损伤。国内外的文献报道显示在肾蒂血管损伤的患者中,肾动脉、肾静脉均损伤者占 47％,肾静脉损伤者占 34％,而肾动脉损伤者仅占 19％。

三、诊断

在肾损伤的诊断中最主要的一项内容就是创伤或外伤史的了解,同时配合全面的体格检查和各种辅助检查对患者进行全面的评估,获得明确的诊断。

(一)创伤史

创伤史的了解应该首先考虑患者的受伤程度和病情的危急状况,尽可能在较短的时间内了解外伤或创伤现场的情况,有无体表创伤的发生,体表创伤的部位,深度和利器的种类。无论损伤是来自钝器直接暴力还是刀刺贯通伤,根据体表解剖特点,如果受伤部位是从后背、侧腰部、上腹部或下胸部,均可能导致肾损伤。贯通伤的利器或子弹类型等也是询问并记录的重要内容,这不仅可评估损伤程度,也有助于考虑对失去血供组织清创术的范围。如因机动车交通事故所致,需了解机动车车速、伤者是司机、乘客还是行人。高处坠落伤应了解坠落高度及坠落现场地面情况。无论是机动车还是高处坠落突然减速致伤,虽然未出现血尿也不能忽略有肾损伤的可能,必须进一步检查以明确有无肾损伤和是否需要外科治疗。

(二)临床表现

患者受到各种创伤后的临床表现非常复杂,同时临床表现会随时发生变化,因此在了解创伤史的同时应该掌握其临床表现的特征,做到不延误治疗时机的目的。

1.休克

患者受到各种创伤后发生的休克分为创伤性休克和失血性休克。创伤性休克是由于创伤后腹腔神经丛受到创伤引起的强烈刺激,导致血管张力下降和心排血量下降出现暂时性血压下降所致,一般情况下经输液治疗后可以获得恢复。而失血性休克是因为肾损伤伴随的大量出血和血容量的减少导致血压下降,需要及时输血补充患者的血容量,并同时采用各种方法止血,迅速达到救治目的。

2.血尿

尽管血尿被认为是肾损伤最常见,也是最重要的临床表现,但是我们不能忽略的是有 5％～

10%肾损伤的患者可以暂时没有血尿的表现。出现肉眼血尿通常预示患者有较严重的肾损伤，但是血尿的严重程度并不完全和损伤机制及肾损伤的程度相关。某些重度肾损伤如肾血管断裂、肾盂输尿管连接部破裂、输尿管断裂或血块阻塞输尿管，可能表现为镜下血尿，甚至无血尿。而在受到创伤前明确有肾脏疾病的患者如肾肿瘤、肾血管畸形、肾囊肿等，有时较轻的创伤也会出现不同程度的血尿。

3.疼痛

疼痛往往是患者受到外伤之后的第一个症状。一般情况下，疼痛部位和程度与受创伤的部位和程度是一致的。疼痛症状可以由肾被膜下出血导致的张力增加引起，表现为腹部或伤侧腰部的剧烈胀痛等疼痛症状。输尿管血块梗阻引起的疼痛常表现为钝痛。血块在输尿管内移动可导致痉挛，出现肾绞痛症状。肾损伤后出现的肾周血肿和尿外渗通常伴随明显地进行性的局部胀痛，在部分患者可以触及腰部或侧腹部肿块。

如果肾损伤引起的出血仅局限于腹膜后，疼痛症状以腰肌紧张、僵直及较剧烈的疼痛为主。如果腹膜后血肿或尿液刺激腹膜或后腹膜破裂，血肿进入腹膜腔就会出现明显的腹痛和腹膜刺激征。同时合并腹腔脏器损伤的患者也会表现为明显的腹膜刺激征，但是应该注意的是出现腹膜刺激征并非一定有腹腔脏器损伤。在我国一项250例肾损伤中有腰痛症状者占96%，有腹膜刺激者占30%，而合并有腹腔脏器损伤者仅占8.8%。

4.多脏器损伤

肾损伤合并其他脏器损伤的发生率和创伤部位与创伤程度有关。与肾损伤同时出现的合并伤主要涉及与肾相邻的脏器如肝、脾、胰腺、胸腔、腔静脉、主动脉、胃肠道、骨骼及神经系统等。有合并伤的肾损伤患者其临床表现更为复杂。合并腹腔内脏器损伤者主要表现为急腹症及腹胀等症状。合并胸腔脏器损伤者多表现为呼吸、循环系统症状。合并大血管损伤的患者可以表现为失血性休克，合并不同部位骨折及神经系统损伤的患者也会出现相应的临床表现。国内近期多篇报道肾损伤合并其他脏器损伤占14%～41%，而国外报道明显高于国内，闭合性损伤合并其他脏器损伤者44%～100%。贯通性肾损伤合并腹腔胸腔脏器损伤者80%～95%，其中枪伤全部合并其他脏器损伤。

(三)体格检查

对所有创伤患者首先应该积极监测各项生命体征的变化。定时监测患者的血压、脉搏、呼吸及意识等。如果患者的收缩压<12.0 kPa(90 mmHg)应该考虑有发生休克的可能。在进行全面体格检查时，注意观察创伤的部位和创伤程度。如果受伤部位在下胸部、上腹部、腰部并伴随有血尿等症状时，应考虑有肾损伤的可能。腰部或腹部触及肿块表明有严重肾损伤和腹膜后出血的可能。对于体表或体内有利器残留的患者，应该观察利器扎入体内的深度，是否伴随有出血或尿液样体液的流出，以及利器是否随呼吸移动等特征。

因肾损伤同时合并腹部脏器损伤发生率高达80%，临床检查时要除外是否合并腹部脏器损伤。对于已经明确有腹部脏器损伤的患者，应该注意有无同时发生肾损伤的可能。

(四)尿液检查与分析

对于疑有肾损伤的患者应尽早获取尿液标本进行检测，判断有无血尿的发生。血尿的判断分为肉眼血尿和镜下血尿两种，出现肉眼血尿的患者同时还应该通过血尿的状况，如有无血块等初步判断出血量的多少及是否需要留置尿管进行膀胱冲洗等。尿液标本收取过程中应该特别注意收集伤后第一次尿液进行检测，因为有些伤者在受伤后第一次排尿为血尿，而之后的几次排尿由于输尿管血块堵塞的原因出现暂时性血尿消失的现象。

（五）影像学检查

影像学检查包括腹部平片、静脉尿路造影、计算机断层扫描（CT）、肾动脉造影、超声检查、磁共振成像（MRI）及逆行造影等各种类型检查手段。

1.B超

由于B超检查的普及及快捷方便的特点，对于怀疑有肾损伤，尤其是闭合性损伤的患者应该尽早进行B超检查。必要时可以反复进行B超检查进行动态对比，目的就是对肾损伤获得早期诊断。由于方便可靠的特点，在肾损伤的影像学检查中B超检查被认为是首选检查手段。

B超检查可以判断肾脏体积或大小的变化，有无严重肾实质损伤的存在，肾血管的血流是否正常等，同时也能够对肾脏有无积水，肿瘤占位等病变作出判断。对造影剂过敏、不能接受X线检查的患者（如妊娠妇女）及有群体伤员时可以作为一种筛查性手段。

2.腹部平片与静脉尿路造影

腹部平片应包括双肾区、双侧输尿管及膀胱区。在获得腹部平片后应该首先观察骨骼系统有无异常、伤侧膈肌是否增高等泌尿系统之外的变化，以及时判断有无多脏器损伤的可能。对于开放性肾损伤的患者，通过腹部平片还可以了解体内有无金属利器，断裂刀具及子弹或碎弹片的残留。

静脉尿路造影通常采用大剂量造影剂快速静脉推入后连续观察的手段。当静脉尿路造影显示患肾不显影表明功能严重受损，可能为肾损伤严重或肾动脉栓塞，而肾动脉栓塞的可能性约占50％。

3.CT

CT对肾周血肿及尿外渗范围的判断能力均优于静脉尿路造影。采用增强扫描可观察肾实质缺损部位、程度，辨别有无肾动脉或分支的损伤和栓塞。采用螺旋CT可更清晰地显示复杂肾损伤的生理解剖学图像。CT应包括全腹及盆腔，必要时口服对比剂或灌肠以排除胃肠道的破裂，达到了解腹膜内脏器有无合并伤的目的，为重度肾损伤患者是否能采用非手术治疗提供更多信息，避免过多开放手术导致肾切除的风险，尤其是孤立肾及双肾损伤患者。

CT平扫对创伤部位、深度、肾血管损伤，有无尿外渗及肾功能的判断效果差，常需增强扫描补充。临床经验认为无论是闭合性还是贯通性损伤常常以CT作为首选，减少过多地搬动患者，并能为医师对病情判断提供更快更有价值的信息。

四、分级

肾损伤的分级在肾损伤的诊断与治疗中意义重大，对肾损伤严重程度的正确评估是制订合理的、进一步检查和处理措施的基础。而根据肾损伤的分级判断患者能否进行进一步检查，选择何种治疗手段，最大限度地达到救治患者及保护患肾的目的。

最初肾损伤按其损伤机制进行分类，即分为闭合性损伤及贯通性损伤，其中包括医源性损伤及自发性肾破裂等。

为了临床诊治的方便，有学者提出肾损伤只分轻度和重度。轻度损伤为肾挫伤、被膜下少量血肿、肾浅表裂伤。重度损伤为肾深层实质裂伤、裂伤深达髓质及集合系统、肾血管肾蒂损伤、肾破碎、肾周大量血肿。并认为轻度损伤占70％，破碎肾和肾蒂损伤占10％～15％。也有学者将肾损伤分为轻度、中度、重度。轻度为肾挫伤和小裂伤占70％，中度为较大裂伤，约占20％，重度为破碎伤及肾蒂损伤,约占10%。

然而,这些分级及分类方法只是根据肾脏本身的损伤程度限定的,并不完全反映伤者的整体状况。创伤患者的特点和整体状况密切相关,如肾损伤常常同时合并多脏器的损伤。然而,目前关注更多的问题是对肾损伤的评估应该建立在对患者全身状况正确评估的基础上,尤其是合并多脏器损伤的患者,在进一步的临床检查和治疗过程中常常需要多个科室医师的密切配合。因此,不论何种肾损伤的分级方法都不能替代对患者全身状况的评估。

五、肾脏损伤的治疗

在肾损伤的临床治疗中,如何选择手术时机和手术方法一直都是泌尿外科医师关注的问题。在决定治疗方式之前,更重要的一点就是需要判断患者是否具有手术适应证。而手术适应证的判断主要是根据患者的创伤史、损伤的种类与程度、送入急诊室后的临床表现及全面检查的结果决定。

(一)急诊救治

实际上,对送入急诊室的创伤患者来讲,临床治疗和检查是同步进行的。通过对血压、脉搏、呼吸及体温等生命体征的监测,需要立即决定患者是否需要输血、输液或复苏处理。在询问创伤史的同时,完成各项常规检查。根据创伤的分类即闭合性或开放性损伤,初步判断患者是单纯肾损伤还是多脏器损伤。对于仅怀疑为单纯肾损伤的患者,应该根据患者有无血尿及血尿常规检查和B超等辅助检查的结果决定患者进一步的治疗计划。如果是多脏器损伤需要与相关科室的医师取得联系,共同决定下一步临床检查的内容和救治方案。

(二)保守治疗

肾脏闭合性损伤的患者90%以上可以通过保守治疗获得治疗效果。近年来随着影像技术的进展与普及,尤其是CT检查,对闭合性肾损伤患者肾脏损伤的程度能够获得明确的判断,手术探查发生率明显下降。手术探查往往会出现难以控制的出血而导致患肾切除,因此,需要严格把握手术探查的适应证。一般认为接受保守治疗的患者应该具备以下条件:①各项生命体征平稳。②闭合性损伤。③影像学检查结果显示肾损伤分期为Ⅰ、Ⅱ期的轻度损伤。④无多脏器损伤的发生。

在保守治疗期间应密切观察各项生命体征是否平稳,采取输液,必要时输血补充血容量和维持水电解质平衡等支持疗法,并给以抗生素预防感染。注意血尿的轻重腹部肿块扩展及血红蛋白、血细胞比容的改变。患者尿量减少,要注意患者有无休克或伤后休克期过长发生急性肾衰可能。患者有先天性畸形或伤前有病理性肾病如先天性孤立肾,对侧肾有病理性肾功能丧失而发生肾血管栓塞,尿路血块梗阻等均可导致尿量减少或无尿。必要时进行影像学检查或复查,随时对肾损伤是否出现进展或并发症进行临床判断和救治。在观察期间病情有恶化趋势时应及时处理或手术探查。

接受保守治疗的患者需要绝对卧床2周以上,直到尿液变清,并限制活动至镜下血尿消失。因伤后损伤组织脆弱,或局部血肿,尿外渗易发生感染,因此往往在伤后1～3周间因活动不当常可导致继发出血。

(三)介入治疗

随着血管外科介入治疗的发展,越来越多的肾损伤患者可以通过介入治疗获得明确的效果。当肾损伤合并出血但血流动力学平稳,由于其他损伤不适宜开腹探查或延迟性再出血,术后肾动静脉瘘及肾动脉分支损伤,均可采用选择性动脉插管技术,在动脉造影的同时栓塞出血的肾动脉。由于介入治疗失败后还存在外科治疗的可能,因此对暂时不具备外科治疗适应证,同时存在出血风险的患者可以考虑进行血管造影及介入治疗。目前介入治疗可以达到超选择性血管栓塞的效果,对止血及保护肾功能都具有临床意义。介入治疗尤其适用于对侧肾缺如,或对侧肾功能不全的肾损伤患者。肾损伤患者介入治疗后需要卧床休养和观察,在此期间一旦病情发生变化需要外科治疗时应该积极准备下一步外科治疗的实施。

(四)外科治疗

对于肾损伤患者,在决定外科治疗时应该考虑的几个问题是该患者是否需要手术治疗,手术治疗的目的是外科探查还是目标明确的肾修补术。在外科治疗之前一定要明确对侧肾脏的状况,同时要告知患者及其家属伤侧肾脏有切除的可能。因为不论是手术探查还是肾修补术,手术前都很难判断伤侧肾脏的具体情况,必要时术者需要术中和向患者家属交代病情,决定手术方式。

1.外科探查

外科探查主要见于下列几种状况。

(1)难以控制的出血:由于肾外伤导致大量的持续性显性出血或全身支持疗法不能矫正休克状态的患者,应立即手术止血挽救生命。可以在手术中进行静脉尿路造影了解双肾功能。

(2)腹部多脏器损伤:腹部脏器损伤是手术适应证。肾损伤往往伴有腹部多脏器损伤。腹部多脏器损伤采用CT、超声等综合诊断后可以进行手术,同时探查肾脏损伤状况。

(3)大量尿外渗:尿外渗是由于肾损伤导致肾脏集合系统包括肾盂、输尿管连接部损伤断裂所致。少量的尿外渗大部分可以自然愈合,大量的尿外渗可形成尿性囊肿,若继发感染后导致脓肿及肾出血。肾损伤后出现大量尿外渗的患者,应该积极进行手术探查尽早修补集合系统的损伤。

2.外科探查原则

(1)外科探查前或打开腹膜后血肿前未做影像学检查者应手术中行大剂量静脉尿路造影,了解肾损伤严重程度及对侧肾功能。对侧肾脏有病理性改变及先天缺如者应尽力保留伤肾。对侧肾功能正常者原则上也须尽力保留,不能轻易切除伤肾。

(2)在打开后腹膜清除肾周血肿暴露肾脏前必须控制肾脏的血液循环,以避免出现难以控制的出血而导致生命危险及患肾切除。

(3)探查时肾血管控制温缺血时间不应超过 60 min,如超时需用无菌冰降温并给予肌苷以保护肾功能的恢复。

(4)暴露整个肾脏并仔细检查肾实质、肾盂、输尿管及肾血管,并评估损伤程度,注意有无失去活力组织及尿外渗。

(5)需彻底清创,尤其是因枪伤所致的肾损伤。清除因子弹爆炸效应出现的组织缺血性坏死,可减少术后感染、出血及高血压等并发症。

(6)腹膜后留置导管引流。因肾损伤常累及集合系统,术后尿外渗及渗血可经引流管导出,避免术后尿性囊肿及感染等并发症。

3.外科探查手术入路

(1)急性肾创伤的手术探查最好采取经腹途径,以便探查腹腔脏器和肠管。通常取剑突下至耻骨的腹正中切口,此入路能在打开肾周筋膜清理血肿前较易游离并控制双肾的动脉及静脉。

（2）迅速进入腹腔，在出血不严重时探查腹腔脏器并可修补。在探查肾脏之前，如有必要，应先对大血管、肝脏、脾脏、胰腺和肠管创伤进行探查及处理。当出血证实主要来自肾脏应尽快暴露肾血管及肾脏控制出血。

（3）由于腹膜后有大量血肿使正常解剖关系破坏变形，需仔细辨别标志。可提起小肠暴露后腹膜，在肠系膜下动脉、主动脉前壁向下剪开后腹膜。血肿过大难以辨认主动脉时可以肠系膜静脉作为标志，去除血肿找到主动脉前壁向下剪开后腹膜。

（4）从左肾静脉与下腔静脉连接处提起左肾静脉较易暴露双侧肾动脉和腹主动脉。游离双肾的动脉静脉，注意约 25％ 的患者双侧有多个肾动脉而 15％ 的患者有多个肾静脉。多个肾静脉者约 80％ 发生在右侧肾脏。

（5）将游离的肾脏血管分别用橡皮带提起或用无损伤血管钳夹住。确保肾血管已得到控制后，提起伤肾侧结肠，剪开侧腹膜并打开肾周筋膜清理肾周血肿并完全暴露肾脏，观察肾脏损伤程度及范围。也可分别从升结肠或降结肠外侧腹膜处剪开上至肝区或脾区，将结肠推向中线，暴露肾脏血管。

4.肾修补缝合术和肾部分切除术

当肾裂伤比较限局时可行肾脏修补缝合术控制出血。在肾上极或下极有严重裂伤也可采用肾部分切除术。在控制肾血管及暴露肾脏之后，剥离肾包膜并尽可能保留肾包膜，锐性清除破碎及无活力组织。肾创伤断面有撕裂肾盏或肾盂及较大血管可用蚊式钳夹住并以 4-0 可吸收铬制线间断缝扎关闭破碎集合系统及止血。再以 2-0 铬制缝线通过肾包膜贯穿褥式缝合裂开肾实质，以游离的包膜遮盖肾裂伤处，避免术后出血。结扎缝线时应松紧适度，于裂伤及缝线处置垫备好的脂肪或可吸收的明胶海绵，避免结扎缝线用力过度，撕裂肾实质。包膜短缺也可用带蒂网膜或邻近裂伤处腹膜遮盖创面并缝合止血。网膜中间切开勿损伤主要血管。将其网膜片由外侧裹向前方，可用 1-0 可吸收肠线绑扎数道避免大网膜滑脱。开放肾循环观察无出血后，冲洗伤口并腹膜后留置引流管一根，缝合伤口。大网膜包裹伤肾，取材方便，能增加伤肾血供，可促进其恢复。

肾脏损伤后的修复技术可影响损伤的愈合。过多的缝合肾实质可能导致局部压迫性坏死，破坏肾实质的结构。因此尽可能缝合肾包膜而少缝肾实质。包膜不够时可用腹膜或大网膜移植皮片或特殊结构网套（polyglycolic，聚乙醇酸网）包绕肾脏。应用该网套 60 d 可完全吸收。肾被膜重建完整而用肠线缝合三个月仍有肠线残留且伴炎性反应。因此采用合成缝线较铬制肠线更佳。

5.肾切除术

术中发生难以控制的出血，肾蒂损伤，集合系统断裂无法修复与吻合，或肾栓塞时间过长，功能难以恢复时，在对侧肾功能良好的情况下可考虑肾切除术。以肾蒂钳双重钳夹肾蒂，剪断肾蒂血管，用 10 号丝线双重结扎及缝扎肾蒂血管，钳夹及剪断上段输尿管，以 7 号丝线结扎输尿管远端。切除伤肾后清除血肿并冲洗肾窝。如止血充分，可不置引流管；如放置引流，可于术后 1～3 d 去除。

6.肾切除术的适应证

肾创伤修补术受很多因素影响。体温低、凝血功能差的病情不稳定患者，如果对侧肾脏功能良好则不应冒险进行肾修补术。如前所述，24 h 内有计划的紧急处理（包扎伤口、控制出血和纠正代谢和凝血异常）为治疗提供了选择机会。对于广泛肾创伤，如行肾修补术危及患者生命时，应立即采取完整肾切除术。Nash 和同伴回顾由于肾创伤行肾切除术的病例时发现,有 77% 的肾切除是因为肾实质、血管创伤和严重的复合伤,其余的 23% 是在肾修补术中因血流动力学不稳定而被迫施行肾切除术。

7.肾损伤外科治疗术后观察要点

(1)注意观察生命体征,包括血压、脉搏、体温、尿量、尿颜色、伤口出血、血红蛋白、血细胞比容等变化,必要时可用止血药物。

(2)保持卧床 2 周以上,直到尿液变清。

(3)引流管无血性液体或尿外渗等分泌物排出可于术后 5～10 d 去除。

(4)采用抗感染治疗 1 个月。

(5)定期检测肾功能及影像学检查。

(6)观察可能发生的并发症如延迟性出血,局部血肿,尿性囊肿,脓肿形成及高血压等,必要时应用超声及 CT 检查。根据不同情况选用穿刺引流,选择性肾动脉栓塞或再次手术肾切除等方法治疗。

(五)医源性损伤的救治

在医源性损伤的救治过程中,以及时明确诊断非常重要。由于医源性损伤主要是由于各种腔镜操作不当引起,因此规范化的腔镜操作是预防医源性损伤的唯一途径。一旦发生医源性损伤,应该及时进行治疗,以免延误最佳治疗时机。

1.肾血管损伤引起的大量出血

腔镜操作引起肾血管或腔静脉损伤并继发的大量出血往往来势迅猛,突然之间腔镜的视野全部被出血掩盖。这时就需要迅速判断可能的出血部位。经过迅速的腔内处理仍然达不到止血效果时应该及时改开放手术,在清晰的视野下完成损伤血管的修复手术。

腹腔镜操作引起肾静脉或腔静脉损伤的另一个特点是由于气腹的高压状态,即使发生了损伤,也有可能无明显的出血。当解除或降低气腹压力后,才能表现出明显的出血。对于这类状况最好的处理也是及时发现出血,可以在降低气腹压力后再次观察,或及时观察引流管的引流液,一旦确认有活动性出血,应该积极处理。

2.肾周血肿、肾裂伤或尿外渗

腔镜操作引起的肾周血肿、肾裂伤或尿外渗一般通过手术中的缝合处理都能够达到救治的目的,但是需要引起重视的是手术后应该按照肾外伤的处理原则观察引流液的状况、必要的卧床休息和追加的抗感染治疗。

六、肾脏损伤的并发症

(一)尿外渗和尿性囊肿

国外报道,闭合性肾损伤尿外渗发生率为 2%～18%,而贯通伤为 11%～26%。未处理的尿外渗一般伤后 2～5 d 可在腹膜后脂肪组织蓄积,随着尿液蓄积增多,周围组织纤维化反应,形成纤维包膜或囊壁而成尿性囊肿。尿性囊肿可在伤后数周内形成,也可在数年后形成,尿外渗或尿性囊肿的出现表明肾的集合系统损伤,也可能因血块、输尿管壁及周围血肿压迫导致尿液引流不畅而外渗。

持久的尿外渗可以导致尿囊肿、肾周感染和肾功能受损。这些患者应早期给予全身抗生素治疗,同时严密观察病情。在多数情况下,尿外渗会自然消退。如果尿外渗持续存在,那么置入输尿管支架常常可以解决问题。尿性囊肿可采用在超声或 CT 引导下的穿刺引流,将 22 号穿刺针,经腰部皮肤进入囊腔,抽取液体标本做常规检查、培养,用扩张器逐个扩张通道致使 F12～F16 导管等进入囊内,排空渗出的尿液。长期引流尿液不能减少或消失,应考虑损伤严重或远端输尿管有狭窄或梗阻因素。尿性囊肿长期刺激和梗阻可使肾周组织纤维化,影响肾脏功能,当肾已失去功能,破坏严重,在对侧肾功能良好情况下可考虑肾切除术。

(二)延迟性出血

迟发的肾脏出血在创伤后数周内都有可能发生,但通常不会超过 3 周。最基本的处理方法为绝对卧床和补液。迟发性出血的处理应该根据患者全身状况,出血严重程度及影像学检查结果而定,大量出血危及生命应急诊手术。如果表现为持续性的出血,可以进行血管造影确定出血部位后栓塞相应的血管。

(三)肾周脓肿

肾创伤后肾周脓肿极少发生,但持续性的尿外渗和尿囊肿是其典型的前兆。肾周脓肿可有急性及慢性表现两种。急性表现可在伤后 5～7 d 出现高热、腰背疼痛、叩击痛,甚至腹胀、肠梗阻症状。慢性特点仅表现为低烧、盗汗、食欲下降、体重下降,出现感染迹象时应特别注意有可能发生继发性出血。其诊断主要根据超声与 CT 检查。

早期可以经皮穿刺引流,必要时切开引流。应注意肾周脓肿往往是多房性,当引流不畅时,应手术将其间隔破坏,保证引流通畅,或切除已破坏的肾脏。根据感染细菌类型及敏感性选用相应抗生素控制感染。

(四)肾性高血压

创伤后早期发生高血压很少有报道,多数患者出现肾损伤后高血压,一般是在伤后一年内。然而临床发现有早在伤后一天内就有高血压表现,也有在 20 年后才出现高血压。创伤后发生肾性高血压的机制:①肾血管外伤直接导致血管狭窄或阻塞;②尿外渗压迫肾实质;③创伤后发生的肾动静脉瘘。在以上因素的作用下,肾素-血管紧张素系统由于部分肾缺血而受到刺激,进而引起高血压。

(段建军)

第二节　输尿管损伤

一、病因

输尿管是位于腹膜后间隙的细长管状器官,位置较深,有一定的活动范围,一般不易受外力损伤。输尿管损伤多为医源性。

(一)外伤损伤

1.开放性损伤

外界暴力所致输尿管损伤率约为 4%,主要是由刀伤、枪伤、刃器刺割伤引起。损伤不仅可以直接造成输尿管的穿孔、割裂或切断,而且继发感染,导致输尿管狭窄或漏尿。

2.闭合性损伤

多发生于车祸、高处坠落及极度减速事件中,损伤常造成胸腰椎错位、腰部骨折等。损伤机制有两方面:一方面由于腰椎的过度侧弯或伸展直接造成输尿管的撕脱或断裂;另一方面由于肾脏有一定的活动余地,可以向上移位,而相对固定的输尿管则被强制牵拉,造成输尿管的断裂,最常见的就是肾盂输尿管连接处断裂。

(二)手术损伤

医源性损伤是输尿管损伤最常见的原因,常见于外科、妇产科的腹膜后手术或盆腔手术,如子宫切除术、卵巢切除术、剖宫产、髂血管手术、结肠或直肠的肿瘤切除术等。临床上尤以子宫切除术和直肠癌根治术损伤输尿管最为常见。

(三)器械损伤

随着腔内泌尿外科的发展及输尿管镜技术的不断进步,输尿管镜引起输尿管损伤率也由7%下降至1%～5%。

1.输尿管插管损伤

在逆行肾盂造影、PCNL术前准备、留置肾盂尿标本等检查或操作时需行输尿管插管,若输尿管导管选择不当、操作不熟练会引起输尿管损伤,尤其是在狭窄段和交界段。轻者黏膜充血水肿,重者撕裂穿孔。

2.输尿管镜检查损伤

输尿管扭曲成角或连接、交界处处于弯曲时,行硬性输尿管镜检查,如果操作不当或输尿管镜型号选择不当,就会损伤输尿管,形成假道或穿孔,甚至输尿管完全断裂。

3.输尿管碎石损伤

无论是选择取石钳、套石篮还是输尿管镜下钬激光碎石,较大的结石长期嵌顿刺激,结石周围黏膜水肿,甚至形成息肉,对于这种情况如果强制通过输尿管镜或导丝可能损伤输尿管。

4.其他碎石损伤

腔镜下使用激光或体外冲击波碎石治疗输尿管结石,可能会发生不同程度的管壁损伤。

(四)放疗损伤

宫颈癌、前列腺癌等放疗后,输尿管管壁易水肿、出血、坏死,进而形成纤维瘢痕或尿瘘。

二、临床表现

输尿管损伤的临床表现复杂多样,有可能出现较晚,也有可能不典型或者被其他脏器损伤所掩盖。常见的临床表现如下。

(一)尿外渗

开放性手术所致输尿管穿孔、断裂,或其他原因引起输尿管全层坏死、断离者,都会有尿液从伤口中流出。尿液流入腹腔会引起腹膜炎,出现腹膜刺激征;流入后腹膜,则引起腹部、腰部或直肠周围肿胀、疼痛,甚至形成积液或尿性囊肿。

(二)血尿

血尿在部分输尿管损伤中会出现,可表现为镜下或肉眼血尿,具体情况要视输尿管损伤类型而定。输尿管完全离断时,可以表现为无血尿。

(三)尿瘘

溢尿的瘘口一周左右就会形成瘘管。瘘管形成后常难以完全愈合,尿液不断流出,常见的尿瘘有输尿管皮肤瘘、输尿管腹膜瘘和输尿管阴道瘘等。

(四)感染症状

输尿管损伤后,自身炎症反应、尿外渗及尿液聚集等很快引起机体炎症反应,轻者局部疼痛、发热、脓肿形成,重者发生败血症或休克。

(五)无尿

如果双侧输尿管完全断裂或被误扎,伤后或术后就会导致无尿,但也要与严重外伤后所致休克、急性肾衰竭引起的无尿相鉴别。

(六)梗阻症状

放射性或腔内器械操作等所致输尿管损伤,由于长期炎症、水肿、粘连等,晚期会出现受损段输尿管狭窄甚至完全闭合,进而引起患侧上尿路梗阻,表现为输尿管扩张、肾积水、腰痛、肾衰竭等。

(七)合并伤表现

表现为受损器官的相应症状,严重外伤者会有休克表现。

三、诊断

(一)病史

外伤、腹盆腔手术及腔内泌尿外科器械操作后,如果出现伤口内流出尿液或一侧持续性腹痛、腹胀等症状时,均应警惕输尿管损伤的可能性。

(二)辅助检查

1.静脉尿路造影

部分输尿管损伤可以通过静脉尿路造影显示。

(1)输尿管误扎:误扎的输尿管可能完全梗阻或者通过率极低,因而造影剂排泄障碍,出现输尿管不显影或造影剂排泄受阻。

(2)输尿管扭曲:输尿管可以表现为单纯弯曲,也可以表现为弯曲处合并狭窄引起完全或不完全梗阻。前者造影剂可以显示扭曲部位,后者表现为病变上方输尿管扩张,造影剂排泄受阻。

(3)输尿管穿孔、撕脱、完全断裂:表现为造影剂外渗。

2.逆行肾盂造影

表现为在受损段输尿管插管比较困难,通过受阻。造影剂无法显示,自破裂处流入周围组织。该检查可以明确损伤部位,了解有无尿外渗及外渗范围,需要时可以直接留置导管引流尿液。

3.膀胱镜检查

膀胱镜不仅可以直视下了解输尿管开口损伤情况,观察有无水肿、黏膜充血,而且可以观察输尿管口有无喷尿或喷血尿,判断中上段输尿管损伤、梗阻的情况。

4.CT

可以良好显示输尿管的梗阻、尿外渗范围、尿瘘及肾积水等,尤其配合增强影像可以进一步提高诊断准确率。

5.B超

B超简易方便,可以初步了解患侧肾脏、输尿管梗阻情况,同时发现尿外渗。

6.放射性核素肾图

对了解患侧肾功能及病变段以上尿路梗阻情况有帮助。

(三)术中辨别

手术中,如果高度怀疑输尿管损伤时,可以应用亚甲蓝注射来定位诊断。方法是将 $1\sim2$ mL 亚甲蓝从肾盂注入,仔细观察输尿管外是否有蓝色液体出现。注射时不宜太多太快,因为过多亚甲蓝可以直接溢出或污染周围组织,影响判断。

四、治疗

输尿管损伤的处理既要考虑输尿管损伤的部位、程度、时间及肾脏膀胱情况,又要考虑患者的全身情况,了解有无严重合并伤及休克。

(一)急诊处理

(1)首先抗休克治疗,积极处理引起输尿管损伤的病因。

(2)术中发现的新鲜无感染输尿管伤口,应一期修复。

(3)如果输尿管损伤 24 h 以上,组织发生水肿或伤口有污染,一期修复困难时,可以先行肾脏造瘘术,引流外渗尿液,避免继发感染,待情况好转后再修复输尿管。

(二)手术治疗

1.输尿管支架置放术

对于输尿管小穿孔、部分断裂或误扎松解者,可放置双 J 管或输尿管导管,保留 2 周以上,一般能愈合。

2.肾造瘘术

对于输尿管损伤所致完全梗阻不能解除时,可以肾脏造瘘引流尿液,待情况好转后再修复输尿管。

3.输尿管成形术

对于完全断裂、坏死、缺损的输尿管损伤者,或保守治疗失败者,应尽早手术修复损伤的输尿管,恢复尿液引流通畅,保护肾功能。同时,彻底引流外渗尿液,防止感染或形成尿液囊肿。

手术中可以通过向肾盂注射亚甲蓝,观察术野蓝色液体流出,来寻找断裂的输尿管口。输尿管吻合时需要仔细分离输尿管并尽可能多保留其外膜,以保证营养与存活。

(1)输尿管-肾盂吻合术:上段近肾盂处输尿管或肾盂输尿管连接处撕脱断裂者可以行输尿管-肾盂吻合术,但要保证无张力。若吻合处狭窄明显时,可以留置双 J 管作为支架,2 周后取出。近年来,腹腔镜下输尿管-肾盂吻合术取得了成功,将是一个新的治疗方式。

(2)输尿管-输尿管吻合术:若输尿管损伤范围在 2 cm 以内,则可以行输尿管端端吻合术。输尿管一定要游离充分,保证无张力的吻合。双 J 管留置 2 周。

(3)输尿管-膀胱吻合术:输尿管下段的损伤,如果损伤长度在 3 cm 之内,尽量选择输尿管-膀胱吻合术。该手术并发症少,但要保证无张力及抗反流。双 J 管留置时间依具体情况而定。

(4)交叉输尿管-输尿管端侧吻合术:如果一侧输尿管中端或下端损伤超过 1/2,端端吻合张力过大或长度不足时,可以将损伤侧输尿管游离,跨越脊柱后与对侧输尿管行端侧吻合术。尽管该手术成功率高,但也有学者认为不适合泌尿系统肿瘤和结石的患者,以免累及对侧正常输尿管,提倡输尿管替代术或自体肾脏移植术。

（5）输尿管替代术：如果输尿管损伤较长，一侧或双侧病变较重，无法或不适宜行上述各种术式时，可以选择输尿管替代术。常见的替代物为回肠，也有报道应用阑尾替代输尿管取得手术成功者。近年来，组织工程学材料的不断研制与使用，极大地方便并降低了该手术的难度。

4.放疗性输尿管损伤

长期放疗往往会使输尿管形成狭窄性瘢痕，输尿管周围也会纤维化或硬化，且范围较大，一般手术修补输尿管困难，且患者身体情况较差时，宜尽早行尿流改道术。

5.自体肾脏移植术

当输尿管广泛损伤，长度明显不足以完成以上手术时，可以将肾脏移植到髂窝中，以缩短距离。手术要将肾脏缝在腰肌上，注意保护输尿管营养血管及外膜。不过需要注意的是，有8%的自体移植肾者术后出现移植肾无功能。

6.肾脏切除术

损伤侧输尿管所致肾脏严重积水或感染，肾功能严重受损或肾脏萎缩者，如对侧肾脏正常，则可施行肾脏切除术。另外，内脏严重损伤且累及肾脏无法修复者，或长期输尿管瘘存在无法重建者，也可以行肾脏切除术。

（段建军）

第三节　膀　胱　损　伤

一、病因

膀胱位于盆腔深部，耻骨联合后方，周围有骨盆保护，通常很少发生损伤。究其受伤原因大体分为以下三种。

（一）外伤性

最常见的原因为各种因素引起的骨盆骨折，如车祸、高处坠落等；其次为膀胱在充盈状态下突然遭到外来打击，如下腹部遭受撞击、摔倒等；少见原因尚有火器、利刃所致穿通伤等。

（二）医源性

最常见于妇产科、下腹部手术，以及某些泌尿外科手术，如 TURBT、TURP 及输尿管镜检查等均可导致膀胱损伤。尤其是近年来随着腹腔镜手术的日益开展，医源性损伤更加不容忽视。

（三）自身疾病

比较少见，可由意识障碍引起，如醉酒或精神疾病；病理性膀胱如肿瘤、结核等可致自发性破裂。

二、临床表现

无论何种原因，膀胱损伤病理上大体分为挫伤及破裂两类。前者伤及膀胱黏膜或肌层，后者根据破裂部位分为腹膜外型、腹膜内型及两者兼有的混合型，从而有不同的临床表现。

轻微损伤仅出现血尿、耻骨上或下腹部疼痛等；损伤重者可出现血尿、无尿、排尿困难、腹膜炎等。

（一）血尿

可表现为肉眼或镜下血尿，其中肉眼血尿最具有提示意义。有时伴有血凝块，大量血尿者少见。

（二）疼痛

多为下腹部或耻骨后的疼痛，伴有骨盆骨折时，疼痛较剧。腹膜外破裂者，疼痛主要位于盆腔及下腹部，可有放射痛，如放射至会阴部、下肢等。膀胱破裂至腹腔者，表现为腹膜炎的症状及体征：全腹疼痛、压痛及反跳痛、腹肌紧张、肠鸣音减弱或消失等。

（三）无尿或排尿困难

膀胱发生破裂，尿液外渗，表现为无尿或尿量减少，部分患者表现为排尿困难，与疼痛、恐惧或卧床排尿不习惯等有关。

（四）休克

常见于严重损伤者。由创伤及大出血所致，如腹膜炎或骨盆骨折。

三、诊断

膀胱损伤的病理类型关系到治疗效果，因而应尽量做出准确诊断。和其他疾病一样，需结合病史（如外伤、手术史等）及症状、体征，以及辅助检查，综合分析，做出诊断。

膀胱损伤常被腹部、骨盆外伤引起的症状干扰或被其所掩盖。当患者诉耻骨上或下腹部疼痛，排尿困难，结合外伤、手术史，耻骨上区触疼，腹肌紧张，以及肠鸣音减弱等，应考虑膀胱损伤的可能。

（一）导尿检查

一旦怀疑膀胱损伤，即应马上给予导尿，如尿液清亮，可初步排除膀胱损伤；如尿液很少或无尿，应行注水试验：向膀胱内注入 200～300 mL 生理盐水，稍待片刻后抽出，如出入量相差很大，提示膀胱破裂。该方法尽管简便，但准确性差，易受干扰。

（二）膀胱造影

膀胱造影是诊断膀胱破裂最有价值的方法，尤其是对于骨盆骨折合并肉眼血尿的患者。导尿成功后，经尿管注入稀释后的造影剂（如 15％～30％ 的复方泛影葡胺），分别行前后位及左右斜位摄片，将造影前后 X 线片比较，观察有无造影剂外溢及其部位。腹膜内破裂者，造影剂溢出至肠系膜间相对较低的位置或到达膈肌下方；腹膜外破裂者可见造影剂积聚在膀胱颈周围。亦有人采用膀胱注气造影法，向膀胱内注气，观察气腹症，以帮助诊断。需要指出的是，由于10％～29％的患者常同时出现膀胱和尿道损伤，故在发现血尿或导尿困难时，尚应行逆行尿道造影，以排除尿道损伤。

（三）CT 及 MRI

临床应用价值低于膀胱造影，不推荐使用。但患者合并其他伤需行 CT 或 MRI 检查，有时可发现膀胱破口或难以解释的腹部积液，应想到膀胱破裂的可能。

（四）静脉尿路造影

在考虑合并有肾脏或输尿管损伤时，行 IVU 检查，同时观察膀胱区有无造影剂外溢，可辅助诊断。

四、治疗

除积极处理原发病及危及生命的并发症外，对于膀胱损伤，应根据不同的病理损伤类型，采用不同的治疗方法。

（一）膀胱挫伤

一般仅需保守治疗，卧床休息，多饮水，视病情持续导尿数天，预防性应用抗生素。

（二）腹膜外膀胱破裂

钝性暴力所致下腹部闭合性损伤，如患者情况较好，不伴有并发症，可仅予以尿管引流。主张采用大口径尿管（22 F），以确保充分引流。2 周后拔除尿管，但拔除尿管前推荐行膀胱造影。同时应用抗生素持续至尿管拔除后 3 d。

以下情况应考虑行膀胱修补术：①钝性暴力所致腹膜外破裂，有发生膀胱瘘、伤口不愈合、菌血症的潜在可能性时。②因其他脏器损伤行手术探查时，如怀疑膀胱损伤，应同时探查膀胱，发现破裂，予以修补。③骨盆骨折在行内固定时，应对破裂的膀胱同时修补，防止尿外渗，从而减少内固定器械发生感染的机会。而对于膀胱周围血肿，除非手术必需，否则不予处理。

（三）腹膜内膀胱破裂

腹膜内膀胱破裂其裂口往往比膀胱造影所见要大得多，往往难于自行愈合，因而一旦怀疑腹膜内破裂，即应马上手术探查，同时检查有无其他脏器损伤。术中发现破裂，应用可吸收线分层修补，并在膀胱周围放置引流管。根据情况决定是单纯行留置导尿，还是加行耻骨上膀胱高位造瘘，但最近观点认为后者并不优于单独留置导尿。术后应用抗生素。有时，膀胱造影提示膀胱裂口很小，或患者病情不允许，可暂时行尿管引流，根据病情决定下一步是否行手术探查或修补。

以下两点需注意：①术中在修补膀胱裂口前，应检查输尿管有无损伤，通过观察输尿管口喷尿情况，静脉注射亚甲蓝或试行逆行插管来判定。输尿管壁内段或邻近管口的损伤，放置双 J 管或行膀胱输尿管再植术。②如术中发现直肠或阴道损伤，应将损伤的肠壁或阴道壁游离，重叠缝合加以修补，同时在膀胱与损伤部位之间填塞有活力的邻近组织，或者在修补的膀胱壁处注入生物胶，尽量减少膀胱直肠（阴道）瘘的发生；但结肠或直肠损伤时，如粪便污染较重，应改行结肠造瘘，二期修补。

（四）膀胱穿通伤

应马上手术探查，目的有二：①观察有无腹内脏器损伤。②观察有无泌尿系统损伤。发现膀胱破裂，分层修补；同时观察有无三角区、膀胱颈部或输尿管损伤，视损伤情况做对应处理。当并发直肠或阴道损伤时，处理同上。

对于膀胱周围的血肿，应予以清除。留置的引流管需在腹壁另外戳洞引出。术后应用抗生素。

（段建军）

第四节　尿道损伤

尿道损伤多见于 15～25 岁青壮年，有 90%以上是骨盆骨折或骑跨伤等闭合性损伤引起，开放性贯通伤罕见，偶可遇到开放性枪伤损伤尿道。骨盆骨折引起的尿道损伤常伴有膀胱、脾、肝或肠道等器官的损伤，合并伤时死亡率可高达 30%。尿道损伤的初步处理取决于尿道损伤的程度、部位、患者的血流动力学是否稳定和相关的损伤情况。近年经尿道手术，特别是根治性前列腺切除的增加,使医源性尿道损伤有增加趋势。

一、后尿道损伤

(一)病因

1.尿道外暴力闭合性损伤

此类损伤最多见,主要是骨盆骨折。有 4%～14% 的骨盆骨折伴有后尿道损伤,80%～90% 的后尿道损伤伴有骨盆骨折。后尿道损伤中 65% 是完全断裂,另外 10%～17% 后尿道损伤患者同时有膀胱损伤。骨盆骨折的常见原因是交通事故、高处坠落和挤压伤,损伤部位在后尿道,常伴其他脏器的严重创伤。不稳定骨盆骨折比稳定骨盆骨折损伤后尿道多,坐骨耻骨支的蝶形骨折伴骶髂关节骨折或分离时后尿道损伤的机会最大,其次为坐骨耻骨支的蝶形骨折、Malgaigne骨折、同侧坐骨耻骨支骨折和单支坐骨或耻骨支骨折。后尿道有两处较为固定,一是膜部尿道通过尿生殖膈固定于坐骨耻骨支,二是前列腺部尿道通过耻骨前列腺韧带固定于耻骨联合。骨盆骨折时,骨盆变形,前列腺移位,前列腺从尿生殖膈处被撕离时,膜部尿道被牵拉伸长,耻骨前列腺韧带撕裂时更甚,最终使尿道前列腺部和膜部交界处部分或全部撕断,全部撕断后前列腺向上方移位,尿道外括约肌机制可能受损,尿生殖膈也撕裂时可伤及球部尿道,前列腺背侧静脉丛撕裂时引起严重的盆腔内血肿使前列腺向上和背侧推移,活动度较大的膀胱和前列腺之间的牵拉可引起膀胱颈损伤,骨盆骨折碎片刺破尿道很少见。另一种观点认为尿道球部和膜部交界处较为薄弱,损伤往往发生于此处,尿道的前列腺部、膜部和外括约肌为一个解剖单位,骨盆骨折时此解剖单位移位,牵拉膜部尿道,而球部尿道相对固定于会阴筋膜上,使尿道的膜部和球部交界处撕裂,严重时损伤延伸到球部尿道。另外,高达 85% 的尿道损伤患者行尿道成形手术后尿道外括约肌保存完好也支持后一种观点。

膀胱颈部、前列腺部尿道损伤通常仅发生于儿童,而且儿童发生坐骨耻骨支蝶形骨折、Malgaigne骨折和坐骨耻骨支的蝶形骨折伴骶髂关节骨折比成人多见。骨折儿童骨盆骨折时损伤尿道机制有两种可能:一种是活动的膀胱和相对固定的前列腺之间的牵拉而损伤膀胱颈部和尿道;另一种是儿童前列腺未发育,前列腺部尿道短,与成人一样的机制撕裂损伤膜部尿道时蔓延到前列腺部尿道和膀胱颈部。尿道损伤离膀胱颈部越近,发生创伤性尿道狭窄、勃起功能障碍和尿失禁的机会越大。

骨盆骨折损伤女性尿道极少见,占骨盆骨折的 1% 以下。女性尿道短,活动度大,无耻骨韧带的固定,不易受伤。女性尿道损伤大部分是尿道前壁的部分纵行裂伤,完全裂伤常位于近膀胱颈部的近端尿道,常伴阴道和/或直肠撕裂伤,所以女性尿道损伤患者应常规做阴道与直肠检查。女性尿道损伤机制通常由骨盆骨折碎片刺伤引起,而非男性那样的牵拉撕裂伤。

2.尿道内暴力损伤

尿道内暴力损伤多为医源性损伤,由于经尿道手术或操作的增多,近年此类损伤有增加趋势。大部分是尿道内的器械操作损伤,保留导尿时导尿管气囊段未插到膀胱就充盈气囊或气囊未抽尽就强行拔出气囊导尿管,或经尿道前列腺或膀胱肿瘤切除等操作和输尿管镜检查通过尿道时和尿道内时,或尖锐湿疣电灼时,均有可能发生尿道损伤,有的尿道损伤当时未发现,过一段时间后直接表现为尿道狭窄,尿道内异物也会引起尿道黏膜损伤。

3.尿道外暴力开放性损伤

枪伤和刺伤等穿透性损伤引起,但少见,偶可见于牲畜咬伤、牛角刺伤,往往伤情重,合并伤多,治疗较为困难。妇科或会阴手术有损伤尿道的可能,近年有报道经阴道无张力尿道中段悬吊术患者在术中或术后损伤尿道。长时难产尿道和膀胱颈部也有可能受压引起缺血性尿道和膀胱颈部损伤。

4.非暴力性尿道损伤

较为少见,常见原因有化学药物烧伤、热灼伤、放射线损伤等。体外循环的心脏手术患者有出现尿道缺血和发生尿道狭窄的可能,胰腺或胰肾联合移植胰液从尿液引流者由于胰酶的作用有出现尿道黏膜损伤甚至尿道断裂的报道。

(二)病理分类

1.按损伤部位

尿道损伤包括膜部尿道损伤和前列腺部尿道损伤,可分为四型。

(1)Ⅰ型:后尿道受盆腔内血肿压迫与牵拉伸长,但黏膜完整。

(2)Ⅱ型:后尿道损伤指泌尿生殖膈上方前列腺和/或膜部尿道撕裂伤。

(3)Ⅲ型:后尿道完全裂伤伴有尿生殖膈的损伤。

(4)Ⅳ型:膀胱颈损伤累及后尿道(图5-1)。

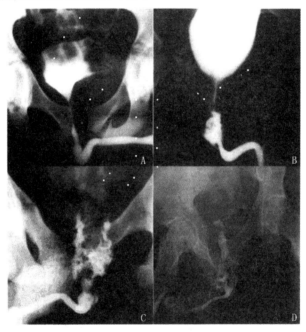

图 5-1　后尿道损伤

A.Ⅰ型;B.Ⅱ型;C、D.Ⅲ型

2.按损伤程度

(1)尿道挫伤:仅为尿道黏膜损伤,局部肿胀和淤血。

(2)尿道破裂:尿道部分全层裂伤,尚有部分尿道连续性未完全破坏。

(3)尿道断裂:尿道伤处完全断离,连续性丧失,其发病率为全部尿道损伤的 $40\%\sim70\%$ 。

3.病理分期

(1)损伤期:伤后 72 h 之内的闭合性尿道损伤为损伤期。此期的病理生理改变是出血和创伤性休克,尿道组织破坏和缺损,尿道失去完整性和连续性,引起排尿困难和尿潴留,血液和尿液经损伤处外渗到尿道周围组织,此期行尿道修补术或恢复尿道连续性的手术效果较为满意。限制血尿外渗部位和蔓延的筋膜:①阴茎筋膜(Buck 筋膜)。②会阴浅筋膜(Colles 筋膜)。③腹壁浅筋膜深层(Scarpa 筋膜)。④尿生殖膈(三角韧带)。⑤膀胱直肠筋膜(Denonvilliers 筋膜)。会阴浅筋膜向前与腹壁浅筋膜的深层会合。会阴浅筋膜与尿生殖膈之间的间隙称会阴浅袋。阴茎部尿道破裂或断裂若阴茎筋膜完整,血尿外渗仅局限在阴茎部,出现阴茎肿胀出现紫褐色,若阴茎筋膜破裂则血尿外渗范围与球部尿道破裂时相同。球部尿道损伤伴阴茎筋膜破裂后血尿外渗先到会阴浅袋内并可向腹壁浅筋膜的深层之下发展,形成下腹部肿胀。后尿道损伤若位于前列腺尖部或前列腺部尿道而尿生殖膈完整时,血尿外渗于前列腺和膀胱周围疏松结缔组织内,向前上可发展到下腹部腹膜外组织,向后上可达腹膜后组织,膜部尿道损伤时若尿生殖膈上下筋膜完整,血尿外渗位于尿道膜部及周围。若尿生殖膈完整仅有尿生殖膈上筋膜破裂,血尿外渗至前列腺膀胱周围;若尿生殖膈及其上下筋膜都破裂,血尿外渗还可渗到会阴浅袋。

(2)炎症期:闭合性尿道损伤后 72 h 到 3 周,开放性尿道损伤有时虽未达 72 h,有明显感染迹象者也称炎症期。创伤性炎症反应达到高峰,可伴细菌感染,全身病理生理变化以中毒和感染为主,可出现高热和血白细胞计数升高。损伤局部血管扩张,渗透性增加,组织水肿,白细胞浸润,尿外渗未引流可能出现化学性蜂窝织炎,创伤性组织液化坏死等。临床上以控制感染为主,尿外渗引流和膀胱造瘘使尿液改道,不宜进行尿道有关的手术或尿道内操作。

(3)狭窄期:尿道损伤 3 周后损伤部位炎症逐渐消退,纤维组织增生,瘢痕形成,导致尿道狭窄,称创伤性尿道狭窄。尿道破裂或断裂未经适当早期处理,均出现不同程度的尿道狭窄,引起尿道梗阻,时间久者出现上尿路积水、尿路感染和结石形成,一般是在 3 个月后局部炎症反应基本消退,可进行恢复尿道连续性的尿道修复成形手术。

(三)临床表现

1.休克

骨盆骨折后尿道损伤常合并其他内脏损伤发生休克。休克主要原因为严重出血及广泛损伤。骨盆骨折、后尿道损伤、前列腺静脉丛撕裂及盆腔内血管损伤等,均可导致大量出血。内出血可在膀胱周围及后腹膜形成巨大血肿。凡外伤患者都应密切注意生命体征,包括神志、皮肤黏膜、指甲色泽等外周血管充盈情况,观察患者血压、脉搏、呼吸和尿量等,密切注意有无休克发生。

2.尿道滴血及血尿

尿道滴血及血尿为后尿道损伤最常见症状。尿道滴血及血尿程度与后尿道损伤严重程度不相一致,有时尿道部分断裂时血尿比完全断裂还要严重。后尿道损伤多表现为尿初及终末血尿或尿终末滴血,尿道滴血或血尿常在导尿失败或因排尿困难而用力排尿而加重,后尿道断裂伤可因排尿困难和外括约肌痉挛而不表现为尿道滴血或血尿。

3.疼痛

后尿道损伤疼痛可放射至肛门周围、耻骨区及下腹部,直肠指检有明显压痛,骨盆骨折者有骨盆叩压痛及牵引痛,站立或抬举下肢时疼痛加重,耻骨联合骨折者耻骨联合处变软,有明显压痛、肿胀。

4.排尿困难及尿潴留

轻度挫伤可无排尿困难,严重挫伤或尿道破裂者,因局部水肿或外括约肌痉挛而发生排尿困难,有时在数次排尿后出现完全尿潴留,尿道断裂伤因尿道已完全失去连续性而完全不能排尿,膀胱充盈,有强烈尿意,下腹部膨隆。

5.血肿及瘀斑

伤处皮下见瘀斑。后尿道损伤血肿一般位于耻骨后膀胱及前列腺周围,严重者引起下腹部腹膜外血肿而隆起,有尿生殖膈破裂者血肿可蔓延至坐骨直肠窝甚至会阴部。

6.尿外渗

尿外渗的程度取决于尿道损伤的程度及伤后是否频繁排尿。伤前膀胱充盈者尿道破裂或断裂且伤后频繁排尿者尿外渗出现较早且较广泛。一般伤后尿道外括约肌痉挛,数小时内不发生尿外渗,多在 12 h 后仍未解除尿潴留者才出现尿外渗。盆腔内尿外渗可出现直肠刺激症状和下腹部腹膜刺激症状。尿外渗未及时处理或继发感染,导致局部组织坏死、化脓,出现全身中毒症状甚至全身感染,局部坏死后可能出现尿瘘。

(四)诊断

后尿道损伤的诊断应根据外伤史、受伤时的体位、暴力性质、临床表现、尿外渗及血肿部位、直肠指检、导尿检查、尿道造影或其他 X 线检查等明确诊断,确定尿道损伤的部位、程度和其他合并伤等。

1.外伤史和临床表现

尿道内操作或检查后出现尿道出血、排尿困难,骨盆骨折后有排尿困难、尿潴留、尿道外口滴血者首先要想到尿道损伤。伤后时间较长者,耻骨上能触到膨胀的膀胱。骨盆骨折患者都应怀疑有后尿道损伤,有下列情况者,要高度怀疑有后尿道损伤:尿道外口滴血,排尿困难或不能排尿,膀胱区充盈,血尿外渗常在耻骨膀胱周围,体表青紫肿胀可不明显,有时见会阴部典型的蝶形肿胀。

2.直肠指诊

直肠指诊在尿道损伤的诊断中具有重要意义,可以判断前列腺的移位、盆腔血肿等。后尿道损伤时前列腺位置升高,但在盆腔血肿时难以判定,骨折导致耻骨或坐骨支移位,有时在直肠指诊时可触及,尿外渗和血肿引起的肿胀可能掩盖前列腺的正常位置。因此,直肠指诊的主要意义是作为一种筛查有无直肠损伤的手段,指套有血迹提示有直肠损伤。

3.尿道造影

怀疑后尿道损伤时逆行尿道造影是首选的诊断方法。逆行尿道造影可以清晰和确切地显示后尿道损伤部位、程度和各种可能的并发症,是一种最为可靠的诊断方法。摄片时应首先摄取骨盆平片,了解是否有骨盆骨折及是否为稳定骨折,有无骨折碎片和异物残留,12～14 号 Foley 尿管气囊置于舟状窝并注水 1～3 mL,然后患者置 25°～35°斜位,应用水溶性造影剂,在荧光透视下用 60％碘剂 20～30 mL 注入尿道,在尿道充盈状态下行连续动态摄片,无法进行实时动态摄片时应进行分次摄片,每次注入 60％碘剂 10 mL,在急症抢救室也能进行。同时行耻骨上膀胱造影和逆行尿道造影,可精确了解尿道损伤的位置、严重性和长度。若进行延迟修补术,应在伤后 1 周内进行;若进行晚期修复手术应在伤后 3 个月以上进行。

4.导尿检查

后尿道挫伤或较小的破裂患者有可能置入导尿管,但要有经验的泌尿外科专科医师进行,仔细轻柔地试放导尿管,如果置入尿管较为困难,应该马上终止,在确定已放入膀胱前不能充盈气囊,一旦置入,不可轻易拔出,导尿管留置 7～14 d,拔除导尿管后常规做一次膀胱尿道造影。能顺利置入导尿管者,拔管后仍有出现尿道狭窄的可能,要密切随访,轻度的狭窄可以通过定期尿道扩张达到治疗目的。另有许多学者认为诊断性导尿有可能使部分尿道裂伤成为完全裂伤,加重出血并诱发感染,还有可能使导尿管从断裂处穿出,而误认为放入膀胱并充盈气囊导致进一步加重损伤,因此在诊断不明时不宜采用。

5.超声检查

超声在尿道损伤的急症诊治工作中不是常规检查方法,仅用于评价盆腔内血肿范围、膀胱的位置高低和膀胱是否充盈等情况。特别在进行耻骨上膀胱穿刺造瘘前,了解膀胱充盈度和位置有较大价值。近年报道超声在了解尿道周围和尿道海绵体纤维化方面有潜在优势。

6.膀胱尿道镜检查

膀胱尿道镜检查是诊断后尿道损伤最为直观的方法,单纯的急症诊断性膀胱尿道镜检查尽量不做,应由经验丰富的泌尿外科医师进行,同时做好窥镜下尿道会师术的准备,用比膀胱镜细的输尿管镜检查尿道更有优势。女性尿道短不适合尿道造影检查,尿道镜检查是诊断女性尿道损伤的有效方法。后期进行后尿道修复性成形手术前,怀疑有膀胱颈部功能异常时,可通过膀胱造瘘口检查膀胱颈部和后尿道,有很大价值,通过膀胱造瘘口仔细观察膀胱颈部的完整性和功能,但有时膀胱颈部的外形完整性与功能不一定完全一致。

7.CT 和 MRI 检查

在诊断尿道损伤本身的意义不大,但可详细了解骨盆骨折、阴茎海绵体、膀胱、肾脏及其他腹内脏器的损伤。

(五)治疗

后尿道损伤的治疗应根据患者的全身情况,受伤时间,尿道损伤的部位、严重程度及合并伤的情况等,综合考虑制订治疗方案,对威胁生命的严重出血和脏器损伤应先于尿道损伤予以处理。

1.全身治疗

(1)防治休克。及时建立输液通道、纠正低血容量,补充全血和其他血液代用品,受伤早期休克主要是严重创伤出血或其他内脏损伤。

(2)防治感染。全身应用抗菌药物,时间长者根据尿及分泌物培养结果选用最有效的抗菌药物。

(3)预防创伤后并发症。预防肺部感染、肺不张,保持大便通畅,避免腹压升高引起继发性出血,对于骨盆骨折或其他肢体骨折卧床较久的患者,注意改变体位,避免发生压疮和泌尿系统结石。

2.损伤尿道的局部治疗

原则是恢复尿道的连续性,引流膀胱尿液,引流尿外渗。在损伤期内的患者应设法积极恢复尿道连续性。后尿道破裂或断裂应根据伤情及医疗条件,有可能时争取解剖复位。炎症期(闭合性尿道损伤 72 h 后和开放性尿道损伤 48 h 后)的患者仅行耻骨上膀胱造瘘和尿外渗切开引流,待炎症消退后再行尿道手术。

(1)尿道灼伤的治疗:当腐蚀性或强烈刺激性化学物质进入尿道时,有剧烈疼痛应立即停止注入,嘱患者排尿以排出残留在尿道内的化学物质,并用等渗盐水低压灌注尿道进行冲洗。给予强效止痛剂,避免留置导尿,排尿困难者行耻骨上膀胱造瘘引流尿液。如无继发感染,2 周后开始定期尿道扩张,防治尿道狭窄,狭窄严重尿道扩张治疗失败者行手术治疗。

(2)尿道挫伤的治疗:轻微挫伤,出血不多排尿通畅者密切观察。出血较多者,局部加压与冷敷,排尿困难或尿潴留者保留导尿管 3～7 d。

（3）后尿道破裂的治疗：试插导尿管成功者留置 2～4 周，不能插入导尿管者行耻骨上膀胱造瘘，经 2～3 周试排尿和行排泄性膀胱尿道造影，若排尿通畅无尿外渗可拔除膀胱造瘘管，尿道会师术也可以用于治疗后尿道破裂。尿道会师术：置一 18～20 号气囊导尿管，气囊充水 25～30 mL，稍加牵引，使前列腺向尿生殖膈靠拢，一般牵引 5～7 d。导尿管留置 3～4 周。以后根据排尿情况进行尿道扩张。

（4）后尿道断裂的治疗：这类患者多由骨盆骨折引起，一般伤情重，休克发病率高且尿道完全断离，有分离和移位，使其处理比其他尿道损伤复杂得多。目前对后尿道断裂伤的局部治疗有三种观点：①耻骨上膀胱穿刺或开放造瘘术，经 3～6 个月行后尿道修复成形术；②尿道会师术；③急症后尿道吻合术。

所有尿道外伤的最初处理是患者的复苏，先处理可能危及患者生命的其他损伤，后尿道损伤更是如此，因为后尿道损伤往往伴有骨盆骨折、腹内脏器损伤和肢体骨折等。尿道损伤急症处理的第二步是分流膀胱内尿液。从尿道破裂口外渗的血液和尿液可能引起炎症反应，有发展成脓肿的可能，外伤受损的筋膜层次决定了可能发生感染的范围，感染可能发生于腹腔、胸部、会阴部和股内侧等，这些感染可能导致尿瘘、尿道周围憩室，甚至少见的坏死性筋膜炎，早期诊断尿道损伤、及时的尿液改道引流和适当应用抗生素降低了这些并发症发生的可能性。及时分流膀胱内尿液可防止更多的尿液外渗到尿道周围组织中，并可准确记录尿液排出量。耻骨上膀胱穿刺造瘘是尿液改道引流的简单方法，大部分泌尿外科医师和专业外科医师都熟悉其操作技术，若耻骨上膀胱是否充盈不能扪清，膀胱穿刺造瘘术可在 B 超引导下进行，开放性耻骨上膀胱造瘘术只在膀胱空虚、合并有膀胱破裂或膀胱颈部损伤时进行，开放手术时应避免进入耻骨后膀胱前间隙，从膀胱顶部切开膀胱，在膀胱腔内探查有无膀胱或膀胱颈部裂伤，若有也应从膀胱内部用可吸收线加以修补，4 周后先行排尿性膀胱尿道顺行造影，若尿道通畅可试夹管，排尿正常可安全拔除造瘘管。否则 3 个月后行后尿道瘢痕切除成形术。

伤后 3～6 个月的后尿道瘢痕切除再吻合手术采用经会阴的倒"人"字形切口，损伤部位确定后切除瘢痕和血供不良组织，游离远近端尿道，在骨盆骨折后尿道断裂断端完全分离情况下，前列腺远侧血肿肌化瘢痕远端的球部尿道游离到阴茎根部可获得 4～5 cm 的尿道长度，长为 2～2.5 cm 的瘢痕的尿道行瘢痕切除，两断端劈开或做斜面的无张力吻合。后尿道断裂前列腺移位位置高造成前列腺远端断端与球部尿道断端距离 2～3 cm 者，或由于外伤或以前手术造成粘连球部尿道不能游离延长进行无张力断端吻合时，可考虑球部尿道改道，从一侧阴茎脚上方或切除耻骨支，通常耻骨联合下方耻骨部分切除足以使后尿道两断端无张力吻合，极少数情况下可用耻骨联合全切除，极少见的耻骨骨髓炎是耻骨部分切除的反指征。90% 以上的后尿道断裂，特别是膀胱颈部功能正常者经会阴路径足以完成手术，不必联合经腹路径。经会阴后尿道瘢痕切除两断端再吻合的后尿道成形修复手术效果良好，术后 10 年发生再狭窄的概率约占 12%。

后尿道修复成形手术的原则：①瘢痕切除彻底；②黏膜对黏膜缝合；③吻合口血供良好；④缝合处组织健康不被缝线切割；⑤熟练的手术技巧。

处理可能伴有外括约肌机制受损的后尿道断裂缺损要保护膀胱颈部功能，对伤后 3 个月以上的后尿道损伤，经会阴一期后尿道成形修复术是推荐的首选方法。此时尿道损伤外其他器官的合并损伤，包括皮肤、软组织损伤和血肿已愈合和吸收，至于受伤到后尿道决定性成形修复手术要间隔多长时间目前还有争议。绝大多数前列腺远端后尿道断裂导致的尿道断离瘢痕较短，可以通过经会阴切口一期瘢痕切除再吻合术，若有广泛的血肿纤维化和膀胱颈部的结构和功能受损就不适合行经会阴瘢痕切除再吻合术。

尿道会师术可以早期恢复尿道连续性,可通过牵引固定前列腺位置缩短尿道分离长度。主要有两种牵引方法:一是气囊尿管与躯体纵轴 45°,300～750 g 重量牵引 5～7 d;二是前列腺被膜或前列腺尖部缝线牵引固定于会阴部。但该手术术后尿道狭窄和阳痿发生率高,国外较少采用。

内镜窥视下尿道内会师术运用导丝引导置入导尿管治疗后尿道断裂成为一种新的手术方式,后尿道断裂甚至前尿道断裂都可试用,内镜下会师可能减少缺损的距离,一般用输尿管镜可以直接在断裂处找到近端,先放入导丝或输尿管导管,然后沿导丝或输尿管导管置入 18～20 Fr 号三腔导尿管,如在断裂处找不到尿道近端,行耻骨上膀胱穿刺造瘘置入软性膀胱镜或输尿管镜,从后尿道插入导丝或输尿管导管引导尿道内置入的膀胱镜或输尿管镜进入膀胱,或直接拉出导丝或输尿管导管引导置入导尿管。内镜窥视下尿道内会师术须经验丰富的泌尿外科专科医师进行,否则有潜在的并发症,远期通畅率比急症膀胱造瘘 3 个月以后再行后尿道成形修复手术低,尿道会师术后总的术后勃起功能障碍、再狭窄和尿失禁发病率分别约占 35%、60% 和 5%。耻骨上膀胱造瘘待 3 个月后再行后尿道修复成形术仍是大部分泌尿外科医师治疗后尿道断裂的首选方法。

后尿道损伤的急症开放性吻合手术,术后狭窄、再缩窄、尿失禁和勃起功能障碍发病率高,损伤时尿道周围组织血肿和水肿,组织结构层次不清,判别困难,尿道断端游离困难影响两断端的正确对位。Webster 总结 15 组病例共 301 例行急症手术,术后尿道狭窄发病率为 69%,勃起功能障碍发病率为 44%,尿失禁发病率为 20%。

目前认为,急症后尿道吻合术仅在下列情况下进行:①有开放性伤口;②合并有骨盆内血管损伤需开放手术;③合并的骨折或骨折引起的出血等情况需手术处理者;④合并有膀胱破裂;⑤合并直肠损伤。

二、前尿道损伤

(一)病因

1.尿道外暴力闭合性损伤

此类损伤最多见,主要原因是会阴部骑跨伤,损伤前尿道的尿道球部。典型的会阴部骑跨伤多发生于高处跌落或摔倒时,会阴部骑跨于硬物上,或会阴部踢伤、会阴部直接钝性打击伤,球部尿道被挤压在硬物与耻骨下缘之间,造成球部尿道损伤,少数伤及球膜部尿道。阴茎折断伤者有 10%～20% 合并有尿道损伤,阴茎折断伤发生在勃起状态时,在性生活时突发阴茎海绵体破裂,可能同时有前尿道损伤。

2.尿道内暴力损伤

尿道内暴力损伤多为医源性损伤,由于经尿道手术或操作的增多,近年此类损伤有增加趋势。前后尿道均有可能被损伤,大部分是尿道内的器械操作损伤,保留导尿时导尿管的压迫、感染和化学刺激,导尿管气囊段未插到膀胱而充盈气囊或气囊未抽尽强行拔出气囊导尿管、经尿道前列腺或膀胱肿瘤切除等操作和输尿管镜检查通过尿道时和尿道内尖锐湿疣电灼有时会发生前尿道损伤,有的前尿道损伤当时未发现,过一段时间后直接表现为前尿道狭窄,尿道外口附近的尖锐湿疣电灼易引起尿道外口狭窄。尿道内异物摩擦也会引起尿道黏膜损伤。

3.尿道外暴力开放性损伤

枪伤和刺伤等穿透性损伤引起,但少见,偶可见于牲畜咬伤、牛角刺伤,往往伤情重,合并伤多,治疗较为困难。儿童包皮环切术后有少数出现尿瘘和尿道外口损伤。阴茎部没有感觉的截瘫患者使用阴茎夹时间过长可能引起阴茎和尿道的缺血坏死性损伤。

4.非暴力性尿道损伤

较为少见,常见原因有化学药物烧伤、热灼伤等。体外循环的心脏手术患者有出现尿道缺血,此后可能出现长段尿道狭窄。胰腺或胰肾联合移植胰液从尿液引流者由于胰酶的作用有出现尿道黏膜损伤甚至前尿道断裂的报道。

(二)病理

1.按损伤部位

按损伤部位前尿道损伤包括球部尿道损伤、阴茎部尿道损伤和尿道外口损伤。球部尿道起于尿生殖膈,止于阴茎悬韧带,位于会阴部比较固定,是前尿道易损伤的部位,常由骑跨伤引起损伤。阴茎部尿道是全尿道最为活动的部分,较不易发生损伤,尿道外口损伤常由尿道外口附近的手术引起。

2.按损伤程度

(1)尿道挫伤:仅为尿道黏膜或尿道深入海绵体部分损伤,局部肿胀和淤血。

(2)尿道破裂:尿道部分全层裂伤,尚有部分尿道连续性未完全破坏。

(3)尿道断裂:尿道伤处完全断离,连续性丧失,其发病率为全部尿道损伤的40%～70%。

3.病理分期

分为损伤期、炎症期和狭窄期。

(三)临床表现

阴茎或会阴部的损伤都要怀疑有前尿道损伤的可能,如果阴茎或会阴部没有瘀斑或青肿,尿道外口也无滴血,插入导尿管保留导尿作为进一步排除前尿道损伤的方法,常是诊治急症患者的重要措施。

1.尿道滴血及血尿

尿道滴血及血尿为前尿道损伤最常见症状,75%以上的前尿道损伤有尿道外口滴血。前尿道损伤患者在不排尿时即有血液从尿道口滴出或溢出,或出现尿初血尿,特别是伤后第一次排尿见初血尿强烈提示有前尿道损伤的可能。尿道黏膜的挫裂伤可出现较大量的血尿,尿道完全断裂有时反而可仅见到少量血尿。

2.疼痛

前尿道损伤者,局部有疼痛及压痛,排尿时疼痛加重向阴茎头及会阴部放射。

3.排尿困难及尿潴留

轻度挫伤可无排尿困难,严重挫伤或尿道破裂者,因局部水肿或外括约肌痉挛而发生排尿困难和尿痛,有时在数次排尿后出现完全尿潴留,尿道断裂伤因尿道已完全失去连续性而完全不能排尿,膀胱充盈,有强烈尿意,下腹部膨隆。

4.血肿及瘀斑

伤处皮下见瘀斑。会阴部骑跨伤患者血肿可积聚于会阴及阴囊部,会阴阴囊肿胀及青紫。阴茎折断伤引起的前尿道损伤患者出现袖套状阴茎肿胀说明 Buck 筋膜完整,若出现会阴部蝶形肿胀说明 Buck 筋膜已破裂,血肿被 Colles 筋膜所局限。

5.尿外渗

尿外渗的程度取决于尿道损伤的程度及伤后是否频繁排尿。伤前膀胱充盈者尿道破裂或断裂且伤后频繁排尿者尿外渗出现较早且较广泛。一般伤后尿道外括约肌痉挛,数小时内不发生尿外渗,多在12 h后仍未解除尿潴留者才出现尿外渗。尿外渗未及时处理或继发感染,导致局部组织坏死、化脓,出现全身中毒症状甚至全身感染,局部坏死后可能出现尿瘘。

6.休克

前尿道损伤一般不出现休克,合并有其他内脏损伤或尿道口滴血和血尿重而时间长者也应观察患者血压、脉搏、呼吸和尿量等,密切注意有无休克发生。

(四)诊断

前尿道损伤的诊断应根据外伤史、受伤时的体位、暴力性质等病史;尿道外口滴血、血尿、局部疼痛和排尿困难等临床症状;阴茎和会阴尿外渗及血肿等体征,结合尿道造影或其他X线检查等明确诊断。

1.外伤史和临床表现

会阴部骑跨伤、尿道内操作或检查后出现尿道出血、排尿困难者首先要想到尿道损伤。伤后时间较长者耻骨上能触到膨胀的膀胱。会阴部骑跨伤者绝大部分为尿道球部,一般临床症状较轻,伤员都可持重及步行,很少发生休克,可表现为尿道外口滴血,不能排尿,尿外渗和血肿引起的阴茎或会阴肿胀,Buck筋膜完整时仅表现为阴茎肿胀,Buck筋膜破裂后Colles筋膜作为尿外渗或血肿的限制组织,形成会阴阴囊血肿,有时见会阴部典型的蝶形肿胀。女性尿道损伤罕见,但骨盆骨折患者出现小阴唇青肿者应注意有尿道损伤的可能。

2.尿道造影

怀疑前尿道损伤时逆行尿道造影是首选的诊断方法。逆行尿道造影可以清晰和确切地显示尿道损伤部位、程度、长度和各种可能的并发症,是一种最为可靠的诊断方法。摄片时首先摄取骨盆平片后,45°斜位,应用水溶性造影剂,在尿道充盈状态下行连续动态摄片,无法进行实时动态摄片时应进行分次摄片,每次注入60%碘剂10~20 mL,在急症抢救室也能进行。临床上诊断有前尿道损伤的患者若逆行尿道造影正常可诊断为前尿道挫伤,有尿外渗同时有造影剂进入膀胱者为前尿道部分裂伤,有尿外渗但造影剂不能进入膀胱者可诊断为前尿道完全断裂。

3.导尿检查

尿道挫伤或较小的破裂患者有可能置入导尿管,但要由有经验的泌尿外科专科医师进行,仔细轻柔地试放导尿管,如果置入尿管较为困难,应该马上终止,在确定已放入膀胱前不能充盈气囊,一旦置入不可轻易拔出,导尿管留置7~14 d,拔除导尿管后常规做一次膀胱尿道造影。拔管后仍有出现尿道狭窄的可能,要密切随访,轻度的狭窄可以通过定期尿道扩张达到治疗目的。另有许多学者认为诊断性导尿有可能使部分尿道裂伤成为完全裂伤,加重出血并诱发感染,还有可能使导尿管从断裂处穿出,而误认为放入膀胱并充盈气囊导致进一步加重损伤,因此在诊断不明时不要进行导尿检查,若有尿潴留应采用耻骨上膀胱穿刺造瘘。

4.超声检查

超声可评价会阴及阴囊血肿范围、是否伴有阴囊内容物的损伤、膀胱的位置高低和膀胱是否充盈等情况。特别是在进行耻骨上膀胱穿刺造瘘前,了解膀胱充盈度和位置有较大价值。近年报道超声在了解尿道周围和尿道海绵体纤维化方面有潜在优势。

5.膀胱尿道镜检查

膀胱尿道镜检查是诊断尿道损伤最为直观的方法,单纯急症诊断性膀胱尿道镜检查尽量不做,应由经验丰富的泌尿外科医师进行,同时做好窥镜下尿道会师术的准备,用比膀胱镜细的输尿管镜检查尿道更有优势。女性尿道短不适合尿道造影检查,尿道镜检查是诊断女性尿道损伤的有效方法。

（五）治疗

前尿道损伤的治疗目标是提供恰当的尿液引流,恢复尿道的连续性,有可能时争取解剖复位,把形成尿道狭窄、感染和尿瘘的可能性降到最小。

1.前尿道灼伤

当腐蚀性或强烈刺激性化学物质进入尿道时,有剧烈疼痛应立即停止注入,嘱患者排尿以排出残留在尿道内的化学物质,并用等渗盐水低压灌注尿道进行冲洗。给予强效止痛剂,避免留置导尿,排尿困难者行耻骨上膀胱造瘘引流尿液。无继发感染者2周后开始定期尿道扩张,防治尿道狭窄,狭窄严重尿道扩张治疗失败者行手术治疗。

2.前尿道挫伤

轻微挫伤、出血不多、排尿通畅者密切观察。出血较多者,局部加压与冷敷,排尿困难或尿潴留者保留导尿管7～14 d。

3.前尿道破裂与断裂

轻度破裂无明显尿外渗和血肿且能插入导尿管者,保留导尿管经1～2周拔除,以后间断尿道扩张。若导尿失败、有明显血肿或尿外渗者均应行急症尿道修补或端端吻合术。尿道修补或端端吻合术是治疗前尿道破裂或断裂的最好方法,愈合后很少需要进行尿道扩张治疗。血流动力学稳定的无泌尿生殖器官以外脏器损伤的开放性前尿道损伤也必须行前尿道修补或吻合术,缝合时要用细的缝合材料,缝合足够的尿道海绵体,利用周围血供丰富的组织覆盖避免尿瘘形成,较重的部分裂伤和完全断裂可做修剪再吻合术,需要做移植或皮瓣的长段尿道缺损不宜在急症手术进行,因为污染和不良血供将影响此类手术的效果,若术中探查发现尿道缺损范围大不能作一期吻合或损伤已过72 h者仅行耻骨上膀胱造瘘术及尿外渗引流术,经2～3个月再视情况决定行择期性尿道修复手术。

三、尿道损伤的远期并发症

尿道损伤的远期并发症主要有外伤性尿道狭窄、勃起功能障碍和尿失禁。

（1）外伤性尿道狭窄。

（2）勃起功能障碍:前尿道损伤一般不会出现勃起功能障碍,但阴茎折断伤同时有阴茎海绵体和前尿道损伤的患者可能会出现勃起功能障碍。后尿道损伤后发生勃起功能障碍的概率是20％～60％,后尿道损伤后勃起功能障碍的原因主要是由骨盆骨折等原发损伤损害勃起神经引起,双侧耻骨支骨折最易引起勃起功能障碍。随着尿道损伤和尿道断裂后前列腺位置上移,勃起功能障碍发生率也随之增高,骨盆骨折后勃起功能障碍患者行阴茎海绵体内罂粟碱注射研究显示,骨盆骨折后勃起功能障碍患者的89％由神经因素引起,血管性因素引起的只占少数,仅5％由尿道损伤后相关手术操作引起,前列腺远侧膜部尿道侧后方与勃起神经紧贴,并与会阴中心腱有些粘连,后尿道断裂后前列腺上浮移位总会不同程度损伤勃起神经机制,部分会出现临床上的勃起功能障碍。因此,在前列腺尖部后方的血肿或纤维化区域的任何部位进行即刻或延迟性手术操作,都有一定危险加重或扩大损伤当时引起的局部勃起神经的原发损害,特别是需要解剖或分离前列腺尖部后方的组织平面时,所以这些部位的尿道损伤有关的手术操作尽量避免前列腺尖部后方的操作。

(3)尿失禁:前尿道损伤不会发生尿失禁,后尿道损伤后发生尿失禁的概率是5%,膜部后尿道断裂时,尿道的外括约机制可能受损,只要膀胱颈部的尿道内括约机制功能完整,一般不会出现尿失禁,只有当膜部尿道的外括约机制和膀胱颈部的内括约机制两处的功能同时受损时才会出现尿失禁。后尿道损伤时骨盆骨折可能直接损伤膀胱颈部,这时可以通过手术修补膀胱颈部,少数情况下骨盆底的广泛血肿纤维化压迫或血肿吸收后形成的牵拉作用都可能损害膀胱颈部功能出现尿失禁,这种情况可通过仔细游离,去除致密的血肿纤维化组织将膀胱颈前方与侧方从耻骨后方游离开来,前列腺周围间隙充填以大网膜组织预防继发性纤维粘连,保护膀胱颈部自由括约机制的功能灵活性。

尿道损伤的预后与损伤性质和尿道损伤治疗方法效果都有关,并受到手术操作技术和外科修复的时机选择的影响。治疗的目标是恢复无症状的储尿和排尿功能。评价治疗效果的方法包括症状、尿流率、尿道造影和尿道镜检查,后两者敏感性最高。

(段建军)

第五节 阴茎损伤

在受外力打击、骑跨等情况下,可以发生阴茎损伤。单纯的阴茎损伤较少见,阴茎损伤常伴有尿道损伤,而且表现类型复杂,各种类型处理的方法也不同。

一、阴茎损伤病因与分类

(一)病因
(1)直接暴力:阴茎勃起时,受到直接暴力(如打击、骑跨、被踢、挤压等)时,阴茎被挤于体外硬物或耻骨弓之间,易损伤,严重者可发生阴茎折断。

(2)锐器切割:阴茎被各种锐器切割而致。

(二)分类
按有无皮肤损伤,可分为闭合性损伤和开放性损伤两种类型。

1.闭合性损伤

(1)阴茎挫伤:各种暴力均可造成阴茎挫伤,引起皮下组织或海绵体损伤,皮下组织淤血,皮肤水肿,严重时出现纺锤形血肿,多不伴有尿道损伤。

(2)阴茎折断:又称阴茎海绵体破裂,是严重的阴茎闭合性损伤。阴茎勃起时,受到直接外力作用,造成阴茎海绵体周围白膜及阴茎海绵体破裂,可伴发尿道损伤。多见于20~40岁的青壮年,在手淫、粗暴性交(以女性上位性交时多见)等情况时易发生。

阴茎折断一般为单侧阴茎海绵体白膜横行破裂,左右侧发生率相近,一般不超过海绵体周径的1/2,最常见的损伤部位是阴茎远端1/3。10%~20%同时伴有尿道破裂,20%~30%可波及两侧甚至尿道海绵体。尿道海绵体破裂往往与阴茎海绵体损伤部位在同一水平。

（3）阴茎绞窄伤：常因好奇、性欲异常、精神失常或恶作剧等，将金属环、大号螺丝帽、线圈、橡皮筋等环状物套扎在阴茎上没有及时取下，或阴茎包皮上翻后没有及时复位，引起阴茎缩窄部末梢血液循环障碍，致组织水肿、缺血，严重时发生阴茎远端组织坏死。

（4）阴茎脱位伤：指男性会阴部遭到挤压、阴茎在勃起时扭曲或在疲软时遭钝性暴力打击、过度牵拉或骑跨伤等时，或外力继续不停，可造成阴茎、尿道海绵体在冠状沟外与包皮发生环形撕裂，引起阴茎、耻骨韧带及周围组织撕裂，阴茎脱离其皮肤，脱位到腹股沟、耻骨下部、大腿根部或阴囊会阴部的皮下，与存留原位的包皮分离，空虚无物。

2.开放性损伤

开放性阴茎损伤多数发生于刀割伤、刺伤、枪弹伤、卷入机器、牲畜咬伤及其他意外损伤；精神病患者的自伤或他伤亦偶有发生。有时因粗暴的性行为发生包皮及其系带撕裂伤，造成包皮裂口和出血。

（1）阴茎离断伤：临床少见，1929年有学者首次报道。较常见的原因是受到性伴侣的报复，或牲畜咬伤，致使阴茎远端往往缺损。按其损伤程度，阴茎离断伤可分成阴茎部分离断伤或阴茎完全离断伤。

（2）阴茎皮肤损伤：阴茎皮肤损伤类型有阴茎干全部皮肤撕脱伤、阴茎部分皮肤撕脱伤、阴茎皮肤刺伤、切割裂伤、烧灼伤等。①阴茎头表面皮肤菲薄，无移动性，很少发生撕脱伤。而阴茎体皮肤薄而松弛，有疏松的皮下组织，其移动性很大，较易发生撕脱伤。阴茎皮肤撕脱伤发生于机器损伤时，阴茎皮肤可同衣裤一起被转动的机器拉扯，从Buck筋膜外分离撕裂甚至撕脱，常发生于阴茎根部，止于冠状沟，又称为筒状撕脱伤。常伴有阴囊皮肤撕脱，由于阴茎深筋膜的保护，阴茎海绵体及尿道多不易受伤。②利器切割或弹片可造成阴茎皮肤切割伤或阴茎贯穿伤。③包皮系带撕裂的主要原因是阴茎皮肤受力超负荷，如手淫时动作过于剧烈；其次在新婚之夜，在性交时过于急躁而又凶猛，或因处女膜坚韧，或因阴道痉挛，在阴茎强行插入时，由于阻力的关系造成包皮牵拉包皮系带而引起包皮系带撕裂、包皮裂口和出血。包皮系带断裂多见于包皮系带过短或包皮过长者。

二、阴茎损伤的临床表现

阴茎损伤随外力作用方向、作用力大小和损伤类型而各有特点，主要的临床表现包括疼痛、肿胀、局部出血、尿血、排尿障碍等，甚至有休克表现。

（一）阴茎挫伤

患者感觉阴茎疼痛且触痛明显，能自行排尿。轻者皮下组织淤血形成青紫色瘀斑、阴茎肿胀，重者海绵体白膜破裂，形成皮下、海绵体或龟头肿胀，皮下出血及大小不等的血肿，使阴茎肿大呈纺锤形，疼痛难忍。若合并尿道损伤，则可见尿道流血或排尿障碍。

（二）阴茎折断

阴茎折断多发生于阴茎根部，可为一侧或双侧海绵体破裂。患者自己可感到局部组织破裂，在受伤的瞬间可听到阴茎部发出的响声，勃起的阴茎随即松软，血液由海绵体喷出至阴茎皮下，形成局部血肿，剧痛于活动时加重。局部肿胀，阴茎血肿，皮肤呈青紫色，若为一侧海绵体破裂，阴茎弯曲变形偏向健侧或扭曲，状如紫茄子。若出血形成较大的血肿压迫尿道时，可发生排尿困难。由于受阴茎筋膜限制，肿胀只限于阴茎部，若阴茎筋膜破裂，则血肿可扩至阴囊、会阴及下腹部。若并发尿道损伤，可有排尿困难，排尿疼痛，尿道口可见有血液流出，或发生肉眼性血尿。

（三）阴茎绞窄伤

可见阴茎上有套扎物，轻症者仅出现套扎物远端阴茎水肿、胀痛；如不解除病因，远端阴茎肿胀加重，继而发生缺血、坏死改变，如远端阴茎表面皮肤色泽变化、厥冷，疼痛加剧，感觉迟钝。当感觉神经坏死后，痛觉减弱。嵌顿处皮肤糜烂，同时伴有排尿障碍。

（四）阴茎脱位伤

一般表现为阴茎疼痛，周围软组织肿胀。局部特异体征有阴茎、尿道海绵体在冠状沟外与包皮发生环形撕裂，阴茎、耻骨韧带及周围组织撕裂，阴茎脱离其皮肤，于腹股沟、耻骨下部、大腿根部或阴囊会阴部的皮下可发现或触及脱位的阴茎，存留原位的包皮分离，空虚无物，伤后可出现尿失禁。阴茎脱位伤多伴有尿道外伤及尿外渗，有时即使无尿道撕裂或断裂，因尿道挫伤较重，亦可有尿外渗及会阴部血肿。

（五）阴茎离断伤

阴茎离断后，因失血较多，患者面色苍白、四肢冰凉、血压下降，出现休克现象。离断阴茎残端出血明显，且不易止血。离断远端如为外伤或动物咬伤则创面不整齐，挫伤明显。如为刀剪切割伤，则创面整齐，切割伤患者皮肤及皮下组织受伤不会出现大出血，仅局限血肿；若深达海绵体组织可导致严重出血甚至休克。

（六）阴茎皮肤损伤

阴茎皮肤损伤若发生于衣裤连同阴茎皮肤一起被卷入各种类型机器，由转动的机器绞缠而撕脱皮肤时，则表现为撕脱伤呈脱手套式，常会累及会阴部皮肤。受累皮肤表现有部分撕脱或阴茎干全周皮肤撕脱。部分撕脱的皮片特点多以会阴部皮肤为顶点，阴茎根部或耻骨联合为基边的三角形，深达会阴浅筋膜与白膜之间，一般不累及较深的阴茎海绵体等；完全撕脱则导致阴茎体裸露。

阴茎皮肤切割伤患者表现为局部皮肤、皮下组织或海绵体裂开或断裂，切口呈多种形态，伤口整齐，如仅累及阴茎皮肤及皮下组织时，一般不会发生大出血，仅有局限血肿。

包皮系带撕裂伤最常见的部位在靠近龟头前端处，这是由于系带前端固定在龟头，后端连于阴茎皮肤，可移动。包皮系带撕裂伤可导致痛性勃起、性快感下降等严重后果，同时出现包皮裂口。

三、阴茎损伤的诊断

根据外伤史及阴茎局部损伤情况，如皮肤瘀斑、裂口、出血、皮肤撕脱、阴茎肿胀、弯曲变形等表现，做出诊断一般不难。

（一）病史

有明确直接暴力史或锐器切割伤史，可出现阴茎局部疼痛、出血、肿胀畸形、缺损，严重者可出现休克。阴茎受到暴力打击以及骑跨伤时，阴茎被挤压于硬物和耻骨之间，常引起不同程度的阴茎损伤，特别是在阴茎勃起时受暴力打击或粗暴性交，闻及明显响声，为白膜破裂所致，且有剧痛感，阴茎随之软缩，继而出现肿胀，此即发生阴茎折断。阴茎折断常合并排尿困难，尿道海绵体损伤时可于排尿时发现尿瘘。阴茎脱位伤时根据受伤情况及阴茎形状，即可判断。阴茎绞窄伤根据阴茎上的环状物及皮肤缺血、肿胀、坏死即可判断。开放性阴茎损伤时，阴茎可见创面。

（二）辅助检查

B超可确定阴茎白膜缺损处及阴茎折断者的破裂位置。阴茎海绵体造影可见海绵体白膜破损处有造影剂外溢。但是,该检查属有创检查,且由于造影剂外渗,可引起严重的海绵体纤维化及一定假阴性率和假阳性率,目前已较少应用。

对于有明确病史和体征,即使 B 超不能明确诊断,也不可轻易行海绵体造影,而应手术探查。

当患者出现尿道滴血或排尿困难时,应想到尿道损伤的可能,应行逆行尿道造影检查,造影剂外溢可明确诊断。

四、阴茎损伤的治疗

应尽量保存有活力的组织,特别是海绵体,以利再植或再造,考虑性功能的恢复和排尿功能。术后应加强抗感染治疗,给予适量的雌激素,防止术后阴茎勃起。

(一)阴茎挫伤

(1)无尿道损伤的轻度阴茎挫伤仅需适当休息、止痛、阴茎局部抬高(如用丁字带兜起阴囊和阴茎)、预防感染、辅以理疗。

(2)急性期仍有渗血时,可冷敷,出血停止后,用热敷促进血肿吸收。给予抗生素,以防止感染。

(3)较严重的挫伤,如皮下继续出血,血肿增大,应穿刺或切开引流,放出积血,必要时结扎出血点,并轻轻挤压阴茎海绵体,以防止血肿机化。如就诊较晚,血肿液化或合并感染形成脓肿或气肿时,可切开引流或穿刺放脓。

(二)阴茎折断

治疗原则是恢复阴茎海绵体的连续性,彻底清创,控制出血,防止海绵体内小梁间血栓形成。治疗上目前主张早期手术,以免血肿扩大,继发感染,形成纤维瘢痕,导致疼痛和阴茎成角畸形而影响性生活。治疗方法包括手术和保守治疗。

1.保守治疗

20 世纪 70 年代前多采用非手术治疗,包括镇静止痛、留置导尿管、阴茎加压包扎。局部先冷敷,24 h 后改热敷,并给予口服雌激素,静脉输注或口服抗感染药治疗;为防止纤维化,有些医师还给患者链激酶或胰蛋白酶,口服羟基保泰松等。然而,这些治疗方法的效果却难以评价,而且阴茎肿胀消退缓慢,患者住院时间长,并发症高达 29%～53%,主要包括血肿扩大、继发感染形成脓肿、阴茎成角畸形、阴茎纤维化、局部遗留有瘢痕硬结及阴茎勃起不坚、阴茎勃起疼痛、性交困难、ED 等。因非手术治疗所导致勃起功能障碍等并发症发生率较高,目前多主张手术治疗。对于阴茎弯曲不明显、血肿轻微的患者或只有尿道海绵体损伤的患者,可以采取保守治疗。

2.手术治疗

不仅可以降低损伤后并发症的发生率,而且可以使患者阴茎功能早日恢复,一般术后 10 d 内阴茎肿胀消退,术后性功能恢复良好。手术有传统的修复式式和改良的修复式式。传统的修复式式采用距冠状沟 1 cm 处阴茎皮肤环形一周切口,并使其翻转至阴茎根部,清除血肿,术中可充分探查 3 条海绵体情况,显露损伤部位,有效清除血肿,结扎出血点,以免血肿机化形成纤维瘢痕导致阴茎勃起功能障碍、阴茎成角畸形而影响性生活。白膜破裂处用丝线或可吸收线间断缝合修补。该手术方法具有暴露充分、利于寻找白膜破口、同时修补双侧阴茎海绵体及尿道等优点,故对不能确诊的、合并尿道损伤的患者采用此种方法较好。

改良的阴茎折断修复式式即在阴茎根部结扎橡皮筋阻断血流后,在折断部位行半环形切开阴茎皮肤,挤出积血,清除血肿,找到白膜及海绵体破裂处,应用 3-0 可吸收线间断缝合修补。手术的关键是确定海绵体破裂的具体部位:阴茎血肿最明显处;阴茎弯曲变形的凸出处;触诊阴茎有明确、孤立包块或硬结处;术前彩超检查结果。术后往往会形成阴茎向折断缝合处背侧的弯曲。手术处理时间越晚,越难恢复阴茎原状,甚至导致阴茎勃起功能障碍。本术式克服了传统的环形冠状沟切口术式手术创伤大、时间长的缺点,值得推广应用。

(三)阴茎绞窄伤

治疗原则是尽快去除绞窄物而不附加损伤,改善局部循环。处理的关键是尽快去除绞窄物。

对软性绞窄物如丝线、橡皮筋、塑料环等可剪断去除,如被皮肤包埋,可在局麻下从正常皮肤开始到水肿区做一纵向切口,即可切断。对绞窄物为钢圈、螺丝帽等硬性环圈可采取台钳夹碎或钢丝剪锯裂等措施,对于阴茎包皮嵌顿环可采用手术松解。绞窄时间长,皮肤极度水肿出血坏死者,可将坏死皮肤切除,创面用带蒂阴囊皮瓣移植或游离中厚皮片移植。对已造成阴茎坏疽者,则考虑择期行阴茎再造术。

金属环阴茎绞窄伤是常见的一种,根据金属材料和形状特征及嵌顿的严重程度,所选方法有所不同。

1.断环取出法

对薄而较软的金属环,可以采用专门剪刀将环切断两处。但是,金属越硬越不易切断。常有的工具有线锯、牙科砂轮等。操作时,由于金属切割金属要产生高温,故必须同时给予生理盐水降温,避免局部烧伤。

2.减压取环法

消毒阴茎包皮,用一次性针头多处刺入包皮,再用纱布包好阴茎握在手中轻轻按摩,使包皮内积液经小孔渗出,包皮萎缩。然后用粗针头直刺阴茎海绵体内,抽吸出阴茎海绵体内的积血 50～80 mL,阴茎体积明显缩小。最后涂上液状石蜡,一手固定金属环,一手在环上方,牵拉阴茎包皮向上移,即可取下完整的金属环。

3.带子缠绷取环法

带子缠绷取环法适用于阴茎水肿不严重者。首先在水肿处切许多小切口,使组织中液体排出;然后取长而窄的布条,紧贴环之远端向龟头方向缠绕 2～3 cm,将布条近端从环和阴茎皮肤间送至环的近侧。此时,在缠好的布带表面涂润滑剂,术者边向远端缠绕,边向远端滑动金属环,并边松开近端之布条,直至环由远端脱下为止。

4.手术法

如已有嵌顿远端阴茎皮肤坏死者,或金属环既不能摘除也不能切断,则应将金属环至冠状沟之间 Buck 筋膜表面的阴茎皮肤和皮下组织切除,这样金属环即可滑出。去除环状物后,必须估计阴茎体的坏死程度。行耻骨上造瘘引流尿液,局部彻底清洁,再涂抹磺胺米隆醋酸酯和磺胺嘧啶,每天两次。这种处理持续到坏死区分界线清楚为止。必要时,可行阴茎部分切除术。

全身使用抗生素抗感染。局部可注射透明质酸酶、肝素等,以防血栓形成。

(四)阴茎脱位伤

应及早清创、止血,去除血肿,将阴茎复位,并固定于正常位置。有尿道损伤者按尿道损伤处理,必要时行耻骨上造瘘。如阴茎复位困难或支持组织撕裂严重时,可进行手术复位,缝合支持韧带。

预后取决于早期发现和及时处理。因为这类患者常在严重挤压伤后发生,由于体检的疏忽,常未能及时发现,得不到及时处理。如能及时发现并明确诊断,将阴茎、尿道海绵体复位到袖筒式的包皮内,并行修复包皮,则预后良好。

(五)阴茎皮肤损伤

治疗方法根据阴茎皮肤损伤的范围、损伤程度和邻近皮肤状况而定。原则上伤后应立即修补,因延期修补会导致瘢痕形成、挛缩和生殖器畸形。处理前需仔细检查损伤范围、深度、阴茎海绵体、尿道海绵体是否完整,阴囊及阴囊内容物是否受累等。

首先应彻底清创,剪除无活力的组织。对阴茎皮肤缺损近侧有活力的组织要尽量保留,但远侧皮肤及包皮则须切除,即使有活力也要剪除至距阴茎头 2～3 cm 处,以防术后淋巴水肿。

1.刺伤及切割伤

因其伤口不大,彻底清创后一期缝合,多可愈合。对于较少阴茎皮肤缺损者,清创后创缘皮肤稍作游离行无张力缝合。因阴茎皮肤血液循环丰富,有利于伤口的愈合,故凡有活力的组织应尽可能保留。

2.阴茎皮肤撕脱伤

对于阴茎皮肤部分撕脱伤者,先彻底清洗创面,尽可能清除污染坏死组织,保留有生机的皮肤及组织。若撕脱皮肤与正常组织相连,且色泽无明显变化者,可在清创时尽量保留,并将皮肤与皮下组织缝合。术后包扎要求恰到好处,不宜过紧,数天后撕脱皮肤便可以复活。因此对于阴茎皮肤缺损＜2/3、撕脱皮肤血液循环良好者,特别是年轻人,最好采用直接缝合。

如果创面已经发生感染,应将丧失生机的感染组织清除,每天更换两次湿敷料。待感染被控制,创面长出健康肉芽组织之后,于 5～7 d 行成形手术。

阴茎皮肤缺损时,无论皮片移植还是将近侧皮肤延长覆盖创面,阴茎远端残留的皮肤必须切除直达冠状沟 3～5 mm 处,否则将来会形成象皮肿,影响外形及功能。

皮肤缝于阴茎背侧还是腹侧,尚无统一意见。缝于腹侧者外形近似于正常,唯恐日后瘢痕收缩产生腹曲;缝于背侧时,虽然外观差些,但却无上述之虑。术后阴茎保持背侧位,第 5 d 换敷料,检查伤口。若阴囊完好,也可用阴囊皮肤做隧道状阴茎包埋,露出龟头,经 3～4 周再与阴囊分离成形。也可采取带血管蒂阴囊皮瓣修复阴茎皮肤缺损,使其一期愈合。尿道内需留置导尿管引流尿液,防止尿液浸湿敷料而发生感染。

阴茎皮肤完全撕脱者,多伴有阴囊皮肤损伤或撕脱,则应切除后采用其他部位皮肤植皮。可采取大腿内侧、腹股沟区或下腹部带蒂皮瓣植皮,亦可采取中厚皮片游离植皮。其中,以下腹部皮瓣较好。该处皮瓣具有移动性好、抗感染力强、成活率高,且术后半年即可恢复感觉。皮肤移植者皮肤对接处不宜对合成直角,以利于愈后的性生活,如皮片移植处位于海绵体缝合处,则应放置引流物,同时合理地使用抗生素控制感染,提高移植皮肤的存活率。

皮肤撕脱伤的患者如伴有尿道损伤,应尽可能吻合尿道并保持阴茎形态,必要时施行耻骨上膀胱穿刺造瘘。

如同时伴有阴囊皮肤缺损者,因组织顺应性强,弹性大,即使缝合时有张力,也应将所剩皮肤缝于一起,包裹其内容。数月后阴囊即可恢复正常大小。阴囊皮肤全部丧失时,可暂时把两侧睾丸置于股内侧皮下浅袋内。据观察该处温度低于腹腔和腹股沟部位的温度,不会影响精子生成。尽管如此,对年轻患者仍应尽量行阴囊成形术为宜。

3.阴茎皮肤烧灼伤

原则上先采取保守治疗,在组织活力未能明确判断之前,积极预防或控制感染,待丧失生机组织分界明显后,可切除坏死组织,并立即植皮,必要时可行带蒂皮瓣植皮。

4.阴茎切割伤

切伤浅且未伤及海绵体白膜者按一般软组织切割伤处理;切割深累及海绵体时,对因严重出血而致休克者,应及时采取防治措施,动脉出血者应立即缝合止血,海绵体渗血者,可连同白膜一起缝合压迫止血,并积极纠正休克。

5.包皮系带撕裂伤

如包皮裂口不大、系带撕裂不严重、出血不多者,经局部清洗,包扎即可愈合。如裂口较大、系带撕裂严重、出血不止者应急诊手术缝合止血,术后一部分人伤口愈合良好;一部分人可能愈合不佳,使系带处形成瘢痕或系带过短,可能造成以后阴茎勃起时弯曲或疼痛。

(六)阴茎离断伤

阴茎离断伤的治疗包括阴茎的修复、恢复排尿功能及性功能等。其治疗效果因受伤部位、程度、缺血时间和治疗方法而异,迄今尚无统一的治疗方案,但均强调吻合血管的再植术。

对于出血性休克者,需立即给予输血补足血容量,纠正休克后再行手术处理。

牲畜咬伤所致阴茎损伤,远端往往缺失,而不能行再植术,对于此类患者由于阴茎血运丰富,愈合能力较强,应尽量保留残端尚有生机的组织,尤其是保存海绵体,以备做阴茎再造术。妥善处理尿道,可行耻骨上膀胱穿刺造瘘。对牲畜咬伤者还应注意对破伤风及狂犬病的防治。

1.阴茎再植术

对所有阴茎离断伤,都应考虑行阴茎再植术。进行清创处理后,若阴茎离断时间短,边缘整齐,切下的阴茎未遭到进一步的破坏时,可及时施行阴茎再植手术。

应用显微外科技术吻合阴茎动脉及阴茎浅、深静脉、白膜和尿道,效果确切。阴茎离断后距再植的时间以 6 h 为"临界点",但国内已有许多超过 6 h 再植成功的报道,故目前认为对阴茎离断伤,只要不是外伤严重或远端丢失,都应争取再植,不应随意放弃。如有尿道海绵体、部分皮肤或阴茎海绵体相连,则再植的成功机会明显增加。

手术时对离体部分阴茎应妥善处理,最好能在入院途中将离体部分保存于抗生素冰盐水中。患者入院后,应争取尽早手术,远端用盐水或林格液加抗生素肝素冲洗液灌洗,不健康皮肤尽量清除,尽量用近侧皮肤或皮瓣行皮肤修复。仔细清创,尽量避免盲目结扎血管,行耻骨上造瘘,通过离断远端尿道插入一根 Foley 导尿管,再通过断离近端进入膀胱,使阴茎结构形成一直线。以尿管为支架,首先用 3-0 肠线间断吻合尿道海绵体 4~6 针,勿穿透尿道黏膜,以促进肠线吸收、防止感染及尿漏,吻合后拔除尿管。其次缝合阴茎海绵体,为下一步吻合血管提供必要的稳定性。再应用显微外科技术用 10-0 尼龙线显微吻合海绵体动脉,再吻合白膜,继而吻合阴茎背动脉、静脉及神经、浅筋膜、皮肤。可不必结扎或吻合阴茎深动脉,手术成功的关键是要保证一支海绵体动脉及阴茎背静脉吻合成功。常规行耻骨上膀胱造瘘,术后阴茎背伸位宽松包扎,有利于静脉和淋巴回流,必须把吻合好的阴茎固定在身体的适当位置,避免受压和痛性勃起,术中及术后需广谱抗生素和抗凝血治疗。口服雌激素防止阴茎勃起。

如伤口血管遭到进一步的破坏,无法进行动静脉吻合,单纯行清创缝合阴茎海绵体和尿道海绵体、Buck 筋膜和皮肤。虽然可以借助于远近两端海绵体来沟通血运使 3 个海绵体可能存活,但龟头和阴茎远端皮肤可能坏死。如阴茎远端皮肤缺损较多,而海绵体能得到再植,可于吻合后将阴茎包埋在阴囊皮下或行中厚皮片植皮。如阴茎缺失,创口应清创,一期缝合创面或用断层皮肤封闭创面。在伤后 1~3 个月再行带蒂管形皮瓣阴茎再建手术。可使患者站立排尿,如安装软骨或假体,还可性交。行阴茎再植术后可能发生一些并发症,其发生率由高到低依次为皮肤坏死、尿道狭窄、阴茎远端感觉不良、尿瘘、尿道坏死、阳痿。对于手术失败者,只能进行阴茎再造术。

由于阴茎的血液供应特点,未经吻合血管的再植阴茎是可以成活的。不完全离断的病例,即使仅有少数皮肤相连,其术后皮肤坏死发生率偏低;而完全离断的病例,较易发生皮肤坏死。手术吻合血管可以使皮下血液循环很快恢复,因此可以减少皮肤坏死;而不吻合血管者,其远端阴茎皮肤血供主要靠血流透过海绵体及皮下组织来提供,增加了皮肤缺血时间,导致皮肤坏死。另外,行血管吻合的病例其并发症发生率明显低于吻合海绵体和尿道的病例。所以,在阴茎再植术中应采用显微外科技术行血管吻合,减少皮肤坏死等情况。

对于婴幼儿阴茎离断伤,是否行血管神经吻合,尚无一致意见。由于婴幼儿血管神经纤细,吻合特别困难,一定程度增加了显微技术的难度。有报道未行血管神经吻合的婴幼儿阴茎再植术,术后阴茎勃起,皮肤感觉无异常,无排尿困难,效果较好,但缺乏远期随访报道。

2.清创缝合术

对于阴茎损伤严重,损伤时间太长,就诊医院的医疗技术力量确实不能实施阴茎再植术,则应先行清创缝合术,待以后择期行阴茎再造术。

3.阴茎再造术

阴茎再造术可分为传统阴茎再造术和现代阴茎再造术两类。

传统阴茎再造术包括利用腹部皮管阴茎再造、腹中部皮瓣阴茎再造、大腿内侧皮管阴茎再造等。传统阴茎再造术是一种技术复杂,需要分期完成的手术,其中某一次手术的失败都可能前功尽弃,因此这类手术需要由有经验的整形外科医师来完成。目前可应用显微外科进行的阴茎再造,体表许多游离皮瓣的供区都可游离移植进行阴茎再造。可以进行游离移植或岛状移植阴茎再造的皮瓣很多,如前臂游离移植阴茎再造、下腹部岛状皮瓣移植阴茎再造、脐旁岛状皮瓣移植阴茎再造及髂腹股沟皮瓣移植阴茎再造等。

腹部双皮管阴茎再造术属于传统阴茎再造术,一般需历经皮管成形、皮管转移、尿道及阴茎体成形、支撑物植入等几个阶段,历时较长。但对于不适合用皮瓣法移植的病例,仍不失为是一种可供选择的方法。该术式分四期完成。

(1)第一期皮管成形术:第一期皮管成形术于两侧腹壁各设计一皮管。左侧腹壁制备一条较大的斜行皮管,切口长为17~20 cm,宽8.5 cm;右侧腹壁制备一条较小的皮管,长为12~15 cm,宽约4.5 cm。两条皮管的下端靠近耻骨联合部位,以便后期转移。

(2)第二期皮管转移术:第二期皮管转移术在第一期手术后3~4周,切断大皮管上端,缝合腹壁创面。在距尿道外口0.5 cm处做一与皮管横断面相应大小的创面,将大皮管扭转一定角度并与尿道外口上方所做创面缝合。注意缝合后应使皮管缝合处位于侧方。

(3)第三期阴茎体和尿道成形术:第三期阴茎体和尿道成形术于第二期手术后5~8周,经皮管夹压训练,确定有充分的血供建立后进行。切断大小皮管的下端,将两皮管靠拢,在两皮管的对合面上,从尿道口开始各做两条平行切口,直达皮管的游离端,大皮管平行切口宽约1.5 cm,小皮条宽约1.1 cm,做成尿道,使缝合后能包绕16~18号导尿管。将切口边缘两侧皮下略作分离并剪除多余的皮下组织,将相对的切口内侧缘以3-0线做真皮层的缝合,形成新尿道。再将大小皮管的外侧缘各做相对缝合,形成阴茎。

(4)第四期阴茎头成形及支撑物植入术:第四期阴茎头成形及支撑物植入术于第三期手术后

3个月进行。在修复再造阴茎末端做阴茎头时,可在阴茎背部及两侧,距末端约 4 cm 处做3/4 环状切口,并削除宽约为 0.5 cm 的表层皮肤,游离远端创缘,重叠于切除表皮部的创面上进行缝合。也可在阴茎体远端两侧各切除1～1.5 cm "V"形皮肤,缝合后呈圆锥形酷似龟头。于再造阴茎根部一侧做一切口,在再造阴茎和尿道皮管之间分离一隧道,将阴茎海绵体残端劈开,以自体肋骨和硅胶作为支撑物,插入劈开的海绵体残端纵隔内并缝合固定。

对于阴茎损伤的预防,应尽可能避免暴力和锐器损伤阴茎。若系精神患者,应积极治疗精神病,这是唯一的预防措施。

(段建军)

第六节 睾 丸 损 伤

睾丸由于其活动度较大及其坚韧的白膜存在,因而发生损伤的机会较少。睾丸损伤多发生于青少年,直接暴力损伤是常见原因,往往伴有附睾、精索及鞘膜组织损伤。

睾丸损伤可由劳动意外、交通事故、外伤等引起,而且损伤程度亦轻重不等。轻度挫伤仅有睾丸内毛细血管小出血灶、曲细精管破裂等;重者有睾丸破裂、睾丸严重挫裂伤,甚至发生睾丸脱位。

一、睾丸挫伤

(一)诊断

(1)患者感到局部剧痛,疼痛可放射到下腹、腰部或上腹部,可发生痛性休克。偶尔疼痛并不严重,而以局部肿胀或阴囊胀痛为主,伴有恶心或剧烈呕吐。

(2)查体多有阴囊肿大,阴囊皮肤有瘀斑。睾丸肿胀明显,触之有剧烈疼痛,疼痛向下腹部和腹部放射。因睾丸白膜的限制,触诊时睾丸质硬。

(3)彩色多普勒超声检查:睾丸外伤后,由于受伤血管痉挛,组织水肿,特别是坚韧白膜的压迫等因素,睾丸血供减少是本病的特征表现。

(4)CT 检查。①白膜下血肿:睾丸白膜完整,其下方与睾丸实质间见弧形高密度影。②单纯睾丸实质血肿:表现为睾丸内类圆形高密度影,不伴有鞘膜积血和白膜破裂,睾丸仍保持为正常的卵圆形。③睾丸挫伤:睾丸实质因受到打击或挤压而挫伤,CT上显示睾丸增大,密度增高,睾丸实质内血肿表现为低密度(图 5-2)。

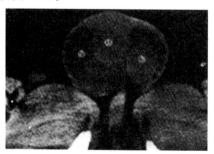

图 5-2 睾丸挫伤

(二)治疗

睾丸损伤如为轻度挫伤可卧床休息、阴囊抬高及局部冷敷。严重损伤伴有休克者,应先抗休克治疗。开放性损伤应行清创缝合术。当有较大的阴囊血肿或较多的鞘膜积血时,应尽早手术探查。

二、睾丸破裂

(一)诊断

受伤后睾丸疼痛剧烈,疼痛向同侧下腹部放射,可伴有恶心、呕吐。阴囊逐渐肿大,皮下出现淤血。查体见阴囊局部肿胀,压痛明显,睾丸界限不清。睾丸破裂应与睾丸扭转、睾丸挫伤和阴囊血肿相鉴别。

1.彩色超声检查

受损睾丸无固定形态,内部回声不均,睾丸白膜线连续性中断,其裂口深入睾丸实质深部,部分睾丸完全断离。残存睾丸实质内部彩色血流分布稀少,走行紊乱,阻力指数明显高于健侧。

2.放射性核素睾丸扫描

睾丸破裂时可见睾丸图像有缺损,诊断准确率达 100%。

3.CT 检查

睾丸失去正常的卵圆形结构,白膜连续性中断,睾丸组织突出或睾丸断片分离,睾丸实质中散在分布不规则的低密度影。如为睾丸广泛裂伤,形成多发断片,则漂浮于大量阴囊血肿中(图 5-3)。

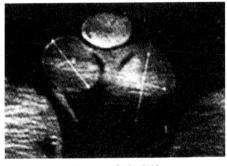

图 5-3　睾丸破裂

(二)治疗

睾丸破裂诊断明确后应立即手术治疗。手术应尽早进行,时间拖得越长,手术后感染机会就越大,睾丸功能的恢复就越差。在睾丸破裂诊断可疑时,亦应尽早进行手术探查;即使术中未发现睾丸破裂,也可同时进行血肿清除及时引流,预防感染。术后托起阴囊,应用抗生素治疗。

手术时可取阴囊切口,清除血肿,对破裂的睾丸用可吸收缝线间断缝合睾丸白膜。对突出白膜外的睾丸组织应切除后再缝合。在睾丸肿胀严重时,可在睾丸其他部位切开减张后缝合裂口。缝合张力过大时可引起睾丸缺血而致睾丸萎缩。睾丸鞘膜内放置引流皮片。

三、外伤性睾丸脱位

当睾丸受暴力打击,脱离阴囊而至附近皮下时,称为睾丸脱位。睾丸脱位临床上较少见,脱位类型依暴力方向而定。浅部脱位时,睾丸被推至腹股沟、耻骨前、阴茎、会阴或大腿内侧皮下;

深部脱位时,睾丸则被推向腹股沟管、腹部或股管。

(一)诊断

睾丸脱位多数发生在青年人。症状是会阴部外伤后剧痛、呕吐、检查发现阴囊空虚,脱位睾丸触痛,可扪及睾丸。此时应与隐睾鉴别,后者往往有明确病史。偶尔伤处血肿误认为是睾丸脱位,但阴囊内有睾丸存在。

彩色超声检查:患侧阴囊内空虚,于腹股沟管外环口外上方软组织内探及脱位睾丸回声。其轮廓清晰完整,但内部回声不均匀,血流分布稀少。

(二)治疗

睾丸脱位应尽早行睾丸复位,恢复睾丸的血液循环。对浅部脱位者可采取闭合手法复位;对深部脱位者,则手术复位,复位时应注意精索的位置,并进行睾丸固定。对受伤当时未作出睾丸脱位诊断的晚期就诊者,外环达阴囊的通道已闭合消失,则需游离精索,使精索达到足够长度,重新建立到达阴囊底部的通道,并进行睾丸固定。术后应定期随访,了解患者的睾丸情况。

睾丸脱位的同时可发生睾丸扭转或睾丸破裂,伤后常致睾丸萎缩,甚至有恶变的报道,必须引起重视。

临床上创伤性睾丸脱位常漏诊、误诊,主要有以下原因:①本病少见,临床医师对其认识不足,尤其非泌尿外科医师只注意了其他严重复合伤,往往不会仔细检查阴囊、睾丸情况。②伤后阴囊血肿致睾丸触诊不清。因此,对于有会阴部损伤或骨盆骨折者,尤其伴有会阴部剧烈疼痛、恶心、阴囊淤血肿胀而无尿道损伤时,应考虑创伤性睾丸脱位的可能,仔细检查阴囊。不能明确诊断者,可借助 B 超检查确诊,必要时做 CT、放射性核素扫描检查。

(段建军)

第七节 附睾与输精管损伤

附睾及输精管位于腹股沟管和阴囊内,位置隐蔽且位于皮下环至睾丸后缘。附睾损伤常合并睾丸损伤,而输精管活动度大,极少发生闭合性损伤,临床上常见为医源性输精管损伤。究其原因:①疝囊与精索的解剖关系密切,疝修补时易造成输精管的损伤。②腹股沟区手术操作时术者往往只注重防止精索动、静脉损伤以免出血和术后睾丸萎缩而忽视了对输精管的保护。③小儿患者输精管纤细,不易辨认,易与疝囊一并切除。④特别是复发性斜疝再次修补术,解剖结构不清,更易损伤输精管。

输精管损伤占斜疝修补术的 1%～5%,隐睾固定术的 0.8%。同时损伤双侧输精管者,会引起不育。

一、诊断

单纯附睾损伤临床少见,主要见于合并睾丸损伤者,所以睾丸损伤患者应注意检查附睾的情况。对睾丸发育正常,儿时施行过腹股沟或盆腔手术,成年后无精子症或少精子症者,应考虑有输精管损伤的可能。

体格检查时发现,伤侧睾丸正常,附睾增大、肥厚,近睾丸端输精管增粗,部分患者可在外环附近扪及输精管残端或结节。

经皮的输精管造影可清楚地显示造影剂中断,远端输精管不显影。彩色多普勒近年来应用于医源性输精管损伤的诊断,发现伤侧附睾增大,近端输精管增粗,管腔充盈,睾丸输出小管扩张,提示为精道梗阻声像。

二、治疗

医源性输精管损伤一旦确诊,应行再通术。若输精管丢失段不长,可将睾丸上提精索缩短,行同侧或交叉的输精管或输精管附睾管吻合术。由于输精管损伤多发生在幼年,远端输精管发育滞后并有回缩倾向,因而断端通常在内环处。从外环到内环输精管走向固定、无伸缩性,采用常规吻合法较困难,可通过改变输精管行程予以修复,使输精管不经内环直接从外环引出,截弯取直,节省了长段输精管,从而达到吻合目的。有学者通过尸体测量计算采用该通路可缩短输精管 5～9 cm。

关于医源性输精管损伤再通术的预后,文献报道再通率为 65%～88.9%,妊娠率为 33.3%～39%。对于不能手术复通的患者可采用人工辅助生育技术。

(段建军)

第六章

泌尿生殖系统感染

第一节　生殖系统结核

一、概述

泌尿生殖系统结核是全身结核病的一部分,由结核分枝杆菌引起的慢性泌尿生殖系统感染,常在身体抵抗力降低时发病。其中最主要的是肾结核。在泌尿系统结核中肾结核是最为常见、最先发生,由肾脏蔓延至整个泌尿系统。根据世界卫生组织估计,目前全球已有 1/3 人口约 17 亿人感染结核病,现有结核患者 2 000 万,每年新发生结核病约 1 000 万,约 300 万人死于结核病。近年来由于 AIDS 的出现,AIDS 患者免疫力低下易患结核,故发病率有上升趋势。每年约 30 万人的发病与免疫缺陷病毒感染有关。我国估计有 600 万的结核病患者,20 世纪 90 年代初以来,我国实施了世界银行贷款中国结核病控制项目和原国家卫生部(现国家卫健委)加强和促进结核病项目,采取了短程化疗方案,使我国结核防治工作到达了新的水平。随着新的更有效的疫苗的问世及早期准确的诊断技术和先进的医疗技术的运用,相信人类将战胜直至消灭结核病。

(一)病原菌与感染途径

结核病是由结核菌感染而产生的,结核菌属于分枝杆菌属,为细长杆菌,形态稍弯曲,长 1～4 μm,宽 0～5 μm,常有分支倾向,有时可呈丝状、棒状。主要寄生于细胞内,不易染色,但经品红加热染色后,使用酸性乙醇冲洗亦无法使之脱色,故称抗酸杆菌。1882 年德国科学家 Robert Koch 在一些患者中发现了结核分枝杆菌,并且确定这些细菌是结核病的唯一病因。引起结核病的主要病原体是人型和牛型结核分枝杆菌。而牛型结核分枝杆菌也能使牛、羊、家兔患结核病并且对动物的毒性要比人型结核分枝杆菌强。结核菌生长缓慢,每 20～24 h 繁殖一代,抗生素一般只对繁殖生长的结核菌有效,少数结核菌可在细胞内长期潜伏,不易为抗生素所消灭。

泌尿生殖系统结核的感染途径有三:①血行感染。泌尿生殖系统结核为身体其他器官结核病灶的继发性病变。结核分枝杆菌由血液侵入泌尿生殖系统。②直接蔓延。在肾结核的基础上,结核分枝杆菌由肾下传输尿管、膀胱和生殖系。③淋巴管播散。结核分枝杆菌经肺门淋巴结和肾内淋巴播散形成泌尿生殖系统结核。

(二)发病机制

泌尿系统结核最先发生结核病变的是肾脏,而肾结核则继发于身体其他部位的结核病灶,肺结核是主要的原发病灶。原发病灶的结核分枝杆菌经血液侵入肾脏后,在肾皮质形成微小多发病灶,当机体抵抗力强时可自愈,但如机体抵抗力弱时则形成肾髓质结核,并继续发展至肾盏、肾盂、输尿管和膀胱,成为泌尿系统结核。生殖系统结核则因双侧射精管及前列腺小管均开口于后尿道,感染的尿液通过前列腺尿道时,可进入前列腺及精囊,引起感染。不论经血行感染或尿路感染往往由前列腺、精囊开始,以后蔓延到输精管,再从输精管管腔或管壁淋巴管蔓延到附睾,在附睾尾部发生病变后再扩展到附睾的其他部分和睾丸。血行感染可直接引起附睾、睾丸结核,尿道结核多因前列腺及精囊结核直接蔓延到后尿道,或因泌尿系统结核引起尿道感染,阴茎结核也可侵及尿道。阴茎结核主要通过阴茎与结核分枝杆菌直接接触发生感染。血行感染可直接侵犯阴茎海绵体,引起结核性海绵体炎。尿道结核也可侵及阴茎海绵体及阴茎头。

泌尿系统结核的病理变化主要是结核结节及结核肉芽肿形成,继之发展为干酪样坏死及空洞或溃疡形成,再进一步纤维化。肾皮质结核以干酪样坏死及空洞形成为主。肾盏、肾盂、输尿管及膀胱结核以结节、溃疡及纤维化为主。输尿管结核使输尿管增粗、变硬,导致不同程度的管腔狭窄,加速肾脏的破坏,使肾功能损害。膀胱结核可使膀胱壁失去伸展性,导致容量减少并形成挛缩膀胱,继而引起健侧肾及输尿管积水。尿道结核常导致尿道狭窄,前列腺、精囊及附睾结核常形成结核性肉芽肿、干酪样坏死成为坚硬的肿块,输精管结核常纤维化成串珠状结节,阴茎结核可行成溃疡、瘘管、结节性增生。

二、肾结核

肾结核是结核分枝杆菌从肺部等器官结核病灶传播至肾脏而引起的继发性感染,属于继发性结核。其发病年龄多为20～40岁青壮年,男、女发病率比约为2∶1,根据世界卫生组织估计,全球每年新发生结核病者约1 000万,肾结核占8%～20%。肾结核早期并不一定出现临床症状,进一步发展可出现尿频、尿急、尿痛和脓尿、血尿及腰痛,可伴有低热、盗汗、消瘦等感染中毒症状。

随着防结核工作的广泛开展,现代化疗的广泛应用,肾结核的发病率明显降低和治愈率大大提高。本病在治疗上西医以抗结核药物为主,现代化疗仍是首选的重要方法。手术治疗能清除病灶,解除梗阻及恢复或改善肾功能。中西医结合治疗能减少抗结核药物的毒性作用,缩短治疗过程,提高疗效。

(一)病因病理

结核分枝杆菌经血行抵达肾脏,多停留在肾小球周围毛细血管丛内,若患者免疫力较高,细菌数量少,则病灶于皮质内形成微小肉芽肿,可完全愈合,不发展成为临床肾结核。如果细菌量较大,毒性强,患者免疫力低下,则细菌经肾小球过滤后到达髓襻,或经血行运达肾髓质,形成临床肾结核,肾髓质干酪样坏死,空洞形成。结核菌随尿扩散到输尿管、膀胱、尿道,形成尿路纤维化、梗阻,出现肾积水,重则肾功能损伤甚则衰竭。

(二)临床表现

1.尿频、尿急、尿痛

尿频、尿急、尿痛是肾结核的常见初期症状,开始夜间尿频较明显,渐加重,重则每天排尿数十次,甚至上百次,且用普通抗生素治疗症状不缓解者,应考虑肾结核。

2.血尿

血尿多在尿路刺激症状之后出现,部分患者以血尿为首发表现,多为终末血尿,也可为全程血尿。

3.脓尿

尿检镜下见大量脓细胞,有时尿呈米汤样。

4.腰痛

腰痛并不常见,可呈钝痛或绞痛。

5.结核中毒症状

低热、盗汗、消瘦、贫血等全身症状多不明显,只有结核破坏严重时才引起明显症状。

6.并发症

肾结核患者常见的并发症是男性生殖系结核,其他可有活动性肺结核、脊柱结核、其他部位骨结核、结核性胸膜炎或腹膜炎、高血压。少数可合并结核性膀胱阴道瘘、膀胱直肠瘘或尿道会阴瘘。

(三)诊断要点

1.症状

有尿频、尿急、尿痛者;由不明原因的血尿和/或脓尿者;经抗感染治疗无效,在除外引起膀胱炎的明显原因后,应考虑肾结核。

2.体征

一般患者临床无明显体征,只有约 10% 的患者因病变较重有局部症状和体征,肾区可触及肿大的肾脏与压痛及叩击痛。

3.辅助检查

(1)尿常规和培养:多数肾结核患者尿呈酸性,可出现白细胞、脓细胞、红细胞等,无菌性脓尿是尿培养的唯一异常。

(2)尿找抗酸杆菌和结核菌培养:尿沉渣涂片行抗酸染色,找抗酸杆菌,阳性率 14%~42%,特异性 100%;结核菌培养阳性率达 80%~90%,但培养时间太长,达 6 周。

(3)PCR 法监测尿结核菌:为除病理检查外最敏感的诊断依据。留晨尿,连查 3 次,阳性率达50%~92%,可列为疑诊早期肾结核的常规检测手段。但由于该方法敏感性高、易于污染等特点,可出现假阳性。

(4)结核菌素试验:纯蛋白衍生物(PPD)试验较 OT 试验好,阳性率 88%~100%,阴性则不支持肾结核的诊断。

(5)X 线检查:腹部平片可显示肾实质钙化,不规则无定形钙斑点,有时酷似结石。早期肾乳头破坏时,IVU 可见肾盏破坏,边缘不整,呈虫蚀状,如病情进展可见云雾状的不规则空洞,或有串珠样输尿管结核。病变对侧肾积水、输尿管扩张,膀胱挛缩。经皮肾穿刺造影适用于对 IVU 不显影或逆行造影失败者,为一重要的诊断方法。

(6)膀胱镜检查:早期可见膀胱黏膜结核结节,重时可见黏膜水肿、充血、溃疡及膀胱内散在多处脓性片状物,膀胱容量缩小及输尿管口不清或扭曲变形。

(7)CT 检查:能清楚显示肾结核的多种表现及肾脏形态学的异常,显示肾小盏肾乳突的细微结构。多发空洞型肾结核 CT 影像表现为"花瓣"状低密度影。由于具有高分辨率,CT 对空洞及肾内钙化检出率明显高于平片、静脉尿路造影及超声诊断。

(8)磁共振(MRI)及其尿路成像(MRU):可多方位观察其图像,并能清楚显示梗阻以上部位的扩张积水情况,观察肾脏破坏情况及肾周病变,对诊断肾结核对肾积水具有特殊的优越性。

（9）B超：对早期肾结核无诊断价值，在中晚期肾结核，可显示肾轮廓改变、肾积水、肾脓肿及钙化等。可作为常规辅助检查及随诊手段。

（10）放射性核素肾图：不能提供肾病变性质的资料，却能敏感地反映肾功能的改变，特别是当双肾不显影时，对鉴别结核肾与积水肾有特殊意义，结核肾常表现为无功能或功能受损图形，积水肾则表现为梗阻图形。

（四）鉴别诊断

1.慢性肾盂肾炎

慢性肾盂肾炎多数患者有急性肾盂肾炎既往短期史。有低渗、低比重尿和夜尿增多。尿细菌学培养和X线检查有助于诊断。用抗生素1～2天即可消除膀胱刺激症状。

2.肾结石

肾结石表现为腰痛持续存在或阵发性加剧。剧烈活动可使疼痛加重或诱发肾绞痛。镜下或肉眼血尿多与疼痛同时出现。X线和B超对该病的确诊具有重要意义。

3.肾肿瘤

腰腹肿块，间歇、无痛性肉眼全程血尿和腰部疼痛是肾脏肿瘤的典型临床表现。B超、CT为诊断提供重要依据。

（五）治疗

肾结核是进行性结核病变，是全身结核的一部分，不经治疗不能自愈，病死率高，目前临床上治疗肾结核以足量、够疗程的抗结核治疗为主。由于结核化疗药物的进展，大部分患者病情得到控制和痊愈。在药物治疗失败，须清除病灶，解除泌尿道梗阻、狭窄时考虑手术治疗。

1.药物治疗

肾结核诊断明确后应遵循尽早用药，联合、持续、足量、足疗程用药的原则，选用敏感药物，即使有手术适应证，术前仍须药物治疗2～4周，因此抗结核药物治疗十分重要，链霉素、对氨基水杨酸由于毒性大等特点，临床上已较少用。

（1）常用抗结核药物。①异烟肼：对结核分枝杆菌有较强的抑制和杀灭作用，是目前最有效的抗结核药物。每天300 mg晨顿服。毒性小，主要不良反应是精神兴奋，周围神经炎等，用维生素B$_6$可防止。长期服用可使血清转氨酶升高，停药后可恢复。②利福平：对结核分枝杆菌有杀菌作用，对耐药菌株和非典型结核分枝杆菌有效，每天用量450～600 mg口服。主要不良反应为肝毒性、变态反应等。③吡嗪酰胺：对结核分枝杆菌有杀菌作用，对酸性环境巨噬细胞内有效，每天用量为25 mg/kg。每天最大剂量为2 g，主要不良反应为肝损害。④乙胺丁醇：对结核分枝杆菌有抑制和杀灭作用，每天用量为15 mg/kg，主要不良反应为视神经损害。⑤链霉素：对结核分枝杆菌有杀菌作用，经过肾脏排泄，肾功能不全时，药物蓄积易发生中毒。其每天用量0.75～1 g，肌内注射。其毒性反应为对第Ⅷ对脑神经的损害，甚至引起剥脱性皮炎、过敏性休克。国外有相关报道，链霉素治疗肾结核一定时间后，对输尿管纤维化的有加重作用。

（2）配伍方案：①异烟肼每天300 mg，利福平，体重＜50 kg者450 mg，体重＞50 kg者600 mg；吡嗪酰胺25 mg/kg，或体重＜50 kg者1.5 g，＞50 kg者2 g。2个月后停用吡嗪酰胺，再服用异烟肼，利福平4个月，总疗程6个月。对药物不敏感的或严重病例，异烟肼和利福平可连续应用9个月，或加新抗结核药物如喹诺酮类、新大环内酯类（罗红霉素、阿奇霉素）等。②异烟肼每天300～600 mg，利福平900 mg，乙胺丁醇900 mg，连用2个月后停用乙胺丁醇，再服半年，如尿菌转阴，症状消失，再服异烟肼1年以上。用药期间应定期行尿常规、结核菌培养及

IVU 检查,以观察疗效。

(3)抗结核药物停用标准:①全身症状明显改善,血沉正常,体温正常。②排尿异常症状完全消失。③反复多次尿常规检查正常。④尿浓缩法找抗酸杆菌长期多次阴性。⑤IVU 示病灶稳定或已愈合。⑥尿培养、动物接种查结核分枝杆菌阴性。⑦全身无其他结核病灶。

2.手术治疗

虽然抗结核药物对肾结核的治疗有效,能使许多患者免受手术之苦,但手术治疗仍是肾结核治疗过程中不可缺少的手段。如经抗结核治疗 6~9 个月仍不能转为正常或肾脏有严重破坏者,应进行手术治疗,术前须抗结核治疗 2~4 周。常用的手术方式如下。

(1)肾切除:肾脏广泛破坏、功能丧失的肾结核;肾结核并发广泛肾盂、输尿管梗阻而无功能者;肾结核并发大出血或难以控制的高血压;双侧肾结核,一侧经药物治疗病变治愈,对侧病变广泛破坏;结核菌耐药,疗效不佳。

(2)肾部分切除术:局限性钙化灶或钙化灶逐步扩大,有破坏整个肾脏的危险时,可考虑行肾部分切除术。因易患并发症,近年来已很少应用。

(3)肾病灶清除术:靠近肾脏表面的闭合性结核空洞,局限性结核脓肿,可考虑行病灶清除或仅穿刺抽脓、脓腔内注射抗结核药物治疗,效果良好。

(4)整形手术:适用于肾结核引起的对侧输尿管膀胱连接部狭窄行输尿管膀胱吻合术,因结核而引起的膀胱挛缩行结肠膀胱扩大术、回肠膀胱扩大术。

三、输尿管结核

泌尿生殖系统结核是全身结核病的一部分,原发病灶大多在肺,其次是骨关节及肠道,经血行进入肾脏下传至输尿管,输尿管结核绝大多数继发于肾结核,常与肾结核并存,单纯输尿管结核是指体内无其他活动性结核病灶,而输尿管结核为首发症状,但较少见,因起病隐匿,症状不典型,诊断较为困难。

(一)病理生理

输尿管结核是由于肾结核的结核分枝杆菌下行或经血行至输尿管所引起的结核病变。首先侵犯输尿管黏膜,逐渐侵犯黏膜固有层及肌层,形成结核结节,结节于黏膜上形成表浅潜行溃疡,溃疡的基底部为肉芽组织,纤维化反应在溃疡的基底部最明显,可使输尿管增粗、变硬,形成僵直条索状,肌张力减弱,收缩力降低,最后导致输尿管管腔狭窄梗阻甚至完全不通。输尿管狭窄多见于膀胱连接部壁段,其次为肾盂输尿管交接部,中段较为少见。

(二)临床表现

本病多见于 20~40 岁的青少年,患者多有肺结核、肾结核或其他。肾外结核病史,但早期输尿管结核一般无明显症状,如细心询问病史,常有轻微的尿路刺激症状。晚期临床表现可分为两类:其一为膀胱结核引起的局部症状,尿频、尿急、尿痛,血尿占 90%,腰酸胀痛及输尿管梗阻伴有低热、乏力等消耗性疾病表现;其二为贫血,水肿,酸中毒等肾功能减退表现,如继发感染,病情更为严重,甚至突然出现急性无尿,但这些症状只能说明双肾均有损害,如有尿道狭窄时可发生急性尿潴留。

(三)诊断要点

1.症状

(1)尿频:输尿管结核最为突出的症状是无痛性尿频,初期仅在夜晚出现,随着病情的发展,逐渐变为全天性进行性加重,普通抗生素治疗无效,尿频早期是由上尿路结核分枝杆菌和含坏死物质的尿液刺激膀胱黏膜所致,至膀胱黏膜自身结核病变,晚期出现膀胱挛缩,尿频更为严重,膀胱容量少,患者每天排尿数十次至百余次,甚至出现急迫性尿失禁。

(2)脓尿:几乎所有患者都出现脓尿,大部分为镜下脓尿,高倍显微镜计数脓细胞为 10~30 个,严重者尿液浑浊有絮状物,呈米汤样,结核性脓尿,普通细菌培养常为阴性,即所谓无菌性脓尿。

(3)血尿:发生率为 60%~70%,其中肉眼血尿占 5%~10%,临床大部分患者出现终末血尿,终末血尿主要是排尿膀胱收缩时膀胱结核溃疡面出血所致。

2.体征

输尿管结核早期体征不明显,在腰部多数不能发现肿块亦无明显腰酸痛,对侧肾积水达到相当程度时,上腹可出现肿块或腰痛,但常不被引起注意,少数病例出现膀胱尿液逆流,即排尿时尿液向输尿管、肾回流,使积水侧肾脏胀痛,甚至可分为两段排尿,第一段膀胱尿,随后排出肾、输尿管积液。此种情况是肾、输尿管积水所特有的表现。病情严重或伴有其他器官活动性结核时可出现消瘦、乏力、低热、盗汗等,输尿管结核致输尿管狭窄梗阻时合并肾盂积液,严重感染时可出现高热、寒战等全身性毒性症状,双侧输尿管狭窄梗阻亦可并发慢性肾功能不全,出现水肿、贫血、恶心、呕吐、酸中毒等肾功能减退的表现,少数患者可并发高血压,主要是肾供血不足致肾素分泌增多所致。

3.辅助检查

(1)尿液检查:①尿常规检查可见大量的脓细胞、红细胞和尿蛋白。②24 h 尿液离心沉淀涂片找结核分枝杆菌,阳性率达 50%~70%,一般须连续 3~5 d。③尿结核菌培养阳性率可达 90%,但时间较长需 4~6 周,临床应用受限。

(2)血液检查:①血常规检查早期患者大致为正常,晚期出现红细胞下降,甚至贫血。②红细胞沉降率(ESR)增快,通常是结核病活动的表现,需每月检查 1 次,供评估疗效参考。③结核菌素试验是利用人体结核菌素产生变态反应的程度来判断有无结核菌感染,临床中采用的是结核菌素纯蛋白的衍化物。

(3)影像学检查。①B超检查:泌尿系统结核只适于初筛,本检查简单经济、快速无创,可了解肾及输尿管扩张程度,并可测量肾皮质厚度,估计该肾功能的情况,可作为穿刺造影的准确定位,但定性诊断较为困难。②静脉尿路造影:常规尿路造影多数不能显影,大剂量全程尿路排泄性造影(IVU)是诊断泌尿系统结核的重要手段,能明确诊断,确定病变程度及范围,基本上能做到定性、定位和定量诊断,输尿管表现为僵直、节段性或全程性狭窄、管壁不平甚至呈锯齿状,其上段管腔扩张积液。如显影不良可适当延长45 min、90 min、120 min 后摄片,一般可获得较清楚的显影。若大剂量 IVU 显示不良时,可施行逆行尿路造影,能清晰观察到输尿管的形态,无法做逆行尿路造影者,可行经皮肾穿刺造影,能获得极为清晰的肾盂输尿管影像,同样可以达到目的。③CT、MRI 检查:输尿管结核,管壁增厚,外径增粗,周围有毛刺状改变,内腔狭窄或扩张。上述改变比较独特,一旦发现,应视为输尿管结核的有力证据。无尿或肾脏不显影者可行 CT 或MRI 检查可获得对急性输尿管病变资料,尤其 MRI 可经泌尿系统水成像技术了解输尿管扩张狭窄程度、部位、范围,为制订治疗方案提供依据。MRI 水成像均能清晰提示泌尿系统结核的病变和输尿管壁内的结核脓性病变。④膀胱镜检查:以患侧输尿管开口、三角区病变较为明显,若能见到浅黄色的粟粒样结核结节将有助于诊断,有时因输尿管瘢痕收缩,向上牵拉,膀胱镜可见输尿管口扩大、内陷,正常裂隙状变成洞穴状,这是膀胱和输尿管下段结核的特征性病理改变。⑤输尿管镜检查:可取活组织病理切片确定诊断。

(四)鉴别诊断

1.输尿管膀胱非特异性感染

输尿管炎,致病菌主要是大肠埃希菌,女性多见,症状为尿频、尿急、尿痛,时有血尿,起病急,早期有尿道灼热疼痛明显,尿培养可见大量脓细胞,尿路造影显示输尿管狭窄、肾积水,肾盂肾盏无破坏性改变,尿中无抗酸杆菌,尿结核菌培养阴性,普通抗生素治疗有效。

2.输尿管结石

有突发性剧烈肾绞痛,镜下血尿及尿蛋白,无脓细胞,B超探及增强光团、输尿管扩张及肾积水,KUB一般能确定诊断。

3.输尿管肿瘤

主要表现为无痛性肉眼血尿、腰酸胀痛和积液是输尿管肿瘤的三大特征,腰痛和肾积水一般先于血尿出现,无尿频、尿急、尿痛,输尿管肿瘤细胞学检查早于影像学的诊断。

(五)治疗

1.药物治疗

诊断确定,病变范围明确,用药原则为早诊断,早用药,持续足够的疗程,但应切忌以下两点:①无诊断依据随意用药;②确诊为结核者不严格按治疗方案用药,从而引起结核分枝杆菌耐药性,给进一步治疗带来困难。目前泌尿系统结核主要采用疗程为6个月短疗程法,是由一线抗结核药物组合而成,一线抗结核药物首选有5种,异烟肼(H)、利福平(R)、吡嗪酰胺(Z)、链霉素(S)、乙胺丁醇(E)。除E为抑菌药外,其余均是杀菌药。

根据国际防结核和肺病联合会(IUATLD)推荐的标准短程方案,2HRZ/4HR。即前2个月为强化阶段,异烟肼300 mg/d,利福平450 mg/d,吡嗪酰胺1 500 mg/d,病情严重者可延长巩固疗程。治疗3、6、12个月时间可进行复查,细菌学检查、IVU、CT、B超,随访1年即可,有钙化时应相应延长随访时间直至长期稳定。

为了减少异烟肼的不良反应可同时服用维生素B_6,100 mg/d。服用乙胺丁醇者每6周查视野1次,以尽早发现神经损害。治疗期中定期检查肝功能,发现肝大,肝区痛,转氨酶升高应停药观察,一般可逐渐恢复正常,损害严重者,应尽早应用肾上腺皮质激素。此外,吡嗪酰胺的代谢产物可与尿酸竞争而抑制后者排泄,可使体内尿酸积聚,引起关节疼痛。全身治疗包括休息,避免劳累,注意营养及饮食。

2.手术治疗

对于早期获得诊断的输尿管结核患者,如病变范围不大,可考虑置双J管后抗结核治疗,这样既可以保护肾功能,又可免于手术。

输尿管结核一经诊断,不论病灶范围,术前要对病灶的范围做出正确的估计,在抗结核药物配合下尽早给予手术治疗,对于输尿管缺损10 cm以下者,可行膀胱悬吊或膀胱瓣成形术,如缺损>10 cm可采用游离回肠肠襻代替输尿管术,手术要充分切除病变输尿管,保证吻合口血供和无张力,适当延长输尿管支架管的留置时间,是防止术后尿瘘和再狭窄的重要措施,术后常规抗结核治疗半年并定期随访。

四、膀胱结核

膀胱结核极少孤立存在,多继发于肾结核,常与泌尿生殖系统结核同时存在,是晚期肾结核在膀胱的并发症。膀胱结核可分为两类,膀胱溃疡和膀胱挛缩。最初结核结节出现在患者输尿管开口附近,然后向其他部位扩散,蔓延至三角区及整个膀胱。结核结节呈浅黄色粟粒样,互相融合,坏死形成溃疡。溃疡侵入肌层产生严重的纤维组织增生和瘢痕收缩,即称为膀胱溃疡和膀胱挛缩。

(一)病因病理

膀胱结核首先出现在同侧输尿管开口附近,开始时表现为膀胱黏膜充血水肿,并有水疱样改变,黏膜下形成结核结节,逐步发展形成溃疡、肉芽肿和纤维化,晚期深达肌层使膀胱逼尿肌纤维化而失去伸缩功能,输尿管口周围肌纤维化导致输尿管口狭窄或关闭不全,若整个膀胱受累时,膀胱容量明显减少,最后势必造成瘢痕挛缩,失去原有的储尿舒缩功能,称膀胱挛缩。膀胱挛缩可继发对侧肾积水。由于膀胱容量减少造成膀胱内压增加,输尿管口狭窄或关闭不全,膀胱造影时,造影剂可经输尿管逆流至输尿管及肾盂,使对侧尿液排出受阻所致,膀胱结核溃疡如向外扩展可穿透膀胱壁形成膀胱阴道瘘和膀胱直肠瘘,但较为少见。

(二)临床表现

尿路刺激症状:血尿、脓尿,结核的全身表现为同侧肾区不适,隐痛,膀胱挛缩时,尿频明显,可达数分钟 1 次,甚至类似尿失禁,发生膀胱直肠或阴道瘘时,出现尿瘘或尿粪混合,一旦发生膀胱破裂,患者往往以急腹症就诊。

(三)诊断要点

1.症状

(1)全身症状:膀胱结核全身症状不明显,早期为结核性膀胱炎。尿频、尿急、尿痛等膀胱刺激症状往往最早出现。

(2)血尿或尿脓:主要来源于肾或膀胱溃疡面,一般为镜下血尿,少数为肉眼血尿。普通抗生素治疗无效。

(3)严重尿频:每次尿量减少,中度挛缩,膀胱容量约为 100 mL,而重度挛缩时只有 50 mL以下,甚至类似尿失禁。发生膀胱直肠瘘或膀胱阴道瘘,患者终日漏尿或尿粪混合。

2.体征

膀胱结核一般发生于 20～40 岁青壮年,体征不明显,早期仅为膀胱刺激征,严重时有腰酸不适、低热、盗汗、消瘦,晚期水肿、贫血、酸中毒等慢性肾功能不全表现。膀胱镜检查在病变不同阶段可见膀胱黏膜充血、水肿、溃疡、瘢痕等改变,患侧输尿管开及三角区较为明显,并见到浅黄色的粟粒样结核结节,有时输尿管瘢痕向上牵拉,可见输尿管口扩大、内陷,由正常裂隙状变成洞穴状,称为高尔夫洞征,这是膀胱和输尿管下段结核的特征性病理改变。

3.辅助检查

(1)尿常规检查:见大量脓细胞、红细胞、尿蛋白等。

(2)血沉:红细胞沉降率(ESR)增快。

(3)24 h 尿液沉渣:找抗酸杆菌阳性(需 3～5 d)。

(4)B超检查:膀胱壁增厚毛糙,可见局部膀胱壁凸向膀胱内,边界清晰,内部回声不均匀。

(5)膀胱镜检查:可见到膀胱黏膜水肿,充血并见浅黄色粟粒样结核结节,多散在输尿管口附近三角区,严重时可见溃疡及肉芽肿。膀胱容量<100 mL 或膀胱病变严重时,插管难以成功,易造成膀胱穿孔或大出血,是膀胱镜检查和逆行造影的禁忌证。

(6)逆行膀胱造影:怀疑有尿液逆流时,可经导尿管向膀胱内注入造影剂,但可能增加肾脏负担或上行感染,近来很少使用。排泄性膀胱造影可见到膀胱显著缩小。

(四)鉴别诊断

1.膀胱非特异性感染

多见于女性,致病菌主要是大肠埃希菌,其症状主要为膀胱刺激征,尿频、尿急、尿痛伴有血尿,有 5%～25% 的膀胱结核者合并非特异性感染。

2.膀胱肿瘤

一般均有突发性、无痛性、间隙性肉眼血尿,不做处理能自行缓解症状,但反复发作,可做B超或膀胱镜检查确定诊断。

3.腺性膀胱炎

表现也为尿频、尿急、尿痛等尿路刺激症状,膀胱镜检查无结核结节形成,做活组织检查有助于鉴别。

4.间质性膀胱炎

表现尿频、尿急、尿痛等尿路刺激症状,但耻骨上膀胱区疼痛与压痛尤其明显,尿常规大致正常,脓细胞少,无抗酸杆菌生长可与之鉴别。

(五)治疗

1.局部处理

用 5% 异烟肼溶液 30 mL 加入链霉素 1.0 g,经导尿管膀胱内滴注,1 d 3 次。丙酸睾酮 50 mg 或苯丙酸诺龙 25 mg 每周 2 次肌内注射,可减少体内的蛋白分解,提高全身健康状况促进溃疡愈合。

2.对症治疗

如出现出血严重者,可用生理盐水 500 mL 加入氨基己酸 40 mg 和黄柏针剂 4 mL 经导尿管膀胱内滴入。

3.手术治疗

膀胱结核治愈后膀胱挛缩无尿道狭窄者,可行肠道膀胱扩大术,切除膀胱纤维挛缩的瘢痕组织,应用乙状结肠扩大膀胱或重建膀胱术。尿失禁及膀胱颈、尿道狭窄者可行尿流改道手术。

肾脏有严重感染或肾功能不全者,可行肾造口术,有时亦可作为永久性造口或采用末端回肠代膀胱术。

膀胱自发性破裂者应尽早手术探查,修补裂孔、做膀胱造口,术后配合全身抗结核治疗。

五、男性生殖系统结核

泌尿系统结核与男性生殖系统结核关系密切,常同时存在,男性生殖系统结核主要来源于肾结核或其他部位结核灶的血行感染所致;泌尿系统结核有 50%～70% 合并男性生殖系统结核,由于前列腺和精囊血管位于射精管附近,射精管及前列腺小管均开口于后尿道,感染的尿液通过前列腺时,进入阴囊,再感染至输精管、附睾、睾丸。所以临床上常见的泌尿系统结核易并发男性生殖系统结核。前列腺结核,纤维化较严重,有时形成寒性脓肿和不同程度的钙化,病变偶有自会阴部破溃,形成窦道。附睾结核继发于前列腺及精囊结核,病变开始从附睾尾部呈干酪样或纤维化,形成脓肿,发展到整个附睾迁延至输精管睾丸,少数血行感染者亦可从附睾头开始。

(一)病因病理

早期结核菌在前列腺腺管中或精囊腺内形成结核结节,其后逐渐向输精管附睾、睾丸扩展而引起感染。男性生殖系统结核主要病理改变是肉芽肿,干酪样变及纤维化、钙化,附睾结核一般从附睾尾部开始,因此处血供丰富,结核菌易在此停留,病变依次向附睾体、头部扩展并最终破坏睾丸,睾丸结核亦可形成寒性脓肿,有时脓肿向阴囊皮肤浸润、粘连,破溃后形成窦道。睾丸组织输精管受累后增粗变硬,呈串珠状改变,可出现肉芽肿和纤维化改变,管腔可被破坏和闭塞不通。前列腺结核常与精囊结核同时存在。

(二)临床表现

男性生殖系统结核是临床上最常见的泌尿系统结核之一,多见于20～40岁的青壮年,并有泌尿系统结核史,大多数为单侧。起病缓慢,病变从尾部开始,表现为附睾肿胀变硬,形成结节逐渐向体、头部扩展,肿块一般无痛或轻微隐痛,患者在无意中发现,偶有急性发作时,附睾肿痛明显,病变进一步发展。侵及睾丸,使睾丸附睾融合肿大,侵及输精管时,输精管增粗,呈无痛性结节或串珠状改变,有时可合并少量睾丸鞘膜积液,约有1/5的患者呈急性发作过程,突然发热,阴囊部疼痛,并迅速肿大,待炎症消退后,阴囊皮肤粘连,化脓感染可形成久治不愈的阴囊窦道,从中不断排出脓性物质,双侧附睾结核可导致男子不育。前列腺精囊结核常无自觉症状,偶有会阴部不适,时有血尿、血精、精量减少,排尿困难,射精疼痛等现象,前列腺肛门指检,显示前列腺增大不明显,表面欠光整,质较硬,有轻度压痛,前列腺体积正常或缩小。

(三)诊断要点

1.临床表现

(1)病史,有泌尿系统及其他器官结核史。

(2)早期前列腺精囊结核常无明显症状,但有时可能出现慢性前列腺炎的轻微症状。

(3)疼痛常有会阴部不适,酸胀和直肠疼痛,可放射至腹股沟,臀部及下肢,常为持续性。

(4)累及附睾时致附睾结核的结节表现最为明显,输精管可出现串珠状硬结节。前列腺结核在肛门指检时,可扪及前列腺表面有高低不平结节,严重时前列腺坚硬,表面不光滑,罕见前列腺体积增大,可触及精囊,质硬不光滑,病变向前列腺周围破溃,于会阴部形成窦道。

(5)出现精量减少,射精痛和精液带血,多见于精囊结核。

(6)体征:本病多发生于青壮年男性,若发现上述症状和体征时,应考虑到男性生殖系统结核的可能,须进一步检查,附睾结核较少单独出现,大多合并肾、前列腺结核,精囊结核,若这些部位同时存在活动性结核时,即可确定论断,其他组织器官结核可作为诊断参考,若发现经久治不愈的阴囊窦道,可做分泌物涂片、培养或取活组织检查确诊。

前列腺精囊结核患者本身症状不明显,不易及时诊断,对反复血精者应警惕结核可能,如有泌尿系统其他结核,特别附睾结核时应同时检查前列腺,在前列腺液精液中查找结核分枝杆菌。

2.辅助检查

(1)尿常规检查:可见红细胞、白细胞。

(2)前列腺液及精液涂片检查:寻找抗酸杆菌。前列腺液、精液结核分枝杆菌培养。

(3)尿道镜检查:可发现后尿道及膀胱颈部有结核结节性炎症,溃疡或肉芽肿,前列腺后尿道平片检查,有无钙化现象。

(4)上尿路检查明确有无结核病灶同时存在。

(5)B超检查:B超声像图可见附睾、睾丸低回声伴增强,边界清晰,形态不规则,内部回声不均匀,与残存正常附睾、睾丸组织分界明显。前列腺结核B超检查可见片点状强回声区,回声混杂。

（6）CT、MRI检查：能清楚显示病变具体部位，定位精确，矢状位上能显示睾丸附睾受侵程度，即在病变早期可见边界清楚。

（7）造影检查：前列腺结核精囊结核可行输精管造影检查确定诊断。

（8）穿刺细胞学检查：可获结核病变病理学证据明确诊断。

（四）鉴别诊断

1.非特异性附睾睾丸炎

非特异性附睾睾丸炎包括急、慢性非特异性附睾睾丸炎，附睾睾丸炎呈均匀性肿大，阴囊坠痛不适，常有后尿道前列腺精囊炎病史或有尿道内使用器械史。偶有发热，无结节，输精管大多正常，普通抗生素治疗有效。

2.阴囊内丝虫病

有丝虫病流行区居住史及丝虫感染史，但硬结位于附睾或输精管周围与睾丸分开。质地不硬，血常规检查嗜酸性细胞增高，有时血中见到微丝蚴，可有阴囊硬结。

3.非特异性肉芽肿性前列腺炎

由前列腺组织对其间质内阻滞的精液、前列腺液，细菌产物异性反应或自身免疫反应，致组织损伤坏死，向间质突出形成肉芽肿性改变，前列腺肿大质硬，多见于老年人，生长快、呈峰样突起，弹性不规则，质地不均匀，迅速出现尿路梗阻而发生尿潴留，血常规检查可见嗜酸性粒细胞数明显增多，前列腺液常规无异常。

4.前列腺癌

晚期可出现排尿困难及尿路刺激症状，直肠指检前列腺表面高低不平，质地坚硬，可触及硬结节，有压痛，可做前列腺特异性抗原（PSA），CT检查及穿刺活检进行鉴别。

（五）治疗

1.非手术治疗

参阅肾结核非手术治疗方案及注意事项：大部分附睾、睾丸结核，前列腺结核，精囊结核均可非手术治疗而愈。适用于前列腺精囊结核，而附睾结核没有显著症状，结核结节＜0.5 cm，范围不广泛者。

2.手术治疗

（1）治疗以附睾结核为主，有时附睾结核病灶切除后，继续药物治疗，前列腺精囊病变可逐渐好转。

（2）附睾结核体积较大，抗结核治疗体积仍＞2 cm，形成寒性脓肿或窦道时，干酪样坏死严重侵犯睾丸时抗结核治疗无效者。

（3）肿块无变化或逐渐增大，无法排除肿瘤，有睾丸侵犯时可将病变部分一并切除，应尽量保留睾丸组织，如病变范围较大，可将睾丸切除，输精管高位切断并置于皮下。

六、尿道与阴茎结核

尿道结核很罕见，尿道对结核分枝杆菌有很强的抵抗力，尿道结核主要发生于男性后尿道，前尿道甚少，多继发于肾结核及生殖系结核，据有关报道占泌尿系统结核的1.0%～1.2%，阴茎结核是很罕见的疾病，据有关数字统计占泌尿系统结核的0.5%～1.0%，但易误诊。

（一）病理生理

尿道结核多因前列腺精囊结核直接蔓延至后尿道，或因泌尿系统结核引起尿道感染，阴茎结核也可侵犯尿道,阴茎结核主要是直接接触结核菌而发生感染,原发性阴茎结核多因宗教割礼,包皮环切时,用口吸吮阴茎止血引起,此法已弃用。阴茎头与有结核菌的子宫颈接触,亦可引起系带尿道外口附近感染,早期为无痛性小结节、红斑等,继而形成溃疡,反复不愈进展缓慢,溃疡边境界清楚,呈潜掘形,周围浸润硬结,表现有灰黄色分泌物附着。阴茎结核,血行感染则可直接侵犯阴茎海绵体,引起结核性海绵体炎。尿道结核感染先于黏膜上形成结核结节,结节扩大互相融合形成溃疡,溃疡的基底部由肉芽组织组成或干酪样坏死组织,局部肿胀,增生隆起,极易误诊为阴茎癌。肉芽组织纤维化引起尿道狭窄梗阻。

(二)临床表现

尿道阴茎结核的临床表现与结核病变部位有关,后尿道结核多与泌尿生殖系统结核有类似表现,尿频、尿急、终末滴血疼痛,有脓性分泌物,米汤样脓尿、血尿。尿道结核狭窄的临床症状可被严重的膀胱结核症状所掩盖,应注意有无排尿困难,尿频、尿急、尿痛及血尿,尿线变细,射程缩短,尿潴留等,如患者泌尿生殖结核诊断已确定,又无外伤及淋菌性尿道炎,体检发现尿道不规则增粗时,可于会阴部扪及粗而硬,呈条索状的尿道,有时可见尿道瘘口,应考虑尿道结核的可能,须进一步做尿道造影,尿道镜检查,必要时经尿道镜活组织检查。阴茎结核主要病状为阴茎头结节及慢性溃疡,溃疡无疼痛,周边硬,边界清楚,基底部为干酪样坏死及肉芽肿,溃疡长期不愈,逐渐扩大,继发细菌感染时有恶臭味。根据上述情况尿道狭窄者一般都有严重的泌尿生殖系统结核的存在。

(三)诊断要点

1.症状

有严重的泌尿生殖系统结核病史,常有阴茎直接接触结核病菌或有泌尿生殖系统结核史及其他部位结核史。尿道黏膜结核菌感染形成溃疡时,主要症状为尿道分泌物增多,出现尿频、尿痛、尿道出血或血尿,病变侵犯尿道时可有尿道狭窄则出排尿困难,尿线变细,排尿无力,尿射程缩短。病变侵及阴茎海绵体时,阴茎弯曲,勃起疼痛。尿道狭窄后可以引起尿道周围炎,尿道周围脓肿或继发感染、破溃后形成尿道瘘,偶有直接发生尿道瘘。

2.体征

阴茎结核主要为阴茎头部结节及慢性溃疡,溃疡一般无疼痛,边缘清楚,潜行周边硬,基底为肉芽组织或干酪样坏死组织,溃疡长期不愈,逐渐扩大,最后可破坏阴茎头至阴茎体。尿道结核体检时,会阴部可触及增粗、硬性条索状尿道,尿道外溃疡可合并尿道狭窄。

3.辅助检查

(1)诊断性导尿:在尿道病变部受阻,无法插入。

(2)尿道造影:可显示广泛、多发性尿道狭窄。

(3)尿道分泌物培养:可培养出结核分枝杆菌。

(4)阴茎分泌物涂片检查:抗酸杆菌染色或结核菌培养均可检出结核分枝杆菌,结核分枝杆菌 PCR 检查阳性。

(5)尿道镜检查:常因尿道狭窄而使用受限,检查时可见弥散性炎症表现。黏膜表面多发性结节及浅表溃疡,表面有分泌物,易出血,前列腺结核之干酪样空洞破入尿道时可见瘘口,必要时可做活检。

(6)阴茎结节及溃疡活组织检查:可见结核分枝杆菌及干酪样坏死改变。

（四）鉴别诊断

1.软下疳

有不洁性交史,潜伏期为 1～30 d,一般为 2～5 d,溃疡面多发,破坏性强,疼痛明显,涂片染色可见杜克雷嗜血杆菌。

2.梅毒

梅毒硬下疳有不洁性交史,2～4 周,典型溃疡基底硬如软骨,分泌物于暗视野显微镜下可见苍白螺旋体,不加热血清反应素试验 USR 及荧光螺旋体抗体吸收阳性。

3.阴茎阿米巴病

有肛门性交怪癖及阿米巴痢疾病史,阴茎头部及包皮溃疡,边缘不整齐,组织增生轻度隆起有分泌物,活检可查出阿米巴原虫及阿米巴包囊,对有严重的结核患者相混淆,确定诊断方法主要依靠活检或涂片培养找抗酸杆菌。

4.阴茎癌

多为壮年及老年人,有包茎或包皮过长史,早期发生阴茎头溃疡,边缘硬,不整齐,肿瘤为菜花样不规则,腹股沟淋巴结肿大,分泌物涂片或培养无结核分枝杆菌,活组织检查可见癌细胞。

（五）手术

（1）在抗结核的基础上,病变稳定后可做尿道扩张术或行尿道内冷刀切开术,结核活动期应药物治疗,不宜尿道扩张。

（2）尿道狭窄引起梗阻,可做耻骨上膀胱造口,如狭窄瘢痕局限者可行狭窄段瘢痕切除,前尿道狭窄可行尿道成形术,全程尿道狭窄,可做尿流改道。

（3）膀胱挛缩肾积水严重者可做经皮肾穿刺造口引流术。

阴茎结核过去唯一的方法是做阴茎切除,近年来由于抗结核药物有较大的进展,单纯用抗结核药物即能治愈,并可保留阴茎完整。如病变波及整个阴茎头,在抗结核药物治疗 2～3 个月后,可行阴茎部分切除,切除范围较阴茎癌小,术后继续抗结核治疗。

尿道结核多继发于严重的泌尿生殖系统结核,治疗比较困难,如泌尿生殖系统结核能恢复,而尿道狭窄的范围又较小,则预后较好。

（毛　飞）

第二节　肾皮质多发性脓肿

肾皮质因严重的葡萄球菌感染,而形成多个脓肿称肾皮质多发性脓肿。细菌多由体内其他部位如上呼吸道、肾邻近组织、尿路梗阻或皮肤脓性病灶随血行而进入肾脏。

一、临床表现

（1）发病突然,伴有寒战、高热、食欲缺乏和菌血症症状。因感染灶在肾皮质,初期可无尿路刺激症状,尿常规亦可无脓尿。

（2）患侧腰痛、叩击痛明显,有时可触及肿大肾脏。肾区皮肤水肿,肋脊角有压痛。

（3）发病一段时间后尿内可发现脓细胞,尿中培养可有球菌生长,尿沉渣涂片染色可找到细菌。血常规白细胞计数增多,以分叶核细胞增多为主,血液细菌培养可呈阳性。

(4)部分患者开始时仅是亚急性或慢性炎症,以至诊断困难,延误治疗,所以病程往往较长。

二、诊断要点

除上述病史、临床症状和体征外,还应进行下列检查。

(一)KUB检查

患侧肾脏增大,周围水肿,使肾影模糊,腰大肌阴影不清楚或消失。当脓肿破裂到肾周围时,腰椎可呈侧弯。

(二)IVU检查

可显示肾皮质脓肿压迫肾盂肾盏,使之变形。

(三)CT检查

肾扫描显示肾皮质有多个脓腔,CT值介于囊肿和肿瘤之间,有时难与肿瘤内坏死或肾结核相区别。

(四)超声诊断

B超可见肾皮质内有多个不规则的脓肿轮廓,肾窦回声偏移,稍向肾边缘凸出,脓肿为低回声区,超声诊断有时也难以与肿瘤内坏死相区别。

三、治疗方案及原则

(一)抗生素治疗

(1)一旦确诊为金黄色葡萄球菌引起,应选用耐青霉素酶及对乙内酰胺酶有抵抗力的抗生素治疗,如羧苄西林和头孢菌素等,早期常能治愈。

(2)如肾皮质化脓性感染继发于慢性肾盂肾炎,治疗可根据血液、尿液或脓肿穿刺细胞培养和抗生素敏感试验结果选用合适的抗生素。

(二)手术治疗

(1)切开引流:如药物治疗无效时,可行脓肿切开引流。并发肾周围脓肿时,应作肾周围引流术。

(2)肾切除:肾实质已严重破坏时,可做肾切除术。

(毛 飞)

第三节 脓 肾

脓肾为肾脏的严重化脓性感染,肾实质全部破坏,形成一个充满脓液的"肾囊"。

一、病因与病理

以上尿路结石引起梗阻,继发感染为最常见原因;其次是肾和输尿管畸形引起感染性肾积水;亦可继发于肾盂肾炎。有报道38例脓肾中,60.5%是由于尿路结石引起,致病菌以大肠埃希菌为多见。

肾组织遭到严重破坏,肾全部或一部分成为脓性囊。

二、临床症状

临床表现有两大类型:一类为急性发作型,以寒战、高热、全身乏力、呕吐和腰部疼痛为主;另一类为慢性病程型,患者常有长期肾感染病史,或有上尿路结石病史,反复发作腰痛,腰部可扪及肿块,血液中白细胞计数升高,患者均有不同程度的贫血。如果尿路有不完全梗阻,尿液常规检查有大量脓细胞,尿液培养阳性;如果尿路已完全梗阻,则尿液常规检查可表现正常,尿液细菌培养可呈阴性。

三、诊断

脓肾的诊断除根据病史、体征和实验室检查外,还可进行以下检查。

(一)腹部平片

腹部平片表现为患侧肾影显示不清,有时可发现上尿路结石。

(二)静脉尿路造影

静脉尿路造影显示患侧肾显影差或不显影,如果对侧肾同时合并有结石,对侧肾显影亦差,临床则表现为肾功能不全或尿毒症。

(三)B超检查

B超检查对脓肾的诊断比尿路造影更有帮助。

(四)CT扫描

CT肾扫描可显示肾脏内有脓液聚积、肾积水,有时还可发现肾脏结石。

四、鉴别诊断

脓肾的急性发作型需与急性肾盂肾炎、阑尾炎、肠梗阻和胆石症等区别。脓肾慢性病程型需与肾结核、肾积水和肾肿瘤等区别。

五、并发症

如脓肾不及时治疗,可穿透肾包膜而形成肾周围脓肿。

六、治疗

既往有较多学者认为大多数脓肾需早期切除,曾有报道肾切除率达86.8%。由于近年来多种广谱抗生素的问世、引流方法的改进、腔内技术的进展及诊断手段的提高,使保留患肾的可能性增加。有学者报道40例脓肾,有31例行保肾手术,其中28例获得良好效果,肾切除率为30%。

脓肾患者是否保留患肾主要视其功能而定。对患肾已严重破坏、功能丧失而健肾功能代偿良好、能耐受手术者,应及早切除病肾。若肾功能破坏不严重,则应尽量保留肾脏。如患肾尿比重>1.010,pH<7.0,肾皮质厚度≥5 mm,术中见肾色泽红润,手感实质弹性较好,提示患肾功能尚可,应予保留。如术前不能确定肾功能,可先行经皮肾造瘘持续引流尿液。若24 h尿量>300 mL,表示患肾功能好,应予保留。如果24 h尿量<300 mL,由于患肾缺乏尿液的有效冲刷,感染易反复发作,甚至继发脓毒血症,后果严重,应行患肾切除。

术前经皮肾造瘘可控制感染,使多数患肾功能得到不同程度的改善,为保肾手术创造了条件。有学者对 315 例上尿路感染病例进行经皮肾造瘘辅助治疗,取得了良好的效果。术中应彻底冲洗肾盂肾盏,并在解除梗阻后常规放置双 J 管,保持引流通畅,则感染易于控制,有利于肾功能的恢复。如果肾积脓重,应同时放置肾造瘘管,并且在术后行造瘘管低压冲洗,保持引流通畅,有利于术后脓苔、残留结石排出,有助于减少漏尿、感染及狭窄。围术期抗感染支持治疗也很重要,首先使用广谱抗生素,再视细菌培养结果调整用药。

肾切除时,应密切注意脓肾周围重要脏器和大血管之间粘连情况,仔细分离,以免损伤,必要时可行肾包膜内切除术。

(毛 飞)

第四节　肾周围炎与肾周围脓肿

肾周围炎是指炎症位于肾包膜与周围筋膜之间的脂肪组织中,若感染未能及时控制,则可能发展成为脓肿,称为肾周围脓肿。

一、病因

肾周围炎致病菌可能来自肾脏本身或肾脏外病灶。肾源性者包括肾皮质化脓性感染、肾内脓肿、肾积脓、慢性或复发性肾盂肾炎(由于存在尿路梗阻)和黄色肉芽肿性肾盂肾炎等因溃破而进入肾周围间隙,致病菌多数为大肠埃希菌、变形菌属和铜绿假单胞菌等。

肾外来源者包括以下几方面。①血行种植:从体内其他部位的感染病灶,经血行进入肾周围间隙引起感染。常见的有皮肤感染、上呼吸道感染等,致病菌几乎都是金黄色葡萄球菌。②经腹膜后淋巴系统侵入。来自膀胱、精囊、前列腺、直肠周围、输卵管或其他盆腔组织的感染,再由淋巴管上升到肾周围,引发感染。③来自肾脏邻近组织的感染,如肝、胆囊、胰腺和高位盲肠后阑尾炎等。肾周感染有时为肾外伤后及肾、肾上腺手术后引起的感染。

有学者认为,近年来由于广泛应用广谱抗生素,血运感染日趋减少,因此致病菌由过去以金黄色葡萄球菌为主,从 1981 年以来,转换为以大肠埃希菌及变形菌属为主。国内情况有所不同,国内报道 80 例肾周围炎和肾周围脓肿,其中 52 例行脓液培养,34 例为金黄色葡萄球菌,7 例为表皮葡萄球菌,占 78.8%,多数患者来自农村。

肾周围炎、肾周围脓肿较少见,在住院患者中,发生率为 0.1%～0.4%,占泌尿外科手术的 0.2%。以单侧性多见,双侧少见,右侧多于左侧,男性较多。国内报道 80 例,均为单侧,右侧 42 例,左侧 38 例,男性 52 例,女性 28 例,年龄常见于 20～50 岁。

二、病理

肾周围炎如原发病灶经抗菌药物控制感染后,炎症可在数周内逐渐消失,仅遗留纤维组织。若炎症继续发展,则形成脓肿。脓肿如在肾上部周围,离膈肌较近,可引起病侧胸膜腔积液、肺基底部炎症,或穿破膈肌、胸膜和支气管形成支气管胸膜瘘。肾旁间隙脓肿可向上形成膈下脓肿,若脓肿位于肾下后方,可刺激腰肌,脓液沿腰大肌向下蔓延,可破入髂腰间隙、腹腔或肠道。

三、临床症状

肾周围炎如继发于严重慢性肾脏感染,则常有持续或反复发作的尿路感染病史。如为金黄色葡萄球菌感染,则常有体内其他部位病灶(如皮肤感染等)。肾周围炎症进程缓慢,主要表现为腰部钝痛,患侧肾区有叩痛。2 周后当肾周围脓肿开始形成时,患者则可有寒战、发热等症状,患侧腰部和上腹部疼痛,常有患侧肋脊角叩痛,患侧腰部肌肉紧张和皮肤水肿,并可触及肿块。当患侧下肢屈伸及躯干向健侧弯曲时,均可引起剧痛。

四、诊断

凡有较长时间的发热伴腰部疼痛、肿胀及脊肋角叩痛(尤其存在尿路结石及梗阻或长期服用糖皮质激素类药物、糖尿病患者等),要考虑到本病的可能。肾周围炎的诊断除根据病史和体征外,还应行实验室检查。血常规可发现有贫血、白细胞总数和分叶核粒细胞升高,如为金黄色葡萄球菌感染,因血运扩散,尿中无白细胞或细菌尿。如继发于肾脏本身感染,则尿中可找到脓细胞和细菌,血液培养可发现细菌生长。腹部 X 线检查显示肾外形不清,肾区密度增加,腰椎向一侧弯曲,凹向患侧,腰大肌阴影模糊;静脉尿路造影显示患侧肾显影差或不显影,摄片时如令患者做吸气动作,由于患侧肾脏固定显影不受影响;相反,健侧肾由于可自由活动反而影像变模糊。有时可见肾盂或输尿管移位,肾盏拉长,如有结石则可伴有尿路梗阻、积水;胸片有时可见患侧肺下叶浸润,胸膜积液,膈肌升高,胸部透视可发现膈肌活动受限。近年来,B 超检查和 CT 扫描对肾周围脓肿诊断和定位具有特殊意义。B 超检查可显示肾周围有一低回声的肿块,壁常不规则。如脓肿由产气菌引起,肿块内可能有强回声区。可在超声引导下行穿刺诊断,并可放入导管引流作为治疗手段。CT 对肾周脓肿的诊断敏感性为 92%,CT 肾区扫描可见肾移位和肾周围有低密度肿块和密度稍高的炎性壁,患侧肾脏增大,肾周围筋膜增厚,有时病变内有气体或气液面。CT 扫描还可明确脓肿的部位、脓肿的大小和分隔的程度及脓肿与周围的关系(有助于治疗方法的选择)。

五、鉴别诊断

肾周围脓肿有时容易误诊,严培荣报道 29 例肾周围脓肿中,有 9 例拟诊为其他疾病。例如,胸膜炎、膈下脓肿、腹膜炎和腰椎结核引起腰大肌脓肿等。

急性肾盂肾炎与肾周围脓肿的区别在于前者经抗生素治疗后,病程较后者为短,B 超和 CT 检查可区别肾内和肾周围感染。

六、并发症

肾周围脓肿延误治疗,脓肿向上可穿过横膈进入胸腔形成支气管瘘,向下可延伸到髂嵴或腹股沟部;偶尔脓肿可越过脊椎侵入对侧肾周围间隙。脓肿压迫输尿管可导致肾积水。脓肿引流后,在愈合过程中,由于纤维组织生长可引起输尿管狭窄。

七、治疗

早期肾周围炎在脓肿未形成前,若能及时应用合适的抗生素和局部理疗,炎症可被吸收。一旦脓肿形成,自行吸收而愈合的机会较少,应行切开引流术。目前腔内泌尿外科发展也可在 B 超引导下置管引流,引流术后继续配合有效的抗菌药物治疗。症状好转,体温和血液中白细胞数逐渐下降至正常范围,引流管内无分泌物,重复 B 超检查或者 CT 扫描证明脓肿消失,可作为拔除引流管的适应证。肾周围脓肿若继发于尿路结石而引起脓肾,或者继发于感染的肾积水,该侧肾功能严重损害,应考虑做肾切除术。切开引流术和肾切除术是同时进行,还是分两期进行,应根据病情决定。

八、预后

若不是继发于肾脏疾病的肾周围脓肿,早期进行切开引流术,预后良好;若延误诊断和治疗,预后欠佳,病死率可高达 57%。

（汤元佳）

第五节 膀　胱　炎

一、细菌性膀胱炎

(一)急性细菌性膀胱炎

细菌性膀胱炎是膀胱黏膜发生的感染,常伴有尿道炎,统称为下尿路感染,是泌尿外科最常见的疾病之一。结石、异物、损伤、肿瘤、膀胱颈以下的尿路梗阻、神经系统损伤引起的排尿困难等,均易引起膀胱炎。感染途径以上行性最常见,发病率女性远高于男性。致病菌以革兰阴性杆菌多见,革兰阳性球菌少见。年轻女性发病常与性生活有关,故称“蜜月性膀胱炎”。病理上可分为急性膀胱炎和慢性膀胱炎。

1.诊断依据

(1)尿频、尿急、尿痛:症状常突然发生,排尿时尿道有烧灼痛,排尿末疼痛加剧,尿道痉挛,严重时类似尿失禁。会阴部、耻骨上区疼痛,膀胱区轻压痛。

(2)脓尿:可伴有肉眼血尿,但无管型。

(3)全身症状不明显,无发热,白细胞计数不增高。

(4)中段尿培养＋药敏试验＋菌落计数可明确致病菌,指导抗生素的临床使用。

2.鉴别诊断

(1)急性肾盂肾炎:除有膀胱刺激症状外,还有寒战、高热、肾区叩击痛等表现。

(2)间质性膀胱炎:有明显的尿频症状。膀胱充盈时剧痛,耻骨上膀胱区有明显疼痛与压痛,可触及饱满的膀胱。尿清,尿常规检查多数正常,极少有脓细胞,尿培养无细菌生长。

(3)嗜酸性膀胱炎:临床膀胱镜检查见膀胱黏膜有 Hunner 溃疡或多片状出血,表现与急性膀胱炎相似,但嗜酸性膀胱炎尿液检查有嗜酸性粒细胞,膀胱黏膜活组织检查见有大量嗜酸性粒细胞浸润为其特征。

(4)腺性膀胱炎:为较少见的膀胱上皮增生性病变,膀胱镜检查和黏膜活组织检查可鉴别。

3.治疗方案

(1)膀胱炎患者需卧床休息。多饮水,加强营养,避免刺激性食物。

(2)热水坐浴或下腹部热敷,促进血液循环,对改善症状有良效。

(3)碱化尿液常用药物有碳酸氢钠、枸橼酸钾,能碱化尿液、缓解膀胱痉挛。

(4)适当应用解痉止痛药物如颠茄酊、丙胺太林、泌尿灵、托特罗啶等,以解除膀胱刺激症状,必要时可服用镇静、止痛药。

(5)选择有效的抗生素,尿细菌培养及药物敏感试验可作为选择有效抗生素的依据。疗程一般为5～7 d。用药后1周、2周分别行尿常规和细菌培养,阴性说明治愈。

(二)慢性细菌性膀胱炎

1.概述

慢性细菌性膀胱炎常是上尿路慢性感染的继发改变,也可能是急性膀胱炎未彻底治愈而转为慢性或为某些下尿路病变的并发症,如良性前列腺增生、膀胱内剩余尿量增多、尿道狭窄等。在女性,处女膜伞、尿道口处女膜融合也是诱发本病的重要因素。

2.诊断依据

(1)持续性的或反复发作的膀胱刺激症状,但症状较轻。

(2)尿常规多次检查见少量或中等量白细胞、红细胞,中段尿培养反复阳性。

(3)女性多见,常有泌尿系统其他病史,部分患者有急性膀胱炎病史。

(4)体检可有耻骨上区压痛,尤以膀胱充盈时明显。

(5)膀胱镜检查见膀胱黏膜轻度充血水肿,血管纹理不清,黏膜粗糙增厚,有时可见伪膜样渗出物。

3.鉴别诊断

(1)结核性膀胱炎:常继发于肾结核,起病缓慢,有尿路刺激症状,血尿多为终末血尿,脓尿为米汤样混浊,沉渣可查到结核分枝杆菌,普通尿培养阴性,静脉尿路造影显示肾盂肾盏有结核的破坏性改变。

(2)女性尿道综合征有尿路刺激症状,无发热、腹痛,尿常规无异常,尿培养阴性。

4.治疗方案

(1)全身支持疗法:注意休息,多饮水,并保证每天尿量>2 000 mL。加强营养,禁食刺激性食物。

(2)找出病原,去除病因,保持排尿通畅,控制原发感染灶。

(3)抗菌药物一般口服药物10～14 d,尿常规阴性后再予1/2量服用1～2周,再次培养阴性后停药。对于反复发作的中青年女患者,可于性交前后服用抗菌药物。

二、间质性膀胱炎

间质性膀胱炎亦称膀胱黏膜下纤维化或Hunner's溃疡,于1915年由Hunner首先报道。多见于中年以上妇女。其特点是膀胱肌层纤维化,表现为膀胱容量减少,尿频、夜尿、耻骨上区疼痛等症状。国内较少见。

(一)发病机制与病理改变

本病病因迄今仍不十分清楚。曾设想膀胱肌层纤维化是由于盆腔手术或感染引起膀胱壁内淋巴管堵塞所致,但缺乏足够的证据;亦可能继发于盆腔器官感染引起栓塞性脉管炎或由于血管炎所致的持久性小动脉痉挛或神经源性因素、内分泌因素;由于该病对皮质醇治疗反应良好,20 世纪 70 年代以来有人疑为自身免疫性结缔组织病。由于膀胱壁肌层纤维化,致使膀胱容量明显缩小。膀胱黏膜变薄,尤其是在顶部更为明显,有时可见小的黏膜溃疡。严重病例,输尿管开口正常机能被破坏,导致膀胱输尿管反流及随之而来的肾积水或肾盂肾炎。显微镜下可见黏膜变薄或剥落,黏膜下层毛细血管扩张,呈现炎症征象。肌层中血管减少,淋巴管扩张,可见肥大细胞及淋巴细胞浸润。

(二)临床表现

患者多为中年以上妇女,发病隐匿、病程漫长。主要症状为严重尿频、夜尿、耻骨上区疼痛,膀胱充盈时加重。亦可有尿道或会阴部疼痛,排尿后减轻。强制性控制排尿,可引起程度不同的肉眼血尿。有的病例有过敏史,体格检查无异常发现。有时耻骨上区有压痛。阴道指诊,膀胱部位有触痛,尿液检查无感染征象,尿培养无细菌生长,偶可发现镜下血尿,肾功能正常。膀胱造影显示容量减少,有时发现膀胱输尿管反流。膀胱镜检查,当膀胱充盈时,耻骨上区疼痛加重。膀胱容量可减少至 50～60 mL。未经治疗的病例,膀胱黏膜外观尚属正常,有时顶部可见有小出血点。若继续过度充盈膀胱,则可致黏膜破裂、出血。

根据临床表现及活检可明确诊断。需注意与结核性膀胱炎、非特异性膀胱炎、浸润性膀胱癌鉴别。细菌学检查、膀胱镜检查及活检,可做出鉴别。

(三)治疗

间质性膀胱炎治疗方法很多。膀胱充水扩张治疗,使膀胱逐渐扩大;药物灌注可用 1∶5 000 硝酸银或 50％二甲基亚砜(dimethyl sulforxide,DMSO)50 mL 注入膀胱保留 15 min,每 2 周 1 次;亦可于麻醉下用 0.4％羟氯生钠(Clorpactin WCS-90)以 10 cm 高度水柱压力多次重复灌注,可使膀胱容量扩至 1 L。上述药物灌注治疗前,必须做膀胱造影检查,排除膀胱输尿管反流后方可施行,全身药物治疗可用醋酸考地松 100 mg/d 或泼尼松每天 10～20 mg 分次口服,3 周后减量再继续服用 3 周,可获明显疗效。有应用抗组胺药物,如曲比那敏(去敏灵)50 mg 每天 4 次而获缓解者。有报道应用具有长作用时间的钠盐肝素每天 2 万单位静脉滴注每天 1 次,亦起阻断组胺作用。手术治疗包括肠道膀胱扩大术、尿道改道术等。若膀胱容量变小可考虑行肠道膀胱扩大术。膀胱输尿管反流或输尿管狭窄所致肾积水或肾盂肾炎,且发展迅猛严重者,以及时行尿流改道术是良好的选择。大多数病例经治疗后好转或治愈,一般不需要尿流改道,经尿道行膀胱黏膜溃疡电灼能使疼痛暂时缓解。

三、腺性膀胱炎

(一)病因

腺性膀胱炎病因尚有争论,目前一般认为是膀胱感染、梗阻、结石及过敏体质等刺激引起的一种黏膜增生性病变。其次可能为由于膀胱黏膜上皮细胞化生和胚胎残余的发展。正常的膀胱黏膜无腺体存在,当有长期的细菌感染或膀胱慢性炎症及异物刺激时,黏膜上皮首先形成上皮芽,逐渐形成移行上皮巢,即 BRUNNS 巢,接着巢内发生腺体化生。黏膜逐渐累积以至形成小囊肿,最后形成由柱状上皮细胞围绕的囊肿或真正的腺体。

(二)症状与诊断

本病临床表现为尿频、尿急、尿痛和肉眼血尿及下腹部隐痛。这些症状为长期尿路感染、膀胱内的慢性炎症刺激或膀胱颈部梗阻引起,均为非特异性的表现。确诊主要靠膀胱镜检查加活检。膀胱镜检查可见膀胱腔内有较多的絮状物,局部可呈乳头状、滤泡状、菜花状改变。其中乳头状的腺性膀胱炎需与膀胱乳头状肿瘤相鉴别,前者乳头肿块可被深沟分隔,乳头较透明,无血管分支,乳头周围可见水肿。滤泡样改变多在膀胱三角区及尿道内口周围,偶尔也可在膀胱的侧壁和顶部,滤泡可单个或成群出现。菜花样的腺性膀胱炎与膀胱肿瘤需做病理活检才能鉴别。B超检查对腺性膀胱炎的诊断也有一定的帮助。表现为:①结节型,膀胱呈局限性结节隆起,病变内部呈均匀的中等水平回声,与膀胱肿瘤很难鉴别。②乳头型,膀胱壁局部呈突起状或息肉样增生,突入膀胱腔内。③弥漫增生型,声像图为膀胱壁呈不同程度的增厚。CT与静脉肾盂造影对本病的诊断意义不大。

(三)治疗和预后

腺性膀胱炎治疗方法较多,有膀胱黏膜剥脱术、膀胱部分切除术、各种药物膀胱腔内灌注及电切或激光疗法等。尤其是近年来随着腔内泌尿外科技术的不断发展,经尿道电切汽化为腺性膀胱炎的治疗开辟了新的途径。由于腺性膀胱炎为顽固性疾病,病变深达膀胱固有膜下层,因此在电切汽化过程中,应根据病变类型、病变累及的深度和范围,采用不同的方式进行操作。切除全部病变黏膜及相邻的正常黏膜,深度要达到固有膜下层。我们认为经尿道电切汽化治疗腺性膀胱炎具有简便、出血少、痛苦小、恢复快、疗效显著的特点。腺性膀胱炎本身是一种增生性非肿瘤性病变,并认为腺性膀胱炎的上皮细胞巢和囊肿是癌前期病变的先兆,最终可发展成膀胱腺癌。确有文献报道腺性膀胱炎发展为膀胱腺癌,但癌变可能极少,只要定期做膀胱镜检查,以及时发现及时治疗,预后是良好的。

四、嗜酸细胞性膀胱炎

嗜酸细胞性膀胱炎是膀胱局部嗜酸性粒细胞发生变态反应引起的疾病。病因不清,多数认为与细菌、药物、异体蛋白及食物变应原有关。血吸虫卵沉积于膀胱壁,可形成血吸虫性嗜酸性肉芽肿。

(一)诊断依据

(1)尿频、尿急、尿痛、排尿困难,严重者出现尿潴留,尿痛不因排尿而减轻。

(2)血尿或脓尿较常见,尿常规见蛋白尿。血常规检查可有嗜酸性粒细胞增多。

(3)症状反复发作而趋于慢性,多有过敏史及哮喘史,有过敏时尿路刺激症状加重。

(4)膀胱镜检查见膀胱黏膜红斑、水肿、溃疡、天鹅绒样改变,当为增生性损害时可见乳头状或葡萄状广基肿块。病理检查可见膀胱黏膜内有大量嗜酸性粒细胞浸润而确诊。

(二)治疗方案

(1)抗组胺及类固醇药物应用。

(2)认真寻找变应原,避免抗原刺激,并行脱敏疗法。

(3)继发感染应用抗生素,尿路刺激症状明显可用舍尼亭等。

(4)局部病灶可行电灼、电切或膀胱部分切除术。

五、出血性膀胱炎

出血性膀胱炎是因某些药物或化学制剂在尿中产生对膀胱的急性或慢性损伤,导致膀胱广泛炎症性出血,是一种多病因的并发症,常见于肿瘤患者治疗过程中。多因抗肿瘤药物的毒性或变态反应,盆腔高剂量照射引起的放射损伤所致。另外见于某些病毒感染,如腺病毒、流感病毒感染等。

（一）诊断依据

1.血尿

血尿可轻可重，轻者仅有镜下血尿，重度可造成贫血及血流动力学改变。出血可为突发性大量血尿，亦可为顽固性反复血尿。

2.病史

患者往往有肿瘤后放疗、化疗及其他药物、毒物接触史。

3.B超、膀胱镜检查

B超、膀胱镜检查排除占位性病变，可见黏膜充血水肿，有溃疡坏死灶。

（二）治疗方案

（1）当出现镜下血尿时应立即停用治疗原发病的药物。

（2）多饮水，勤排尿，减少代谢产物的浓度和与膀胱接触的时间。

（3）膀胱药物灌洗以减少出血，如1％硝酸银溶液、1％明矾溶液、4％或5％甲醛溶液等。并行持续膀胱冲洗，冲洗液可加去甲肾上腺素，以助止血。

（4）全身应用止血药物。

（5）应用抗生素控制感染。

（6）支持疗法，给予输血、补液等。

（7）出血严重时可考虑双侧髂内动脉栓塞术或结扎术，必要时行膀胱切除术。

六、气肿性膀胱炎

（一）概述

气肿性膀胱炎是膀胱壁内或腔内有气体存在的一种膀胱炎症，亦称原发性气尿症。病原菌主要是大肠埃希菌、产气杆菌、变形杆菌、金黄色葡萄球菌等。通过血行或尿路上皮的损伤途径进入泌尿系统，尿中葡萄糖酵解和蛋白质分解产生气体，该气体经分析证实为二氧化碳。该病的诱因多为糖尿病或长期大量输注葡萄糖，其次为尿路梗阻长期导尿或尿路损伤而致感染。

（二）诊断依据

（1）在排尿或导尿时发现气泡样尿液是最大特点。

（2）多有长期糖尿病、尿路感染或导尿史。老年女性多见。

（3）尿频、尿急、尿痛明显，严重时可出现寒战、高热等全身表现。

（4）化验检查尿中见大量脓细胞、红细胞。中段尿培养可明确致病菌，以产气杆菌多见。

（5）X线检查对诊断有重要意义。X线表现分为三期：Ⅰ期，膀胱造影可见围绕膀胱腔有一圈约1mm宽的清晰透亮带；Ⅱ期，气体增多，膀胱壁边缘不规则，壁增厚，除有透亮带外还有一个气泡；Ⅲ期，膀胱壁气泡破裂进入膀胱腔，腔内气体增多，此时可排出气尿。

（三）治疗方案

（1）积极治疗原发病如糖尿病、尿潴留等，去除诱因。

（2）控制感染，选择高效抗生素，特别是根据药敏结果选用，尽快控制感染。

（3）引流尿液，解除梗阻，亦可选用抗生素溶液冲洗膀胱。

（4）全身支持疗法，纠正营养状况，增强机体的抵抗能力。

七、放射性膀胱炎

放射性膀胱炎多见于盆腔肿瘤放射治疗后，发生率为 2.1％～8.5％。一般认为，膀胱组织对射线的耐受量为 60 Gy，超过此剂量易发生放射性膀胱炎。放射性膀胱炎的发生时间多数在放射治疗结束后 2～3 年，短则照射后数月，长则 10～20 年。病变部位常见于膀胱后壁、三角区及其周围组织，因其靠近照射部位及血液供应较少。病理变化主要是黏膜溃疡伴出血、大量炎性细胞浸润，上皮细胞萎缩或增生。

(一)诊断依据

(1)有明确的放疗史，照射剂量在 55 Gy 以上。

(2)突发性、无痛性血尿，多伴有尿频、尿急，尿中带有大小不等的血凝块，少数患者出现排尿困难。

(3)患者可有明显下腹触痛，严重贫血者出现双下肢凹陷性水肿，伴有细菌感染者可有发热及白细胞计数升高。

(4)晚期形成溃疡并继发膀胱穿孔，形成腹膜炎。

(5)如远端输尿管受侵犯，发生狭窄可引起肾盂积水，重者发展成尿毒症。

(6)膀胱镜检查：排除肿瘤，并可见膀胱黏膜溃疡、出血。

(二)治疗方案

1.一般疗法

注意饮食，忌刺激性食物，酸化尿液可口服大量维生素 C 或酸性橘汁、氯化铵，并可防止感染性结石的生长。

2.对症治疗

对症治疗如补液、输血、止血及抗炎等。对轻度放射性膀胱炎患者的有效率可达 73％。

3.血块的清除及膀胱内药物灌注

可在麻醉状态下用前列腺切除器清除凝血块。发现明显出血点可在直视下电凝止血，或以 5％甲醛棉球放在出血处 15 min，多可止血。对弥漫性多灶性出血点可用 1％明矾溶液或 4％～5％的甲醛溶液膀胱灌注，保留 20 min 后以生理盐水冲洗干净，效果良好。

4.高压氧

高压氧能使放射线引起的膀胱血管病变逆向发展，它可使膀胱壁形成新血管，增加组织的供氧。可用于预防和治疗，治愈率为 64％～75％，有效率可达 92％且不会促使癌肿增长。

5.血管栓塞

选择性髂内动脉栓塞对顽固的、严重的膀胱大出血效果良好。

6.中医疗法

用清热解毒、凉血止血的中药配以缓解痉挛、止疼、消炎作用的西药，将药物灌注入膀胱内，直接作用于受损伤的膀胱黏膜局部，不仅疗效好、见效快，而且全身不良反应小，用药方便、经济，不失为一种较好的治疗方法。有报道治愈率达 93％。

7.预防

膀胱过量照射是导致放射性膀胱炎的主要因素，因此减少膀胱照射剂量可以减少放射性膀胱炎的发生。例如，腔内照射不超过 50 Gy，给予适当填塞以保护膀胱，可避免放射性膀胱炎的发生。Sanchiz 等用超氧化物歧化酶(SOD)预防放射性膀胱炎，发现 SOD 在降低急性放射损伤方面有效。

八、膀胱软斑症

(一)概述

膀胱软斑症在尿路软斑症中约占40%,为罕见的炎症性疾病。其发病与免疫缺陷或自身免疫失调、体内吞噬细胞缺陷有关,如恶性肿瘤、慢性严重疾病、类风湿性关节炎、应用免疫抑制剂等。

(二)诊断依据

1.性别比例

该患者多见于成年女性,男、女比例为1:4。好发年龄女性在30岁以上,男性在50岁以上。

2.临床表现

反复发作尿频、尿急、尿痛症状,可有间歇性血尿和排尿困难等表现,下腹部胀感不适,有时症状不典型或无临床表现。

3.尿液检查

尿常规检查有少量到多量的红细胞和白细胞;尿细菌学检查,尿沉渣涂片或中段尿细菌培养可查到致病菌,常见为大肠埃希菌;尿脱落细胞检查可见典型的软斑组织细胞。

4.X线检查

静脉尿路造影显示病变累及输尿管口,引起上尿路梗阻、肾功能减退。膀胱造影可显示膀胱内有充盈缺损。

5.B超检查和CT检查

B超检查和CT可显示膀胱内有占位性病变。

6.膀胱镜检查

膀胱镜检查可见高出黏膜的斑或结节,中间部分表面呈脐状凹陷,如同火山口样溃疡,通常围绕病灶有一圈炎性晕,颜色从淡灰黄到棕色,面积可达$1\sim12\ cm^2$,一般情况可以看到$2\sim3$个斑块,有时合并溃疡和出血。病理特征为软斑组织细胞。

(三)鉴别诊断

1.非特异性膀胱炎

临床表现与膀胱软斑症相似,两者均有膀胱刺激症状及血尿,鉴别主要依据膀胱镜和活组织检查。

2.膀胱肿瘤

临床表现有血尿和排尿困难症状,继发感染时有膀胱刺激症状,与膀胱软斑症表现相似。膀胱镜检查诊断并活检可资鉴别。

(四)治疗方案

1.药物治疗

膀胱软斑症属于炎症性病变,需长期应用抗生素治疗,尤其要选用能进入细胞内的抗生素,如利福平、TMP等,疗程半年以上。

2.胆碱能药物和维生素C

胆碱能药物和维生素C能纠正体内吞噬细胞的功能缺陷,临床应用卡巴胆碱每次$10\sim25\ mg$,每天4次,与维生素C合并应用治疗软斑症有不同程度的疗效。

3.外科治疗

经尿道行膀胱内病变电灼或开放手术切除,可获治愈。但应注意防止复发。

(汤元佳)

第六节 前 列 腺 炎

前列腺炎是成年男性的常见疾病。特别是慢性前列腺炎仍是临床医师面临的一个困难问题,其困难不仅在于治疗效果不理想和容易复发,更主要的是难以区分细菌性前列腺炎和非细菌性前列腺炎。虽然细菌性前列腺炎的发病率没有确切的统计,却是男性尿路感染复发的最常见原因。

不同的病因和病理类型的前列腺炎应用不同的治疗方案,因此对前列腺炎的病因和病理的正确理解,以及对诊断技术的正确掌握至关重要。

1930 年,Nickel 在前列腺液中观察到细菌,从而明确了前列腺炎的细菌学病因。1968 年Meares 和 Stamey 规范化了严格定量的分段细菌学检查技术。

急性、慢性细菌性前列腺炎是指前列腺的细菌性炎症。急性细菌性前列腺炎病史短,症状非常明显,与慢性前列腺炎易于鉴别。无菌性前列腺炎发病率很高,具有前列腺炎的病理改变,但按照严格的细菌学检查技术却无法找到病原菌。前列腺痛患者既无前列腺的炎症改变,也找不到致病菌,其症状可能与前列腺完全无关。

一、细菌性前列腺炎

(一)发病机制

引起急慢性前列腺炎的致病菌种类与普通尿路感染相似,革兰阴性杆菌最常见,特别是大肠埃希菌。单一菌种居多,但也有多种细菌的复合感染。革兰阳性菌和厌氧菌也出现在某些患者的前列腺分泌物中,但其意义尚不明确。

细菌性前列腺炎的感染途径迄今尚未十分明确,一般认为有以下四种:①尿道炎症向上逆行感染前列腺;②膀胱尿中的细菌逆行进入前列腺;③直肠中的细菌直接或通过淋巴管进入前列腺;④血源性感染。其中,前列腺内的尿液逆流在前列腺炎发病中的重要性近来受到重视。

(二)诊断

1.临床特征

病史和体格检查可以提示诊断,但有时细菌性前列腺炎、非细菌性前列腺炎,甚至前列腺痛的大多数症状和体征是难以区分的。因此,在对前列腺炎患者进行诊断时,对典型和持续症状的应进行详细分析,先前的检查结果和对以前治疗的反应都是关键性病史资料,要给予充分考虑。完整的体格检查是必不可少的,而不应仅限于外生殖器和前列腺的检查,完整的体检可以对前列腺炎患者各种症状(神经性、糖尿病性、恶性疾病、间质性膀胱炎等)给出一个合理的解释。

(1)急性前列腺炎患者可出现突然的尿频、尿急、夜尿增多和排尿困难并伴有发热、寒战、腰骶部和会阴部痛、全身不适及不同程度的膀胱出口梗阻。在直肠指诊时,可触及前列腺肿大、触痛明显、整个或部分前列腺发硬或有结节。

（2）慢性细菌性前列腺炎是由于急性前列腺炎或者是不出现急性临床症状的亚急性前列腺炎治疗不当所引起的。症状也是可变化的，包括排尿困难，尿频、夜尿增多、射精痛及会阴或外生殖器任何部位的不适。前列腺在某些程度上可有触痛，但这不是作为诊断的特征性症状。患者常有反复发作的尿路感染病史。

2.前列腺按摩液（EPS）

前列腺按摩液（EPS）的显微镜检查能够提供有用的信息。白细胞计数增多（每高倍镜视野下有 10 个以上白细胞）和磷脂小体减少可提示前列腺炎。EPS 中白细胞数量增多与细菌性前列腺炎炎性浸润有密切相关。EPS 白细胞数量测定似乎是诊断前列腺炎的客观方法，但却不足区分非细菌性前列腺炎和细菌性前列腺炎，而且其他下尿路疾病如尿道炎、尿道湿疣和尿道狭窄都可导致 EPS 中白细胞计数大量增多。临床上当 EPS 获取困难时常用精液检查来替代，但应注意在显微镜下，有时未成熟精原细胞与白细胞不易区别。

3.微生物学检查

若怀疑有急性前列腺感染，一般不需要获得 EPS，因为前列腺按摩取标本会导致感染扩散，并引起患者极大痛苦。在这些急性病例中，膀胱中的尿液也有严重感染，尿培养可作为治疗的参考。但尿培养不能作为区别慢性细菌性前列腺炎和非细菌性前列腺炎或前列腺痛的充分依据。EPS 的细菌培养对于慢性细菌性前列腺炎的准确诊断是必需的。诊断这种细菌性疾病最准确的方法就是运用特异性培养法。

因为前列腺液体容易受到尿道微生物的污染，所以应该确定前列腺液体分离菌的起源。把在缩回包皮和彻底清洁龟头后收集的首次尿液的 5～10 mL 称为 VB1；第 2 个标本是与中段尿标本相似，称为 VB2；收集第 3 个标本时医师边按摩前列腺边收集 EPS；第 4 个标本让患者再次排尿，以收集 VB1 同样的方式收集 VB3。在 EPS 中细菌的数量增加可以高度提示慢性细菌性前列腺炎。若无法提取前列腺液，则 VB3 标本（可能含有一些前列腺液）中具有临床意义的细菌数量增加对诊断是有帮助的。如果没有获得 EPS，含有前列腺分泌物的精液培养可以用作替代。

假阳性的细菌定位培养结果是不常见的。但是，假阴性培养结果所占百分率尚不清楚。标准的细菌定位技术并非绝对可靠。前列腺感染是一种局灶性感染过程，动物模型试验显示：细菌牢固地黏附在管壁上，尤其是接受过多次治疗的患者更是这样。这些细菌在数量上不能同其他标本区别开来，也不一定流入前列腺液中。抗生素可能抑制了细菌的生长，或者使前列腺中细菌数量降低到不能测出的程度。

细菌定位培养技术在临床上难以被广泛采用。因此，Fowler 建议采用一种改进的新方法，在经过初步筛选后，采用 Meares-Stamey 技术，包括中段尿培养，EPS 的显微镜检查和非定量细菌学培养，然后接受进行 14 d 的四环素治疗。这种方法的基本原理是四环素对非细菌性前列腺炎治疗是合理的首选方法，并且会抑制或清除尿道和膀胱内尿液里的任何感染性微生物，使得此后的细菌定位培养结果更好解释。

4.组织学检查

穿刺活检已用于组织学鉴别前列腺炎，并且提供细菌感染的权威性培养证据。但是，继发于细菌微生物的前列腺炎症不能与非细菌性前列腺炎相区别，并且这两种炎症改变在组织学上与增生标本所见相似。盲目穿刺活检所得的前列腺组织培养，由于前列腺炎的局灶性特点，价值是有限的。尽管活检可以在 B 超引导下进行，前列腺炎的超声表现是非特异性的。前列腺穿刺组织细菌培养结果阳性可明确前列腺炎的病原菌,但培养阴性却不能除外细菌感染,对一组 20 例有细菌性前列腺炎病史已获细菌学治愈,而临床症状不缓解的患者进行活检组织培养,结果再次培养出在抗生素治疗之前的原始致病菌。即使停用抗生素 4 周以上,仍有半数患者 EPS 中发现不了致病菌。

5.免疫学检查

Shorteiffe 和他的同事在他们的初步研究中对标准技术方法不能或很难诊断的前列腺炎患者,用细菌抗原混合物检测 EPS 中的抗体分泌,这种免疫诊断技术可能具有良好的前景。

6.B 超检查

经直肠前列腺超声检查可以提供前列腺炎症的客观证据,但感染前列腺的超声图像是非特异性的,超声可能对排除前列腺脓肿、确定前列腺结石部位、准确引导针穿活检有帮助。

(三)治疗

1.急性细菌性前列腺炎

(1)抗生素应用:急性细菌性前列腺炎患者合并感染中毒症状的应该立即给予静脉内抗生素注射,在留取尿液做细菌培养和药敏试验之后,即行抗生素治疗。氨基糖苷类与氨苄西林联合使用对革兰阴性杆菌和肠球菌均有效。临床经验表明,这些药物在炎症阶段有足够的浓度渗透到前列腺。机体对治疗的反应很迅速,体温降到正常后改口服抗生素,要持续 3 周左右,以防治疗不彻底转成慢性迁延不愈和反复发作。通常不主张取前列腺按摩液,因为这有可能增加败血症的危险。

(2)耻骨上膀胱造瘘:患者常常出现尿潴留,由于前列腺急性感染,经尿道导尿往往不能忍受,而应采用耻骨上穿刺膀胱造瘘引流尿液。

(3)一般支持治疗:症状较重的患者应给予全身支持治疗,补充液体,增加营养,卧床休息,退热止痛。

(4)如果患者对治疗反应不佳,发热和疼痛持续存在,应进一步检查,如超声、静脉肾盂造影等,以排除结石、梗阻和脓肿等。如发现前列腺脓肿,应行脓肿引流,可在局麻下经会阴穿刺抽吸,但常需经尿道或经会阴切开引流。

2.慢性细菌性前列腺炎

完全治愈慢性细菌性前列腺炎较困难,关键在于彻底清除前列腺内的感染病灶和腺体内持久存在的病原菌。然而,完全清除细菌的治愈率仅有 40%～70%,而复发率高达 50%,这是因为在引起慢性细菌性前列腺炎的致病因素并未能去除。

(1)抗生素治疗:抗生素的选择和疗程对慢性细菌性前列腺炎的治疗无疑至关重要。抗生素在前列腺组织中的渗透性和在前列腺分泌液中的聚集浓度是选择抗生素的最重要因素。能够影响血浆中的抗生素通过前列腺上皮脂膜进入前列腺液的因素,有药物的高脂溶性和与血浆蛋白质的低结合率。抗生素通常为弱酸或弱碱性,其离子化程度决定于离解常数和前列腺液的 pH,离解常数与血清 pH(7.4)接近的药物在血清中只部分地离解,偏酸的药物在血浆中的离解度大于前列腺液,偏碱的药物在前列腺液中的离解度大于血浆。大多数对革兰阴性杆菌有效的抗生素很难进入前列腺液,但有三种呈碱性的药物:三甲氧苄啶、红霉素和夹竹桃霉素在前列腺液中确实明显超过了血清浓度。

不管理论上关于抗生素进入前列腺的争论如何,到目前为止,三甲氧苄啶或磺胺甲唑在以往的文献报道中仍是治愈率最高的药物。即使如此,在不同的研究中长期治愈率仍只有 30%～

40%。最近报告显示,氟化喹诺酮在治疗慢性细菌性前列腺炎时其治愈率达到60%～90%。然而多数报道的研究不能被重复证实,也很少采用严格的Meares-Stamey检查法随访,而且报道的疗程很短(通常几周)。但是,所取得的治愈率也许好于磺胺甲唑。Schieffer和Darras则认为,环丙沙星对羧苄西林或磺胺甲唑治疗无效的难治性慢性细菌性前列腺炎也有效。

报道其他治疗慢性细菌性前列腺炎的有效抗生素还有羧苄西林、红霉素、米诺四环素、多西环素和头孢菌素IV。当然,抗生素的应用必须根据细菌培养和药敏结果调整。

抗生素的使用应有6～8周,但大多数的专家经验是连续抗生素治疗3个月。当不能治愈时,医师可考虑使用低剂量抑制疗法:如三甲氧苄啶50～100 ng/kg,磺胺甲基异噁唑80～100 mg/kg,呋喃妥因50 mg/d,可以减轻症状。此外,有人建议用前列腺内药物注射治疗,以便在前列腺实质和导管中产生比全身用药高得多的抗生素浓度。也有学者采用肛周皮下注射抗生素。这些方法在治疗慢性细菌性前列腺炎中还没有被广泛采用,尚需在临床上得到进一步验证。

抗生素治疗的最佳方案尚未确定。在治疗慢性细菌性前列腺炎时抗生素的剂量和疗程往往与治疗膀胱炎相同,尽管治疗时间更长。理论上讲,高冲击剂量可能更有效。其他给药方式,如前列腺内抗生素注射和肛周皮下直接注射等,还需进一步的药物动力学和细菌学研究。

(2)外科手术:外科手术治疗慢性细菌性前列腺炎主要是治疗明确的器质性病变或者作为治疗的最终手段。如果尿道外口狭窄,龟头炎与慢性细菌性前列腺炎同时存在,应行包皮环切和尿道口切开术以降低微生物在远端尿道内的繁殖。通过影像学、尿动力学和内镜检查明确存在的梗阻性尿道皱褶、隔膜和狭窄应行尿道内切开术。如果X线、超声或内镜显示有前列腺结石,而患者抗生素治疗效果不佳,应视之为感染的根源,并经尿道手术取出所有结石,并且应该通过放射影像在术中进行监控以确保取尽所有结石。当所有的治疗方法用过而患者前列腺细菌性感染持续存在时,根治性前列腺切除术,包括完全切除前列腺和精囊是可以考虑的,并且应该有望治愈慢性细菌性前列腺炎。但其潜在并发症(阳痿勃起功能障碍和尿失禁的可能性)限制了它的应用。根治性经尿道切除可以作为一个替代方法,但很少能获得满意疗效,因为慢性细菌性前列腺的感染主要在前列腺的外周,而不是腺体的中央部分。然而,一些研究者报道具有可靠的疗效,而且,可以考虑这种方法与长期抗生素治疗联合应用。

二、无菌性前列腺炎

(一)发病机制
非细菌性前列腺炎发病机制的了解尚不充分。各种学说都有争议,主要观点有以下几种。

1.外源性感染学说

支原体和衣原体是可能的病原体,二者均可引起非淋菌性尿道炎,由此推测它们可逆行感染前列腺。还有学者认为病毒与非细菌性前列腺炎有关。此外,被提及的可能致病因素还有真菌、寄生虫、滴虫、结核分枝杆菌等,但至今仍无统一意见。

2.免疫机制学说

有学者认为此类前列腺炎可能是一种过敏性炎症反应或者自身免疫性疾病。前列腺来源的某些蛋白抗原如PSA等,病原体残余碎片或坏死组织均可能作为自身抗原物质,诱发前列腺免疫反应,造成抗原抗体复合物沉积,导致一系列临床症状。

3.精神心理学说

Lewin在1960年指出,精神心理性因素可能在慢性非细菌性前列腺炎的发展中起了重要作用。Green 和 Dean 曾经在研究中把慢性非细菌性前列腺炎描述成一种精神性的神经症。这些症状主要为焦虑、郁闷、恐惧、不安全感、癔症等。这些精神心理因素可能导致自主神经紊乱,导致骨盆区域疼痛或排尿功能失调。

此外,还有其他学说如化学性炎症学说、神经内分泌学说、盆腔相关疾病因素等。

(二)诊断

1.症状

骨盆区域疼痛,排尿异常表现为尿频、尿急、夜尿增多、尿流无力等。

2.实验室检查

前列腺液镜检可见不同数量的炎症细胞,但前列腺液无细菌生长。

3.尿动力学

可以全面评估下尿路功能。多表现为膀胱颈及前列腺尿道内括约肌的僵直性功能失调,从而使尿流率下降,最大尿道闭合压在静止期也出现异常增高。

(三)治疗

由于病因不明,对非细菌性前列腺炎很难有一个确定的治疗方案。当细菌培养不能明确感染致病菌,而前列腺按摩液和临床检查提示前列腺感染时,可以使用米诺四环素、多西环素,或足量使用 3～4 周红霉素。进一步治疗可以根据经验进行考虑。这种治疗的失败率很高,而且复发很常见。治疗无效的原因很多,包括细菌培养的假阴性结果且可能是细菌性前列腺炎患者,以及抗生素不易渗透到前列腺导致持续的支原体和衣原体感染,患者还可能由于其性伴侣没有治疗或不能清除致病菌而再发病。此外,即使应用了合适的抗生素,衣原体感染也可持续存在。

近来很多学者认为在部分非细菌性前列腺炎病例中,炎症不是继发于明确的病原微生物,而是对一些非特异性炎性刺激的反应。因此,经验性的抗生素治疗可能没有益处。对那些抗生素治疗失败的患者,通过咨询让其知道该病不会导致癌症和其他疾病,以解除焦虑是治疗的重要组成部分,这种病的症状可能是变化的,可以间断再发,也可以自然缓解,热水坐浴,避免某些食物(如辛辣食物)和戒除酒精在一定程度上有用。抗焦虑药、抗胆碱能药及消炎药可作为一种辅助治疗。

三、前列腺痛

(一)发病机制

前列腺痛是一个较为模糊的概念,不仅在临床上诊断前列腺痛较为困难,即使在理论上为前列腺痛规定一个确切的定义也有难度。在大多数教科书和国内外权威泌尿外科专著中,一般将前列腺痛作为前列腺炎综合征的一种,将急性和慢性细菌性前列腺炎、非细菌性前列腺炎和前列腺痛统称为前列腺炎综合征。三者的共同点是临床症状相似,但也各自有其特点。细菌性前列腺炎可以检查到明确的致病菌,常有细菌尿,前列腺液中可培养出致病菌;非细菌性前列腺炎或前列腺痛很少发生尿路感染,前列腺液培养无细菌生长;非细菌性前列腺炎和细菌性前列腺炎相似,在前列腺液有大量白细胞和巨噬细胞;前列腺痛具有上述前列腺炎的症状,但无前列腺炎的客观体征,前列腺按摩液正常。显而易见,这是一个很不严谨的诊断概念,因为这里可能包括了许多尚未认识或未被检查出来的疾病。因此,有的学者将前列腺痛称为未知疾病的"废纸篓"。

因为缺乏前列腺炎症的客观证据,前列腺痛病因的研究主要围绕前列腺外的疾病进行。1977 年 Sinaki 等在一项研究中发现,梨状肌综合征、尾骨痛、肛提肌痉挛综合征、痉挛性肛部疼痛或直肠痛的患者均具有盆底肌肉痉挛引起的盆底张力性肌痛,是导致前列腺痛症状发生的病因。盆底紧张性肌痛的原因是盆底肌肉习惯性痉挛和挛缩,此种疼痛常与局部炎症或其他病变有关。

在某些非细菌性前列腺炎和前列腺痛的病例中,尿液向前列腺内的反流所致的化学性前列腺炎也可引起症状。Meares 认为,不明原因的尿道短暂痉挛可引起尿液向前列腺内反流,此后的痉挛可由前列腺炎引起。Hellstrom 及其同事报告 3 例前列腺痛患者,发现他们的前列腺段尿道的压力增加,排尿期膀胱尿道造影显示尿液向前列腺内反流。此后,这种尿液向前列腺内的反流现象也被许多其他学者的研究证实,并归咎于前列腺炎症状的病因。

盆腔交感神经系统原发异常导致的膀胱出口、前列腺部尿道和尿道外括约肌的功能障碍也可引起前列腺痛。Meares 随访检查 64 例前列腺痛患者的尿动力学和排尿期尿道造影资料,最短时间 6 个月,62%患者有膀胱出口梗阻症状,96%患者尿流率降低。然而,在不合并 BPH 和中枢神经系统病变的患者则残余尿无增加。唯一可确认的异常尿动力学参数是膀胱出口和/或尿道外括约肌处的闭合压增加。膀胱尿道造影显示膀胱出口开放不完全和尿道外括约肌处的前列腺段尿道狭窄,尽管肌电图显示尿道外括约肌此时并无收缩。

一般来讲,70%患者表现有膀胱颈或尿道的异常痉挛,17%既有尿道和膀胱颈的异常痉挛也有盆底的紧张性肌痛或 BPH,9%患者只有盆底的紧张性肌痛,另有 3%的患者的症状查不出明显的原因。

此外,精神因素也占据一定的地位。前列腺痛患者常表现为情绪不稳定和精神紧张压抑。心理测试表明,此类患者表现有性心理障碍、严重焦虑、偏执妄想等。该病的治疗效果也与患者的精神障碍程度密切相关。

(二)诊断

同样是因为前列腺痛缺乏客观性的体征,其诊断只能是采取排除法。即对具有前列腺炎综合征的患者,进行系统全面的检查,逐个排除可与前列腺痛造成混淆的细菌性前列腺炎和非细菌性前列腺炎,即可诊断为前列腺痛。

1.病史和体检

应当详细地分析患者的症状特点和持续时间,过去检查的结果,以及对以往治疗的反应。全面体格检查而非仅仅检查前列腺和外生殖器,应仔细地检查腹部、会阴和直肠,可以发现引起前列腺痛症状的不同原因。

发热、耻骨上区疼痛不适及压痛、肿大、变硬的前列腺是前列腺炎的典型症状,直肠指诊可明确有无前列腺脓肿,但在前列腺急性炎症时应避免进行过多的检查,以免发生菌血症和增加患者的不适。更不需要行前列腺按摩取前列腺液做常规镜检和细菌学检查。

慢性细菌性前列腺炎和非细菌性前列腺炎及前列腺痛的症状非常类似。许多患者主诉排尿困难和排尿疼痛、白天尿频和夜尿增多等刺激性症状。这些症状的严重程度可随时间而变化,尿道分泌物增多是尿道炎的特征性表现,而与前列腺炎关系不大。

前列腺触诊对了解慢性前列腺炎症状的本质很少有帮助,前列腺的质地和直肠指诊时的感觉在慢性前列腺炎的患者和正常人无明显区别。既往如有细菌尿的可靠证据则可提供慢性前列腺炎的重要病因学线索。一方面尿路感染在正常成年男性是一种少见疾病,另一方面慢性细菌性前列腺炎是男性尿路感染复发的常见原因。然而,如果既往有泌尿生殖道的细菌感染病史,但在发病期间的尿液细菌培养阴性,则慢性前列腺炎的可能性很小。

既往抗生素治疗或其他非特异性治疗对症状的缓解程度是重要的病史资料,虽然不能提供有力的诊断线索。大多数慢性细菌性前列腺炎的患者在进行抗生素治疗后可使症状完全缓解或接近完全缓解,这种症状的改善得益于尿液中细菌的清除,而与前列腺感染的细菌学变化无关。然而,如果治疗没有彻底,感染症状会在数月内再发。无抗菌作用的非特异性治疗方法,如前列腺按摩、尿道扩张、抗胆碱能药物等通常无明显效果。

已有的证据表明,一些非细菌性前列腺炎和前列腺痛的患者在行抗生素治疗后也可缓解。然而,与慢性细菌性前列腺炎不同的是这种症状的缓解是短暂的或类似于治疗不彻底的慢性细菌性前列腺炎。非特异性治疗对非细菌性前列腺炎或前列腺痛常常有较好的治疗效果。

2.尿液和前列腺液的显微镜检查

非细菌性前列腺炎和前列腺痛患者的中段尿离心沉渣镜检无特殊。而急性或慢性细菌性前列腺炎患者因为同时存在细菌尿其中段尿沉渣涂片检查常可发现细菌、白细胞计数>5/HPF,如怀疑有尿道炎存在,应同时检查前段尿和中段尿,可以发现前段尿的白细胞数要高于中段尿$5\sim10$倍。

通过直肠指诊获取前列腺液(EPS)进行常规镜检和细菌学检查对于诊断前列腺的感染至关重要。正常人的EPS中可以观察到白细胞和巨噬细胞。然而,资料显示,白细胞计数超过10/HPF即为异常。因此,EPS中白细胞计数增多或成堆出现,巨噬细胞>2/HPF,提示前列腺炎的存在。EPS的镜检结果具有可重复性。EPS中的乳酸脱氢酶5和乳酸脱氢酶1的比值变化也是前列腺炎症的敏感指标,且与EPS中白细胞计数的增多一致。

精液的获取很容易,量也较EPS多。但是,在未染色或常规染色的标本中难以区分白细胞和未成熟的精细胞,从而限制了其实用价值。此外,前列腺炎症对精液白细胞计数的影响也未做过严格的研究。

虽然EPS白细胞计数是反映前列腺炎的一个客观指标,但对其正常值范围却有异议。一些学者认为,EPS的白细胞计数正常上限应为20/HPF,正在进行抗生素治疗的慢性前列腺炎患者的EPS白细胞计数可以在正常范围之内,另一方面在$5\%\sim10\%$无前列腺炎症状的正常人的EPS白细胞计数>10/HPF。再则,正常人EPS中的白细胞计数可能还与射精和EPS检查之间的时间间隔有关。尿道来源的白细胞可能污染EPS,精囊受挤压排出的未成熟精细胞可被不熟练的观察者误认为是白细胞,而用来做检查的EPS的量通常很有限。鉴于此,临床上应将EPS的常规镜检作为EPS细菌学检查的补充,而不是在前列腺炎的诊断中取代EPS的细菌培养。

仅做尿液的细菌培养并不能在慢性细菌性前列腺炎、非细菌性前列腺炎和前列腺痛之间进行鉴别。另一方面,发现细菌尿的存在也不提示有慢性细菌性前列腺炎的存在,因为单纯细菌尿的症状和慢性前列腺炎合并细菌尿的症状并无区别。因此,前列腺感染的分泌物的阳性培养结果是区分慢性细菌性前列腺炎和其他尿路感染的关键。

由Meares和Stamey规范的分段细菌计数培养是确定前列腺感染的最好方法(简称Stamey四杯法)。具体方法:收集标本前令患者多饮水,上翻包皮清洗尿道外口。然后令患者排尿,收集开始的10 mL尿液(VB1),再排尿并收集中段尿(VB2),然后按摩前列腺取前列腺液(EPS),接着收集10 mL尿液(VB3),将以上标本分别做镜检和细菌培养。仅做EPS的细菌培养是不够的,大约5%的正常人的尿道远端有革兰阴性杆菌的定植,在留取前列腺液时可污染本来无菌的前列腺液。

VB1 代表了尿道寄生菌群,可同时提供对其他标本的污染的参照;大约 95% 的正常男性尿道远端有葡萄球菌和链球菌的定植,这两种细菌常可从 VB1 和 EPS 中检出。这两种细菌不引起前列腺炎,应不予考虑。

3.前列腺活检

为了获得前列腺炎症的组织学诊断或为了进行前列腺炎症组织的细菌培养而进行前列腺组织活检是很少应用的。在前列腺增生行前列腺摘除的标本中 98% 可观察到炎症反应的组织学改变。前列腺组织活检做细菌培养的诊断价值是有限的,因为前列腺炎症的感染通常是局灶性的,这就使得活检取材不可避免会发生偏差,此外取材过程中也无法完全避免标本的污染。

4.免疫学检查

前列腺的细菌感染性炎症通常伴随有抗体的产生,在患者的血清和前列腺液中可检测到致病菌的相应抗体。这些抗体的存在提示炎症正在活动期或近期内发生过炎症。而抗体的效价与感染的严重程度大体一致。尽管学术界对此问题有极大兴趣,但抗体检测和定量的临床应用却很困难,因为致病性微生物的抗体特异性和不同革兰阴性细菌的独特抗原决定簇非常复杂。比如,EPS 中抗某一株或某一血清型的大肠埃希菌的抗体与其他株或其他血清型的大肠埃希菌无交叉反应性或交叉反应性太弱。

如果在分析系统中采用多种前列腺炎时常见致病菌的有代表性的抗原,在某种程度上这一困难可被避开。同样,因为绝大多数致病的沙眼衣原体和解脲支原体拥有相同的抗原决定簇,对这些致病性微生物的抗体分析可以取代对致病性微生物分离和培养。

用免疫方法在体液中检测微生物抗原是不同于检测机体对抗原免疫反应的另一种诊断感染性疾病的方法。得益于单克隆抗体的发明,现在已有高度敏感和特异的试剂可用于沙眼衣原体的分析鉴定,这对澄清衣原体在非细菌性前列腺炎中的作用很有帮助。但是制备一种可以识别各种革兰阴性细菌的抗体似乎是不可能的。

5.前列腺影像学检查

前列腺的影像学检查并不推荐作为每一个怀疑有细菌性前列腺炎患者的常规检查项目。急性或慢性前列腺炎时 CT 影像与前列腺增生时的表现一样。炎症的前列腺在超声检查时所见与前列腺癌相似。

(三)治疗

对于前列腺痛的患者重要的是消除前列腺外的原发病。间质性膀胱炎和膀胱原位癌可通过病史、体检和前列腺液分析,尤其是膀胱镜检、活组织检查和尿液脱落法细胞学检查等做出鉴别。耻骨骨炎也可出现类似前列腺痛的症状。

如果患者的症状以排尿异常为主,则尿动力学检查是必要的。然而前列腺痛患者的确常常伴随有膀胱颈和尿道外括约肌的痉挛,因此 Meares 主张即使没有尿动力学检查的确认,对前列腺痛患者也可进行针对性的治疗。膀胱颈部和前列腺部尿道的平滑肌富含 α 肾上腺能受体。α 肾上腺能受体阻滞剂在治疗大多数前列腺痛患者中有效。目前用于治疗前列腺痛的 α 肾上腺能受体阻滞剂有酚苄明、哌唑嗪、坦索罗辛等,其中坦索罗辛和哌唑嗪的选择性强,不良反应较小,是目前治疗前列腺痛的首选药物。治疗方案:起始用哌唑嗪 1 mg,每天 1 次,睡觉前服用,1 周后逐步过渡到哌唑嗪 1 mg,每天 2 次,第 4 周开始变为哌唑嗪 2 mg,每天 2 次。治疗有效的患者维持此治疗方案 6 个月。但是停药后仍有相当多的患者复发。

膀胱颈切开对于某些经过筛选的后尿道功能性异常患者有一定疗效。但是这一方法应在药物治疗无效的情况下施行,因为膀胱颈切开可能导致逆行射精和不育症。

　　怀疑有盆底肌肉紧张性疼痛的患者,给予地西泮 2~5 mg,每天 3 次,可能会有帮助。对于膀胱颈和后尿道痉挛的患者如对 α 肾上腺能受体阻滞剂治疗效果不佳也可应用地西泮治疗。对于无菌性前列腺炎,热水坐浴、抗炎药物和抗胆碱能药物有时可使症状缓解。

　　有个别报道认为,多胺生物合成抑制剂 α-二氟甲基鸟氨对缓解症状有一定效果,但是该药用于良性病变的经验不多,且有胃肠道明显不良反应。爱泌罗对于治疗前列腺痛无任何价值。

　　心理学家和精神病学家的咨询和忠告可产生良好效果,特别对那些情绪不稳定,而系统彻底的检查又排除了泌尿系统疾病者,以及常规治疗无效的患者。但是,临床医师必须知道,有些精神情绪上的异常事实上是泌尿系统疾病的必然后果,而这种泌尿系统疾病可能需要反复多次的重复检查才能确定诊断。

　　对非细菌性前列腺炎患者和前列腺痛患者,良好的态度,对患者病痛的同情和关心是成功治疗该类患者不可缺少的因素。与患者进行坦率的对话,必要时还包括与其配偶一起,探讨这类疾病的本质,使他们确信这类疾病与癌症、不育症、阳痿和性传播疾病无关。

(汤元佳)

第七章

泌尿生殖系统结石

第一节　概　　述

泌尿系统结石又称尿石症,是肾结石、输尿管结石、膀胱结石和尿道结石的总称,是泌尿系统最常见的疾病之一。人类对此疾病的认识始于历史悠久的远古时代。早在公元前 4 800 年的埃及木乃伊中发现的膀胱结石和肾结石是迄今为止人类认识到的最古老的泌尿系统结石。公元前 12 世纪,Susruta 开展了经会阴膀胱取石术。由于当时还没有专业的泌尿外科医师,取石手术死亡率极高。著名的希腊名医希波克拉底(非泌尿外科医师)在他的誓言中写道,"我不做切割膀胱的取石手术,把它留给专业的从医者"。表明当时人们对泌尿系统结石的认识已经取得了很大的进步。

在 2 000 多年前祖国医学文献中亦有关于结石病的病因、症状和治疗的记载。《黄帝内经·素问》提出"石淋"或"沙淋",即指结石病。汉代张仲景《金匮要略》在消渴小便利淋病篇云:"淋之为病,小便如粟状,小腹弦急,痛引脐中。""淋"相当于尿路感染,"石淋"亦表明结石与尿路感染关系密切。唐王《外台秘要》中亦记载:"石淋者,淋而生石也"。其他如《备急千金方》等,均对石淋、沙淋等症状、病因及治疗有进一步描述。对其发生的机制认为"煮海水成盐之象而成砂石淋者是也",与现代过饱和结晶学说也是有相同之处。说明这一疾病早为我们先辈医学家所认识和重视,并积累了许多有效的治疗泌尿系统结石的方剂、针灸等方法,至今仍广为应用。

近 30 年来,泌尿系统结石的治疗有了突破性的进展。体外冲击波碎石术和各种腔内碎石术、取石术等微创技术的广泛应用,使得泌尿系统结石的治疗发生了根本的革命性变化,并已成为目前治疗的主要手段。以往传统的开放手术已大幅减少,90％以上的泌尿系统结石患者通过微创技术免除手术取石的痛苦,获得满意的治疗效果。然而,泌尿系统结石是一个复发率很高的疾病,如肾脏草酸钙结石,其 1 年复发率约为 10％,5 年为 35％,10 年为 50％。因此,一方面应重视泌尿系统结石的诊断和治疗,充分利用现代先进的微创技术,不断提高治疗效果,降低并发症的发生率;另一方面更应该引起重视的是,加强对结石形成病因和发病机制的研究,探索新的、更有效的防治方法,最大限度降低结石的发病率和复发率。

一、流行病学

泌尿系统结石的发病有以下特点。

（一）有明显的地区性差异

泌尿系统结石是一个全球性疾病，在世界范围和我国的发病均有明显的地区性差别。英国、中欧、地中海、美国东南各州、大洋洲北部、东南亚及我国南方都属于高发地区。目前在美国和欧洲，普通人群肾结石的年发病率为 0.1%～0.4%。地理环境是泌尿系统结石症流行病学的重要因素，同时人们的营养状况、生活习惯、劳动条件、种族、性别和年龄等因素均有一定的关系。

迄今为止，在我国还缺乏严格按照现代流行病学的研究方法，整体调查泌尿系统结石发病率的报告。但整体来说，南方地区发病率高，北方地区发病率低。1976 年北京医学院泌尿外科研究所统计了全国 29 个省、自治区、直辖市 45 所医院的泌尿外科住院患者 10 876 人，发现泌尿系统结石患者在全国的分布有着明显的差异，发病人数以黑龙江省最低，仅占 2.5%，贵州省最高占 59.0%。北方 13 个省、市、自治区中，泌尿系统结石患者占同期泌尿外科住院患者中所占比例均低于 15.0%，其中，辽宁、内蒙古、山西等 8 个省、自治区、直辖市均低于 11.0%。南方 16 个省、市、自治区中，泌尿系统结石患者占同期泌尿外科住院患者中所占比例全部超过 11.0%，其中，广东、广西、云南等 6 个省、自治区、直辖市超过 30.0%，南方诸省中泌尿系统结石患者在泌尿外科住院患者中几乎占首位。

流行病学调查的数据表明，近年来我国泌尿系统结石的发病率呈上升趋势，需引起重视。广西融水县泌尿系统结石的新发病率由 1977 年的 20.2/10 万逐渐上升到 1986 年的 65.3/10 万。据 1983 年广东东莞地区调查 50 万人口的资料显示，1 年内泌尿系统结石新发病率为 107/10 万，1984 年为 123/10 万，1985 年上升为 140/10 万。广东珠江三角洲的多发地区花县对 266 895 例人群普查（普查率为 75%），泌尿系统结石总的发病率为 3.3‰，其中，男性为 4.5‰，女性为 2.2‰，城镇 6.4‰，农村 3.2‰，上尿路结石占 73.4%。

（二）尿路结石发生的部位与年龄、性别的关系

上尿路结石和下尿路结石，无论在病因、年龄、性别，还是在结石发生的部位和成分都有明显的差异。近年来随着我国社会经济的发展和人民生活水平的提高，泌尿系统结石的发病部位和年龄构成发生了明显的变化。体现在下尿路结石如膀胱结石在我国的发病率迅速下降，而上尿路结石如肾结石和输尿管结石却有明显增多的趋势，中壮年泌尿系统结石患者增多。过去小儿常由于缺乏乳类和动物蛋白营养，容易发生膀胱结石，发病常为 3～5 岁，10 岁以下占膀胱结石 57%。据 1976 年一组 20 424 例泌尿系统结石患者分析，下尿路结石仅占 16%，比较流行的地区多属交通、经济较不发达的偏僻山区。亦见于偏食儿童患膀胱结石，其余下尿路结石主要见于男性老年的前列腺增生症或尿道狭窄患者，而上尿路结石日渐增多。新中国成立初期，上、下尿路结石之比为 1∶1.4，到 1983 年倒转为 7.5∶10。上尿路结石大多数患者为 20～50 岁，其中 30～40 岁更多见且男性多于女性，约 3.5∶1，可能是男性尿中代谢产物高于女性，雄激素能增加草酸的形成，而雌激素则增加尿中枸橼酸含量的作用。不过近年来女性患尿石症亦有增多的趋势。双侧尿路结石占 10%～20%，单个结石占 61.4%。同一器官中多发结石占 20.80%，而多部位多个结石约占 17.8%。

（三）尿路结石的成分和性质

尿路结石是由尿液中所含晶体和胶体组成。通常都是先有一个核心，其核心大小不等，可由显微镜下的微粒到肉眼可见的斑块，另为基质（黏蛋白及黏多糖）和尿中草酸钙、磷酸钙、尿酸等晶体组成。另外，小血块、细胞碎屑、细菌、管型和各种异物等都可能成为结石形成的核心，然后尿中的各种晶体成分和胶体基质围绕核心逐渐沉积增大而形成结石。决定结石晶体的成分除体内代谢异常所致的某些晶体在尿中过量以外,还受细菌感染、尿酸和尿的酸碱度的影响,故含一种成分的纯结石少见,多数是以两种成分以上的混合性结石。

近年来重视尿路结石成分的分析研究,对病因和预防复发均有一定意义。现在对尿石成分的分析方法较多,简单的有一般化学定性分析方法,能检查出结石中含钙、磷、镁、铵、草酸、尿酸和胱氨酸等。该法基本解决了临床医疗的需要。在有条件者亦可采用 X 线衍射、红外线光谱、热重和差热分析方法。结构分析有偏光显微镜、扫描和透射电镜等技术的应用。在大多数工业化国家,大约 80% 的肾结石成分为钙盐,其他 20% 的肾结石为尿酸、鸟粪石或碳酸磷灰石、胱氨酸和其他罕见结石。在美国和欧洲,尿酸结石占 5%~10%,而近东的某些国家和地中海国家尿酸结石的发病率较高(30%);胱氨酸结石大约占 1%。有关尿石的物理化学特点,取决于化学成分、形成过程和所在部位。下列介绍几种常见的尿石及其物理化学性质。

1.草酸钙结石或草酸钙与磷酸钙混合结石

占 80%~84%。X 线片上显影最佳。肉眼所见结石表面呈桑葚状或呈星状突起。亦有光滑的,褐色,质地硬,不易碎。化学成分为一水或二水草酸钙。

2.磷酸钙与磷酸镁铵混合结石

占 6%~9%,X 线片可显示。结石表面呈灰白色,多呈鹿角形,生长速度快,质地较松软,易碎。在碱性尿中形成,并常伴有尿路感染。

3.尿酸石

占 6%~10%,成分为尿酸石。X 线片不能显示,即阴性结石。值得注意的是该结石常和其他结石混合存在。多为黄色,质硬,表面光滑或粗糙。在酸性尿中形成。血尿酸增高。

4.胱氨酸石

仅占 1%~2%。X 线片不能显示结石。此石表面光滑,质坚,如黄色蜡样物质,常在无感染酸性尿中形成,主要成分为胱氨酸。

5.其他结石

有黄嘌呤结石与磺胺石,均在酸性尿中形成,临床很少见。

二、病因

尿石症的病因较为复杂。至今多数病例尚找不到确切的原因。目前多认为尿石的发生是各种原因的综合作用所致,个体差异大。主要的原因是机体代谢性改变,有的可能是全身存在发病因素,其次是局部因素。下列因素可诱发尿结石。

(一)个体的全身因素

即存在体内和肾内代谢紊乱性疾病,导致高钙血症或高钙尿症。甲状旁腺功能亢进者使骨钙大量溶出,并促进胃肠道对钙的吸收,导致血钙增高,血磷降低,尿钙增高,容易形成结石。有的患者肠道吸收钙超过正常人,形成特发性高钙尿症,尿钙增高,亦容易形成结石。高钙尿症大约占肾结石的 50%。该类患者红细胞膜 Ca^{2+}/Mg^{2+} ATP 酶活性增强并与尿钙浓度相一致。但未发现钙泵基因的突变。枸橼酸可以抑制和减慢肾结石的形成,故低枸橼酸尿症容易形成结石。酸中毒是低枸橼酸尿的主要原因,由此原因所致的肾结石占该类结石的 20%~60%。嘌呤代谢紊乱的痛风患者,血中尿酸增高,尿中排泄尿酸增加,故尿酸容易沉积形成尿酸结石。10%~20% 的肾结石患者有痛风。结石由尿酸、草酸钙或磷酸钙组成,抑或为混合结石。该类患者的尿pH 总是低的(pH<5.5)。高草酸尿症可导致草酸钙结石形成,可分为原发性和获得性两种类

型。原发性高草酸尿症罕见,获得性高草酸尿症占肾结石患者的 10%,其为肠对草酸盐吸收增加所致。还有的药物如长期服用皮质醇,造成过多脱钙而发生尿结石,以及溶骨性肿瘤或某些恶性肿瘤患者。亦有少数存在肾排钙增加,称为肾性高钙尿症,均可诱发尿结石。还有骨折或瘫痪患者,因长期卧床引起骨质脱钙,导致尿钙增加;同时由于尿潴留伴发感染,均容易形成尿结石。

(二)尿路局部因素

各种原因引起的尿路梗阻导致尿液淤积、尿路感染,尤其是某些细菌能将尿素分解为氨,使尿液变为碱性,有利于磷酸盐、碳酸盐沉积而形成结石。同样尿路中存留异物如缝线,长期留置导尿管或造瘘管等,均可发生医源性尿路结石。肾结石亦容易发生在多囊肾、海绵肾和肾盂输尿管连接处狭窄的患者。

(三)生活环境、气候、水源和饮食习惯

如地处炎热地区,出汗多,尿液易浓缩;食物和饮水内含有过多晶体成分,如草酸盐、磷酸盐等,都是结石形成的危险因素。近年来认为人们的食物趋向精细,进食肉类多于蔬菜等纤维素,与尿石的发生有一定的关系。此外,服用某些药物如磺胺药和激素等,都可能是尿石的诱因。

有关泌尿系统结石形成的机制一直是人们研究和探索的热点,但目前尚未完全明了,已提出了很多学说,比较代表性的有:认为肾结石发生于肾乳头钙化灶基础上的肾乳头钙斑学说;结石在基质构成的骨架上形成的基质学说;结石发生于尿液中晶体-胶体失衡的保护性胶体学说以及尿液中过饱和结晶和抑制物缺乏学说;结石形成是由于尿液中晶体面的互相高度配合而相互附生的取向附生学说和机体的免疫损伤学说等。20 世纪 70 年代以来利用物理化学方法对尿液进行综合性的研究,认为不能用一个学说来阐明,而是包括尿液 pH、尿酸和黏多糖等多种因素综合所致。正常尿液中含有形成结石的无机盐,即草酸盐、尿酸盐和磷酸盐等晶体,也含有晶体聚合抑制物质(如焦磷酸盐、尿素和镁等),它们的共同作用使尿液维持过饱和状态,并阻止尿中晶体的析出。尿液中的晶体过多或晶体聚合抑制物减少,此为结石发生的基本条件。

近年来有人将结石分为原发性(代谢性)和继发性(感染性)两大类。前者因体内或肾本身的代谢紊乱,引起高钙血症和高钙尿症,损害了肾小管,产生结石基质,继有晶体沉积而形成结石。这种代谢性结石多为尿酸盐、草酸盐、胱氨酸和黄嘌呤结石。感染性结石是由于尿液中存在变形杆菌等能产生溶酶,将尿素分解为游离氨,使尿液碱性化,促使磷酸盐沉积。通常结石是在肾盏或肾盂内形成,临床多是磷酸镁铵盐结石,并容易形成鹿角形结石。由于局部梗阻和尿淤积而引起尿路感染,或结石本身伴发感染,甚至有的细菌生长于结石内的间隙中,故不易被抗生素彻底消灭。

三、病理

泌尿系统结石的病理损害主要有三个方面。

(一)梗阻

结石在尿路各个部位均能造成梗阻,其上方发生尿路积水。多数是不全梗阻,有的结石虽大,但尿液仍可通过结石旁的缝隙排出;但也有小结石可引起严重梗阻,甚至使患侧肾失去功能。双侧尿路梗阻则出现尿闭、肾功能不全。

(二)直接损伤

结石表面粗糙,容易造成尿路上皮损伤和血尿。长期慢性刺激可发生癌变,如肾盂或膀胱铸

形结石可伴发鳞状上皮癌。

(三)感染

凡能引起梗阻的结石,多可导致尿路感染。结石、梗阻和感染三者互为因果,结石引起梗阻,梗阻促进感染,感染使结石增大。重者可导致肾积脓和肾周炎症。

四、预防

泌尿系统结石的形成因素复杂,且复发率高,因此采取有效的预防措施,是从根本上减少结石发病率的关键。整体来说,泌尿系统结石的预防大致分为两类。

(一)一般性预防措施

凡有结石史的患者都应养成多饮水的习惯,以稀释尿液。正常人每 24 h 尿量维持在 2 000 mL 以上,患过结石的患者则应维持在 2 000～3 000 mL 尿量,以降低尿内盐类的浓度,减少尿盐沉积的机会。仅大量饮水一种措施即可有效地预防结石的复发。改善水源水质对预防结石也有一定意义。对食物中的钠盐要进行限制(大约 100 mmol/d),同时要限制草酸盐的摄入。可多饮柠檬果汁,少吃肉类,适当食用含钙食物。去除尿路一切梗阻因素,如尿道狭窄、前列腺增生症等。积极治疗尿路感染。长期卧床患者应多活动,多翻身,可在床上加强锻炼,以减少骨质脱钙,增进尿液通畅度。

(二)个体化预防措施

(1)早期研究显示,39％～78％的原发性甲状旁腺功能亢进症患者会发生肾结石,但近年来的研究表明,大约只有 1％的原发性甲状旁腺功能亢进发生肾结石。故应注意筛查,并首先着重诊治甲状旁腺功能亢进,否则结石去除后会很快复发。少数甲状旁腺瘤患者于腺瘤切除术后,原有的结石也会自行溶解。

(2)根据已排出的结石或手术取出的结石,行结石成分分析,并相应进行防治。如尿酸结石是体内嘌呤代谢紊乱的产物,故嘱患者多饮水(2 000 mL/d),除控制感染外,可应用碱化药物,使尿 pH 维持在 6.5～7.0,并用碱性合剂,如口服苏打片。如血尿酸含量过高,可先用食物治疗,限制每天蛋白质总量在 0.8～1.0 g/kg,糖类占总热量不超过 50％～60％。多吃新鲜蔬菜和水果,因其含多种维生素,代谢最终产物是碱性,有利于治疗。由于患者多较肥胖,膳食宜低热量,少油脂和糖类。尽量少食动物内脏、菠菜、豆类、酒、浓茶、咖啡饮料。

对胱氨酸尿患者,可以应用 D-青霉胺或硫普罗宁,两种药物均可与胱氨酸结合而形成可溶性混合性二硫化物,将尿液胱氨酸浓度降低至 200 mg/L。

(阮先国)

第二节 肾 结 石

尿路结石是泌尿系统的常见疾病之一。随着我国经济的发展和饮食结构的改变,我国尿路结石的发病率呈逐年上升的趋势。近 20 年来,微创技术的发展使得尿路结石的治疗发生了革命性的进步。尿路结石按部位可分为上尿路(肾和输尿管)结石和下尿路(膀胱和尿道)结石。其中上尿路结石约占 80％。肾结石是尿路结石中最常见的疾病。本节重点介绍肾结石。

我国尿路结石总的发病率为 $1\%\sim5\%$。结石的发生率与患者的性别、年龄、种族、体重指数、职业、水的摄入量、水质、气候和地理位置有关。

尿路结石多发于中年男性,男女比为 $(2\sim3):1$。男性的高发年龄为 $30\sim50$ 岁,女性有两个发病高峰,35 岁和 55 岁,近年来女性的尿路结石发病率有增高趋势。肥胖患者容易患尿酸结石和草酸钙结石,可能与胰岛素抵抗造成低尿 pH 和高尿钙有关。从事高温作业的人员尿路结石的发病率高,与其出汗过多、机体水分丢失有关。南方地区和沿海诸省区市的发病率可达 $5\%\sim10\%$,在这些地区,尿路结石患者可占泌尿外科住院患者的 50% 以上,这与日照时间长、机体产生较多维生素 D_3 和高温出汗水分丢失有关。水的硬度高低与尿路结石的发生率之间没有定论,但大量饮水确实可以降低尿路结石发生的风险。经济发达地区居民饮食中蛋白和碳水化合物比例较高,其肾结石的发生比例较高。

一、肾结石的种类

肾结石由基质和晶体组成,晶体占 97%,基质只占 3%。由于结石的主要成分为晶体,通常按照结石的晶体成分将肾结石主要分为含钙结石、感染性结石、尿酸结石和胱氨酸结石四大类。不同成分的结石的物理性质、影像学表现不同。结石可以由单一成分组成,也可以包含几种成分。

二、肾结石的病因

肾结石的形成原因非常复杂,包括 4 个层面的因素:外界环境、个体因素、泌尿系统因素及尿液的成石因素。外界环境包括自然环境和社会环境,流行病学中提到的气候和地理位置属于自然环境,而社会经济水平和饮食文化属于社会环境。个体因素包括种族和遗传因素、饮食习惯、代谢性疾病和药物等。泌尿系统因素包括肾损伤、泌尿系统梗阻、感染、异物等。上述因素最终都导致尿液中各种成分过饱和、抑制因素的降低、滞留因素和促进因素的增加等机制,导致肾结石的形成。

与肾结石形成有关的各种代谢性因素包括尿 pH 异常、高钙血症、高钙尿症、高草酸尿症、高尿酸尿症、胱氨酸尿症、低枸橼酸尿症等。其中,常见的代谢异常疾病有甲状旁腺功能亢进、远端肾小管性酸中毒、痛风、长期卧床、结节病、皮质醇增多或肾上腺功能不全、甲状腺功能亢进或低下、急性肾小管坏死恢复期、多发性骨髓瘤、小肠切除、克罗恩病、乳-碱综合征等。

药物引起的肾结石占所有结石的 1% 左右。药物诱发结石形成的原因有两类。一类为能够诱发结石形成的药物,包括钙补充剂、维生素 D、维生素 C(每天超过 4 g)、乙酰唑胺(利尿剂)等,这些药物在代谢的过程中导致了其他成分结石的形成。另一类为溶解度低的药物,在尿液浓缩时析出形成结石,药物本身就是结石的成分,包括磺胺类药物、氨苯蝶啶、茚地那韦(抗病毒药物)等。

尿路梗阻、感染和异物是诱发肾结石的主要局部因素,而梗阻、感染和结石等因素可以相互促进。各种解剖异常导致的尿路梗阻是肾结石形成的重要原因,临床上容易引起肾结石的梗阻性疾病包括机械性梗阻和非机械性梗阻两大类。其中机械性梗阻原因包括肾小管扩张(髓质海绵肾)、肾盏盏颈狭窄(包括肾盏憩室、肾盏扩张)、肾盂输尿管连接部狭窄、马蹄肾及肾旋转不良、重复肾盂输尿管畸形、输尿管狭窄(包括炎症性、肿瘤、外压性因素)、输尿管口膨出等。非机械性梗阻原因包括神经源性膀胱、膀胱输尿管反流和先天性巨输尿管等。反复发作的尿路感染、肾盂肾炎是导致感染性肾结石的常见原因。

了解结石的成分和病因,对于肾结石的治疗和预防有重要的指导意义。

三、症状

肾结石的临床表现多样。常见症状是腰痛和血尿,部分患者可以排出结石。此外,还可以出现发热、无尿、肾积水、肾功能不全等表现。不少患者没有任何症状,只在体检时偶然发现。应当注意,无症状并不意味着患者的肾功能正常,临床上常发现症状与疾病的严重程度不成正比。

(一)疼痛

40%～50%的肾结石患者有腰痛症状,发生的原因是结石造成肾盂梗阻。通常表现为腰部的酸胀、钝痛。如肾结石移动造成肾盂输尿管连接部或输尿管急性梗阻,肾盂内压力突然增高,可造成肾绞痛。肾绞痛是上尿路结石的典型症状,表现为突然发作的脊肋角和腰部的刀割样疼痛,常伴有放射痛,受累部位为同侧下腹部、腹股沟、股内侧,男性可放射到睾丸和阴茎头,女性患者放射至阴唇。发作时,患者表情痛苦、坐卧不宁、辗转反侧、排尿困难、尿量减少,可以出现面色苍白、出冷汗、恶心、呕吐、低热等症状,甚至脉搏细速、血压下降。肾绞痛发作持续数分钟或数小时,经对症治疗可缓解,也可以自行缓解,缓解后可以毫无症状。肾绞痛可呈间歇性发作。部分患者疼痛呈持续性,伴阵发性加重。

(二)血尿

血尿是肾结石的另一常见临床表现,常常在腰痛后发生。血尿产生的原因是结石移动或患者剧烈运动导致结石对集合系统的损伤。约80%的患者可出现血尿,但大多数患者只表现为镜下血尿,其中只有10%左右的患者表现为全程肉眼血尿。部分患者可以只出现无痛性全程肉眼血尿,需要与泌尿系统肿瘤等其他疾病进行鉴别诊断。

(三)排石

患者尿中排除结石时,可以确诊尿路结石诊断。应收集排出的结石并进行成分分析,以发现可能的代谢因素,利于结石的治疗和预防。排石常在肾绞痛发作后出现,也可以不伴有任何痛苦。

(四)发热

肾绞痛时可能伴或不伴低热。由于结石、梗阻和感染可互相促进,肾结石造成梗阻可继发或加重感染,出现腰痛伴高热、寒战。部分患者可表现为间断发热。感染严重时可造成败血症。出现发热症状时,需要引起高度重视,以及早进行抗感染、引流尿液处理,以预防全身严重感染的发生。

(五)无尿和急性肾功能不全

双侧肾结石、功能性或解剖性孤立肾结石阻塞造成尿路急性完全性梗阻,可以出现无尿和急性肾后性肾功能不全的表现,如水肿、恶心、呕吐、食欲缺乏等。出现上述情况,需紧急处理,引流尿液。无尿患者可以伴或不伴腰痛。

(六)肾积水和慢性肾功能不全

单侧肾结石造成的慢性梗阻常不引起症状,长期慢性梗阻的结果可能造成患侧肾积水、肾实质萎缩。孤立肾或双侧病变严重时可发展为尿毒症,出现贫血、水肿等相应临床表现。对于有肾结石病史,特别是孤立肾伴肾结石患者,一定要定期检查,早发现、早治疗,从而避免恶化为终末期肾病。

四、体征

肾结石造成肾绞痛、钝痛时,临床表现为"症状重、体征轻"。典型的体征是患侧肾区叩击痛。脊肋角和腹部压痛可不明显,一般不伴腹部肌紧张。肾结石慢性梗阻引起巨大肾积水时,可出现腹部包块。

五、肾结石的诊断原则

(一)诊断依据

为病史、症状、体征、影像学检查和实验室检查。

(二)通过诊断需要明确

是否存在结石、结石的位置、数目、大小、形态、可能的成分、肾脏功能、是否合并肾积水、是否合并尿路畸形、是否合并尿路感染、可能的病因及既往治疗等情况。这些因素都在肾结石的治疗和预防方法选择中起重要作用。

(三)鉴别诊断

肾结石应当与泌尿系统结核、各种可能出现肾脏钙化灶的疾病、各种引起上尿路梗阻的疾病相鉴别。

六、病史

对于所有怀疑尿路结石诊断者,都应当全面采集病史,包括家族史、个人史和既往结石症状的发作和治疗等。25%的肾结石患者存在结石家族史。了解患者的居住和工作环境、饮食习惯、水摄入量,以及是否存在痛风、甲状旁腺功能亢进、远端肾小管性酸中毒、长期卧床、结节病、维生素D中毒、皮质醇增多或肾上腺功能不全、甲状腺功能亢进或低下、急性肾小管坏死恢复期、多发性骨髓瘤等各种代谢性疾病。既往结石发作情况、排石情况、治疗方法及结局、结石成分分析结果等。

七、影像学检查

明确肾结石的主要影像学检查为B超、泌尿系统平片(plain film of kidneys ureters and bladder,KUB)及静脉尿路造影(intravenous urography,IVU)和腹部CT。通过影像学检查不但要明确是否存在肾结石,还需明确肾结石的位置、数目、大小、形态、可能的成分、是否合并肾积水、是否合并尿路畸形等情况。当然,诊断肾结石的同时,还应当明确尿路其他部位是否存在结石。磁共振成像、逆行造影、顺行造影和放射性核素检查在肾结石及其相关诊断中也有一定的作用。

(一)B超

由于B超简便、快捷、经济、无创,对肾结石的诊断准确性较高,是《CUA尿路结石诊疗指南》推荐的检查项目。B超可以发现2mm以上的肾结石,包括透X线的尿酸结石。B超还可以了解是否存在肾积水。肾结石的B超表现为肾脏集合系统中的强回声光团伴声影,伴或不伴肾盂肾盏扩张(图7-1)。肾结核的钙化在B超上的部位在肾实质,同时可能发现肾实质的破坏和空洞。但B超检查的不足之处是对于输尿管结石的诊断存在盲区,对肾功能的判断不够精确,对肾脏的钙化和结石的鉴别存在一定困难。

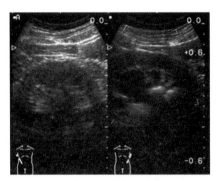

图 7-1　肾结石伴肾盂肾盏积水

(二)泌尿系统平片

　　KUB 是《CUA 尿路结石诊疗指南》推荐的常规检查方法。摄片前需要排空肠道,摄片范围包括全泌尿系统,从 11 胸椎至耻骨联合。90％左右的肾结石不透 X 线,在 KUB 平片上可显示出致密影。KUB 平片可初步判断肾结石是否存在,以及肾结石的位置、数目、形态和大小,并且初步地提示结石的化学性质(图 7-2)。在 KUB 平片上,不同成分的结石显影程度从高到低依次为草酸钙、磷酸钙和磷酸镁铵、胱氨酸、含钙尿酸盐结石。纯尿酸结石和黄嘌呤结石能够透过 X 线,在 KUB 平片上不显影,称为透 X 线结石或阴性结石。胱氨酸结石的密度低,在 KUB 平片上的显影比较浅淡。应当注意,KUB 片上致密影的病因有多种,初诊时不能只根据 KUB 平片确诊肾结石,更不能只凭 KUB 就进行体外碎石、手术等治疗。需要结合 B 超、静脉尿路造影或 CT 等与肾结核钙化、肿瘤钙化、腹腔淋巴结钙化、胆囊结石等其他致密影像鉴别。KUB 可用于肾结石治疗后的复查。

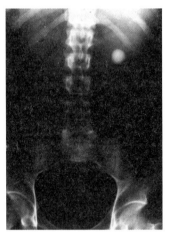

图 7-2　左肾结石

(三)静脉尿路造影

　　又称静脉肾盂造影(intravenous pyelography,IVP)。IVU 是《CUA 尿路结石诊疗指南》推荐的检查方法。在非肾绞痛发作期,KUB 和 IVU 是诊断尿路结石的"金标准"。IVU 应与 KUB 平片联合进行(图 7-3),通常在注射造影剂后 10 min 和 20 min 摄片。通过 IVU 可了解肾盂肾盏的解剖结构,确定结石在集合系统的位置,还可以了解分侧肾功能,确定肾积水程度,并与其他 KUB 平片上可疑的致密影像鉴别。KUB 平片上不显影的尿酸结石在 IVU 片上表现为充盈缺损。如一侧肾脏功能受损严重而不显影时,延迟至 30 min 以上拍片常可以达到肾脏显影的目的,也可应用大剂量造影剂进行造影。应当注意,肾绞痛发作时,急性尿路梗阻可能会导致患侧尿路不显影或显影不良,对分肾功能的判断带来困难,应尽量避免在肾绞痛发作时行 IVU。

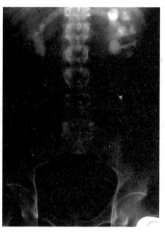

图 7-3　IVU

在使用造影剂时,应当注意以下问题:①使用前应进行造影剂过敏试验,对于有过敏史或可能存在造影剂过敏风险时,可在检查前应用糖皮质激素和/或抗组胺药物,并且避免使用离子型造影剂。②静脉使用造影剂可能导致肾脏灌注减低和肾小管损害。使用造影剂 3 d 内血清肌酐增高超过 44 μmol/L,如无其他合理解释,则考虑出现造影剂损害。危险因素包括血清肌酐异常、脱水、超过 70 岁、糖尿病、充血性心力衰竭、应用非甾体抗炎药物或氨基糖苷类药物(应停药 24 h 以上)等。应当避免在 48 h 内重复使用造影剂。③糖尿病患者如服用二甲双胍,造影剂可能会加重其乳酸酸中毒。应在造影后停服二甲双胍 48 h,如肾功能异常,还应在造影前停服 48 h;如怀疑出现乳酸酸中毒,应检测血 pH、肌酐和乳酸。④未控制病情的甲状腺功能亢进者,禁用含碘造影剂。

(四)逆行造影

通过膀胱镜进行输尿管逆行插管进行造影,为有创检查,不作为肾结石的常规检查手段。在 IVU 尿路不显影或显影不良或对造影剂过敏、不能明确 KUB 片上致密影的性质又无条件行 CT 检查时,可行逆行造影。逆行造影可以清晰直观地显示上尿路,判定是否同时存在肾盂输尿管连接部狭窄等解剖因素。传统的逆行插管双曝光已很少应用。

(五)顺行造影

已行肾穿刺造瘘者,可通过造瘘管顺行造影了解集合系统的解剖及与结石的关系。

(六)CT

CT 是《CUA 尿路结石诊疗指南》可选检查方法。CT 在尿路结石诊断中的应用越来越普及。螺旋 CT 平扫(图 7-4)对肾结石的诊断准确、迅速,其准确率在 95% 以上,高于 KUB 和 IVU,能够检出其他影像学检查中可能遗漏的小结石。而且不需要肠道准备、不必使用造影剂、不受呼吸的影响。CT 片上结石的不同的 CT 值可以反映结石的成分、硬度及脆性,可以为体外碎石、经皮肾镜取石术、逆行肾内输尿管软镜碎石术等治疗方法的选择提供参考。增强 CT 能够显示肾脏积水的程度、观察肾实质的血供和造影剂的排泄情况、测算肾实质的体积,从而反映肾脏的形态和功能。CT 还能明确肾脏的解剖、结石的空间分布和周围器官的解剖关系,指导经皮肾镜等治疗。此外,CT 还可以发现其他腹腔内的病变。CT 增强及三维重建可以进行 CT 尿路显像（CT urography，CTU，图 7-5），可以代替 IVU。由于 CT 的诸多优势，有逐步代替 KUB/IVU 成为尿路结石的首选检查方法的趋势。

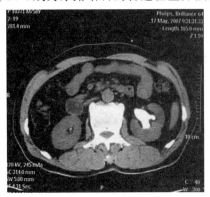

图 7-4　螺旋 CT 平扫

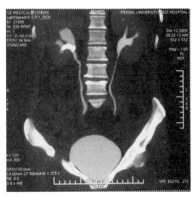

图 7-5　CT 尿路显像

（七）磁共振成像（MR）

MR 对尿路结石的诊断不敏感，结石在 MR 的 T_1、T_2 加权像上都表现为低信号。但磁共振尿路成像（MR urography，MRU）能够了解上尿路梗阻的形态（图 7-6），而且不需要造影剂即可获得与静脉尿路造影同样的效果，不受肾功能改变的影响。适合于对造影剂过敏者、肾功能受损者、未控制的甲亢患者及儿童和妊娠妇女等。

（八）放射性核素检查

肾图和肾动态显像可以评价肾功能，并不受肾功能异常的影响，在肾功能异常时可以进行该检查。肾动态显像可以了解肾脏血流灌注状况、测定分肾肾小球滤过率及判断是否存在尿路梗阻及梗阻性质等信息，因此对手术方案的选择及手术疗效的评价具有一定价值。此外，甲状旁腺 $^{99m}Tc-MIBI$（^{99} 锝-甲氧异丁基异腈）显像是甲状旁腺功能亢进的定位诊断的最佳检查方法。

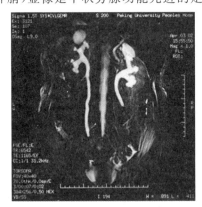

图 7-6　左肾结石

八、实验室检查

通过实验室检查可以辅助结石的诊断、了解患者的肾功能、是否合并感染、是否合并代谢性疾病等。

（一）尿常规

尿常规可以提供多种信息，在肾结石诊断中具有非常重要的意义。全部结石患者都应行尿常规检测。肾结石患者在绞痛发生后和运动后常出现镜下血尿。尿 WBC 增多和亚硝酸盐阳性表明结石合并细菌感染。尿 pH 与某些结石有关,如尿酸和胱氨酸在酸性尿中容易产生,用碱化尿液的方法进行溶石治疗时需要监测尿 pH;感染性结石患者的尿液呈碱性;如晨尿 pH 过高超过 5.8,应怀疑远端肾小管酸中毒的可能。尿中出现各种成分的结晶有助于结石的诊断。

(二)尿培养及细菌敏感药物试验

尿 WBC 增多者,应行此项检查,以指导临床进行敏感抗生素的选择。

(三)血常规

肾绞痛时可伴血 WBC 短时轻度增高。结石合并感染或发热时,血 WBC 可明显增高。结石导致肾功能不全时,可有贫血表现。

(四)血生化检查

血清肌酐、尿素氮和肾小球滤过率反映总肾功能。肾功能不全时可出现高血钾或二氧化碳结合力降低。远端肾小管酸中毒时,可出现低钾血症和血氯增高。甲状旁腺功能亢进时骨溶解增加,可导致血碱性磷酸酶增高。

(五)尿液代谢因素的检测

24 h 尿的尿量、钙、磷、镁、钠、钾、氯、草酸、枸橼酸、磷酸、尿酸、尿素、胱氨酸等。标本最好留两次。标本中加入适量盐酸可以预防尿液储存过程中析出草酸钙和磷酸钙沉淀,避免维生素 C 氧化成草酸,并预防尿液中细菌生长而改变尿液某些成分。在酸化尿液中尿酸和胱氨酸发生沉淀,若需检测其中的尿酸和胱氨酸,则必须加碱使其尿酸盐沉淀溶解。添加了叠氮化钠的尿液可以进行尿酸盐分析;由于尿液存放一段时间后其 pH 可能发生改变,检测尿 pH 时需要收集新鲜晨尿。

(六)血液代谢因素的有关检查

包括血钙、磷、钾、氯、尿酸、清蛋白等。测定血钙可以发现甲状旁腺功能亢进或其他导致高钙血症的原因,测定清蛋白可以矫正结合钙对血钙浓度的影响。如血钙浓度≥2.60 mmoL/L,应怀疑甲状旁腺功能亢进的可能,可以重复测定血钙并测定甲状旁腺激素(parathyroid hormone,PTH)水平。尿酸结石患者血尿酸可能增高。肾小管酸中毒可以表现为低钾血症、高氯性酸中毒。

(七)尿酸化试验

早餐后服用氯化铵 0.1 g/kg 体重,饮水 150 mL,上午 9 点开始、每小时收集尿液测定 pH 并饮水 150 mL,共进行 5 次。如尿 pH≤5.4 则不存在肾小管酸中毒。

(八)结石成分分析

自发排出的结石、手术取石和体外碎石排出的结石应进行结石成分分析,以明确结石的性质,为溶石治疗和预防结石复发提供重要依据,还有助于缩小结石代谢异常的诊断范围。结石成分分析方法包括物理方法和化学方法两类。物理分析法比化学分析法精确,常用的物理分析法是 X 线晶体学和红外光谱法。红外光谱法既可分析各种有机成分和无机成分,又可分析晶体和非晶体成分,所需标本仅为 1 mg。化学分析法的主要缺点是所需标本量较多,而且分析结果不很精确,但该法简单价廉,可以基本满足临床需要。

九、肾结石的治疗原则

(1)肾结石治疗的总体原则:解除痛苦、解除梗阻、保护肾功能、有效去除结石、治疗病因、预防复发。

(2)保护肾功能是结石治疗的中心。

(3)具体的治疗方法需要个体化,根据患者的具体情况选择适宜的治疗方法。

影响肾结石治疗的因素多样,包括患者的具体病情和医疗条件两大类。其中患者的病情包括结石的位置、数目、大小、形态、可能的成分、发作的急缓、肾脏功能、是否合并肾积水、是否合并尿路畸形、是否合并尿路感染、可能的病因、患者的身体状况及既往治疗等情况,都影响结石治疗具体方法的选择。此外,医疗因素包括医师所掌握的治疗结石的技术和医院的医疗条件、仪器设备,也影响了结石的治疗方法的选择。

肾结石的治疗主要包括以下内容:严重梗阻的紧急处理、肾绞痛的处理、合理有效去除结石、病因治疗等方面。

十、严重梗阻的紧急处理

结石引起的梗阻,如果造成肾积脓、肾功能不全、无尿等严重情况,危及患者生命,需要紧急处理。

梗阻合并感染可造成肾积脓、高热甚至感染中毒性休克。体外冲击波碎石后输尿管"石街"形成时,容易造成急性梗阻感染。患者具有明显的腰部疼痛,体征出现明显肾区叩痛、腰大肌压迫症阳性,血白细胞明显增高。如广谱抗生素不能控制感染,需要紧急行超声或 CT 引导下经皮肾穿刺造瘘,充分引流,同时根据血培养或脓液的细菌培养、药物敏感试验结果,选择敏感抗生素。此时留置输尿管导管或双猪尾管亦有一定效果,但由于脓液黏稠,引流可能不充分,甚至脓液堵塞管腔。如未能留置双猪尾管,或留置双猪尾管 3 d 体温仍得不到有效控制,此时需行肾穿刺造瘘。如引流及时充分,感染通常可以得到控制。待病情稳定后,再处理结石。

孤立肾或双肾肾后性完全梗阻,可造成少尿、无尿甚至肾功能不全及尿毒症。有时患者并无明显疼痛,以无尿、恶心呕吐等症状就诊,影像学检查发现肾积水,如患者无感染表现,可行留置输尿管双猪尾管引流,如逆行插管失败,行超声引导肾穿刺造瘘。如病变为双侧,通常急诊只需处理肾实质好的一侧即可。如为急性肾后性梗阻,影像学显示肾实质厚度正常,梗阻解除后肾功能可能恢复,不必行急诊血液透析,待肾功能恢复后再处理结石。如为慢性梗阻,影像学显示肾脏萎缩、肾实质结构紊乱,则肾功能是否能恢复及恢复的程度,需要持续引流观察,而且,在这种情况下,通常需要行双侧肾脏引流。如充分持续引流肾功能不恢复,则按照慢性肾功能不全处理。应当注意,在急性肾后性梗阻解除后,可出现多尿期,一般持续2～4 d,尿量可能每天超过4 000 mL,需要注意维持水电解质平衡。

十一、肾绞痛的治疗

肾绞痛是泌尿外科的常见急症,需紧急处理。结石导致肾绞痛的原因通常为较小结石移动到肾盂输尿管连接部或进入输尿管所导致的上尿路急性梗阻。肾绞痛治疗前应与其他急腹症相鉴别。肾绞痛的主要治疗方法为药物镇痛、解痉。

肾绞痛急性发作期可以适当限制水的入量,利尿剂的应用和大量饮水可以加重肾绞痛的发作。

肾绞痛的镇痛药物的使用遵循三级镇痛原则。一级镇痛药物为非甾体类镇痛抗炎药物。常用药物有双氯芬酸钠(扶他林 50 mg,口服)、布洛芬(芬必得 0.3 g,口服)和吲哚美辛栓(消炎痛

100 mg,肛塞)等,具有中等程度的镇痛作用。双氯芬酸钠还能够减轻输尿管水肿,双氯芬酸钠50 mg 口服每天 3 次可明显减少肾绞痛的反复发作。但双氯芬酸钠会影响肾功能异常者的肾小球滤过率,但对肾功能正常者不会产生影响。二级药物为非吗啡类中枢镇痛剂,常用药物有曲马多(50 mg,口服),该药无呼吸抑制作用,无便秘,耐受性和依赖性很低。三级镇痛药物为较强的阿片类受体激动剂,具有较强的镇痛和镇静作用,常用药物有布桂嗪(50～100 mg,肌内注射)、盐酸哌替啶(50 mg,肌内注射)、盐酸吗啡(5 mg,皮下或肌内注射)等。阿片类药物具有眩晕、恶心、便秘、呼吸抑制等不良反应,对于慢性肺通气功能障碍、支气管哮喘患者禁用。该类药物可加重肾绞痛患者的恶心呕吐,在治疗肾绞痛时避免单独使用阿片类药物,一般需要配合硫酸阿托品、氢溴酸山莨菪碱(654-2)等解痉类药物一起使用。

常用解痉药物如下。①M 型胆碱受体阻滞剂:常用药物有硫酸阿托品(0.3～0.5 mg,皮下、肌肉或静脉注射)和氢溴酸山莨菪碱(654-2 10 mg,口服、肌内或静脉注射),可以松弛输尿管平滑肌、缓解痉挛。青光眼患者禁用该类药物。②孕酮(20 mg,肌内注射):可以抑制平滑肌的收缩而缓解痉挛,对止痛和排石有一定的疗效,尤其适用于妊娠妇女肾绞痛者。③钙通道阻滞剂:硝苯地平(10 mg,口服或舌下含化),对缓解肾绞痛有一定的作用。④α受体阻滞剂(坦索罗辛0.2 mg口服、多沙唑嗪 4 mg 口服等):近期国内外的一些临床报道显示,α受体阻滞剂在缓解输尿管平滑肌痉挛,治疗肾绞痛中具有一定的效果。

此外,针灸也有一定解痉止痛效果,常用穴位有肾俞、京门、三阴交或阿是穴等。

若经上述治疗肾绞痛不缓解,则可进行留置输尿管引流或急诊体外碎石、输尿管镜手术取石等处理。

十二、排石治疗

去除肾结石的方法包括排石、溶石、体外冲击波碎石(extracorporeal shock-wave lithotripsy,ESWL)、输尿管镜碎石、经皮肾镜取石(percutaneous nephrolithotomy,PCNL)、腹腔镜或开放手术取石等方法。由于各种微创方法的不断发展和推广,ESWL、输尿管镜碎石、PCNL 等技术的应用越来越普及,大多数肾结石可以通过上述微创方法得到有效治疗。传统的开放手术在肾结石的治疗中应用已逐步减少,但对那些需要同时解决解剖异常的结石患者,仍为一种有效治疗。具体采用何种方法治疗肾结石,主要取决于结石的大小、位置、数目、形态、成分。对于某位患者来说,应选择损伤相对更小、并发症发生率更低的治疗方式。此外,还要考虑肾脏功能、是否合并肾积水、是否合并尿路畸形、是否合并尿路感染、可能的病因、患者的身体状况及既往治疗等情况。

(一)排石

排石治疗的适应证:肾结石直径≤6 mm、未导致尿路梗阻或感染、疼痛症状可以得到有效控制。直径≤4 mm 的结石自然排石率为 80%,再辅以排石药物,可进一步提高排石率。直径≥7 mm的结石自然排石率很低。

排石治疗的措施:①每天饮水 3 000 mL 以上,保持 24 h 尿量 2 000 mL,且饮水量应在 24 h内均匀分配。②服用上述非甾体药物或α受体阻滞剂、钙通道阻滞剂。③服用利湿通淋的中药,主要药物为车前子,常用成药有排石颗粒、尿石通等;常用的方剂如八正散、三金排石汤和四逆散等。④辅助针灸疗法,常用穴位有肾俞、中脘、京门、三阴交和足三里等。

较小肾盏结石可长期滞留,无临床表现。应严密观察,定期复查。如果结石增大或引起的严重症状或造成肾积水或肾盏扩张、继发感染时,应行其他外科治疗。

(二)溶石

溶石治疗是通过化学的方法溶解结石或结石碎片,以达到完全清除结石的目的,是一种有效的辅助治疗方式,常作为体外冲击波碎石、经皮肾镜取石、输尿管镜碎石及开放手术取石后的辅助治疗。主要用于尿酸结石和胱氨酸结石的治疗。溶石手段包括口服药物、增加尿量、经肾造瘘管注入药物等。其他结石也可尝试溶石治疗。

1.尿酸结石

(1)碱化尿液:口服枸橼酸氢钾钠 6～10 mmoL,每天 3 次,使尿液 pH 达到 6.5～7.2。尿液 pH 过高可能导致感染性结石的发生。

(2)大量饮水,使 24 h 尿量超过 2 500 mL。

(3)口服别嘌醇 300 mg,每天 1 次,减少尿酸排出。

(4)减少产生尿酸的食品的摄入,如动物内脏等,每天蛋白质入量限制在 0.8 g/(kg·d)。

(5)经皮溶石可选用三羟甲基氨基甲烷(tris hydroxymethyl aminomethane,THAM)液。

2.胱氨酸结石

(1)碱化尿液:口服枸橼酸氢钾钠或 $NaHCO_3$,使尿液 pH 维持在 7.0 以上。

(2)大量饮水,使 24 h 尿量超过 3 000 mL,且饮水量在 24 h 内保持均匀分配。

(3)24 h 尿胱氨酸排出高于 3 mmoL 时,可应用硫普罗宁(α-巯基丙酰甘氨酸)或卡托普利。

(4)经皮溶石可选用 0.3 mol/L 或 0.6 mol/L 的三羟甲基氨基甲烷(tris hydroxymethyl aminomethane,THAM)液,以及乙酰半胱氨酸。

3.感染性结石

磷酸镁铵和碳酸磷灰石能被 10% 的肾溶石酸素(pH 3.5～4.0)及 Suby 液所溶解。具体的方法是在有效的抗生素治疗的同时,溶石液从一根肾造瘘管流入,从另一根肾造瘘管流出。溶石时间的长短取决于结石的负荷,完全性鹿角形结石往往需要比较长的时间才能被溶解。冲击波碎石后结石的表面积增加,增加了结石和溶石化学液的接触面积,有利于结石的溶解。该疗法的最大优点是不需麻醉即可实施,因此,也可作为某些高危病例或者不宜施行麻醉和手术的病例的治疗选择。口服药物溶石的方案:①短期或长期的抗生素治疗。②酸化尿液,口服氯化铵 1 g,每天 2～3 次,或者甲硫氨酸 500 mg,每天 2～4 次。③对于严重感染者,使用尿酶抑制剂,如乙酰羟肟酸或羟基脲。建议使用乙酰羟肟酸 250 mg,每天 2 次,服用 3～4 周。如果患者能耐受,则可将剂量增加到 250 mg,每天 3 次。

(三)有效去除结石

去除结石适应证包括结石直径≥7 mm、结石造成尿路梗阻、感染、肾功能损害等。去除结石的方法包括体外冲击波碎石 ESWL、输尿管镜碎石、经皮肾镜取石 PCNL、手术取石等。CUA 尿路结石诊疗指南对这些方法的选择提出了推荐性意见。下面分别对这些方法进行介绍。

1.体外冲击波碎石(extracorporeal shock wave lithotripsy,ESWL)

20 世纪 80 年代初体外冲击波碎石的出现,为肾结石的治疗带来了革命性变化。其原理是将液电、压电、超声或电磁波等能量,会聚到 1 个焦点上,打击结石,实现不开刀治疗肾结石。曾经 ESWL 几乎用于治疗全部肾结石,包括鹿角形肾结石。但随着经验积累,人们发现了 ESWL 的各种并发症,如肾被膜下血肿、肾破裂、肾萎缩、输尿管"石街"形成、肾积脓、大结石的治疗时间长等。多年来,随着临床经验的积累和碎石机技术的发展,对 ESWL 的适应证、治疗原则及并发症的认识有了新的改变。第3代碎石机与早期碎石机相比,碎石效率提高,更安全,费用降低,而且更灵巧,还实现了多功能化。现代体外碎石机可具备X线定位和B超定位双重方式。由于ESWL具有创伤小、并发症少、可门诊进行等优点。

(1)ESWL的适应证:直径≥7 mm的肾结石。对于直径为7~20 mm的各种成分的肾结石,并且不合并肾积水和感染者,ESWL是一线治疗。对于直径>20 mm的肾结石,ESWL虽然也能够成功碎石,但存在治疗次数多时间长、排石问题多等缺点,采用PCNL能够更快更有效地碎石。ESWL可与PCNL联合应用于较大肾结石。

(2)ESWL的禁忌证:妊娠妇女、未纠正的出血性疾病、未控制的尿路感染、结石远端存在尿路梗阻、高危患者如心力衰竭和严重心律失常、严重肥胖或骨骼畸形、腹主动脉瘤或肾动脉瘤、泌尿系统活动性结核等。

(3)治疗过程和复查:现代碎石机都采用干式碎石方式,患者平卧在碎石机上碎石。对于痛觉敏感或精神紧张者,可给予静脉镇痛药物。儿童患者,可给予全身麻醉。碎石后患者可出现血尿。可给予排石药物进行辅助。应收集尿液中的结石,进行结石成分分析。患者停止排石2~3 d复查KUB,以观察碎石效果,严密观察是否形成输尿管"石街"。残余结石较大者,可再次行ESWL。残余结石较小者,应进行跟踪随访。

(4)ESWL治疗次数和治疗时间间隔:ESWL治疗肾结石一般不超过3~5次(具体情况依据所使用的碎石机而定),如结石较大或硬度较大,应该选择经皮肾镜取石术。ESWL治疗肾结石的间隔时间目前无确定的标准,公认不能短于1周。通过研究肾损伤后修复的时间,现认为两次ESWL治疗肾结石的间隔以10~14 d为宜。

(5)影响ESWL效果的因素:碎石效率除了与碎石机的效率有关,还与结石的大小、数目、位置和硬度有关。

结石的大小:结石越大,需要再次治疗的可能性就越大。直径<20 mm的肾结石应首选ESWL治疗;直径>20 mm的结石和鹿角形结石可采用PCNL或联合应用ESWL。若单用ESWL治疗,建议于ESWL前插入双J管,防止"石街"形成阻塞输尿管。

结石的位置:肾盂结石容易粉碎,肾中盏和肾上盏结石的疗效较下盏结石好。对于下盏漏斗部与肾盂之间的夹角为锐角、漏斗部长度较长和漏斗部较窄者,ESWL后结石的清除不利。可结合头低脚高位进行体位排石。

结石的成分:磷酸铵镁和二水草酸钙结石容易粉碎,尿酸结石可配合溶石疗法进行ESWL,一水草酸钙和胱氨酸结石较难粉碎。

解剖异常:马蹄肾、异位肾和移植肾结石等肾脏集合系统的畸形会影响结石碎片的排出,可以采取辅助的排石治疗措施。

ESWL的效果还与操作医师的经验有关:由于通常碎石治疗需要持续30 min左右,患者可以发生体位的变化,所以在碎石过程中,操作者需要经常校正碎石机焦点以对准结石,并且根据监测的碎石效果,调整碎石机的能量输出和打击次数。ESWL是一项非常专业的技术,需要经过培训的泌尿外科医师进行操作。

(6)ESWL并发症:ESWL可能出现肾绞痛、肾被膜下血肿、肾破裂、局部皮肤瘀斑、输尿管"石街"形成、肾积脓、败血症等。长期并发症有肾萎缩。

对于出现肾绞痛的患者,按前述药物治疗方法进行治疗。局部皮肤瘀斑可以自愈,一般不需处理。

如患者出现较剧烈的腰部胀痛,怀疑肾被膜下血肿、肾破裂时,行 CT 检查明确。确诊者,严密监测腰部症状、体征、血红蛋白和影像学,通常卧床休息 1～2 周,对症治疗好转。对于不能控制的出血,可行选择性肾动脉栓塞。

输尿管"石街"形成、肾积脓、败血症者,应紧急行肾穿刺造瘘,同时应用敏感抗生素,输尿管"石街"的处理见输尿管结石章节。为避免这几种并发症,重点在于预防。尽量不对直径>20 mm 的肾结石行 ESWL 治疗,如需进行 ESWL,事先留置输尿管支架管。对于感染性结石,有发热历史或尿 WBC 增高者,ESWL 前预防性应用抗生素,并持续到碎石后至少 4 d。

2.经皮肾镜取石

经皮肾镜取石术(percutaneous nephrolithotomy,PCNL)于 20 世纪 80 年代中期开始在欧美一些国家开展。它是通过建立经皮肾操作通道,击碎并取出肾结石。由于可以迅速有效地去除肾结石,很快得到推广。但是,早期的 PCNL 由于并发症较多、碎石效率低,经历了数年的低谷。随着各种肾镜的改进、激光、超声气压弹道碎石技术的开发,PCNL 在 20 世纪 90 年代以来,得到了更广泛的应用。1997 年国外学界提出微创经皮肾镜取石术(minimally invasive percutaneous nephrolithotomy,MPCNL),以减少手术并发症与肾实质的损伤,但仅用于治疗直径<2 cm 的肾结石、小儿肾结石或需建立第 2 个经皮肾通道的病例。我国学者从 1992 年开始采用"经皮肾微造瘘、输尿管镜碎石取石术",随着手术技巧日趋熟练与腔镜设备的改进,1998 年提出有中国特点的微创经皮肾镜取石术(Chinese mPCNL),并逐步在全国推广应用,使经皮肾镜取石技术的适应证不断扩大,并应用于大部分 ESWL 和开放手术难以处理的上尿路结石。近年来大宗回顾性临床报道表明此方法较标准 PCNL 更易掌握和开展,成功率高,并发症较国外技术低。现在,经皮肾镜取石技术在肾结石的治疗中发挥着越来越重要的作用。

(1)PCNL 适应证:各种肾结石都可经 PCNL 治疗,对于直径>2 cm 的肾结石和>1.5 cm 的肾下盏结石是一线治疗(无论是否伴有肾积水)。还包括 ESWL 难以击碎的直径<2 cm 的肾结石、肾结石合并肾积水者,胱氨酸结石,有症状的肾盏或憩室内结石,蹄铁形肾结石,移植肾合并结石,各种鹿角形肾结石等。

(2)禁忌证。①凝血异常者:未纠正的全身出血性疾病;服用阿司匹林、华法林等抗凝药物者,需停药 2 周,复查凝血功能正常才可以进行手术。②未控制的感染:合并肾积脓者,先行肾穿刺造瘘,待感染控制后,行Ⅱ期 PCNL。③身体状态差,严重心脏疾病和肺功能不全,无法承受手术者。④未控制的糖尿病和高血压者。⑤脊柱严重后凸或侧凸畸形、极度肥胖或不能耐受俯卧位者为相对禁忌证,可以采用仰卧、侧卧或仰卧斜位等体位进行手术。⑥盆腔异位肾:无安全穿刺区域。⑦左侧患肾被脾脏遮挡,或右侧患肾被肝脏遮挡,无安全穿刺区域。⑧肾后位结肠,无安全穿刺区域。⑨造影剂过敏者,考虑术中使用 X 线定位穿刺。⑩造影剂过敏且无法接受大出血者,可选择数字减影血管造影(DSA)下的选择性动脉栓塞治疗。

(3)PCNL 技术特点:PCNL 技术的核心是建立并维持合理的经皮肾通道。合理的经皮肾通道的基本组成:皮肤-肾皮质-肾乳头-肾盏-肾盂。皮肤穿刺点多选在腋后线,经肾的背外侧少血管区域(Brodel 线)进入肾实质,出血的风险较低。至于穿刺肾的上、中、下盏,要便于操作、能最大限度地取出肾结石。

PCNL 分为Ⅰ期和Ⅱ期。Ⅰ期 PCNL 是建立通道后马上进行碎石,适用于各种肾结石;Ⅱ期 PCNL 是在建立通道经 5～7 d 再行碎石,适用于合并感染、肾后性肾功能不全者需要引流者;Ⅰ期操作出血明显或残余结石者。Ⅰ期的优点是一次操作、患者痛苦小、住院时间短、费用低,结石是否合并肾积水都可进行;缺点是容易出血、视野不清,由于窦道未形成,操作鞘脱出后容易失败。Ⅱ期手术的优点是窦道已经形成,出血少、视野清晰;缺点是患者治疗时间长,对于不积水的肾结石不易建立通道,而且由非手术医师建立的皮肾通道可能不是最佳通道,不利于术者操作。

通道的大小可以 F14～F30。一般将 F14～F20 称为微造瘘 mPCNL,F22～F24 称为标准通道,F26～F30 称为大通道。大多数肾结石可以通过单个通道治疗,对于复杂肾结石可以建立两个或多个通道。

(4)术前准备。①影像学检查:术前需要进行必要的影像学检查,包括 KUB/IVP 加 CT 平扫,或 KUB 加 CT 增强。术前需要明确肾结石的数目、大小、分布,并对肾脏及周围器官的解剖进行仔细评估,以选择最佳穿刺通道,以避免并发症的发生。②控制感染:尿常规异常、与结石有关的发热者,需要控制感染。治疗前应根据尿培养药敏试验选择敏感的抗生素,即使尿培养阴性,手术当天也应选用广谱抗生素预防感染。③签署患者知情同意书:虽然 PCNL 是一种微创手术,但它仍然存在一定风险,手术前应将残余结石、出血、周围器官损伤、情况严重时需中转开放手术甚至需要行肾切除等情况以书面的形式告知患者及其家属。

(5)Ⅰ期 PCNL 手术步骤如下。①麻醉:连续硬膜外麻醉,或蛛网膜下腔麻醉联合连续硬膜外麻醉,或全麻。②留置输尿管导管:膀胱镜下留置 F5～F7 输尿管导管,作用是向肾盂内注水造成人工"肾积水",利于经皮肾穿刺,对于不积水的肾结石病例更有作用;注入造影剂使肾盂肾盏显影,指导 X 线引导穿刺针;指导肾盂输尿管的位置;碎石过程中防止结石碎块进入输尿管;碎石过程中,通过输尿管导管加压注水,利于碎石排出。③体位:多采用俯卧位,但俯卧位不便于施行全麻。也可采用侧卧位、斜侧卧位。④定位:建立经皮肾通道需要 B 超或 X 线定位。X 线的优点是直观;缺点是有放射性,而且不能观察穿刺是否损伤周围脏器。B 超的优点是无辐射、可以实时监测穿刺避免周围脏器损伤、熟练掌握后穿刺成功快;术中还能明确残余结石位置,指导寻找结石,提高结石取净机会;缺点是不够直观,需要经过特殊培训才能掌握。⑤穿刺:穿刺点可选择在 12 肋下至 10 肋间腋后线到肩胛线之间的区域,穿刺经后组肾盏入路,方向指向肾盂。对于输尿管上段结石、肾多发性结石及合并输尿管肾盂的接合处 UPJ 狭窄需同时处理者,可首选经肾后组中盏入路,通常选 11 肋间腋后线和肩胛下线之间的区域做穿刺点。穿刺上、下组肾盏时,须注意可能会发生胸膜和肠管的损伤。穿刺成功后,有尿液溢出。将导丝经穿刺针送入肾盂。该导丝在 PCNL 中具有重要作用,在随后的操作中,必须保持导丝不脱出。撤穿刺针,记住穿刺针的方向和穿刺深度。⑥扩张:用扩张器沿导丝逐级扩张至所需要的管径。扩张器进入的方向要与穿刺针进入的方向一致。扩张器进入的深度不能超过穿刺针进入的深度。否则,进入过深容易造成肾盂壁的损伤或穿透对侧肾盂壁,造成出血,而且无法用肾造瘘管压迫止血。扩张器可使用筋膜扩张器、Amplatz 扩张器、高压球囊扩张器或金属扩张器扩张,具体使用哪种扩张器及扩张通道的大小,必须根据医师的经验及当时具备的器械条件决定。扩张成功后,将操作鞘置入肾盏。⑦腔内碎石与取石:较小结石可直接取出,较大结石可利用钬激光、气压弹道、超声、液电器械等击碎。碎石过程中需保持操作通道通畅,避免肾盂内压力增高,造成水中毒或菌血症。碎石可用冲洗和钳取方式取出。带吸引功能的超声气压弹道碎石器可在碎石同时吸出结石碎片,使肾内压降低,尤其适用于体积较大的感染性结石患者。根据情况决定是否放置双 J 管。手术结束时留置肾造瘘管可以压迫穿刺通道、引流肾集合系统、减少术后出血和尿外渗,有利于再次处理残石,而且不会增加患者疼痛的程度和延长住院的时间。有些医师尝试术后不留置造瘘管,对于初学者不适用。⑧术后处理:监测生命体征和引流液颜色,防治水中毒、感染等。术后1 d复查KUB,如无残余结石,可于术后1～2 d拔除肾造瘘管。如存在残余结石,根据情况进行Ⅱ期PCNL或多通道PCNL或联合ESWL、残余尿酸胱氨酸结石可通过造瘘管进行溶石治疗。

(6)常见并发症及其处理如下。①肾实质出血:是Ⅰ期经皮肾镜操作的常见并发症。通常为静脉性出血。术中肾实质出血常可通过操作鞘压迫控制,如术中出血严重,应停止手术,用气囊导管压迫控制,择期行Ⅱ期手术。术后出血可夹闭肾造瘘管,通常出血可得到控制。如出血较多,需要及时输血。动脉性出血较严重,如出血不能得到控制、血红蛋白进行性下降者,可行动脉造影检查,必要时行选择性肾动脉栓塞,若出血凶险难以控制,应及时改开放手术,以便探查止血,必要时切除患肾。②邻近脏器损伤:肋间穿刺可能损伤胸膜、肝、脾,利用超声引导穿刺可以避免。一旦发现患者出现胸痛、呼吸异常、怀疑气胸或液气胸,应立即停止手术,留置肾造瘘管并保持引流通畅,留置胸腔闭式引流。穿刺位点偏下或偏前,可能损伤肠管。重在预防和及时发现,并作出符合外科原则的处理。③集合系统穿孔:操作中器械移动幅度过大、碎石器械损可造成集合系统穿孔,如保持操作通道通畅,小的穿孔可不必处理。如穿孔造成出血、水吸收等应停止手术,放置输尿管支架管及肾造瘘管,充分引流。择期行Ⅱ期手术。④稀释性低钠血症:手术时间过长、高压灌注造成水吸收过多所致。停止手术,急查电解质,予高渗盐水、利尿、吸氧等治疗可缓解。⑤感染和肾周积脓:重在预防,术前控制尿路感染,肾积水明显者予充分引流。手术后保持输尿管导管、肾造瘘管通常非常重要,并予抗生素治疗。

(7)开展PCNL注意事项:PCNL是一项技术要求很高的操作,需要术者具有相当的专业技术和经验,应在有条件的医院施行。开展PCNL前,应利用模拟器械、动物手术等进行模拟训练。开展手术早期宜选择简单病例,如单发肾盂结石合并中度以上肾积水,患者体形中等,无其他伴随疾病。复杂或体积过大的肾结石手术难度较大,应在经验丰富的医师指导下手术。合并肾功能不全者或肾积脓先行经皮肾穿刺造瘘引流,待肾功能改善及感染控制后再Ⅱ期取石。完全鹿角形肾结石可分期多次多通道取石,但手术次数不宜过多(一般单侧取石不超过3次),每次手术时间不宜过长,需视患者耐受程度而定。

3.逆行肾内输尿管软镜碎石术

输尿管软镜碎石术(retrograde intrarenal surgery,RIRS)最早出现在20世纪80年代后期,用来治疗ESWL后的残留结石。这些被ESWL击碎的结石通常零散停留在肾下盏,RIRS可通过套石篮或抓钳取出下盏残留结石。后来一些肾盏憩室结石(多数在上盏和中盏)患者在行ESWL失败后,也选择了RIRS,并获得成功。随着镜体设计的小型化(7.5 F替代10.4 F),新碎石能源(钬激光)的发展,以及更适合于在肾内操作的取石工具(无尖端套石篮、输尿管送达鞘)的出现,使得RIRS成为越来越多肾结石患者的一种常规术式。

随着设备和技术的进步,输尿管软镜在治疗上尿路结石方面具有以下优势:①能在直视下粉末化结石;②能同时处理合并的上尿路梗阻;③在碎石的同时能取尽结石碎片;④能将肾下盏结石移至肾上盏,以利于碎石取石;⑤能用钬激光击碎任何成分的结石。关于输尿管软镜碎石术的具体内容可参考本书第五章第五节。

4.开放手术或腹腔镜手术取石

近年来,随着体外冲击波碎石和腔内泌尿外科技术的发展,特别是经皮肾镜和输尿管镜碎石取石术的广泛应用,开放性手术在肾结石治疗中的运用已经显著减少。在某些医院,肾结石病例中开放手术仅占 1%～5.4%。但是,开放性手术取石在某些情况下仍具有极其重要的临床应用价值。

(1)适应证:①ESWL、PCNL、URS 手术或治疗失败,或上述治疗方式出现并发症须开放手术处理。②骨骼系统异常不能摆 ESWL、PCNL、URS 体位者。③肾结石合并解剖异常者,如肾盂输尿管连接部狭窄、漏斗部狭窄、肾盏憩室等。这些解剖异常需要在取石同时进行处理。④异位肾、马蹄肾等不易行 ESWL、PCNL、URS 等手术者。⑤同时需要开放手术治疗其他疾病。⑥无功能肾需行肾切除。⑦小儿巨大肾结石,开放手术简单,只需一次麻醉。

(2)手术方法包括肾盂切开取石术、肾盂肾实质联合切开取石术、无萎缩性肾实质切开取石术、无功能肾切除术和肾脏部分切除术、肾盂输尿管连接部成形术等。这些手术方式现在基本可以通过腹腔镜手术来完成。一般来说,腹腔镜手术比开放手术出血少、并发症少、住院时间短、恢复快,但手术时间较长。腹腔镜手术需要经过专门培训,还需要完善的设备支持。

(四)特殊情况的治疗

1.鹿角形肾结石

鹿角形肾结石是指充满肾盂和至少 1 个肾盏的结石。部分性鹿角状结石仅仅填充部分集合系统,而完全性鹿角状结石则填充整个肾集合系统。新发的鹿角形肾结石都应该积极地治疗,患者必须被告知积极治疗的益处与相关的风险。在大多数的情况下,PCNL 应作为首选的治疗手段;若肾解剖正常,体积小的鹿角形肾结石可考虑单用 ESWL 治疗,碎石前应先保证充分的引流;若结石无法通过合理次数的微创技术处理,可考虑采用开放手术。

鹿角形肾结石以单通道的经皮肾取石术有时无法清除所有结石,可以建立第 2、第 3 条微创经皮肾通道,进行多通道碎石取石术。多通道的建立时间,通常在第一通道变为成熟通道的基础上才可以进行,一般在 I 期手术后 5～7 d。对于操作熟练者如手术顺利,可一期进行多通道穿刺。由于第 2、第 3 通道仅需扩张至 F14～F18,损伤和出血的危险较小,安全性较高。多通道形成后可加快取石的速度,提高对鹿角形肾结石的清除能力。

完全性鹿角形肾结石可分期多次取石,对巨大的结石可采用多通道取石,但手术的次数不宜过多(一般单侧取石≤3 次),每次手术的时间不宜过长。必要时需视患者的耐受程度和医师的经验,联合应用 ESWL 辅助或 PCNL-ESWL-PCNL"三明治疗法"。

若无很好的条件和经验开展 PCNL,鹿角形结石可采用开放性手术治疗。可以选择的手术包括扩大的肾盂肾盏切开取石术、无萎缩性肾实质切开取石术、复杂的放射状肾实质切开术和低温下肾脏手术。

2.马蹄肾肾结石

马蹄肾肾结石可采用 PCNL,也可采用开放手术取石。马蹄肾的两肾下极多在脊柱前方融合成峡部,输尿管与肾盂高位连接,伴有肾旋转不良,各组肾盏朝向背侧。因肾脏位置较正常低,肾上极更靠后外侧,故穿刺时多从背部经肾上盏或中盏入路。由于输尿管上段在峡部前侧位跨越行走并与肾盂连接,UPJ 处成坡状,肾盏漏斗部狭长,造成术后残石很难自行排出,尤其是肾下盏结石,所以手术中应尽量清除所有结石,必要时进行多通道碎石取石术。如果 UPJ 的高位连接未造成明显的功能性梗阻,一般可不予处理。

马蹄肾结石如需行 ESWL,应根据肾在体表的投影,取俯卧位行 ESWL 治疗(即冲击波从前腹进入体内)。

3.孤立肾肾结石

孤立肾肾结石孤立肾患者由于代偿性肾增大,肾皮质厚,在 PCNL 手术中,穿刺、扩张时容易出血。可采用微造瘘 mPCNL,建立 F14～F18 皮肾通道,对肾皮质的损伤减少、出血的概率较低。另外,分两期手术较安全。手术的关键在于解除梗阻,改善肾功能,采用合理的通道大小和取石次数。对于难以取净的残石可术后结合 ESWL 治疗。每次治疗后必须监测肾功能的变化,治疗间隔的时间适当延长。

若无很好的条件和经验开展 PCNL,也可采用开放手术取石。

4.移植肾肾结石

移植肾为孤立功能肾,患者长期服用免疫抑制剂,抵抗力低下,合并肾结石时应采取创伤小、效果确切的治疗方法。推荐肾移植伴肾结石的患者采用 ESWL 和 PCNL 治疗。由于移植肾位于髂窝,位置表浅,经皮肾穿刺容易成功。

移植肾及输尿管均处于去神经状态,因此,可以在局麻＋静脉镇痛下进行手术。一般来说,患者采用仰卧位。但是,如果合并输尿管狭窄,则采用截石位。

移植肾的输尿管膀胱吻合口多位于膀胱顶侧壁,输尿管逆行插管不易成功。术中可先 B 超定位,穿刺成功后注入造影剂,然后在 X 线定位下穿刺目标肾盏。

手术时间不宜过长,出血明显时应待 II 期手术取石。

5.肾盏憩室结石

肾盏憩室结石可采用 PCNL 或逆行输尿管软镜来处理。后腹腔镜手术也可用于治疗肾盏憩室结石。通常不采用 ESWL 治疗,因为肾集合系统和憩室之间的连接部相对狭窄,即使碎石效果较好,结石仍有可能停留在原处而无法排出。

mPCNL 治疗时,术中经预置的导管逆行注入亚甲蓝帮助寻找狭小的漏斗部开口,取石后将狭窄部切开或扩张,并放置一根 F6 双 J 管,并留置 30 d。

腹侧的肾盏憩室可以经腹腔镜下切除,去除结石、缝合憩室口。

6.盆腔肾肾结石

对于肾脏位于盆腔的患者,推荐使用 ESWL 治疗。PCNL 的难度大,一般不宜采用,必要时可采取开放手术或腹腔镜手术。

7.髓质海绵肾结石

海绵肾表现为部分肾髓质集合管的囊状扩张,形成的结石一般位于肾乳头的近端,结石细小呈放射状分布。只要结石不引起梗阻,一般不需处理其肾结石。经皮肾取石术难以处理此类结石,而且极易损伤肾乳头,日后形成的瘢痕会造成集合管的梗阻。较大的结石或结石排至肾盂或肾盏引起梗阻时,可采用 ESWL、RIRS 或 PCNL 治疗。口服枸橼酸制剂及维生素 B_6、增加液体的摄入以抑制结石的生长。

8.小儿肾结石

小儿肾结石一般可用 ESWL 治疗,因小儿的代偿能力较强,排石能力较成人强,单纯碎石的指征较成人稍宽。若结石较大而梗阻不严重,应先置双 J 管后碎石;若碎石效果不佳或结石梗阻严重,则可采取微创经皮肾取石解决。一般情况下不宜双侧同时碎石或经皮取石。

9.过度肥胖的患者

对于过度肥胖的患者,患者皮肤至结石的距离过大,ESWL 定位困难,因而不易成功,推荐选用 PNL 或开放手术。标准经皮肾取石术使用的肾镜太短,不适合这类患者的手术操作,过去曾被认为是手术的禁忌证。但是,微创经皮肾取石术由于使用了长而纤细的内镜,只需在扩张通道时使用加长的工作鞘。

肥胖患者对俯卧位耐受差,易发生通气障碍,体位可采用患侧垫高45°的斜仰卧位,患者相对更易耐受手术。必要时可采取气管插管全麻。

由于皮肾通道较长,留置的肾造瘘管术后容易脱出,可以放置F14～F16的末端开口的气囊导尿管,向外轻轻牵引后皮肤缝线固定。X线透视下注入造影剂,确保气囊位于肾盏内。

(五)结石治疗的注意事项

1.双侧上尿路结石的处理原则

双侧上尿路同时存在结石约占结石患者的15%,传统的治疗方法一般是对两侧结石进行分期手术治疗,随着体外碎石、腔内碎石设备的更新与泌尿外科微创技术的进步,对于部分一般状况较好、结石清除相对容易的上尿路结石患者,可以同期微创手术治疗双侧上尿路结石。

双侧上尿路结石的治疗原则:①双侧输尿管结石,如果总肾功能正常或处于肾功能不全代偿期,血肌酐值<178.0 $\mu mol/L$,先处理梗阻严重一侧的结石;如果总肾功能较差,处于氮质血症或尿毒症期,先治疗肾功能较好一侧的结石,条件允许,可同时行对侧经皮肾穿刺造瘘,或同时处理双侧结石。②双侧输尿管结石的客观情况相似,先处理主观症状较重或技术上容易处理的一侧结石。③一侧输尿管结石,另一侧肾结石,先处理输尿管结石,处理过程中建议参考总肾功能、分肾功能与患者一般情况。④双侧肾结石,一般先治疗容易处理且安全的一侧,如果肾功能处于氮质血症或尿毒症期梗阻严重,建议先行经皮肾穿刺造瘘,待肾功能与患者一般情况改善后再处理结石。⑤孤立肾上尿路结石或双侧上尿路结石致急性梗阻性无尿,只要患者情况许可,应及时外科处理,如不能耐受手术,应积极试行输尿管逆行插管或经皮肾穿刺造瘘术,待患者一般情况好转后再选择适当治疗方法。⑥对于肾功能处于尿毒症期,并有水、电解质和酸碱平衡紊乱的患者,建议先行血液透析,尽快纠正其内环境的紊乱,并同时行输尿管逆行插管或经皮肾穿刺造瘘术,引流肾脏,待病情稳定后再处理结石。

2.合并尿路感染的结石的处理原则

由于结石使尿液淤滞易并发感染,同时结石作为异物促进感染的发生,两者可相互促进,对肾功能造成严重破坏。在未去除结石之前,感染不易控制,严重者可并发菌血症或脓毒血症,甚至危及生命。

所有结石患者都必须进行菌尿检查,必要时行尿培养。当菌尿试验阳性,或者尿培养提示细菌生长,或者怀疑细菌感染时,在取石之前应该使用抗生素治疗,对于梗阻表现明显、集合系统有感染的结石患者,需进行置入输尿管支架管或经皮肾穿刺造瘘术等处理。

上尿路结石梗阻并发感染,尤其是急性炎症期的患者不宜碎石,否则易发生炎症扩散甚至出现脓毒血症,而此类患者单用抗生素治疗又难以奏效,此时亦不宜行输尿管镜取石。通过经皮肾微穿刺造瘘及时行梗阻以上尿路引流可减轻炎症,使感染易于控制,避免感染及梗阻造成肾功能的进一步损害。经皮肾微穿刺造瘘术的应用扩大了体外冲击波碎石及腔镜取石的适应证,可减少并发症,提高成功率,两者合并应用是上尿路结石梗阻伴感染的理想治疗方法。

结石并发尿路真菌感染是临床治疗的难点,常见于广谱抗生素使用时间过长。出现尿路真菌感染时,应积极应用敏感的抗真菌药物。但是,全身应用抗真菌药物毒副作用大,可能加重肾功能的损害,采用局部灌注抗真菌药治疗上尿路结石并发真菌感染是控制真菌感染的好方法。

3.残石碎片的处理

残石碎片常见于 ESWL 术后,也可见于 PCNL、URS 术及复杂性肾结石开放取石术后,最多见于下组肾盏。结石不论大小,经 ESWL 治疗后都有可能形成残石碎片。结石残余物的直径不超过 4 mm,定义为残余碎片,直径≥5 mm 的结石则称为残余结石。

残石碎片可导致血尿、疼痛、感染、输尿管梗阻及肾积水等并发症的发生。无症状的肾脏残余结石增加了结石复发的风险,残石可以为新结石的形成提供核心。感染性结石的患者在进行治疗后,若伴有结石残留,则结石复发的可能性更大。对于无症状、石块不能自行排出的患者,应该依据结石情况进行相应的处理。有症状的患者,应积极解除结石梗阻,妥善处理可能出现的问题;同时应采取必要的治疗措施以消除症状。有残余碎片或残余结石的应定期复查以确定其致病因素,并进行适当预防。

关于"无临床意义的残石碎片"的定义存在很多争论。对伴有残余结石碎片的患者,长期随访研究表明:随着时间延长,残片逐渐增大,结石复发率增加,部分患者需重复进行取石治疗。

对下组肾盏存在结石或碎片且功能丧失的患者,下极肾部分切除术可以作为治疗选择之一。对于上、中组肾盏的结石,可采用输尿管软镜直接碎石。经皮化学溶石主要适用于含有磷酸镁铵、碳酸盐、尿酸及胱氨酸和磷酸氢钙的结石。

对于残余结石直径>20 mm 的患者,可采用 ESWL 或 PCNL 治疗,在行 ESWL 前,推荐置入双 J 管,可以减少结石在输尿管的堆积,避免出现"石街"。

4."石街"的治疗

"石街"为大量碎石在输尿管与男性尿道内堆积没有及时排出,堆积形成"石街",阻碍尿液排出,以输尿管"石街"为多见。

输尿管"石街"形成的原因:①一次粉碎结石过多。②结石未能粉碎为很小的碎片。③两次碎石间隔时间太短。④输尿管有炎症、息肉、狭窄和结石等梗阻。⑤碎石后患者过早大量活动。⑥ESWL 引起肾功能损害,排出碎石块的动力减弱。⑦ESWL 术后综合治疗关注不够。如果"石街"形成 2 周后不及时处理,肾功能恢复将会受到影响;如果"石街"完全堵塞输尿管,6 周后肾功能将会完全丧失。

在对较大的肾结石进行 ESWL 之前常规放置双 J 管,"石街"的发生率大为降低。无感染的"石街"可继续用 ESWL 治疗,重点打击"石街"的远侧较大的碎石。对于有感染迹象的患者,给予抗生素治疗,并尽早予以充分引流,常采用经皮肾穿刺造瘘术,通常不宜放置输尿管支架管。待感染控制后,行输尿管镜手术,可联合 PCNL。

5.妊娠合并结石的治疗

妊娠合并尿路结石较少见,发病率<0.1%,其中,妊娠中、晚期合并泌尿系统结石较妊娠早期者多见。妊娠合并结石的临床表现主要有腰腹部疼痛、恶心呕吐、膀胱刺激征、肉眼血尿和发热等,与非妊娠期症状相似,且多以肾绞痛就诊。

鉴于 X 线对胎儿的致畸等影响,妊娠合并结石患者禁用放射线检查包括 CT。MRI 检查对肾衰竭患者及胎儿是安全的,特别是结石引起的肾积水,采用磁共振泌尿系统尿路成像(MRU)能清楚地显示扩张的集合系统,能明确显示梗阻部位。B 超对结石的诊断准确率高且对胎儿无损害,可反复应用,为首选的方法。通过 B 超和尿常规检查结合临床表现诊断泌尿系统结石并不困难。

妊娠合并结石首选保守治疗,禁止行 ESWL(无论是否为 B 超定位)。应根据结石的大小、梗阻的部位、是否存在着感染、有无肾实质损害及临床症状来确定治疗方法。原则上对于结石较小、没有引起严重肾功能损害者,采用综合排石治疗,包括多饮水、适当增加活动量、输液利尿、解痉、止痛和抗感染等措施促进排石。

对于妊娠的结石患者,保持尿流通畅是治疗的主要目的。通过局麻下经皮肾穿刺造瘘术、置入双J管或输尿管支架等方法引流尿液,可协助结石排出或为以后治疗结石争取时间。妊娠期间麻醉和手术的危险很难评估,妊娠前3个月(早期)全麻会导致畸胎的概率增加,但是,一般认为这种机会很小。提倡局麻下留置输尿管支架,建议每2个月更换1次支架管以防结石形成被覆于支架管。肾积水并感染积液者,妊娠22周前在局麻及B超引导下进行经皮肾造瘘术为最佳选择,引流的同时尚可进行细菌培养以指导治疗。与留置输尿管支架管一样,经皮肾穿刺造瘘也可避免在妊娠期进行对妊娠影响较大的碎石和取石治疗。

十三、尿路结石的预防

(一)含钙尿路结石的预防

由于目前对各种预防含钙结石复发的治疗措施仍然存在着一定的争议,而且患者往往需要长期甚至终身接受治疗,因此,充分地认识各种预防措施的利弊是最重要的。对于任何一种预防性措施来说,不仅需要其临床效果确切,同时还要求它简单易行,而且没有不良反应。否则患者将难以遵从治疗。

含钙尿路结石患者的预防措施应该从改变生活习惯和调整饮食结构开始,保持合适的体重指数、适当的体力活动、保持营养平衡和增加富含枸橼酸的水果摄入是预防结石复发的重要措施。只有在改变生活习惯和调整饮食结构无效时,再考虑采用药物治疗。

1.增加液体的摄入

增加液体的摄入能增加尿量,从而降低尿路结石成分的过饱和状态,预防结石的复发。推荐每天的液体摄入量在4 L以上,使每天的尿量保持在2.0～2.5 L。建议尿石症患者在家中自行测量尿的比重,使尿的比重低于1.010为宜,以达到并维持可靠的尿液稀释度。

关于饮水的种类,一般认为以草酸含量少的非奶制品液体为宜。饮用硬水是否会增加含钙结石的形成,目前仍然存在不同的看法。应避免过多饮用咖啡因、红茶、葡萄汁、苹果汁和可口可乐。推荐多喝橙汁、柠檬水。

2.饮食调节

维持饮食营养的综合平衡,强调避免其中某一种营养成分的过度摄入。

(1)饮食钙的含量:饮食钙的含量低于20 mmoL/d(800 mg/d)就会引起体内的负钙平衡。低钙饮食虽然能够降低尿钙的排泄,但是可能会导致骨质疏松和增加尿液草酸的排泄。摄入正常钙质含量的饮食、限制动物蛋白和钠盐的摄入比传统的低钙饮食具有更好的预防结石复发的作用。正常范围或者适当程度的高钙饮食对于预防尿路含钙结石的复发具有临床治疗的价值。但是,饮食含钙以外的补钙对于结石的预防可能不利,因为不加控制的高钙饮食会增加尿液的过饱和水平。通过药物补钙来预防含钙结石的复发仅适用于肠源性高草酸尿症,口服200～400 mg枸橼酸钙在抑制尿液草酸排泄的同时,可以增加尿液枸橼酸的排泄。推荐多食用乳制品(牛奶、干酪、酸乳酪等)、豆腐等食品。成人每天钙的摄入量应为20～25 mmoL(800～1 000 mg)。推荐吸收性高钙尿症患者摄入低钙饮食,不推荐其他患者摄入限钙饮食。

(2)限制饮食中草酸的摄入:虽然仅有10%～15%的尿液草酸来源于饮食,但是,大量摄入富含草酸的食物后,尿液中的草酸排泄量会明显地增加。草酸钙结石患者尤其是高草酸尿症的患者应该避免摄入诸如甘蓝、杏仁、花生、甜菜、欧芹、菠菜、大黄、红茶和可可粉等富含草酸的食物。其中,菠菜中草酸的含量是最高的,草酸钙结石患者更应该注意忌食菠菜。低钙饮食会促进肠道对草酸盐的吸收,增加尿液草酸盐的排泄。补钙对于减少肠道草酸盐的吸收是有利的,但仅适用于肠源性高草酸尿症患者。

(3)限制钠盐的摄入:高钠饮食会增加尿钙的排泄,每天钠的摄入量应少于 2 g。

(4)限制蛋白质的过量摄入:低碳水化合物和高动物蛋白饮食与含钙结石的形成有关。高蛋白质饮食引起尿钙和尿草酸盐排泄增多的同时,使尿的枸橼酸排泄减少,并降低尿的 pH,是诱发尿路含钙结石形成的重要危险因素之一。推荐摄入营养平衡的饮食,保持早、中、晚 3 餐营养的均衡性非常重要。避免过量摄入动物蛋白质,每天的动物蛋白质的摄入量应该限制在 150 g 以内。其中,复发性结石患者每天的蛋白质摄入量不应该超过 80 g。

(5)减轻体重:研究表明,超重是尿路结石形成的至关重要的因素之一。建议尿路结石患者维持适度的体重指数(bodymass index,BMI)。

(6)增加水果和蔬菜的摄入:饮食中水果和蔬菜的摄入可以稀释尿液中的成石危险因子,但并不影响尿钾和尿枸橼酸的浓度。因此,增加水果和蔬菜的摄入可以预防低枸橼酸尿症患者的结石复发。

(7)增加粗粮及纤维素饮食:米麸可以减少尿钙的排泄,降低尿路结石的复发率,但要避免诸如麦麸等富含草酸的纤维素食物。

(8)减少维生素 C 的摄入:维生素 C 经过自然转化后能够生成草酸。服用维生素 C 后尿草酸的排泄会显著增加,形成草酸钙结晶的危险程度也相应增加。尽管目前还没有资料表明大剂量的维生素 C 摄入与草酸钙结石的复发有关,建议复发性草酸钙结石患者避免摄入大剂量的维生素 C。推荐他们每天维生素 C 的摄入不要超过 1.0 g。

(9)限制高嘌呤饮食:伴高尿酸尿症的草酸钙结石患者应避免高嘌呤饮食,推荐每天食物中嘌呤的摄入量少于 500 mg。富含嘌呤的食物:动物的内脏(肝脏及肾脏)、家禽皮、带皮的鲱鱼、沙丁鱼、凤尾鱼等。

3.药物预防性治疗

用于含钙结石预防性治疗的药物虽然种类很多,但是,目前疗效较为肯定的只有碱性枸橼酸盐、噻嗪类利尿剂和别嘌醇。

(1)噻嗪类利尿药:如苯氟噻、三氯噻嗪、氢氯噻嗪和吲达帕胺等,可以降低尿钙正常患者的尿钙水平,降低尿液草酸盐的排泄水平,抑制钙的肠道吸收。另外,噻嗪类药物可以抑制骨质吸收,增加骨细胞的更新,防止伴高钙尿症结石患者发生骨质疏松现象。因此,噻嗪类利尿药的主要作用是减轻高钙尿症,适用于伴高钙尿症的含钙结石患者。常用剂量为氢氯噻嗪 25 mg,或者三氯噻嗪 4 mg/d。

噻嗪类利尿药的主要不良反应是低钾血症和低枸橼酸尿症,与枸橼酸钾一起应用可以减轻不良反应,并且可以增强预防结石复发的作用。部分患者长期应用后可能会出现低血压、疲倦和勃起障碍,应该注意用药后发生低镁血症和低镁尿症的可能性。

(2)正磷酸盐:能够降低 $1,25(OH)_2$-D_3 的合成,主要作用是减少钙的排泄并增加磷酸盐及尿枸橼酸的排泄,可以抑制结石的形成。其中,中性正磷酸盐的效果比酸性正磷酸盐好。

正磷酸盐主要应用于伴有高钙尿症的尿路含钙结石患者,但是,目前还缺乏足够的证据来证明其治疗的有效性。因此,临床上可选择性地应用于某些尿路结石患者,不作为预防性治疗的首选药物。

(3)磷酸纤维素:和磷酸纤维钠可以通过与钙结合形成复合物而抑制肠道对钙的吸收,从而降低尿钙的排泄。主要适用于伴吸收性高钙尿症的结石患者,但临床效果还不肯定。由于用药后可能会出现高草酸尿症和低镁尿症,因此目前不推荐将磷酸纤维素用于预防结石复发的治疗。

(4)碱性枸橼酸盐:能够增加尿枸橼酸的排泄,降低尿液草酸钙、磷酸钙和尿酸盐的过饱和度,提高对结晶聚集和生长的抑制能力,能有效地减少含钙结石的复发。

临床上用于预防含钙结石复发的碱性枸橼酸盐种类包括枸橼酸氢钾钠、枸橼酸钾、枸橼酸钠、枸橼酸钾钠和枸橼酸钾镁等制剂。枸橼酸钾和枸橼酸钠都具有良好的治疗效果,但是,钠盐能够促进尿钙排泄,单纯应用枸橼酸钠盐时,降低尿钙的作用会有所减弱。临床研究也表明枸橼酸钾盐的碱化尿液效果比钠盐好,而且,钾离子不会增加尿钙的排泄。因此,枸橼酸钾预防结石复发的作用比枸橼酸钠强。枸橼酸氢钾钠(友来特)具有便于服用、口感较好等优点,患者依从性较高。

尽管碱性枸橼酸盐最适用于伴低枸橼酸尿症的结石患者,但是,目前认为其适应证可能可以扩大至所有类型的含钙结石患者。常用剂量为枸橼酸氢钾钠(友来特)1~2 g,每天 3 次,枸橼酸钾 1~2 g 或者枸橼酸钾钠 3 g,每天 2~3 次。

碱性枸橼酸盐的主要不良反应是腹泻,患者服用后依从性较差。

(5)别嘌醇:可以减少尿酸盐的产生,降低血清尿酸盐的浓度,减少尿液尿酸盐的排泄。此外,别嘌醇还可以减少尿液草酸盐的排泄。

推荐别嘌醇用于预防尿酸结石和伴高尿酸尿症的草酸钙结石患者,用法为 100 mg,每天 3 次,或者 300 mg,每天 1 次。

(6)镁剂:镁通过与草酸盐结合而降低草酸钙的过饱和度,从而抑制含钙尿路结石的形成。补充镁剂在促进尿镁增加的同时,可以增加尿枸橼酸的含量,并提高尿的 pH。因此,镁剂能有效地降低草酸钙结石的复发。适用于伴有低镁尿症或不伴有低镁尿症的草酸钙结石患者。由于含钙结石患者伴低镁尿症者并不多(<4%),因此,除枸橼酸盐以外,目前不推荐将其他的镁盐单独用于预防含钙尿路结石复发的治疗。

(7)葡胺聚糖:可以抑制草酸钙结石的生长,适用于复发性草酸钙结石的治疗,但目前还缺乏关于合成的或半合成的葡胺聚糖应用于预防含钙尿路结石复发的依据。

(8)维生素 B$_6$:是体内草酸代谢过程中的辅酶之一,体内维生素缺乏可以引起草酸的排泄增高。大剂量的维生素 B$_6$(300~500 mg/d)对于原发性高草酸尿症患者有治疗作用。维生素 B$_6$ 主要用于轻度高草酸尿症和原发性高草酸尿症的患者。

(9)中草药:目前认为对含钙结石具有一定预防作用的中草药包括泽泻、胖大海、金钱草、玉米须及芭蕉芯等。但是,尚缺乏临床疗效观察的报道。

(二)感染结石的预防

推荐低钙、低磷饮食。氢氧化铝或碳酸铝凝胶可与小肠内的磷离子结合形成不溶的磷酸铝,从而降低肠道对磷的吸收和尿磷的排泄量。对于由尿素酶细菌感染导致的磷酸铵镁和碳酸磷灰石结石,应尽可能用手术方法清除结石。

推荐根据药物敏感试验使用抗生素治疗感染。强调抗感染治疗需要足够的用药疗程。在抗生素疗法的起始阶段,抗生素的剂量相对较大(治疗量),通过 1~2 周的治疗,使尿液达到无菌状态,之后可将药物剂量减半(维持量)并维持 3 个月。要注意每月作细菌培养,如又发现细菌或患者有尿路感染症状,将药物恢复至治疗量以更好地控制感染。

酸化尿液能够提高磷酸盐的溶解度,可以用氯化铵 1 g,2～3 次/天或蛋氨酸 500 mg,2～3 次/天。严重感染的患者,应该使用尿酶抑制剂。推荐使用乙酰羟肟酸和羟基脲等,建议乙酰羟肟酸的首剂为250 mg,每天 2 次持续 4 周,如果患者能耐受,可将剂量增加 250 mg,每天 3 次。

(崔　飞)

第三节　输尿管结石

输尿管结石是泌尿系统结石中的常见疾病,发病年龄多为 20～40 岁,男性略高于女性。其发病率约占上尿路结石的 65%。其中 90% 以上是继发性结石,即结石在肾内形成后降入输尿管。原发于输尿管的结石较少见,通常合并输尿管梗阻、憩室等其他病变。所以输尿管结石的病因与肾结石基本相同。从形态上看,由于输尿管的塑形作用,结石进入输尿管后常形成圆柱形或枣核形,亦可由于较多结石排入,形成结石串俗称"石街"。

解剖学上输尿管的 3 个狭窄部将其分为上、中、下 3 段:①肾盂输尿管连接部。②输尿管与髂血管交叉处。③输尿管的膀胱壁内段。此 3 处狭窄常为结石停留的部位。除此之外,输尿管与男性输精管或女性子宫阔韧带底部交叉处及输尿管与膀胱外侧缘交界处管径较狭窄,也容易造成结石停留或嵌顿。过去的观点认为,下段输尿管结石的发病率最高,上段次之,中段最少。但最新的临床研究发现,结石最易停留或嵌顿的部位是输尿管的上段,约占全部输尿管结石的 58%,其中又以第 3 腰椎水平最多见;而下段输尿管结石仅占 33%。在肾盂及肾盂输尿管连接部起搏细胞的影响下,输尿管有节奏的蠕动,推动尿流注入膀胱。因此,在结石下端无梗阻的情况下,直径≤0.4 cm 的结石约有 90% 可自行降至膀胱随尿流排出,其他情况则多需要进行医疗干预。

一、症状

(一)疼痛

1.中、上段输尿管结石

当结石停留在 1 个特定区域而无移动时,常引起输尿管完全或不完全性的梗阻,尿液排出延迟引起肾脏积水,可出现腰部胀痛、压痛及叩痛。随着肾脏"安全阀"开放引起尿液静脉、淋巴管或肾周反流,肾内压力降低,疼痛可减轻,甚至完全消失。而当结石随输尿管蠕动和尿流影响,发生移动时,则表现为典型的输尿管绞痛。上段输尿管结石一般表现为腰区或胁腹部突发锐利的疼痛,并可放射到相应的皮肤区及脊神经支配区,如可向同侧下腹部、阴囊或大阴唇放射。值得注意的是,腰背部皮肤的带状疱疹经常以单侧腰胁部的疼痛出现,在疱疹出现前几乎无法确诊,因此常与肾脏或输尿管上段的结石相混淆,需要仔细询问病史以排除可能性。中段的输尿管结石表现为中、下腹部的剧烈疼痛。这种患者常以急腹症就诊,因此常需与腹部其他急症相鉴别。例如右侧需考虑急性阑尾炎,胃十二指肠溃疡穿孔;左侧需考虑急性肠憩室炎、肠梗阻、肠扭转等疾病。在女性还需要注意排除异位妊娠导致输卵管破裂、卵巢扭转、卵巢破裂等疾病,以免造成误诊。

2.下段输尿管结石

下段输尿管结石引起疼痛位于下腹部,并向同侧腹股沟放射。当结石位于输尿管膀胱连接处时,由于膀胱三角区的部分层次由双侧输尿管融合延续而来,因此可表现为耻骨上区的绞痛,伴有尿频、尿急、尿痛等膀胱刺激征,排尿困难。在男性还可放射至阴茎头。牵涉痛产生于髂腹股沟神经和生殖股神经的生殖支神经。因此在排除尿路感染等疾病后,男性患者需要与睾丸扭转或睾丸炎相鉴别。在女性则需要与卵巢疾病相鉴别。

(二)血尿

约有90%的患者可出现血尿,而其中10%为肉眼血尿,还有一部分患者由于输尿管完全梗阻而无血尿。输尿管结石产生血尿的原因为:结石进入输尿管引起输尿管黏膜受损出血或引起感染。因此一般认为,先出现输尿管绞痛而后出现血尿的患者应首先考虑输尿管结石;而当先出现大量肉眼血尿,排出条索状或蚯蚓状血块,再表现为输尿管绞痛的患者则可能是由于梗阻上端来源的大量血液排入输尿管后未及时排出,凝固形成血块引起绞痛,因此需要首先排除肾脏出血性疾病,如肾盂恶性肿瘤或者肾小球肾炎等肾脏内科疾病。

(三)感染与发热

输尿管结石可引起梗阻导致继发感染引起发热,其热型以弛张热、间歇热或不规则发热为主。严重时还可引起中毒性休克症状,出现心动过速、低血压、意识障碍等症状。产脲酶的细菌感染(如变形杆菌、铜绿假单胞菌、枯草杆菌、产气肠杆菌等)还可形成感染性结石进一步加重梗阻。尽管抗生素治疗有时可以控制症状,但许多情况下,在解除梗阻以前,患者的发热不能得到有效的改善。

(四)恶心、呕吐

输尿管与胃肠有共同的神经支配,因此输尿管结石引起的绞痛常引起剧烈的胃肠症状,表现出恶心、呕吐等症状。这一方面为其诊断提供了重要的线索,但更多情况下往往易与胃肠或胆囊疾病相混淆,造成误诊。当与血尿等症状同时出现时,有助于鉴别。

(五)排石

部分患者以排尿过程中发现结石为主诉就诊,其中有部分患者已确诊患有结石,行碎石治疗后,结石排出;还有部分患者既往无结石病史。排石的表现不一,从肉眼可见的结石颗粒到浑浊的尿液,常与治疗方式及结石的成分有关。

(六)其他

肾脏移植术后输尿管结石的患者,由于移植物在手术过程中神经、组织受到损伤,发生结石后一般无明显症状,多在移植术后随访过程中通过超声波探查发现。妊娠后子宫增大,压迫输尿管,导致尿液排出受阻可并发结石,其发病率<0.1%,其中又以妊娠中、晚期合并泌尿系统结石较多见。临床表现主要有腰腹部疼痛、恶心呕吐、膀胱刺激征、肉眼血尿和发热等,与非妊娠期症状相似且多以急腹症就诊,但需要与妇产科急症相鉴别。尽管输尿管结石的患者多由于上述主诉而就医,但不可忽视少数患者可无任何临床症状,仅在体检或者治疗结石后随访中发现输尿管结石。

二、体征

输尿管绞痛的患者,表情痛苦,卧位、辗转反复变换体位。输尿管上段结石常可表现为肾区、胁腹部的压痛和叩击痛。输尿管走行区域可有深压痛,但除非伴有尿液外渗,否则无腹膜刺激征,可与腹膜腔内的脏器穿孔、感染相鉴别。有时经直肠指诊可触及输尿管末端的结石,是较方便的鉴别手段。

三、输尿管结石的诊断

与肾结石一样,完整的输尿管结石诊断:①结石自身的诊断,包括结石部位、体积、数目、形状、成分等。②结石并发症的诊断,包括感染、梗阻的程度、肾功能损害等。③结石病因的评价。对通过病史、症状和体检后发现,具有泌尿系统结石或者排石病史,出现肉眼或镜下血尿和/或运动后输尿管绞痛的患者,应进入下述诊断过程。

(一)实验室检查

1.尿液检查

尿液常规检查可见镜下血尿,运动后血尿加重具有一定意义。伴感染时有脓尿。结晶尿多在肾绞痛时出现。尿液 pH 可为分析结石成分提供初步依据。尿液培养可指导尿路感染抗生素的使用。

2.血液常规检查

剧烈的输尿管绞痛可导致交感神经高度兴奋,机体发生应激反应,出现血白细胞升高;当其升到 13×10^9/L 以上则提示存在尿路感染。血电解质、尿素和肌酐水平是评价总肾功能的重要指标,当由于输尿管梗阻导致肾脏积水、肾功能损害时,常需要结合上述指标指导制订诊疗方案。

(二)影像学检查

影像学检查是确诊结石的主要方法。目的在于明确结石的位置、数目、大小、可能的成分、可能的原因、肾功能、是否合并肾积水、是否合并感染、是否合并尿路畸形、既往治疗情况等。所有具有泌尿系统结石临床症状的患者都应该行影像学检查,其结果对于结石的进一步检查和治疗具有重要的参考价值。

1.B 超

超声检查是一种简便、无创伤的检查,是使用最广泛的输尿管结石的筛查手段。它可以发现 2 mm 以上非 X 线透光结石即通常所称"阳性"结石及 X 线透光结石即"阴性"结石。超声检查还可以了解结石以上尿路的扩张程度,间接了解肾皮质、实质厚度和集合系统的情况。超声检查能同时观察膀胱和前列腺,寻找结石形成的诱因和并发症。但输尿管壁薄,缺乏 1 个好的"声窗"衬托结石的背景,因此输尿管结石检出率低于肾结石。不过一旦输尿管结石引起上尿路积水,则可沿积水扩张的输尿管下行,扫查到输尿管上段的结石或提示梗阻的部位。由于受肠道及内容物的影响,超声检查诊断输尿管中段结石较困难。而采用充盈尿液的膀胱作为"声窗",则能发现输尿管末端的结石。此外,经直肠超声检查(TRUS)也能发现输尿管末端的结石。尽管超声检查存在一定的缺陷,但其仍是泌尿系统结石的常规检查方法,尤其是在肾绞痛时可作为首选方法。

2.尿路平片(KUB 平片)

尿路平片可以发现 90% 左右的非 X 线透光结石,能够大致地确定结石的位置、形态、大小和数量,并且通过结石影的明暗初步提示结石的化学性质。因此,可以作为结石检查的常规方法。在尿路平片上,不同成分的结石显影程度依次为草酸钙、磷酸钙和磷酸铵镁、胱氨酸、含尿酸盐结石。单纯性尿酸结石和黄嘌呤结石能够透过 X 线,胱氨酸结石的密度低,后者在尿路平片上的显影比较淡。最近还有研究者采用双重 X 线吸光度法检测结石矿物质含量(stone mineral content,SMC)和密度(stone mineral density,SMD)。并在依据两者数值评估结石脆性的基础上,为碎石方法的选择提供重要依据。他们认为当结石 SMC>1.27 gm 时,应采用 PCNL 或 URSL 等方法,而不宜选择 ESWL。

与肾或膀胱结石相比,输尿管结石一般体积较小,同时输尿管的走形区域有脊椎横突及骨盆组织重叠,因此即使质量优良的 KUB 平片,尽管沿输尿管走行区域仔细寻找可能增加结石检出的概率,但仍有约 50% 急诊拍片的结石患者无法明确诊断。腹部侧位片有助于胆囊结石与输尿管结石的鉴别,前者结石影多位于脊柱的前侧;后者多位于脊柱的前缘之后。钙化的淋巴结、静脉石、骨岛等也可能被误认为结石,需仔细鉴别。可插入输尿管导管拍摄双曝光平片,如钙化影移动的距离和导管完全一致,则表明阴影在导管的同一平面。另外,由于输尿管的走行不完全位于 1 个冠状平面,因此 KUB 片上结石影存在不同的放大倍数,输尿管中段放大率最大,下段最小。因此,中段结石下移,结石影会缩小,此时不应认为结石溶解。

3.静脉尿路造影(IVU)

静脉尿路造影应该在尿路平片的基础上进行,其价值在于了解尿路的解剖,发现有无尿路的发育异常,如输尿管狭窄、输尿管瓣膜、输尿管膨出等。确定结石在尿路的位置,发现尿路平片上不能显示的X线透光结石,鉴别 KUB 平片上可疑的钙化灶。此外,还可以初步了解分侧肾脏的功能,确定肾积水程度。在一侧肾脏功能严重受损或者使用普通剂量造影剂而肾脏不显影的情况下,采用加大造影剂剂量或者延迟拍片的方法往往可以达到肾脏显影的目的。在肾绞痛发作时,由于急性尿路梗阻往往会导致肾脏排泄功能减退,尿路不显影或显影不良,进而轻易诊断为无肾功能。因此建议在肾绞痛发生 2 周后,梗阻导致的肾功能减退逐渐恢复时,再行 IVU 检查。

IVU 的禁忌证主要包括:①对碘剂过敏、总肾功能严重受损、妊娠早期(3 个月内)、全身状况衰竭者为 IVU 绝对禁忌证。②肝脏功能不全、心脏功能不全,活动性肺结核、甲状腺功能亢进、有哮喘史及其他药物过敏史者慎用。③总肾功能中度受损者、糖尿病、多发性骨髓瘤的患者肾功能不全时避免使用。如必须使用,应充分水化减少肾脏功能损害。

4.CT 扫描

随着 CT 技术的发展,越来越多复杂的泌尿系统结石需要做 CT 扫描以明确诊断。CT 扫描不受结石成分、肾功能和呼吸运动的影响,而且螺旋 CT 还能够同时对所获取的图像进行二维及三维重建,获得矢状或冠状位成像,因此,能够检出其他常规影像学检查中容易遗漏的微小结石(如 0.5 mm 的微结石)。关于 CT 扫描的厚度,有研究认为,采用 3 mm 厚度扫描可能更易发现常规 5 mm 扫描容易遗漏的微小的无伴随症状的结石,因而推荐这一标准。而通过 CT 扫描后重建得到的冠状位图像能更好地显示结石的大小,为结石的治疗提供更为充分的依据,但这也将增加患者的额外费用。CT 诊断结石的敏感性比尿路平片及静脉尿路造影高,尤其适用于急性肾绞痛患者的确诊,可以作为 B 超、X 线检查的重要补充。CT 片下,输尿管结石表现为结石高密度影及其周围水肿的输尿管壁形成的"框边"现象。近期研究发现,双侧肾脏 CT 值相差 5.0 Hu 以上,CT 值较低一侧常伴随输尿管结石导致的梗阻。另外,结石的成分及脆性可以通过不同的 CT 值(Hu 单位)改变进行初步的评估,从而对治疗方法的选择提供参考。对于碘过敏或者存在其他 IVU 禁忌证的患者,增强 CT 能够显示肾脏积水的程度和肾实质的厚度,从而反映肾功能的改变情况。有研究认为,增强 CT 扫描在评价总肾和分肾功能上,甚至可以替代放射性核素肾脏扫描。

5.逆行(RP)或经皮肾穿刺造影

属于有创性的检查方法,不作为常规检查手段,仅在静脉尿路造影不显影或显影不良及怀疑是X线透光结石、需要作进一步的鉴别诊断时应用。逆行性尿路造影的适应证:①碘过敏无法施行IVU。②IVU检查显影效果不佳,影响结石诊断。③怀疑结石远端梗阻。④需经输尿管导管注入空气作为对比剂,通过提高影像反差显示X线透光结石。

6.磁共振尿路成像(MRU)

磁共振对尿路结石的诊断效果极差,因而一般不用于结石的检查。但是,磁共振尿路成像(MRU)能够了解上尿路梗阻的情况,而且不需要造影剂即可获得与静脉尿路造影同样的效果,不受肾功能改变的影响。因此,对于不适合做静脉尿路造影的患者(如碘造影剂过敏、严重肾功能损害、儿童和妊娠妇女等)可考虑采用。

7.放射性核素显像

放射性核素检查不能直接显示泌尿系统结石,但是,它可以显示泌尿系统的形态,提供肾脏血流灌注、肾功能及尿路梗阻情况等信息,因此对手术方案的选择及手术疗效的评价具有一定价值。此外,肾动态显影还可以用于评估体外冲击波碎石对肾功能的影响情况。

8.膀胱镜、输尿管镜检查

输尿管结石一般不需要进行膀胱镜检查,其适应证:①需要行IVU或输尿管插管拍双曝光片。②需要了解碎石后结石是否排入膀胱。

四、治疗方法的选择

目前治疗输尿管结石的主要方法有保守治疗(药物治疗和溶石治疗)、体外冲击波碎石(ESWL)、输尿管镜(URSL)、经皮肾镜碎石术(PCNL)、开放及腹腔镜手术。大部分输尿管结石通过微创治疗如体外冲击波碎石和/或输尿管镜、经皮肾镜碎石术治疗均可取得满意的疗效。输尿管结石位于输尿管憩室内、狭窄段输尿管近端的结石及需要同时手术处理先天畸形等结石病因导致微创治疗失败的患者往往需要开放或腹腔镜手术取石。

对于结石体积较小(一般认为直径<0.6 cm)可通过水化疗法,口服药物排石。较大的结石,除纯尿酸结石外,其他成分的结石,包括含尿酸铵或尿酸钠的结石,溶石治疗效果不佳,多不主张通过口服溶石药物溶石。对于X线下显示低密度影的结石,可以利用输尿管导管或双J管协助定位试行ESWL。尿酸结石在行逆行输尿管插管进行诊断及引流治疗时,如导管成功到达结石上方,可在严密观察下行碱性药物局部灌注溶石,此方法较口服药物溶石速度更快。

关于ESWL和输尿管镜碎石两者在治疗输尿管结石上哪种更优的争论一直存在。相对于输尿管镜碎石术而言,ESWL再次治疗的可能性较大,但其拥有微创、无需麻醉、不需住院、价格低廉等优点,即使加上各种辅助治疗措施,ESWL仍然属于微创的治疗方法。另一方面,越来越多的文献认为,输尿管镜是一种在麻醉下进行的能够"一步到位"的治疗方法。有多篇文献报道了输尿管镜和ESWL之间的对照研究,对于直径≤1 cm的上段输尿管结石,意见较一致,推荐ESWL作为一线治疗方案;而争论焦点主要集中在中、下段输尿管结石的治疗上。对于泌尿外科医师而言,一位患者具体选择何种诊疗方法最合适,取决于经验及所拥有的设备等。

五、保守治疗

(一)药物治疗

临床上多数尿路结石需要通过微创的治疗方法将结石粉碎并排出体外,少数比较小的尿路结石可以选择药物排石。排石治疗的适应证：①结石直径＜0.6 cm。②结石表面光滑。③结石以下无尿路梗阻。④结石未引起尿路完全梗阻，局部停留少于 2 周。⑤特殊成分（尿酸结石和胱氨酸结石）推荐采用排石疗法。⑥经皮肾镜、输尿管镜碎石及 ESWL 术后的辅助治疗。

排石方法主要包括：①每天饮水 2 000～3 000 mL，保持昼夜均匀。②双氯芬酸钠栓剂肛塞：双氯芬酸钠能够减轻输尿管水肿，减少疼痛发作风险，促进结石排出，推荐应用于输尿管结石，但对于有哮喘及肝肾功能严重损害的患者应禁用或慎用。③口服 α 受体阻滞剂（如坦索罗辛）或钙通道阻滞剂。坦索罗辛是一种高选择性 α 受体阻滞剂，使输尿管下段平滑肌松弛，尤其可促进输尿管下段结石的排出。此外，越来越多的研究表明口服 α 受体阻滞剂作为其他碎石术后的辅助治疗，有利于结石碎片，特别是位于输尿管下段的结石排出。④中医中药。治疗以清热利湿，通淋排石为主，佐以理气活血、软坚散结。常用的成药有尿石通等；常用的方剂如八正散、三金排石汤和四逆散等。针灸疗法无循证医学的证据，可以作为辅助疗法，包括体针、电针、穴位注射等。常用穴位有肾俞、中脘、京门、三阴交和足三里等。⑤适度运动。根据结石部位的不同选择体位排石。

（二）溶石治疗

近年来，我国在溶石治疗方面处于领先地位。其主要应用于纯尿酸结石和胱氨酸结石。尿酸结石：口服别嘌醇，根据血、尿的尿酸值调整药量；口服枸橼酸氢钾钠或 $NaHCO_3$ 片，以碱化尿液维持尿液 pH 为 6.5～6.8。胱氨酸结石：口服枸橼酸氢钾钠或 $NaHCO_3$ 片，以碱化尿液，维持尿液 pH 在 7.0 以上。治疗无效者，应用青霉胺，但应注意药物不良反应。

六、体外冲击波碎石术

体外冲击波碎石术（ESWL）可使大多数输尿管结石行原位碎石治疗即可获得满意疗效，并发症发生率较低。但由于输尿管结石在尿路管腔内往往处于相对嵌顿的状态，其周围缺少 1 个有利于结石粉碎的液体环境，与同等大小的肾结石相比，粉碎的难度较大。因此，许多学者对 ESWL 治疗输尿管结石的冲击波能量和次数等治疗参数进行了有益的研究和探讨。以往的观点认为冲击波能量、次数越高治疗效果越好。但最近，有研究表明，当结石大小处于 1～2 cm 时，低频率冲击波（SR 60～80 次/分）较高频率（FR 100～120 次/分）效果更好。这样一来，相同时间下冲击波对输尿管及周围组织的损伤总次数减少，因而出现并发症的概率随之降低。

ESWL 疗效与结石的大小、结石被组织包裹程度及结石成分有关，大而致密的结石再次治疗率比较高。大多数输尿管结石原位碎石治疗即可获得满意的疗效。有些输尿管结石需放置输尿管支架管通过结石或者留置于结石的下方进行原位碎石；也可以将输尿管结石逆行推入肾盂后再行 ESWL 治疗。但 ESWL 的总治疗次数应限制在 3 次以内。对直径≤1 cm 的上段输尿管结石首选 ESWL，＞1 cm 的结石可选择 ESWL、输尿管镜（URSL）和经皮肾镜碎石术（PCNL）；对中、下段输尿管结石可选用 ESWL 和 URSL。当结石嵌顿后刺激输尿管壁，引起炎症反应，导致纤维组织增生，常可引起结石下端输尿管的梗阻，影响 ESWL 术后结石排出。因此对于结石过大或纤维组织包裹严重，需联合应用 ESWL 和其他微创治疗方式（如输尿管支架或输尿管镜、经皮肾镜碎石术）。

随着计算机技术和医学统计学及循证医学的发展，研究者在计算机软件对输尿管结石 ESWL 术预后的评估方面进行了有益的探索。Gomha 等人将结石部位、结石长度、宽度、术后是否留置双 J 管等数据纳入了人工神经网络（artificial neural network，ANN）和 logistic 回归模型

(logistic regression model,LR)系统,对比两者在输尿管结石 ESWL 术后无结石生存情况方面的预测能力。结果显示,两者在 ESWL 有效患者的评估中均具有较高价值,两者无明显差别。但对于 ESWL 碎石失败的输尿管结石患者 ANN 的评估效果更好。

七、经皮肾镜取石术

经皮肾镜取石术(PCNL)能快速去除结石,但术后康复时间较长及手术并发症相对较高。其主要适应证:①上段输尿管体积巨大的结石(第 3 腰椎水平以上)。②远段输尿管狭窄。③行各种尿流改道手术的输尿管上段结石患者。

对于伴有肾积水的嵌顿性输尿管上段结石,PCNL 具有明显的优势,理由:①对于伴有肾脏积水的输尿管上段结石,积水的肾脏行穿刺、扩张简单,不容易造成肾脏损伤,只要从肾脏中、上盏进针,即能进入输尿管上段进行碎石,部分肾重度积水患者,无需超声或 X 线引导,盲穿即可进行。术中处理完肾脏结石后将扩张鞘推入输尿管,使其紧靠结石,可避免碎石块随水流冲击返回肾盂,引起结石残留。②结石被息肉包裹的患者,逆行输尿管硬镜碎石须先处理息肉后才能发现结石,可能造成输尿管穿孔,导致碎石不完全或者需转为其他手术方式;PCNL 在内镜进入输尿管后可直接窥见结石,碎石过程直接、安全。③结石取净率高,无需考虑肾功能及输尿管息肉对术后排石的影响,短期内就可以达到较好的疗效。④对结石体积大的患者,与 URSL 相比 PCNL 手术时间较短。⑤可同时处理同侧肾结石。

八、开放手术、腹腔镜手术

输尿管结石的开放手术仅用在需要同时进行输尿管自身疾病的手术治疗,如输尿管成形术或者 ESWL 和输尿管镜碎石、取石治疗失败的情况下。此外,开放手术还可应用于输尿管镜取石或 ESWL 存在着禁忌证的情况下。后腹腔镜下的输尿管切开取石可以作为开放手术的另一种选择。

九、双侧上尿路结石的处理原则

双侧上尿路同时存在结石约占泌尿系统结石患者的 15%,传统的治疗方法一般是对两侧结石进行分期手术治疗,随着体外碎石、腔内碎石设备的更新与泌尿外科微创技术的进步,对于部分一般状况较好、结石清除相对容易的上尿路结石患者,可以同期微创手术治疗双侧上尿路结石。

双侧上尿路结石的治疗原则:①双侧输尿管结石,如果总肾功能正常或处于肾功能不全代偿期,血肌酐值<178.0 $\mu mol/L$,先处理梗阻严重一侧的结石;如果总肾功能较差,处于氮质血症或尿毒症期,先治疗肾功能较好一侧的结石,条件允许,可同时行对侧经皮肾穿刺造瘘,或同时处理双侧结石。②双侧输尿管结石的客观情况相似,先处理主观症状较重或技术上容易处理的一侧结石。③一侧输尿管结石,另一侧肾结石,先处理输尿管结石,处理过程中建议参考总肾功能、分肾功能与患者一般情况。④双侧肾结石,一般先治疗容易处理且安全的一侧,如果肾功能处于氮质血症或尿毒症期,梗阻严重,建议先行经皮肾穿刺造瘘,待肾功能与患者一般情况改善后再处理结石。⑤孤立肾上尿路结石或双侧上尿路结石致急性梗阻性无尿,只要患者情况许可,应及时外科处理,如不能耐受手术,应积极试行输尿管逆行插管或经皮肾穿刺造瘘术,待患者一般情况好转后再选择适当治疗方法。⑥对于肾功能处于尿毒症期,并有水电解质和酸碱平衡紊乱的患

者,建议先行血液透析,尽快纠正其内环境的紊乱,并同时行输尿管逆行插管或经皮肾穿刺造瘘术,引流肾脏,待病情稳定后再处理结石。

十、"石街"的治疗

"石街"为大量碎石在输尿管与男性尿道内堆积没有及时排出,堆积形成"石街",阻碍尿液排出,以输尿管"石街"为多见。输尿管"石街"形成的原因:①一次粉碎结石过多。②结石未能粉碎为很小的碎片。③两次碎石间隔时间太短。④输尿管有炎症、息肉、狭窄和结石等梗阻。⑤碎石后患者过早大量活动。⑥ESWL引起肾功能损害,排出碎石块的动力减弱。⑦ESWL术后综合治疗关注不够。如果"石街"形成3周后不及时处理,肾功能恢复将会受到影响;如果"石街"完全堵塞输尿管,6周后肾功能将会完全丧失。

在对较大的肾结石进行 ESWL 之前常规放置双 J 管,"石街"的发生率明显降低。对于有感染迹象的患者,给予抗生素治疗,并尽早予以充分引流。通过经皮肾穿刺造瘘术放置造瘘管通常能使结石碎片排出。对于输尿管远端的"石街",可以用输尿管镜碎石以便将其最前端的结石击碎。总之,URSL 治疗为主,联合 ESWL、PCNL 是治疗复杂性输尿管"石街"的好方法。

十一、妊娠合并输尿管结石的治疗

妊娠合并输尿管结石临床发病率不高,但由于妊娠期的病理、生理改变,增加了治疗难度。妊娠期间体内雌、孕激素的分泌大量增加,雌激素使输尿管等肌层肥厚,孕激素则使输尿管扩张及平滑肌张力降低导致蠕动减弱,尿流减慢。孕期膨大的子宫压迫盆腔内输尿管而形成机械性梗阻,影响尿流,并易发生尿路感染。

妊娠合并结石首选保守治疗,应根据结石的大小、梗阻的部位、是否存在着感染、有无肾实质损害及临床症状来确定治疗方法。原则上对于结石较小、没有引起严重肾功能损害者,采用综合排石治疗,包括多饮水、补液、解痉、止痛和抗感染等措施促进排石。

对于妊娠的结石患者,保持尿流通畅是治疗的主要目的。通过局麻下经皮肾穿刺造瘘术、置入双 J 管或输尿管支架等方法引流尿液,可协助结石排出或为以后治疗结石争取时间。妊娠期间麻醉和手术的危险很难评估,妊娠前 3 个月(早期)全麻会导致畸胎的风险增加。提倡局麻下留置双 J 管,并且建议每 4 周更换 1 次,防止结石形成被覆于双 J 管。肾积水并感染积液者,妊娠 22 周前在局麻及 B 超引导下进行经皮肾造瘘术为最佳选择,引流的同时尚可进行细菌培养以指导治疗。与留置双 J 管一样,经皮肾穿刺造瘘也可避免在妊娠期进行对妊娠影响较大的碎石和取石治疗。还要强调的是,抗生素的使用应谨慎,即使有细菌培养、药敏作为证据,也必须注意各种药物对胎儿的致畸作用。

约 30% 的患者因保守治疗失败或结石梗阻而并发严重感染、急性肾衰竭而最终需要手术治疗。妊娠合并结石不推荐进行 ESWL、PCNL 与 URSL 治疗。但也有报道对妊娠合并结石患者进行手术,包括经皮肾穿刺造瘘术、置入双 J 管或输尿管支架管、脓肾切除术、肾盂输尿管切开取石术、输尿管镜取石或碎石甚至经皮肾镜取石术。但是,如果术中一旦出现并发症,则较难处理。

(崔　飞)

第四节 膀 胱 结 石

膀胱结石是较常见的泌尿系统结石,好发于男性,男、女比例约为10:1。膀胱结石的发病率有明显的地区和年龄差异。总的来说,在经济落后地区,膀胱结石以婴幼儿为常见,主要由营养不良所致。随着我国经济的发展,膀胱结石的总发病率已显著下降,多见于50岁以上的老年人。

一、病因

膀胱结石分为原发性和继发性两种。原发性膀胱结石多由营养不良所致,现在除了少数发展中国家及我国一些边远地区外,其他地区该病已少见。继发性膀胱结石主要继发于下尿路梗阻、膀胱异物等。

(一)营养不良

婴幼儿原发性膀胱结石主要发生于贫困饥荒年代,营养缺乏,尤其是动物蛋白摄入不足是其主要原因。只要改善婴幼儿的营养,使新生儿有足够的母乳或牛乳喂养,婴幼儿膀胱结石是可以预防的。

(二)下尿路梗阻

一般情况下,膀胱内的小结石及在过饱和状态下形成的尿盐沉淀常可随尿流排出。但当有下尿路梗阻时,如良性前列腺增生、膀胱颈部梗阻、尿道狭窄、先天畸形、膀胱膨出、憩室、肿瘤等,均可使小结石和尿盐结晶沉积于膀胱而形成结石。

此外,造成尿流不畅的神经性膀胱功能障碍、长期卧床等,都可能诱发膀胱结石的出现。尿液潴留容易并发感染,以细菌团、炎症坏死组织及脓块为核心,可诱发晶体物质在其表面沉积而形成结石。

(三)膀胱异物

医源性的膀胱异物主要有长期留置的导尿管、被遗忘取出的输尿管支架管、不被机体吸收的残留缝线、膀胱悬吊物、由子宫内穿至膀胱的Lippes环等,非医源性异物如发夹、蜡块等。膀胱异物可作为结石的核心而使尿盐晶体物质沉积于其周围而形成结石。此外,膀胱异物也容易诱发感染,继而发生结石。

当发生血吸虫病时,其虫卵亦可成为结石的核心而诱发膀胱结石。

(四)尿路感染

继发于尿液潴留及膀胱异物的感染,尤其是分泌尿素酶的细菌感染,由于能分解尿素产生氨,使尿pH升高,使尿磷酸钙、铵和镁盐的沉淀而形成膀胱结石。这种由产生尿素酶的微生物感染所引起、由磷酸镁铵和碳磷灰石组成的结石,又称为感染性结石。

含尿素酶的细菌大多数属于肠杆菌属,其中最常见的是奇异变形杆菌,其次是克雷伯杆菌、假单胞菌属及某些葡萄球菌。少数大肠埃希菌、某些厌氧细菌及支原体也可以产生尿素酶。

(五)代谢性疾病

膀胱结石由人体代谢产物组成,与代谢性疾病有着极其密切的关系,包括胱氨酸尿症、原发性高草酸尿症、特发性高尿钙、原发性甲状旁腺功能亢进症、黄嘌呤尿症、特发性低柠檬酸尿症等。

（六）肠道膀胱扩大术

肠道膀胱扩大术后膀胱结石的发生率达 36%～50%，主要原因是肠道分泌黏液所致。

（七）膀胱外翻-尿道上裂

膀胱外翻-尿道上裂患者在膀胱尿道重建术前因存在解剖及功能方面的异常，易发生膀胱结石。在重建术后，手术引流管、尿路感染、尿液潴留等又增加了结石形成的危险因素。

二、病理

膀胱结石的继发性病理改变主要表现为局部损害、梗阻和感染。由于结石的机械性刺激，膀胱黏膜往往呈慢性炎症改变。继发感染时，可出现滤泡样炎性病变、出血和溃疡，膀胱底部和结石表面均可见脓苔。偶可发生严重的膀胱溃疡，甚至穿破到阴道、直肠，形成尿瘘。晚期可发生膀胱周围炎，使膀胱和周围组织粘连，甚至发生穿孔。

膀胱结石易堵塞于膀胱出口、膀胱颈及后尿道，导致排尿困难。长期持续的下尿路梗阻可使膀胱逼尿肌出现代偿性肥厚，并逐渐形成小梁、小房和憩室，使膀胱壁增厚和肌层纤维组织增生。长期下尿路梗阻还可损害膀胱输尿管的抗反流机制，导致双侧输尿管扩张和肾积水，使肾功能受损，甚至发展为尿毒症。肾盂输尿管扩张积水可继发感染而发生肾盂肾炎及输尿管炎。

当尿路移行上皮长期受到结石、炎症和尿源性致癌物质刺激时，局部上皮组织可发生增生性改变，甚至出现乳头样增生或者鳞状上皮化生，最后发展为鳞状上皮癌。

三、临床表现

膀胱结石的主要症状是排尿疼痛、排尿困难和血尿。疼痛可为耻骨上或会阴部疼痛，由结石刺激膀胱底部黏膜而引起，常伴有尿频和尿急，排尿终末时疼痛加剧。如并发感染，则尿频、尿急更加明显，并可发生血尿和脓尿。排尿过程中结石常堵塞膀胱出口，使排尿突然中断并突发剧痛，疼痛可向阴茎、阴茎头和会阴部放射。排尿中断后，患者须晃动身体或采取蹲位或卧位，移开堵塞的结石，才能继续排尿，并可缓解疼痛。

小儿发生结石堵塞，往往疼痛难忍，大声哭喊，大汗淋漓，常用手牵扯阴茎或手抓会阴部，并变换各种体位以减轻痛苦。结石嵌顿于膀胱颈口或后尿道，则出现明显排尿困难，尿流呈滴沥状，严重时发生急性尿潴留。

膀胱壁由于结石的机械性刺激，可出现血尿，并往往表现为终末血尿。尿流中断后再继续排尿亦常伴有血尿。

老年男性膀胱结石多继发于前列腺增生症，可同时伴有前列腺增生症的症状；神经性膀胱功能障碍、尿道狭窄等引起的膀胱结石亦伴有相应的症状。

少数患者，尤其是结石较大且有下尿路梗阻及残余尿者，可无明显的症状，仅在做 B 超或 X 线检查时发现结石。

四、诊断

根据膀胱结石的典型症状，如排尿终末疼痛、排尿突然中断或小儿排尿时啼哭牵拉阴茎等，可做出膀胱结石的初步诊断。但这些症状绝非膀胱结石所独有，常需辅以 B 超或 X 线检查才能确诊，必要时做膀胱镜检查。

体检对膀胱结石的诊断帮助不大,多数病例无明显的阳性体征。结石较大者,经双合诊可扪及结石。婴幼儿直肠指检有时亦可摸到结石。经尿道将金属探条插入膀胱,可探出金属碰击结石的感觉和声音。目前此法已被B超及X线检查取代而很少采用。

实验室检查可发现尿中有红细胞或脓细胞,伴有肾功能损害时可见血肌酐、尿素氮升高。

超声检查简单实用,结石呈强光团并有明显的声影。当患者转动身体时,可见到结石在膀胱内移动。膀胱憩室结石则变动不大。

腹部平片亦是诊断膀胱结石的重要手段,结合B超检查可了解结石大小、位置、形态和数目,还可了解双肾、输尿管有无结石。应注意区分平片上的盆部静脉石、输尿管下段结石、淋巴结钙化影、肿瘤钙化影及粪石。必要时行静脉肾盂造影检查以了解上尿路情况,作膀胱尿道造影以了解膀胱及尿道情况。纯尿酸和胱氨酸结石为透X线的阴性结石,用淡的造影剂进行膀胱造影有助于诊断。

尿道膀胱镜检查是诊断膀胱结石最可靠的方法,尤其对于透X线的结石。结石在膀胱镜可一目了然,不仅可查清结石的大小、数目及其具体特征,还可明确有无其他病变,如前列腺增生、尿道狭窄、膀胱憩室、炎症改变、异物、癌变、先天性后尿道瓣膜及神经性膀胱功能障碍等。膀胱镜检查后,还可同时进行膀胱结石的碎石治疗。

五、治疗

膀胱结石的治疗应遵循两个原则,一是取出结石,二是去除结石形成的病因。膀胱结石如果来源于肾、输尿管结石,则同时处理;来源于下尿路梗阻或异物等病因时,在清除结石的同时必须去除这些病因。有的病因则需另行处理或取石后继续处理,如感染、代谢紊乱和营养失调等。

一般来说,直径<0.6 cm,表面光滑,无下尿路梗阻的膀胱结石可自行排出体外。绝大多数的膀胱结石均需行外科治疗,方法包括体外冲击波碎石术、内腔镜手术和开放性手术。

(一)体外冲击波碎石术

小儿膀胱结石多为原发性结石,可首选体外冲击波碎石术;成人原发性膀胱结石≤3 cm者亦可以采用体外冲击波碎石术。膀胱结石进行体外冲击波碎石时多采用俯卧位或蛙式坐位,对阴囊部位应做好防护措施。由于膀胱空间大,结石易移动,碎石时应注意定位。较大的结石碎石前膀胱需放置Foley尿管,如需作第2次碎石,两次治疗间断时间应>1周。

(二)腔内治疗

几乎所有类型的膀胱结石都可以采用经尿道手术治疗。在内镜直视下经尿道碎石是目前治疗膀胱结石的主要方法,可以同时处理下尿路梗阻病变,如前列腺增生、尿道狭窄、先天性后尿道瓣膜等,亦可以同时取出膀胱异物。

相对禁忌证:①严重尿道狭窄经扩张仍不能置镜者。②合并膀胱挛缩者,容易造成膀胱损伤和破裂。③伴严重出血倾向者。④泌尿系急性感染期。⑤严重全身性感染。⑥全身情况差不能耐受手术者。⑦膀胱结石合并多发性憩室应视为机械碎石的禁忌证。

一般采用蛛网膜下腔麻醉、骶管阻滞麻醉或硬膜外麻醉均可,对于较小、单发的结石亦可选择尿道黏膜表面麻醉。小儿患者可采用全身静脉麻醉。手术体位取截石位。

目前常用的经尿道碎石方式包括机械碎石、液电碎石、气压弹道碎石、超声碎石、激光碎石等。

1.经尿道机械碎石术

经尿道机械碎石是用器械经尿道用机械力将结石击碎。常用器械有大力碎石钳(图7-7)及冲压式碎石钳(图7-8),适用于2cm左右的膀胱结石。如同时伴有前列腺增生,尤其是中叶增生者,最好先行前列腺切除,再行膀胱碎石,两种手术可同时或分期进行。

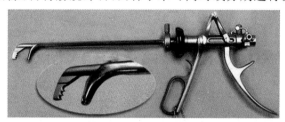

图7-7　大力碎石钳

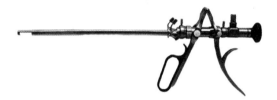

图7-8　冲压式碎石钳

机械碎石有盲目碎石和直视碎石两种,盲目碎石现已很少使用,基本上被直视碎石所取代。直视碎石是先插入带内镜的碎石钳,充盈膀胱后,在镜下观察结石的情况并在直视下将碎石钳碎。操作简便,效果满意且安全。

由于膀胱结石常伴有膀胱黏膜的充血水肿,若碎石过程中不慎夹伤黏膜或结石刺破黏膜血管,有可能导致膀胱出血。因此,碎石前必须充盈膀胱,使黏膜皱褶消失,尽量避免夹到黏膜;碎石钳夹住结石后,应稍上抬离开膀胱壁,再用力钳碎结石。术后如无出血,一般无需留置导尿管。如伴有出血或同时做经尿道前列腺切除手术,则需留置导尿管引流,必要时冲洗膀胱。

膀胱穿通伤是较严重的并发症,由碎石钳直接戳穿或钳破膀胱壁所致。此时灌注液外渗,患者下腹部出现包块,有压痛,伴有血尿。如穿通至腹膜外,只需停留导尿管引流膀胱进行保守治疗和观察即可;如出现明显腹胀及大量腹水,说明穿通至腹腔内,需行开放手术修补膀胱。

2.经尿道液电碎石术

液电碎石的原理是通过置入水中的电极瞬间放电,产生电火花,生成热能制造出空化气泡,并进一步诱发形成球形的冲击波来碎石。

液电的碎石效果不如激光和气压弹道,而且其热量的非定向传播往往容易导致周围组织损伤,轰击结石时如果探头与膀胱直接接触可造成膀胱的严重损伤甚至穿孔,目前已很少使用。

3.经尿道超声碎石术

超声碎石是利用超声转换器,将电能转变为声波,声波沿着金属探条传至碎石探头,碎石探头产生高频震动使与其接触的结石碎裂。超声碎石常用内含管腔的碎石探头,其末端接负压泵,能反复抽吸进入膀胱的灌注液,一方面吸出碎石,另一方面使视野清晰并可使超声转换器降温,碎石、抽吸和冷却同时进行。

在膀胱镜直视下,将碎石探头紧触结石,并将结石压向膀胱壁而可进行碎石。注意碎石探头与结石间不能有间隙。探头不可直接接触膀胱壁,以减少其淤血和水肿。负压管道进出端不能接错,否则会使膀胱变成正压,导致膀胱破裂。

超声碎石的特点是简单、安全性高,碎石时术者能利用碎石探头将结石稳住,同时可以边碎边吸出碎石块。但由于超声波碎石的能量小,碎石效率低,操作时间较长。

4.经尿道气压弹道碎石术

气压弹道碎石于 1990 年首先在瑞士研制成功,至今已发展到第 3 代,同时兼备超声碎石和气压弹道碎石的超声气压弹道碎石清石一体机。

气压弹道碎石的原理是通过压缩的空气驱动金属碎石杆,以一定的频率不断撞击结石而使之破碎。气压弹道能有效击碎各种结石,整个过程不产生热能及有害波,是一种安全、高效的碎石方法。其缺点是碎石杆容易推动结石,结石碎片较大,常需取石钳配合使用。膀胱结石用气压弹道碎石时结石在膀胱内易移动,较大的结石需要时间相对比较长,碎石后需要用冲洗器冲洗或用取石钳将结石碎片取出膀胱。

使用超声气压弹道碎石清石一体机可同时进行超声碎石和气压弹道碎石,大大加快碎石和清石的速度,有效缩短手术时间。

5.经尿道激光碎石术

激光碎石是目前治疗膀胱结石的首选方法,目前常用的激光有钕-钇铝石榴石(Nd:YAG)激光、Nd:YAG 双频激光(FREDDY 波长 532 nm 和 1 064 nm)和钬-钇铝石榴石(Ho:YAG)激光,使用最多的是钬激光。

钬激光是一种脉冲式近红外线激光,波长为 2 140 nm,组织穿透深度不超过 0.5 mm,对周围组织热损伤极小。有直射及侧射光纤,365 μm 的光纤主要用于半硬式内镜,220 μm 的光纤用于软镜。钬激光能够粉碎各种成分的结石,碎石速度较快,碎石充分,出血极少,其治疗膀胱结石的安全性、有效性和易用性已得到确认,成功率可达 100%。同时,钬激光还能治疗引起结石的其他疾病,如前列腺增生、尿道狭窄等。

膀胱镜下激光碎石术只要视野清晰,常不易伤及膀胱黏膜组织,术后无需作任何特殊治疗,嘱患者多饮水冲洗膀胱即可。

(三)开放手术治疗

耻骨上膀胱切开取石术不需特殊设备,简单易行,安全可靠,但随着腔内技术的发展,目前采用开放手术取石已逐渐减少,开放手术取石不应作为膀胱结石的常规治疗方法,仅适用于需要同时处理膀胱内其他病变时使用。

开放手术治疗的相对适应证:①较复杂的儿童膀胱结石。②>4 cm 的大结石。③严重的前列腺增生、尿道狭窄或膀胱颈挛缩者。④膀胱憩室内结石。⑤膀胱内围绕异物形成的大结石。⑥同时合并需开放手术的膀胱肿瘤。⑦经腔内碎石不能击碎的膀胱结石。⑧肾功能严重受损伴输尿管反流者。⑨全身情况差不能耐受长时间手术操作者。

开放手术治疗的相对禁忌证:①合并严重内科疾病者,先行导尿或耻骨上膀胱穿刺造瘘,待内科疾病好转后再行腔内或开放取石手术。②膀胱内感染严重者,先行控制感染,再行手术取石。③全身情况极差,体内重要器官有严重病变,不能耐受手术者。

(崔　飞)

<h1 align="center">第五节 尿 道 结 石</h1>

尿道结石占泌尿系统结石的0.3%,绝大部分尿道结石为男性患者,女性只有在有尿道憩室、尿道异物和尿道阴道瘘等特殊情况下才出现。尿道结石分原发性和继发性两种,传统认为尿道结石常继发于膀胱结石,多见于儿童与老年人。一般认为,尿道结石在发展中国家以六水合磷酸镁铵和尿酸结石多见,发达国家草酸钙和胱氨酸结石多见。

男性尿道结石中,结石多见于前列腺部尿道、球部尿道、会阴尿道的阴茎阴囊交界处后方和舟状窝。有报道,后尿道占88%(图7-9),阴囊阴茎部尿道占8%,舟状窝占4%。

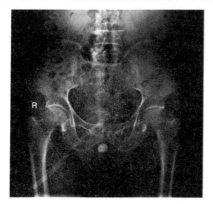

图 7-9 后尿道结石,图中可见膀胱造瘘管

一、临床表现

(一)疼痛

原发性尿道结石常是逐渐长大,或位于尿道憩室内,早期可无疼痛症状。继发性结石多是上尿路排石排入尿道时,突然嵌入尿道内,常常突然感到局部剧烈疼痛及排尿痛,常放射至阴茎头部。阴茎部结石在疼痛部位可触及结石,位于后尿道内的结石,则会出现会阴部和阴囊部疼痛,可呈刀割样剧烈疼痛。

(二)排尿困难

尿道结石阻塞尿道发生不同程度的排尿困难。表现为排尿费力,可呈滴沥状,尿线变细或分叉,射出无力,有时骤然出现尿流中断,并有强烈尿意,阻塞严重时出现残余尿和尿潴留,出现充盈性尿失禁。有时可出现急迫性尿失禁。

(三)血尿及尿道分泌物

急症病例常有终末血尿或初始血尿,或排尿终末有少许鲜血滴出,伴有剧烈疼痛。慢性病例或伴有尿道憩室者,尿道口可有分泌物溢出,结石对尿道的刺激及尿道壁炎症溃疡,亦可出现脓尿。

(四)尿道硬结与压痛

前尿道结石可在结石部位扪及硬结,并有压痛,后尿道结石应通过直肠指诊扪及后尿道部位的硬结。

(五)其他症状

结石长期对局部的刺激,可引起尿道炎症、狭窄、尿道周围脓肿及尿道皮肤瘘、尿道直肠瘘,甚至引起一系列上尿路损害。后尿道结石可产生性交痛及性功能障碍。

二、诊断

(一)病史及体检

除上述症状外,患者既往多有肾绞痛病史及尿道排出结石史。男性患者如发生排尿困难,排尿疼痛者,应考虑此病。男性前尿道结石在阴茎或会阴部可以摸到结石,后尿道结石可经直肠摸到。女性患者经阴道可摸到尿道憩室内结石。

(二)金属尿道探杆检查

在结石部位能探知尿道梗阻和结石的粗糙摩擦感。

(三)尿道镜检查

能直接观察到结石,肯定尿道结石的诊断,并可发现尿道并发症。

(四)X线检查

X线检查是尿道结石的主要诊断依据。因为绝大部分尿道结石是X线阳性结石,平片检查即可显示结石阴影和结石的部位、大小、形状。应行全尿路平片检查以明确有无上尿路结石,必要时行尿道造影或泌尿系统造影,以明确尿路有无其他病变。

三、治疗

治疗应根据尿道结石的大小、形态、部位,尿道局部病变,以及有无并发症等情况而决定。有自行排石、尿道内注入麻醉润滑剂协助排石、尿道内原位或推入膀胱内行腔内碎石和开放手术切开取石等多种方法。新近进入尿道内的较小的继发性尿道结石,如尿道无明显病变,结石有自行排出的可能,或者经尿道注入利多卡因凝胶或者其他润滑剂将结石挤出。位置较深者,可插入细橡胶导尿管于结石停留之处,低压注入润滑剂数毫升,排尿时可能将结石冲出。前尿道的结石,可经止血钳夹出,但切忌盲目钳夹牵拉,或粗暴地企图用手法挤出,否则,会造成尿道黏膜的广泛损伤,继发炎症、狭窄。

后尿道的结石可先推至膀胱再行碎石治疗,如结石过大或固定于后尿道内,不能推入膀胱,可通过耻骨上切开膀胱,以示指探入后尿道内轻轻松动结石并扩张膀胱颈部,再将其取出。尿道憩室结石,处理结石的同时憩室应一并切除。随着腔内泌尿外科的发展,目前已可采用尿道镜或输尿镜气压弹道碎石或液电、钬激光碎石等腔内手术的方法处理前、后尿道结石。国内报道较多的有输尿管镜直视下钬激光碎石术,具有损伤小、成功率高、并发症少的优点,国内连惠波等报道用海绵体麻醉加尿道黏膜表面麻醉下行输尿管镜下尿道结石气压弹道碎石术,对于处理急诊尿道结石成功率高,安全方便。开放性手术仅适用于合并有尿道憩室、尿道狭窄、脓肿、尿道瘘等尿道生殖道解剖异常的病例及医疗技术条件较差,无法实施腔内技术的地区。

(段建军)

第八章

泌尿生殖系统梗阻

第一节 输尿管梗阻

一、病因

引起输尿管梗阻的常见原因详见表 9-1。在人群中确切的输尿管梗阻的发病率尚不清楚,但是存在输尿管结石和针对结石的治疗均为输尿管梗阻的危险因素。Roberts 等对 21 例有输尿管结石嵌顿的患者进行研究,发现结石嵌顿时间超过 2 个月,输尿管梗阻发生率为 24%。任何针对输尿管的腔内操作都有可能引起输尿管梗阻。随着输尿管镜技术的进步,现在临床上应用的输尿管镜内径越来越小,可以弯曲且有良好的成像效果,在应用输尿管镜进行操作时对输尿管的损伤越来越小。目前,由于输尿管镜的检查和治疗造成输尿管损伤的发生率已降至 1% 以下。此外,颈部、乳腺、大肠、前列腺和卵巢的恶性肿瘤的转移病变也可引起输尿管梗阻。其他可造成输尿管梗阻的良性病变包括感染性疾病(结核、血吸虫感染等)、创伤(包括在腹部或盆腔手术过程中发生的医源性损伤)、腹主动脉瘤、子宫内膜异位症、放射治疗后等。如果考虑患者的输尿管梗阻是特发性的,应进一步行 CT 检查,明确是否有输尿管恶性肿瘤或外源性压迫引起的损害。

表 9-1 可能引起输尿管梗阻的原因

分类	疾病
先天性疾病	输尿管狭窄
	输尿管囊肿
	输尿管瓣膜
	异位肾
	腔静脉后输尿管
	梨状肌综合征
	输尿管膀胱反流
肿瘤	原发输尿管肿瘤
	炎症:输尿管结核
	血吸虫感染

续表

分类	疾病
其他疾病	脓肿
	子宫内膜异位症
	囊性输尿管炎
	创伤
	妊娠
	尿性囊肿
	囊性淋巴管瘤
	放射治疗后
	主动脉瘤
	盆腔脂肪增多症
	腹膜后纤维化

二、临床表现

(一)症状

主要是上尿路梗阻引起的症状,如腰腹部疼痛,多为不同程度的持续性钝痛,大量饮水后可使症状加重。长时间的梗阻可使肾盂、肾盏和输尿管积水。同时易合并尿路感染、结石和血尿,严重者可引起肾实质损害。继发感染时可出现寒战、高热、腰痛、尿路刺激征等。此外,部分患者还伴有原发疾病的症状,如泌尿系统结石引起的肾绞痛、血尿和膀胱刺激征等。少数患者可有肾性高血压、贫血等症状。

(二)体征

一般较少出现。在输尿管梗阻引起严重的肾积水时,可在患者腹部触及囊性肿块,为积水增大的肾脏。

三、诊断

根据病史,结合影像学检查一般可以明确诊断,主要内容为梗阻原因和梗阻部位,同时评估患侧肾脏的功能情况。

(一)实验室检查

慢性感染或双侧输尿管梗阻导致肾积水晚期,出现尿毒症的患者可出现贫血。急性感染期白细胞升高。白细胞升高不明显通常提示慢性感染。

一般情况下不会出现大量蛋白尿,很少出现管型。镜下血尿提示可能为结石、肿瘤、炎症。尿液中可有细菌和脓细胞。

严重的双侧肾积水时,尿液流经肾小管变缓,尿素被大量重吸收,但是肌酐没有被吸收。血生化检查提示尿素/肌酐比值大于正常。尿毒症期,血肌酐和尿素氮水平明显增高。

(二)影像学诊断

输尿管梗阻的诊断主要依靠影像学检查。输尿管梗阻影像学检查的目的在于确定梗阻的部位、程度、原因、并发症及肾功能状态等。一般情况下确定有无梗阻并不困难,但应注意早期梗阻的征象,证实尿流受阻。影像学检查应明确梗阻的平面,梗阻的部位位于扩张的尿路的远端。并确定梗阻的程度、原因和性质。输尿管梗阻的影像学表现可分为直接和间接征象。直接征象指梗阻端的影像学表现。间接征象指梗阻病变导致的继发改变,如肾盂的扩张积水、梗阻近端的输尿管扩张等。常用于输尿管梗阻诊断的影像学方法包括 B 超、排泄性尿路造影、逆行尿路造影、磁共振尿路成像、放射性核素检查等。

1.B 超检查

B 超检查是一种简单、无创的检查方法。可以发现患侧肾脏积水、输尿管在梗阻段上方的扩张,并了解输尿管梗阻的大致位置,同时,B 超检查是输尿管梗阻患者治疗后随访的重要手段。输尿管梗阻的超声表现取决于梗阻的部位和程度。如果梗阻的部位在肾盂输尿管交界处,则主要表现为肾脏集合系统的扩张。如果梗阻发生在输尿管壁内段,肾脏的集合系统和输尿管全程明显扩张。输尿管扩张在 B 超上表现为输尿管的增宽,宽度多在 1 cm 以上,重度积水可在 2 cm 以上。输尿管的结石、肿瘤、结核等均可引起输尿管积水,在声像图上除表现输尿管梗阻、积水的特征外,还有各自原发疾病的不同表现,在此不详述。输尿管积水可引起肾脏积水,肾窦回声分离,肾形增大和肾实质变薄是肾积水超声显像的三个特点。

超声检查在诊断输尿管梗阻上也有其局限性。由于肾脏和充盈膀胱的声窗作用,对邻近肾盂的输尿管起始段和邻近膀胱的终末段输尿管显示较好,对这两个部位梗阻的定位诊断准确率比较高。而位于中间部位的输尿管由于位置较深,且腹部探查时易受肠道内容物和气体的干扰,常使输尿管显示不清,不易确定梗阻的部位,定位准确性较差。尽管腔内超声检查在临床很少使用,但是它有助于明确梗阻的部位、特性,并指导治疗。

2.排泄性尿路造影和逆行尿路造影

X 线尿路造影是临床诊断输尿管梗阻常用的检查方法。如果患者肾功能较好,排泄性尿路造影显影满意,不但可以明确显示梗阻的部位,而且可以直接显示梗阻的形态及患肾积水的程度,对输尿管梗阻的定位定性诊断符合率高。造影检查还可以观察对侧肾脏和输尿管及膀胱的形态、功能。此外,可以根据对侧肾脏代偿情况评估患侧肾积水的程度及功能状态。对于肾功能差,排泄性尿路造影输尿管显影不满意或不宜做静脉肾造影的患者,建议行逆行尿路造影。逆行尿路造影对输尿管狭窄定位定性诊断符合率达 94.4%。

将超声和 X 线尿路造影两种检查方法结合应用,各取所长,可提高输尿管梗阻的诊断符合率。超声具有简便、无痛苦、易重复和不受肾功能影响的特点,可以判断有无肾积水及积水的严重程度。对于超声提示肾积水较轻,估计肾功能无明显损害,可采用常规静脉肾盂造影;对于超声提示有重度肾积水者,应采用大剂量静脉肾盂造影和/或适当延长造影时间,尽量使输尿管显影。对输尿管仍未显影者行逆行尿路造影,以显示输尿管梗阻的部位及病因。对于严重肾积水,肾功能严重损害者,可考虑采用超声引导下经皮肾盂穿刺造影,不但可以明确诊断,而且可以引流积水,减轻肾盂压力,改善肾脏功能。

3.磁共振尿路成像

如果患者梗阻严重,肾脏无法显影,输尿管梗阻导致逆行插管失败,可考虑磁共振尿路成像(MRU)以明确诊断。MRU 技术是近年来磁共振成像技术的重大进展之一。这一新技术无放射性损伤,不需要插管和注射造影剂,安全可靠,患者无任何痛苦。输尿管良性梗阻多见于输尿管结石、结石取石术后、肉芽肿性炎症、结核和外伤等。MRU 可满意地显示输尿管全程和梗阻段的特征,狭窄段梗阻端一般呈光滑的锥形。MRU 还可同时显示间隔的两段以上的输尿管梗阻。结核、原发输尿管癌引起的输尿管梗阻在 MRU 上均有其特征性表现,相关章节将具体讨论,在此不详述。泌尿系统外的病变常可导致输尿管梗阻,包括盆腔肿瘤放疗后、转移性肿瘤、子宫内膜异位症和卵巢囊肿等。这些病变均可压迫输尿管,引起输尿管的梗阻。盆腔肿瘤放疗后的放射性反应和纤维化,导致输尿管梗阻,在 MRU 上表现为输尿管受压移位,发生狭窄。狭窄段附近有不规则的混杂信号的软组织影。腹膜后是恶性肿瘤转移的好发部位之一。恶性肿瘤腹膜后转移引起输尿管梗阻,在 MRU 上可表现为不同程度的肾盂、输尿管扩张。部分情况下,梗阻段较长,粗细不均,有时可见弧形压迹。梗阻附近的输尿管周围有片状、分叶状或多纹状软组织影。有的表现为输尿管梗阻端受牵拉和压迫征象。结合原发肿瘤可作出正确的诊断。卵巢囊肿、子宫内膜异位症时,MRU 除可显示输尿管狭窄,还可显示输尿管腔外的病理情况。囊肿发生粘连时,可见梗阻的输尿管周围有片状混杂的信号,有时可见囊性区。

4.放射性核素检查

肾图是应用放射性核素检查分侧肾功能最简单且常用的方法,肾图检查常用于各种疾病状态下总肾及分肾功能的监测。由于输尿管腔内治疗需要治疗侧肾功能不低于正常的 50%,才能保证治疗的成功率,因此输尿管梗阻治疗前利用肾图对分侧肾功能的评估是十分重要的。利尿肾图有助于鉴别机械性上尿路梗阻与单纯肾盂扩张。

(三)输尿管镜检查

任何病因不明的输尿管梗阻的患者建议行输尿管镜检查,必要时活检以明确诊断。

四、治疗

对于输尿管梗阻的患者,应在寻找病因的基础上解除梗阻,最大限度地保护肾功能,控制感染,防止并发症的发生。慢性不完全性输尿管梗阻,如果患者肾功能在正常范围内,应尽快明确梗阻的原因和部位,解除梗阻和病因治疗同时进行。如果解除梗阻和病因治疗不能同时进行,先解除梗阻,待梗阻解除病情稳定后再进一步针对病因治疗。如果患者肾功能已有明显损害,应立即解除梗阻,治疗并发症,恢复肾功能,然后再针对病因进一步治疗。慢性不完全性输尿管梗阻一般并不需要急诊处理,但是在下列情况下需要急诊解除梗阻:①反复的尿路感染。②有明显症状(如腰痛)。③反复进行性肾功能损害。一侧急性完全性输尿管梗阻,应尽快解除梗阻,尽可能保护患侧肾功能。急性完全性输尿管梗阻引起的无尿需要急诊治疗,解除梗阻。如无法接受手术治疗的患者,可经皮肾穿刺留置造瘘管或逆行插管暂时解除梗阻,待其病情稳定后再针对病因治疗。对于一时无法解除梗阻的重症患者,可考虑行血液透析治疗。

通常情况下,对局部病变严重,肾功能有进展性损害,肾脏形态学上变化明显,出现并发症的患者,应积极手术治疗。输尿管梗阻的手术治疗方式主要根据患肾受损的程度而定。如果患者患侧肾脏积水不重,肾功能尚可,常用腔内方法或外科修复治疗输尿管梗阻。

(一)腔内治疗

1.输尿管支架植入术

植入输尿管支架能够迅速有效地治疗大多数的输尿管梗阻,尤其是输尿管内在病变引起的梗阻。一般情况下,内在病变引起的输尿管梗阻适于腔内治疗,而外部病变压迫输尿管造成的梗阻,可考虑经皮穿刺造瘘缓解肾积水或手术治疗。如果患者其他治疗方法都无效或本身疾病预后很差,例如恶性肿瘤全身多处转移,可考虑植入输尿管支架,并定期更换输尿管支架,缓解由于梗阻引起的积水对肾脏功能的损害。Yohannes 等针对一根输尿管支架引流不畅的输尿管梗阻的患者留置 2 根输尿管支架,可保证良好的内引流作用。

2.球囊扩张术

(1)逆行球囊扩张术:逆行球囊扩张术曾经是泌尿外科医师治疗输尿管梗阻的重要方法。这项技术没有明显的局限性,只是需要定期扩张。在 20 世纪 80 年代,在血管造影中应用的球囊被引进应用于泌尿外科的临床治疗中。随后,应用球囊扩张后暂时植入输尿管支架的方法成为大多数泌尿外科医师和输尿管梗阻患者均可以接受的治疗方法。对于输尿管梗阻的患者,如果已引起明显的梗阻,都可接受逆行球囊扩张治疗。下列情况被视为禁忌:活动期感染、输尿管狭窄长度超过 2 cm。因为在上述情况下,单独应用球囊扩张治疗梗阻很少能取得成功。

应用经尿道逆行技术在临床中较容易通过输尿管梗阻段。首先,应用逆行造影明确输尿管梗阻的部位和长度。然后在输尿管导管引导下置入一根柔软的金属导丝,通过梗阻处,在肾盂处盘绕。在导丝引导下置入带球囊的导管,在 X 线动态监视下,调整球囊的位置在输尿管梗阻处,使 X 线可以监测到球囊的位置。接着,使球囊膨胀扩张,对梗阻段进行扩张。球囊膨胀达到的程度为在球囊膨胀前,X 线可见金属导丝,随着球囊膨胀,最终无法看见金属导丝。经过 10 min 治疗后退出球囊导管。用于引导的金属导丝仍留在输尿管内,引导留置输尿管支架。输尿管支架留置时间一般为 2~4 周。拔除输尿管支架大约 1 个月后,复查排泄性尿路造影、B 超和利尿肾图,了解治疗效果。随后,每 6~12 个月复查一次。少数情况下,X 光无法准确定位,可借助输尿管镜直视下置入金属导丝后再置入球囊。部分球囊扩张术可在输尿管镜下直视操作。

(2)顺行球囊扩张术:当逆行插管失败时,可考虑顺行球囊扩张术。经皮肾穿刺建立顺行通道。应用 X 光或联合输尿管镜引导金属导丝到达输尿管梗阻处,其余步骤与逆行球囊扩张类似,在此不详述。只是在放置完输尿管支架后,应留置肾造瘘管。在术后 24~48 h 行 X 线检查,了解输尿管支架的位置是否正确。如果输尿管支架位置无问题,可拔除肾造瘘管。如果患者术前有明显感染或肾功能明显受损,可先留置肾造瘘管引流,待感染控制、肾功能明显改善后,再治疗输尿管梗阻。

顺行和逆行球囊扩张术治疗梗阻长度和持续时间短的输尿管狭窄有良好的效果。应用球囊扩张治疗输尿管梗阻的总有效率为 50%~76%,治疗效果最好的是非吻合口狭窄造成的医源性损伤(如输尿管镜检查),有效率可达到 85%。Ravery 等对输尿管炎症引起的输尿管梗阻进行逆行球囊扩张治疗,随访 16 个月,发现总有效率为 40%。Richter 等对 114 例输尿管梗阻患者进行球囊扩张治疗,随访 2 年以上,发现球囊扩张对梗阻段较短的患者有较好的疗效。良好的输尿管血供是手术成功的重要条件。对于长段的输尿管梗阻和输尿管血供不太好的患者,建议行腔内狭窄段切开术。在试验动物模型中,由于球囊扩张可以形成纵行裂纹,可能可以解释为什么球囊扩张可用于治疗输尿管梗阻。

3.腔内输尿管切开术

腔内输尿管切开术是球囊扩张术微创治疗输尿管梗阻的延伸,方法类似于球囊扩张术。在输尿管镜直视下或借助 X 线定位,应用逆行或顺行的方法通过输尿管梗阻段,施行梗阻段切开。因为创伤较小,一般建议应用逆行方式。患者在术后 3 年内应定期随访,行利尿肾图检查,了解是否存在远期并发症。

(1)逆行腔内输尿管切开术:逆行腔内输尿管切开术最早借助 X 线定位,应用带有软尖端的引导导丝通过输尿管梗阻段。假如导丝在 X 线定位下无法通过梗阻段,可联合应用半硬性或软性输尿管镜引导。通过梗阻段后,输尿管镜退出,导丝仍留在输尿管内。

输尿管切开的部位应根据输尿管梗阻的部位而定。一般情况下,低位的输尿管梗阻选择前

237

内侧切口,避免损伤髂血管。高位的输尿管梗阻选择侧方或后外侧切口,避免损伤大血管。

输尿管切开可选用冷刀、电刀或钬激光,切开的范围从输尿管管腔一直切到脂肪组织。无论近端还是远端输尿管切开,切开范围应包括正常 2～3 mm 输尿管。在特定的情况下,输尿管梗阻段可先用球囊扩张,再行内切开术。同样,也可以先内切开,再应用球囊扩张。完成内切开后,通过留置金属导丝引导置入输尿管支架。一般情况下,置入的支架直径最好在 12 F,利于提高治疗效果。Wolf 等发现在内切开后应用肾上腺皮质激素注射到梗阻段输尿管有利于提高疗效。糖皮质激素和其他生物反应调节剂可能在未来治疗输尿管梗阻方面发挥重要的作用。

(2)顺行腔内输尿管切开术:通过逆行途径无法使输尿管镜到达梗阻处时,可考虑顺行的方法。建立经皮通道,留置造瘘管,缓解肾积水和控制感染后,扩大通道至能通过输尿管镜,剩下步骤与逆行方法基本一致。始终留置安全导丝在输尿管内,远端盘绕在膀胱内。

(3)联合应用逆行和顺行腔内输尿管切开术:在少数情况下,输尿管梗阻的部位已完全闭锁,金属导丝无法通过输尿管闭锁段,无法施行球囊扩张或内切开术。这种情况下可以考虑联合应用逆行和顺行的方法行输尿管闭锁段的切开。在治疗前,同时施行逆行造影和顺行肾盂造影,了解闭锁段的情况。通过经皮顺行通道和逆行输尿管途径同时插入输尿管镜,输尿管闭锁的两端借助输尿管镜和 X 线尽量在一条直线上靠近。然后关闭一侧的输尿管镜的光源,让对侧的输尿管镜光源透过闭锁段照到关闭光源侧,从关闭光源侧应用金属导丝沿着光源的指引通过闭锁段,或应用钬激光、小的电刀边切边通过闭锁段,使输尿管再通。一旦输尿管再通,扩大通道,置入输尿管支架 8～10 周。与其他腔内治疗输尿管梗阻方法类似,该方法的成功率与输尿管闭锁的长度密切相关。Knowles 等报道 10 例远端输尿管闭锁的患者,其中 3 例用该方法,总的有效率达到 90%。

(二)外科修复

在施行任何类型的外科修复之前,必须仔细评估患者的肾脏功能,输尿管梗阻的部位、长度和程度。术前评估包括排泄性尿路造影(或顺行肾盂造影)、逆行尿路造影(必要时)、放射性核素检查、输尿管镜检查＋活检等。完成上述术前评估后,才开始为患者制订相应的手术治疗方案(表 9-2)。

表 9-2　不同输尿管狭窄的长度选择的外科修复方式

狭窄长度(cm)	外科修复方式
2～3	输尿管吻合术
4～5	输尿管膀胱吻合术
6～8	肾脏移位术
6～10	膀胱腰肌悬吊术
12～15	膀胱瓣修复术

1.输尿管吻合术

(1)开放输尿管吻合术:输尿管上段和中段的梗阻,如果梗阻长度在 2～3 cm,首选输尿管吻合术。由于吻合口的张力会影响输尿管的血供,导致术后再发梗阻。因此,输尿管吻合术适于短的输尿管梗阻。对于输尿管长度是否满足输尿管吻合要求,只有在手术中才能最终做出决定。

开放输尿管吻合术的手术成功率很高,可达 90% 以上。假如出现吻合口瘘,首先行腹部平片了解输尿管支架的位置,出现移位,调整支架位置。如果吻合口处正在使用负压装置,应停用。因为吻合口部位的负压吸引不利于吻合口的愈合。尿液反流及膀胱痉挛也可能影响吻合口愈合,可延长尿管留置时间和使用抗胆碱药物对症处理。吻合口瘘持续时间较长,可留置肾造瘘管,引流尿液。

(2)腹腔镜下输尿管吻合术:Nezhat 等于 1992 年首次报道应用腹腔镜行输尿管吻合术治疗由于子宫内膜异位症导致输尿管梗阻的患者。该作者于 1998 年系统回顾了 8 例接受腹腔镜下输尿管吻合术的患者,其中 7 例患者术后吻合口通畅。总体而言,临床上对腹腔镜下输尿管吻合术应用例数较少,在这方面的临床经验不多。但是,对于有经验的腹腔镜泌尿外科医师,该项技术仍不失为一种治疗长度较短的输尿管狭窄的微创方法。

2.输尿管膀胱吻合术

(1)开放输尿管膀胱吻合术:输尿管下段短的狭窄首选输尿管膀胱吻合术。用于治疗膀胱输尿管反流的输尿管膀胱吻合术在此不讨论。单纯开放输尿管膀胱吻合术不同时行膀胱腰肌悬吊术或膀胱瓣修复术适用于输尿管下段长为 4～5 cm 的输尿管梗阻。假如术后的膀胱输尿管反流是可以接受的,可直接吻合输尿管膀胱,不需要抗反流。否则,应行远端隧道再植术抗反流。对成年患者接受输尿管膀胱吻合术的回顾性研究发现输尿管膀胱吻合口是否抗反流并不影响患者术后肾功能的恢复,输尿管再发梗阻的危险性也无差异。但是,目前尚不清楚在成年患者直接行输尿管膀胱吻合术是否能减少肾盂肾炎的发生。

(2)腹腔镜下输尿管膀胱吻合术:已有多位学者报道成功施行腹腔镜下输尿管膀胱吻合术。对于输尿管下段的梗阻,腹腔镜下输尿管膀胱吻合术通常应用经腹腔联合体内缝合技术。常规放置输尿管支架。目前该手术的例数报道仍较少,经验尚欠缺。但是,从已有的文献报道来看,该手术方式较开放手术对患者的创伤要小,术后恢复时间短。

3.膀胱腰肌悬吊术

(1)开放膀胱腰肌悬吊术:膀胱腰肌悬吊术能有效治疗输尿管下段较长的梗阻、缺损及输尿管膀胱吻合术后持续反流或梗阻的患者,一般推荐输尿管梗阻的长度在 6～10 cm 施行该手术。膀胱腰肌悬吊术也被应用于断离的输尿管两端与对侧输尿管作端侧吻合术,治疗复杂的输尿管梗阻。如果膀胱容积小,不易游离,则不适合施行膀胱腰肌悬吊术。术前除了行排泄性尿路造影、输尿管镜检查外,应加做尿流动力学检查,了解膀胱容积和顺应性。一旦发现膀胱出口梗阻或神经源性膀胱,应先治疗,再行膀胱腰肌悬吊术。相比简单的输尿管膀胱吻合术,膀胱腰肌悬吊术可提供大约 5 cm 的额外长度。而相比膀胱瓣修复术,膀胱腰肌悬吊术操作更简单,减少了血管损伤和排尿困难的危险。该手术对于成人和儿童的成功率均在 85% 以上,并发症很少见,主要包括输尿管再发梗阻、肠管损伤、髂静脉损伤、吻合口瘘和尿脓毒症。

(2)腹腔镜下膀胱腰肌悬吊术:Nezhat 等于 2004 年报道成功应用腹腔镜行输尿管膀胱吻合＋腰肌悬吊术。术前常规放置输尿管支架,手术过程经腹腔完成。该手术的例数报道很少,经验欠缺。但是从短期和中期随访的结果看,临床的疗效令人满意。

4.膀胱瓣修复术

(1)开放膀胱瓣修复术:当输尿管梗阻的部分太长或输尿管游离比较困难,输尿管吻合术和输尿管膀胱吻合术无法保证吻合口无张力的情况下,可考虑施行膀胱瓣修复术。Boari 于 1894 年在犬上成功应用该项技术。膀胱瓣可以替代长为 10～15 cm 的输尿管,在一定的条件下,螺旋形膀胱瓣一直可以连接到肾盂,尤其在右侧。与膀胱腰肌悬吊术相似,术前患者需接受排泄性尿路造影、输尿管镜检查及尿流动力学检查,了解膀胱容积和顺应性。发现膀胱出口梗阻或神经源性膀胱,应先治疗,再行膀胱瓣修复术。膀胱容积过小,不宜行膀胱瓣修复术。接受膀胱瓣修复术的患者数目较少,但只要膀胱瓣的血供良好,术后效果令人满意。最常见的并发症为术后再发梗阻,梗阻复发的原因大多为缺血或吻合口张力过大。偶有假性憩室形成。

(2)腹腔镜下膀胱瓣修复术:腹腔镜下膀胱瓣修复术已有成功的报道,但手术例数很少。Kavoussi 等报道了 3 例远端输尿管梗阻成功经腹腔施行腹腔镜下膀胱瓣修复术。手术过程与开放手术类似,制成膀胱瓣,与输尿管行无张力吻合。手术持续时间为 120～330 min,术中出血量为 400～600 mL。2 名患者术后 3 d 恢复出院,1 名患者因术后出现难治性芽孢杆菌性结肠炎,住院 13 d。患者随访时间超过 6 个月,影像学检查吻合口通畅。在该报道中未提及腹腔镜下膀胱瓣修复术适合治疗的输尿管梗阻长度。在另一项研究报道中认为腹腔镜下膀胱瓣修复术适合治疗的 8～12 cm 的输尿管梗阻。

5.肾脏移位术

肾脏移位术最早于 1964 年由 Popescu 报道。该手术能为输尿管上段缺损提供额外的长度,同时可以减少输尿管修复的吻合口张力。该手术方式可提供额外的 8 cm 长度。在这类手术中,肾脏血管尤其是肾静脉限制肾脏游离的范围。作为解决的方法,可将肾静脉切断,重新吻合在更低位置的腔静脉。该方法现在已很少使用。

6.输尿管切开插管术

由于其他外科手术的发展,该技术已很少使用。该手术一般用于传统的输尿管吻合术和输尿管膀胱吻合术无法施行的 10～12 cm 长的输尿管梗阻。目前,该方法有新的改进,即联合口腔黏膜移植于梗阻处。

7.断离的输尿管两端与对侧输尿管作端侧吻合术

断离的输尿管两端与对侧输尿管作端侧吻合术在 1934 年由 Higgins 首次报道。该术式适于输尿管长段梗阻,剩余正常的输尿管无法吻合到膀胱上。对于残留的正常输尿管长度无法与对侧输尿管吻合,为本式式的绝对禁忌证。相对禁忌证包括既往有肾结石病史、腹膜后纤维化、输尿管恶性肿瘤、慢性肾盂肾炎和腹部-盆腔放疗史。如果接受移植的输尿管存在反流,应进一步证实并纠正。应在术前完成排尿期膀胱 X 线检查、其他相关影像学检查、输尿管镜检查,以评估双侧输尿管的功能。

多位学者报道断离的输尿管两端与对侧输尿管作端侧吻合术的治疗效果,结果令人满意。腹腔镜下施行该手术尚未见报道。

8.回肠代输尿管术

对于长段的输尿管梗阻或缺损,尤其是近段的输尿管,外科治疗始终具有挑战性。应用膀胱尿路上皮替代输尿管,重建输尿管是目前认为最理想的方法。因为尿路上皮不吸收尿液,而且可以抵抗尿液的腐蚀及致癌作用。在无法应用膀胱尿路上皮替代输尿管的情况下,才考虑应用其他组织替代输尿管。回肠代输尿管术被认为是一种令人满意的治疗复杂的输尿管长段狭窄的方法。而输卵管和阑尾并非可靠的输尿管替代物。

(1)开放回肠代输尿管术:Shoemaker 等于 1909 年首次报道为一例患泌尿系统结核的女性患者施行回肠代输尿管术。之后,有学者应用犬对回肠输尿管的代谢和生理功能进行研究。当一段回肠直接吻合到膀胱上,膀胱输尿管反流及肾盂的压力增高只在排尿时出现。比较犬逐渐变细和没有逐渐变细的替代肠管发现肾脏内压力及相关代谢无差异。膀胱内压力的逆行传导取决于替代输尿管的回肠长度及排尿时压力。Waldner 等报道如果替代输尿管的回肠长度大于 15 cm,无尿液反流到肾盂。

Boxer 等对 89 例接受回肠代输尿管的患者进行随访,发现术前肾功能正常的患者仅有 12% 术后出现明显的代谢问题,因此认为术前患者的肾功能是评估预后的重要因素。在另一项研究中,接近一半的术前血肌酐水平在 2 mg/dL 之上的患者,术后发展为代谢性酸中毒,需要再插管引流尿液。在该项研究中,同时发现膀胱功能障碍或出口梗阻的患者术后并发症明显增高。尚无研究资料表明抗反流的吻合口、肠代输尿管的长度缩短优于标准的肠代输尿管术。综上所述,肠代输尿管术的禁忌证包括患者基础的血肌酐水平在 2 mg/dL 以上、膀胱功能障碍或出口梗阻、炎症性肠炎、放射性肠炎。

在围术期,与替代输尿管的回肠有关的并发症包括早期尿外渗或尿性囊肿、肠壁水肿引起的梗阻、黏液栓、肠管扭转。尤其是肠管缺血性坏死应引起临床医师的高度重视。如果患者术后出现急性腹痛,应排除肠坏死。患者术前肾功能正常,一般术后很少出现肾功能不全、电解质紊乱。假如患者术后出现明显的代谢异常,合并替代输尿管的肠管膨胀、扩张,应考虑存在膀胱尿道功能障碍。远期并发症主要是可能使替代输尿管的肠管恶变概率升高。推荐患者接受定期术后随访,手术后 3 年开始行输尿管镜检查,以利于早期发现恶变。但是,Bonfig 等对 43 例接受开放回肠代输尿管术的患者进行平均长达 40.8 个月的随访,未发现恶变。

(2)腹腔镜下回肠代输尿管术:Gill 等报道成功施行腹腔镜下回肠代输尿管术。整个手术过程包括吻合口缝合和打结均在腹腔镜下完成。尽管整个手术持续的时间比较长,达到 8 h,但是手术创伤小,患者术后第 5 d 就出院。

9.自体肾移植

1963 年,Hardy 首次应用自体肾移植治疗了一例近端输尿管损伤的患者。之后,自体肾移植手术被逐渐应用于治疗多种疾病,包括严重的输尿管损伤及缺损。通常情况下,自体肾移植主要适用于患侧输尿管严重梗阻,对侧肾脏缺如或丧失大部分功能,其他方法如肠代输尿管手术无法施行的情况下使用。由于肾脏有较长的血管,适于自体移植术。近年来,腹腔镜下自体肾移植手术已被成功应用于严重的输尿管缺损和梗阻。腹腔镜下自体肾移植一般采用经腹途径,也有学者尝试经腹膜后途径,均取得较好的疗效。首先将待移植的肾脏切除,方法同腹腔镜下供体肾切除术,然后将移植的肾脏置于髂窝处,吻合血管,近端正常的输尿管吻合于膀胱,也可以直接将肾盂与膀胱吻合。腹腔镜下自体肾移植较常规的开放自体肾移植,术后应用镇痛药物的剂量明显减少,恢复明显较开放手术快,具有微创的优势。

如果患者病情较重,输尿管梗阻暂时无法解除,可行经皮肾穿刺造瘘,引流尿液,以利于感染的控制和肾功能的改善;待患者一般情况好转后,再治疗输尿管梗阻。如果输尿管梗阻无法解除,则永久保留肾造瘘。如果患者患肾积水严重,肾实质显著破坏、萎缩或合并严重的感染,肾功能严重丧失。同时,对侧肾脏功能正常,可考虑施行肾输尿管切除术。否则,应尽可能保留肾脏,尤其是儿童和年轻患者。

(何灵生)

<h1 style="text-align:center">第二节 输尿管肠吻合口狭窄</h1>

一、输尿管肠吻合口狭窄的病因

多种因素可引起输尿管肠吻合口狭窄,包括输尿管解剖分离技术、应用于替代输尿管的肠管类型、吻合口的类型等。由于输尿管局部缺血是导致输尿管肠吻合口狭窄的主要原因,因此手术中对输尿管的解剖、分离至关重要。尽管在手术过程中需要将输尿管游离,使输尿管和准备吻合的肠管尽量靠近,但是不宜过分剥离输尿管外膜。因为输尿管的血供与输尿管外膜平行,过分剥离输尿管外膜可能引起远侧输尿管缺血及狭窄形成。当使用回肠代左侧输尿管时,输尿管应置于乙状结肠系膜的下方,主动脉上方。在左侧输尿管解剖分离后,多余的输尿管长度和可能形成的成角弯曲围绕肠系膜下动脉可能导致吻合口狭窄的发病率升高。

使用哪一段肠管来替代输尿管目前尚有争议。部分学者认为应用结肠替代输尿管能够形成抗反流的吻合口。但是,近来的文献报道应用抗反流的吻合口与未抗反流的吻合口在对肾脏功能的损害方面无明显优势。尽管缺乏客观的大宗随机研究结果,但越来越多的研究结果认为抗反流的吻合口术后引起狭窄的概率高于未抗反流的吻合口。Pantuck 等对 60 例行抗反流的输尿管肠吻合患者和 56 例直接吻合的患者随访 41 周,发现两者发生吻合口狭窄的比率分别为13％和1.7％。引起术后肾积水、肾盂肾炎、肾结石、肾功能不全的概率无统计学差异。Roth 等发现抗反流的吻合口引起狭窄的概率高于未抗反流的吻合口 5 倍,而且认为引起吻合口狭窄的原因与手术经验无关。Studer 等报道了一项随机研究抗反流的吻合口与未抗反流的吻合口术后吻合口狭窄的研究结果。他们认为二者发生吻合口狭窄的比率分别为 13％和 3％。尽管没有足够证据证明尿液反流入成人肾脏是有害的,但是梗阻造成肾脏功能的损害是明确的。上述研究结果均支持使用未抗反流的吻合技术。

输尿管肠吻合口狭窄好发于左侧,发病率为 4％～8％。

二、输尿管肠吻合口狭窄的评估

对于接受任何类型尿流改道的患者术后了解上尿路情况最简单、微创的检查就是 B 超检查。如果患者 B 超检查提示肾积水,应行排泄性尿路造影了解狭窄的部位、长度及程度。假如发现结石或肿瘤复发,可考虑行 CT 或 MRI 检查。慢性肾积水的患者应用利尿肾图可了解单侧肾功能,明确是否存在功能性梗阻。如果患者肾功能不全,不宜行排泄性尿路造影和利尿肾图检查,可考虑作经皮肾穿刺造影并留置造瘘管,这样既可明确诊断又可以缓解肾积水。该项检查也可用于内镜治疗吻合口狭窄的术前评估,利于手术计划制订。此外,如果患者存在肾绞痛、复发性尿路感染、肾功能损害等情况,也应该作进一步检查。

三、治疗

并非所有接受输尿管肠吻合的患者术后出现肾积水均需要接受外科干预。大多数接受输尿管肠吻合术的患者术后出现慢性肾积水的原因并非梗阻,这类患者不需要手术治疗。只有那些出现疼痛、感染、由于功能性梗阻导致肾功能不全的患者需要外科治疗。尽管是在吻合口处出现恶性肿瘤复发的情况不多见,但是,如果在狭窄部位出现不规则肿块,迅速增大,导致梗阻,明显影响肾功能,则需要积极评估和外科手术。

妇科恶性肿瘤的患者接受盆腔脏器剜除＋尿流改道的患者,术后出现肾积水及吻合口狭窄,治疗比较棘手。Penalver 等报道了 66 例这类患者,95％在术前接受盆腔放射治疗。输尿管肠吻合术的早期和晚期并发症的发生率分别为 22％和 10％。85％的患者通过保守治疗(如肾穿刺造瘘)使术后并发症得到有效缓解。

(一)内镜治疗

内镜治疗输尿管肠吻合口狭窄的技术发展类似于内镜治疗输尿管梗阻的过程。最初的内镜治疗方法包括简单的球囊扩张、留置支架。由于上述方法的治疗效果,尤其是远期疗效不理想,内镜下应用电烧灼和激光对狭窄段进行内切开技术逐渐发展起来。目前,可弯曲的软性输尿管镜下应用钬激光切除输尿管肠吻合口狭窄正成为内镜治疗输尿管肠吻合口狭窄的先进技术。

内镜治疗输尿管肠吻合口狭窄与输尿管狭窄之间的不同之处在于治疗输尿管肠吻合口狭窄更倾向应用顺行的方法。首先建立经皮通道,缓解梗阻引起的肾积水及可能同时合并的感染。一旦患者病情稳定,积水得到明显缓解,感染得到控制,球囊借助内镜通过经皮通道到达吻合口狭窄处,进行狭窄部位的扩张,直至狭窄环消失。或同样的方法置入支架,扩张狭窄环。由于支架容易出现黏液堵塞,导致治疗失败,多个治疗中心为避免上述情况发生,支架的留置时间一般为 4～8 周。

内镜下球囊扩张是最早用于治疗输尿管肠吻合口狭窄的内镜方法。该治疗方法近期的疗效尚可,远期疗效不理想。Ravery 等报道该方法治疗输尿管肠吻合口狭窄的近期有效率可达61％。而 Shapiro 等对 37 例良性输尿管肠吻合口狭窄患者行球囊扩张术,术后进行 1 年以上的随访,认为总的有效率只有 16％,而重复扩张可提高疗效。Kwak 等对球囊扩张术后患者进行9 个月随访,认为有效率低于 30％。最近 DiMarco 等对 52 例接受球囊扩张术的输尿管肠吻合口狭窄的患者进行 3 年的随访,仅有 5％的有效率。

有学者报道了应用电烧灼的方法治疗输尿管肠吻合口狭窄。对于良性狭窄,该方法长期的有效率仅为 30％。Meretyk 等回顾了腔内电切治疗输尿管肠吻合口狭窄的长期疗效,15 例输尿管肠吻合口狭窄的患者接受平均长达 2.5 年的随访,结果发现总的有效率达到 57％。Cornud 等对接受经皮电切治疗输尿管肠吻合口狭窄的患者进行长期随访,重点比较内镜和 X 线引导的治疗效果。27 例患者拔除输尿管支架后进行超过 1 年的随访,总的有效率为 71％。研究发现直接应用内镜引导或联合 X 线引导的治疗效果好于只用 X 线引导。有 1 例单用 X 线引导的患者术后出现右侧髂血管的损伤。因此,在内镜直视下行输尿管肠吻合口狭窄电切术是相对安全、有效的方法。随着激光技术的发展,钬激光越来越多地应用于泌尿外科的临床治疗。钬激光是一种有效的切割工具,可应用于吻合口狭窄的切开。

左侧输尿管肠吻合口狭窄的腔内治疗较右侧难度大,大多数治疗失败的病例集中于左侧。左侧输尿管肠吻合口狭窄的腔内治疗的主要风险在于出血,可能与该侧输尿管与乙状结肠系膜邻近,手术过程中容易造成乙状结肠系膜损伤有关。因此,对于左侧输尿管肠吻合口狭窄的治疗应慎重考虑腔内治疗,开放手术可能是一种安全的选择。

(二)开放手术

在腔内治疗失败后,才考虑开放手术。开放手术治疗输尿管肠吻合口狭窄在技术上更具有挑战性,同时术后需要更长的时间恢复。但是开放手术的成功率较腔内手术高,尤其相对球囊扩张术。开放手术的远期成功率可达80%。但是,如果狭窄段的长度大于1 cm,术后复发率明显增加。左侧手术成功率要低于右侧。术后的并发症发生率大约为11%。

(徐红愉)

第三节　膀胱出口狭窄

膀胱出口梗阻(BOO)是发生于膀胱颈部及其周围的任何病变导致膀胱尿液排出障碍的一种病理状态的统称。常见的疾病有前列腺增生症、前列腺肿瘤、前列腺切除术后瘢痕牵缩、膀胱段切除术后吻合口狭窄、膀胱颈部纤维化、先天性膀胱颈部梗阻、膀胱颈部炎症、膀胱颈部结核、膀胱颈部肿瘤、输尿管间嵴肥大、正中嵴肥大及膀胱颈部周围疾病压迫或累及膀胱颈部引起梗阻,如子宫颈癌、直肠癌等。

BOO一旦发生,对上尿路的影响为双侧性,故肾脏的损害出现较晚,一般无上尿路损害的急性表现,但有明显的排尿困难症状。一旦引起双侧肾脏损害,其代偿能力差,易出现肾衰竭。

一、女性膀胱颈部梗阻

女性膀胱颈部梗阻可发生于任何年龄,以老年者居多,年龄越大发病率越高。病因、发病机制复杂,可能为膀胱颈纤维组织增生、膀胱颈部肌肉肥厚、慢性炎症所致的硬化及老年女性激素平衡失调导致的尿道周围腺体增生等。

(一)临床表现

由于女性尿道比较短直的解剖特点,并非所有的膀胱颈部梗阻患者均表现出典型的排尿困难,而表现为排尿迟缓和尿流缓慢者不在少数。随着病情进展患者尿流变细,逐渐发展为排尿费力,呈滴沥状;后期出现残余尿增多、慢性尿潴留、充盈性尿失禁。合并尿路感染的病例会出现膀胱刺激症状,梗阻严重者可有双肾输尿管积水及慢性肾衰竭。

(二)诊断

任何年龄女性如出现尿频尿急等下尿路症状,特别是出现进行性排尿困难应想到本病的可能,并进行下列针对性检查。

1.膀胱颈部触诊

部分成年妇女经阴道触摸膀胱颈部,可感到有不同程度的增厚,特别是尿道内置有导尿管时,膀胱颈部增厚更为明显。

2.残余尿量测定

可用B超或导尿法测定。导尿法测定残余尿量最为准确,排尿后即刻在无菌条件下导尿,放出的全部尿液即为残余尿。正常人残余尿在10 mL以下。通过插入导尿管,亦可直接了解尿管在膀胱颈部受阻情况。残余尿量与梗阻程度成正比。而残余尿量的多少也有助于治疗方法的选择。

3.X线检查

排尿期膀胱尿道透视和拍片可了解排尿时膀胱颈部的活动情况。并可了解膀胱输尿管反流及程度。

4.膀胱镜检查

典型的表现：①膀胱的增生肥厚性病变(如小梁、憩室等)。②膀胱颈部黏膜僵硬水肿,可见滤泡性增生。③颈口后唇突起,形成一堤坝样改变;有时可见膀胱颈呈环形狭窄,膀胱内口呈领圈样突起。④膀胱镜检查时,嘱患者作排尿动作,正常时膀胱后唇退出视野之外,而颈部梗阻者则失去此能力,其收缩运动减弱或消失,并可排除膀胱结石、肿瘤等原因引起的排尿梗阻。

5.尿流动力学检查

虽然尿流动力学检查在男性 BOO 诊断的价值已得到公认,但在女性尚无相应的诊断标准。最大尿流率检查被认为是一种最好的筛选方法,虽然尿流率低不能区别是膀胱颈梗阻引起或是逼尿肌无力引起,但如果同时做逼尿压力及尿流率,便可准确地确定有无膀胱颈梗阻。排尿时,如平均最大逼尿肌压(Pdet)高而最大尿流率(Qmax)低,则提示存在梗阻;如 Pdet 与 Qmax 均低,则表明逼尿肌收缩无力。

6.上尿路检查

对疑有上尿路损害者,均应做分泌性尿路造影或放射性核素检查。

7.肾功能及血液生化检查

双肾功能明显受损者,方出现氮质血症(血非蛋白氮、尿素氮、肌酐等升高),故此检查不能早期揭示肾功能损害情况。酚红(PSP)排泄试验能较早地提示肾盂积水及肾功能状况。对肾脏已有损害的病员,还应检测钾、钠、氯及二氧化碳结合力等,以判断有无电解质平衡失调,有无酸中毒。

鉴别诊断上,本病主要应与神经源性膀胱、尿道狭窄、尿道息肉、尿道结石等疾病鉴别,可通过影像学检查、膀胱尿道镜结合尿动力学检查等进行鉴别。

(三)治疗

1.保守治疗

适用于症状较轻,排尿困难不明显者或无剩余尿者或无膀胱输尿管反流及肾功能损害者,治疗方法包括选择性 α 受体阻滞剂,尿道扩张术等。合并尿路感染者,应在充分引流尿液的同时,选用有效的抗生素控制感染。

2.手术治疗

(1)经尿道膀胱颈电切术:适用于有明显膀胱颈梗阻及保守治疗无效者。手术要点:切除部位从截石位 6 点开始,先用钩形电刀切至膀胱肌层,切开狭窄的纤维环,再以此为中心半月形电切 5～7 点的组织。手术过程中切除范围不要过大、过深,以长度 1～2 cm、宽度 0.5～1.0 cm 为宜,使后尿道与膀胱三角区在电切后接近同一平面。手术时近可切除膀胱颈部的环形狭窄组织,而不可切除和损坏尿道括约肌环,否则可发生尿失禁或膀胱阴道瘘等并发症。

(2)膀胱颈楔形切除成形术:打开膀胱后,在膀胱颈远侧约 1 cm 处的尿道前壁缝一标志,在标志近侧至膀胱前壁做倒 Y 形切口,各壁长 2～3 cm,交角恰位于膀胱颈上方,将 V 形膀胱瓣与切口远端创缘缝合,再依次将膀胱颈做 V 形缝合。

二、男性膀胱颈部梗阻

男性膀胱颈梗阻是一种常见病及多发病,分为功能性膀胱颈梗阻和膀胱颈挛缩。

功能性膀胱颈梗阻是由于膀胱颈自主神经功能失调引起的一种疾病,但神经系统检查无阳性体征。根据国际尿控协会的规定:排尿时有逼尿肌收缩,但膀胱颈开放不全或完全不能开放;内镜检查及尿道探子检查无器质性膀胱下尿路梗阻证据,且无明确神经病变者称为功能性膀胱颈梗阻。其病因可能与交感神经、膀胱颈部 α、β 受体兴奋性改变有关。

膀胱颈挛缩多认为是由于膀胱颈部及其周围脏器的慢性炎症导致膀胱颈部纤维化而致;亦可由各种前列腺手术时的损伤所致,以 TURP 术和前列腺摘除术后的膀胱颈挛缩发生率最高。

(一)临床表现

主要症状为下尿路梗阻症状:排尿困难、排尿迟缓、尿流变细、尿频和夜尿增多及排尿不尽感、急或慢性尿潴留、尿失禁甚至血尿等。

(二)诊断

1.病史

有排尿困难等下尿路症状,或于各种前列腺手术后出现排尿困难的病史。仔细分析临床症状和询问病史,对于确定梗阻的类型和估计梗阻的程度有重要价值。

2.体格检查

除了进行系统的体格检查外,应特别强调直肠指诊和尿道探子检查。

3.实验室检查

尿常规检查、血液生化检查,以了解尿液质量的改变和肾功能情况。

4.X 线检查

排泄性尿路造影能发现主要并发症和了解上尿路功能情况。尿道膀胱造影可从造影片上清晰显示出梗阻部位、程度和长度。

5.膀胱镜检查

可以直接观察梗阻部位并对梗阻的原因进行诊断,膀胱镜检查时可见内括约肌呈环状狭窄,把尿道和膀胱明显分开;膀胱颈抬高,膀胱颈呈苍白色或有玫瑰色,其表面通常光滑,缺少血管分布。

6.尿流动力学检查

普通尿流动力学检查和影像尿动力学检查对诊断有重要参考价值,应用该项检查在临床上有助于早期诊断。简单的自由尿流率测定可提供初步判断,最大尿流率 <15 mL/s,提示存在下尿路梗阻的可能。在普通尿流动力学检查中,压力流率测定是公认的诊断手段,判断指标有 A-G 图和 LinPURR 图等方法。与 A-G 图相对应的是 A-G 数的应用,A-G 数=最大尿流率时的膀胱逼尿肌压力-2 倍的最大尿流率。A-G 数大于 40,表示有膀胱出口梗阻存在,数值越大表示梗阻越严重;A-G 数在 15～40 表示有梗阻可疑;A-G 数小于 15 表示无梗阻存在。

(三)鉴别诊断

(1)尿道狭窄:多有尿道炎、尿道器械检查或外伤史。行尿道造影或尿道镜检查可明确尿道狭窄的部位和程度。

(2)后尿道瓣膜:主要见于男童,排尿性膀胱尿道造影对鉴别诊断有重要价值。在膀胱颈部梗阻患者,瓣膜处有很薄一层充盈缺损,尿道镜检查可直接观察到瓣膜存在。

(3)精阜肥大:先天性精阜肥大的临床表现与膀胱颈部挛缩相同,在排尿性膀胱尿道造影时可见到梗阻以上后尿道扩张,后尿道填充缺损。尿道镜检查可见到肥大隆起的精阜。

(4)神经源性膀胱:多有神经受损病史,如脊髓炎、多发性脊髓硬化症、脊椎外伤等。神经系统的检查可鉴别此病,膀胱压力测定显示各类神经源性膀胱功能障碍的图像。

（5）逼尿肌无力症：通过尿动力学检查可鉴别。

（6）前列腺增生症：为老年人常见疾病，直肠指诊和尿道膀胱造影可鉴别。

（四）治疗

1.保守治疗

适用下列情况：①没有残余尿或残余尿少（10～20 mL）。②无慢性肾功能不全。③无反复的尿路感染。④输尿管反流不明显。主要有 α 受体阻滞剂、糖皮质激素、抗生素等的应用。

抗生素的应用：对合并有感染和施用尿道扩张器者，均应使用抗生素治疗。

2.手术治疗

（1）膀胱颈部扩张术：对先天性和原发性膀胱颈部挛缩，单纯应用尿道扩张术治疗效果多不满意，对前列腺增生切除术及经尿道前列腺电切术后的膀胱颈部梗阻，可应用尿道扩张治疗。

（2）膀胱颈切开术：楔形切开膀胱颈肌层，破坏其狭窄环。

（3）膀胱颈切除术：该术式适用于各种原因引起的膀胱颈部挛缩和小儿膀胱颈梗阻。方法是在膀胱颈后唇将黏膜弧形切开，于黏膜下潜行分离，显露膀胱颈肌层，将膀胱肌层作楔形切除。

（4）膀胱颈 Y-V 成形术：经耻骨后途径显露膀胱颈部及膀胱前壁，于膀胱前壁作 Y 形切口，将 V 形膀胱瓣与切口远端创缘缝合，以扩大膀胱颈部管腔。

（5）经尿道膀胱颈部电切术：切断环形缩窄环，使梗阻得以解除，有主张切开部位以膀胱颈截石位 12 点最佳，也有主张切开范围在 5～7 点位置；深度为切除膀胱颈部全层，至见到脂肪组织。术后持续尿管引流尿液 2～3 周，拔除尿管后行尿道扩张术，初时每周 1 次，连续 3 次后改为每 2 周 1 次，之后改为 4 周、2 个月、3 个月、6 个月至 1 年扩张一次后，即可停止扩张。

（徐红愉）

第四节　良性前列腺增生症

良性前列腺增生症（BPH）是引起中老年男性排尿障碍原因中最常见的一种良性疾病，主要临床表现为下尿路症状（LUTS）。BPH 的发病率随着老年男性年龄的增长而增加。组织学前列腺增生通常发生在 40 岁以后，之后发病率逐渐增高，80 岁以上接近 90%。临床前列腺增生，40～49 岁发病率为 14%，50～59 岁发病率为 24%，60～69 岁发病率为 43%，70～79 岁发病率为 40%。

一、病因与发病机制

国内外学者对 BPH 病因的研究已有 50 多年历史，各种学说层出不穷，但迄今确切病因仍未阐明。多年来研究成果集中在如下四个方面。

（一）性激素与睾丸内非雄性激素物质的作用

前列腺是雄性生殖器官之一，其结构和功能是受下丘脑-垂体-睾丸轴和肾上腺的调节。

1.雄激素

前列腺内雄激素 90%～95% 来源于睾丸，5%～10% 来源于肾上腺。雄激素中起主要作用的是占睾酮 2% 的游离睾酮。游离睾酮与前列腺间质细胞核膜上的 5α 还原酶 II 作用转化为双氢睾酮(DHT)后才能发挥生物效应。

2.雌激素

当男性进入50岁后,体内雌激素明显增高,游离雌二醇与游离睾酮比值上升。中青年人血浆雌/雄激素浓度比值为1:150,老年人为1:(80~120),老年人前列腺内雌/雄激素浓度比值为1:8。尽管雌激素在BPH发生的作用机制的研究还不如雄激素那样清楚,但老年期雌/雄激素比例失调可能是BPH的病因之一。有学者提出了"雌/雄激素协同效应"学说。

3.睾丸内非雄激素类物质

研究者发现,从人精液囊肿中提取的液体可以促使体外培养的前列腺上皮细胞及间质细胞增殖。这种非雄激素睾丸因子(NATP)有别于前列腺分泌的肽类生长因子,对热稳定,活性炭可以除掉。因而,人类睾丸可以产生一种NATP并参与BPH发生。

(二)生长因子的作用

BPH组织中肽类生长因子有两类:①刺激前列腺细胞增殖的生长因子,如碱性成纤维细胞生长因子(bFGF)、表皮生长因子(EGF)、α转化生长因子(TGF-α)、胰岛素样生长因子(IGF)、血小板源生长因子(PDGF)、神经生长因子(NGF)等。②抑制前列腺细胞生长的生长因子β-转化生长因子(TGF-β)。bFGF、KGF、TGF-β等生长因子过表达时,通过自分泌、细胞内分泌、旁分泌三种形式,引起BPH。因此,阐明各种生长因子的作用及各种生长因子相互关系,将对BPH病因的揭示具有重要意义。

(三)间质-上皮相互作用

前列腺间质和上皮细胞之间是相互影响的,其相互作用是通过生长因子、细胞外基质(ECM)进行调节。前列腺内生长因子、ECM、细胞相互作用构成统一的整体,正常情况下保持一定的动态平衡。BPH的发生是基质-上皮相互作用紊乱的结果。BPH时前列腺内基质/上皮的比例由正常的2:1增加到5:1。

(四)细胞增殖与凋亡

正常前列腺的大小保持恒定有赖于腺体内的细胞增殖与死亡的动态平衡。BPH并非细胞增殖的结果,而是与细胞凋亡减少有关。前列腺细胞增殖与凋亡,在正常情况是处于动态平衡,这种动态平衡是前列腺刺激生长因子和抑制生长因子相互作用保持平衡的结果。TGF-β是被确认引起细胞凋亡主要的生长因子。目前还发现与前列腺细胞凋亡有关的基因有$p53$、$c-myc$、$bcl-2$、睾酮抑制前列腺信号-2($Trpm-2$)、热休克蛋白(hsp27,70)、组织蛋白酶D.B、$c-fos$等。

综上所述,BPH是一组多病因的疾病,老龄及有功能的睾丸存在是BPH发生必备条件,老龄及睾丸产生的性激素及其他从饮食、环境中摄入并经体内转化的相关物质统称为导致BPH的外在因素。而前列腺本身产生的各种肽类生长因子、间质-上皮细胞相互作用、细胞增殖与凋亡属于BPH发病的内在因素,外在因素通过内在因素才导致BPH的发生。

二、良性前列腺增生病理

BPH病理学改变应包括两个方面的内容:一方面是BPH的病理改变,另一方面是前列腺增生引起膀胱出口梗阻(BOO)的病理改变。

(一)病理

前列腺近端尿道黏膜下腺体区域及移行区是BPH的起源地,形成多中心性的基质结节,基质结节由增生的纤维和平滑肌组成。尿道周围腺体增生进展很慢,且只能向膀胱方向发展,成为形成所谓的中叶增生。移行区的基质结节可以分泌各种生长因子,通过基质-上皮细胞相互作用机制,使移行区弥漫性增大。增生组织将真正的前列腺组织向外压迫,被挤压的组织发生退行性改变,逐渐转变为纤维组织,形成灰白色坚硬的假包膜,即外科包膜。

前列腺增生组织由间质和腺上皮以不同的比例构成,可以其分为五个病理类型:①基质型。②纤维肌肉型。③肌型。④纤维腺瘤型。⑤纤维肌肉腺瘤型。其中以纤维肌肉腺瘤型最为常见。

(二)膀胱出口梗阻的病理生理改变

前列腺增生造成膀胱出口梗阻(BOO)有两种因素,即机械因素(静力因素)和动力因素。①机械因素:BPH 时,精阜随增大的腺体向下移至接近尿道外括约肌处,前列腺段尿道随之延长,管腔变窄,增生腺体扩张增加尿道阻力;若增生腺体伸向膀胱,造成膀胱颈口狭窄,这些都是造成 BOO 的机械因素。②动力因素:在机械、炎症或其他因素刺激下,肾上腺素能受体(α_1-AR)兴奋,使 BPH 组织中平滑肌收缩,引起 BOO。BPH 合并的 BOO 往往是机械因素和动力因素同时存在。

BOO 患者在排尿时,为克服膀胱流出道梗阻,逼尿肌开始代偿性肥厚,收缩力增强;如梗阻继续存在或加重,逼尿肌收缩力减弱,逼尿肌功能处于失代偿状态。这将引起膀胱逼尿肌一系列细胞内外结构、功能的病理改变。

1.逼尿肌不稳定(detrusor instability,DI)

DI 又称不稳定膀胱(unstable bladder,USB),是指在膀胱充盈过程中自发或诱发的、不能被主动抑制的逼尿肌不自主地收缩。DI 发生的机制较复杂,目前认为逼尿肌超微结构的变化、膀胱肾上腺能受体功能异常、传入神经功能紊乱与抑制性机制失衡和逼尿肌超敏反应是 DI 的发病机制。

2.逼尿肌收缩功能受损

逼尿肌收缩取决于逼尿肌细胞、间质和神经结构的完整性,神经冲动传递至胆碱能轴末梢,释放乙酰胆碱触发肌细胞收缩。BPH 时,电镜观察发现肌细胞传入神经的超微结构有广泛的退行性改变,肌细胞结构破坏,最终使神经与肌肉连接的效应器丧失,导致逼尿肌收缩无力。平滑肌细胞间充满增殖的大量胶原纤维和许多弹力纤维,严重影响肌细胞收缩力的传递,整个逼尿肌难以产生有力协同一致的快速而持续的收缩,还导致膀胱尿液残留。

3.膀胱顺应性改变

膀胱对容积增加的耐受力称为顺应性。BPH 时,逼尿肌细胞间充满交织的胶原纤维,使膀胱壁僵硬,缺乏弹性,舒张能力下降。不稳定膀胱常伴有膀胱感觉过敏。当膀胱充盈时,即使少量尿液增加,也可引起膀胱内压升高,称为低顺应性膀胱。低顺应性膀胱并未能因膀胱内压升高而排尿得到改善。膀胱残余尿仍在不断增加,导致慢性尿潴留,而膀胱内压持续处于高水平,称为高压性慢性尿潴留。高压性慢性尿潴留将阻碍上尿路尿液输送,易于发生上尿路扩张,肾功能受损。高压性慢性尿潴留即使手术解除梗阻,术后上尿路功能恢复也较差。

BPH 引起逼尿肌不稳定和膀胱低顺应性改变,可能是 BOO 引起逼尿肌的早期代偿表现,而逼尿肌收缩功能损害和高顺应性膀胱可能是膀胱逼尿肌受损晚期失代偿的标志。

三、良性前列腺增生临床表现

BPH 的临床表现是随着下尿路梗阻引起的病理生理改变的进展而逐渐出现的。BPH 临床上主要有三组症状,即膀胱刺激症状、梗阻症状及梗阻并发症。

(一)膀胱刺激症状

尿频是 BPH 最常见的症状,开始多为夜尿次数增多,随后白天也出现尿频。当夜尿次数 3 次以上时,表示膀胱出口梗阻已达到一定程度。BPH 出现逼尿肌不稳定、低顺应性膀胱时,患者除尿频外,还伴有尿急、尿痛,甚至出现急迫性尿失禁。BPH 患者有 50%～80% 出现不稳定膀胱。当膀胱逼尿肌代偿功能失调,出现高顺应性膀胱时,每次排尿都不能将膀胱内尿液排空,膀胱内残余尿日益增多,膀胱有效容量不断减少,尿频症状更加频繁。膀胱过度充盈时,膀胱内压超过尿道阻力,尿液将不自主地从尿道口溢出,犹如尿失禁,称为充盈性尿失禁。夜间熟睡时,盆底肌松弛,以及夜间迷走神经兴奋,更易使尿液自行溢出,类似"遗尿症"的临床表现。

(二)梗阻症状

1.排尿困难

排尿困难的程度是由 BOO 梗阻程度和膀胱功能状况共同决定的。初期表现为有尿意时需要等候片刻后才能排出尿液,称为排尿踌躇,排尿费力。随着病程的进展,继而出现尿线变细、无力,射程短,甚至尿不成线,尿液呈滴沥状排出。BOO 梗阻的程度,并不完全取决于增生腺体的大小,而决定于增生的部位及前列腺包膜、平滑肌的张力。前列腺的体积即使不大,但中叶增生或纤维增生型 BPH 也可以出现明显的排尿困难症状。当膀胱功能受损,逼尿肌收缩无力时排尿困难更为严重。

2.残余尿、尿潴留

BPH 患者排尿时不能将膀胱内尿液排空,膀胱内出现残余尿。残余尿量逐渐增加,导致高压性慢性尿潴留。膀胱内压持续处于高水平。膀胱逼尿肌进一步损害,功能失代偿,出现高顺应性膀胱,膀胱感觉迟钝,最后导致低压性慢性尿潴留,膀胱内压处于低水平状态。

BPH 患者如遇气候突变、过度疲劳、饮酒、房事或上呼吸道感染时,可能诱发导致急性尿潴留。目前认为,急性尿潴留是膀胱功能失代偿的主要表现,为 BPH 进展的一个重要事件。

残余尿量的多少对预测上尿路功能和 BPH 的临床进展有着重要意义。残余尿量小于 55 mL 时无肾积水发生,当残余尿量为 55～100 mL 时,患者肾积水发生率明显增加,而残余尿量在 150 mL 以上时,患者肾积水发生率为 55%。

(三)梗阻并发症

1.血尿

前列腺腺体表面黏膜上的毛细血管、小血管,由于受到增生腺体的牵拉,尤其在膀胱强力收缩排尿时,可出现血管破裂,或增生腺体压迫前列腺静脉丛,小静脉淤血,均可出现镜下血尿或肉眼血尿,严重者可出现血块,引起急性尿潴留。BPH 并发血尿者为 20% 左右。

2.尿路、生殖道感染

BPH 引起下尿路梗阻时,可导致尿路感染,尤其在有残余尿时,诱发感染的机会更多。膀胱炎症时,尿频、尿急、尿痛等症状将加重。如继发上行性尿路感染,往往出现腰痛和畏寒、发热等全身症状。伴发急性附睾炎时,患侧附睾肿大、疼痛,严重者伴发热。

3.上尿路扩张、肾功能损害

膀胱大量残余尿和膀胱内压 ≥ 4.0 kPa(40 cmH_2O)是导致上尿路扩张的主要原因。低顺应性膀胱,高压性慢性尿潴留患者易发生上尿路扩张,严重者可出现肾衰竭和尿毒症。

4.膀胱结石

下尿路梗阻导致膀胱残余尿的长期存在,尿液中的晶体将沉淀形成结石。若合并膀胱内感染,则促进结石形成。BPH伴膀胱结石的发生率约为10%。

5.腹压增高所引起的症状

BPH引起BOO情况下,出现排尿困难,长期增加腹压排尿,将促使腹股沟疝、脱肛、内痔等的发生。

四、良性前列腺增生诊断

以LUTS为主诉的50岁以上男性患者,首先应该考虑BPH的可能,为明确诊断,需做以下评估。

(一)初始评估

1.病史询问

(1)下尿路症状的特点、持续时间及其伴随症状:BPH的临床表现以LUTS为主。在询问病史的过程中,需要强调的是LUTS并非BPH特有的症状。例如,膀胱刺激症状也常见于前列腺炎、膀胱炎、膀胱结石、泌尿系统结核等其他疾病,以及非BPH所致(如神经系统疾病)的逼尿肌功能障碍等。同样,梗阻症状也见于如尿道狭窄、膀胱颈挛缩、前列腺癌等。

BPH除LUTS的临床表现外,部分患者还伴有相关的并发症状,如反复血尿、尿路感染或附睾炎,膀胱结石伴排尿中断或尿痛,长期腹压增高所伴随的症状,如脱肛、内痔、腹股沟疝等。少数患者以食欲缺乏、贫血、嗜睡等肾功能不全的症状为主就诊。

(2)与BPH相关的病史询问:回顾既往有无骨盆骨折、尿道狭窄、尿道炎症、脊柱外伤、糖尿病,以及神经系统疾病,如帕金森病、脑出血、脑梗死后遗症等病史。注意近期是否服用了影响膀胱出口功能的药物,如抗胆碱能药物阿托品,增加膀胱出口阻力的肾上腺素受体激动剂,如舒喘平、异丙肾上腺素类药物。近期有无劳累、饮酒、上呼吸道感染等,这些可以加重LUTS。

(3)国际前列腺症状评分(international prostate symptom score,IPSS)和生活质量评估(quality of life assessment,QOL):1994年第2届国际BPH咨询委员会建议将IPSS和QOL问卷表列为正式的全世界应用于BPH症状量化评分表,用以对BPH病情的评估和治疗前后疗效的对比。

IPSS评分有7个问题,总的评分范围从无症状至严重症状0～35分。症状严重程度分轻、中、重三个级别。1～7分为轻度,8～19分为中度,20～35分为重度。IPSS评分是BPH患者下尿路症状严重程度的主观反映,它与最大尿流率、残余尿量及前列腺体积无明显相关性。

QOL评分答案从非常好到很痛苦分为0～6分,是了解患者对其目前下尿路症状水平伴随其一生的主观感受,主要关心的是BPH患者受下尿路症状困扰的程度及是否能够耐受,因此又称为困扰评分。

症状评分对预测:BPH临床进展也有一定价值,IPSS评分>7分的患者发生急性尿潴留的风险是IPSS评分<7分者的4倍。对于无急性尿潴留病史的BPH患者,储尿期症状评分及总的症状评分有助于预测BPH患者接受手术风险治疗。

2.体格检查

(1)泌尿系统及外生殖器检查:首先要排除是否为充盈的膀胱,耻骨上叩诊呈固定浊音,常表示尿潴留。必要时导尿后,直肠腹部双合诊再次检查并与腹腔、盆腔内其他包块相鉴别。注意触摸腹股沟包块能否回纳,阴囊内睾丸、附睾大小及质地,阴茎有无硬结。

(2)直肠指检(DRE):DRE 是 BPH 诊断必须检查的项目,肛检前应先做血清前列腺特异性抗原(PSA)测定,在膀胱排空后进行。典型 BPH,腺体增大,边缘清楚,表面光滑,中央沟变浅或消失,质地柔韧而有弹性。

估计前列腺的大小多是凭检查者的个人经验,曾以禽蛋、果实描述前列腺大小。1980 年有人提出前列腺大小分 4 度,Ⅰ度增生腺体大小达正常腺体的 2 倍,估重为 20～25 g;Ⅱ度为 2～3 倍,中央沟消失不明显,估重为 25～50 g;Ⅲ度为 3～4 倍,中央沟消失,指诊可勉强触及前列腺底部,估重为 50～75 g;Ⅳ度腺体增大超过 4 倍,指诊已不能触及腺体上缘,估重在 75 g 以上。

DRE 的缺点是不能精确量化前列腺大小,不能判断前列腺突向膀胱的部分,即使 DRE 前列腺不大也不能排除前列腺增生。但 DRE 的优点在于能快速简单地向医师提供前列腺大小的大致概念,怀疑异常的患者最后确诊为前列腺癌的有 26%～34%。

(3)局部神经系统检查(包括运动和感觉):该检查目的是排除神经源性膀胱功能障碍。如体检中发现膝反射、踝反射、跖伸反应病理性亢进者,提示脊髓损害(肿瘤、创伤、多发性硬化等);如膝反射、踝反射消失,腓肠肌、足内附肌无力,会阴感觉丧失及肛门括约肌松弛者,则为马尾节段损害;有膝反射、踝反射消失伴足感觉障碍者,可能为全身性外周神经病;而行动迟缓、帕金森貌、直立性低血压、喉喘鸣及小脑共济失调者,应考虑有神经变性的疾病,如多系统硬化症。

3.实验室检查

(1)尿常规:可以确定下尿路症状患者是否有血尿、蛋白尿、脓尿等。

(2)血肌酐:BPH 伴血清肌酐升高是上尿路影像学检查的适应证,评估有无肾积水、输尿管扩张反流等情况。

(3)血清 PSA:血清 PSA 作为一项危险因素可以预测 BPH 的临床进展,从而指导治疗方法的选择。血清 PSA≥1.6 ng/mL 的 BPH 患者发生临床进展的可能性更大。

4.超声检查

超声检查可以经腹壁、经直肠探测途径,经腹壁最为常用。前列腺体积计算公式为前列腺体积=0.52×(前列腺三个径的乘积);前列腺重量计算公式为前列腺重量=0.546×(前列腺三个径的乘积)。一般认为,直肠超声估计前列腺体积大于 20 mL,才能诊断前列腺增大。

经腹壁探测可同时显示膀胱、前列腺、精囊,还能得到 BPH 的间接诊断依据,如膀胱壁小梁小室形成、膀胱憩室、膀胱结石、残余尿量等资料,也可以观察有无上尿路扩张、积水。虽然经腹壁 B 超应用最为普及,但显示前列腺内部结构和测量前列腺大小不如经直肠途径精确。经直肠 B 超用彩色多普勒血流显像(CDFI)能看到前列腺内部血流分布、走向和血流的频谱分析,可以测定整个前列腺和移行区的体积。测定移行区体积有更为实际意义。

现在认为,前列腺体积是 BPH 临床进展的另一风险预测因素。前列腺体积≥31 mL 的 BPH 患者发生临床进展的可能性更大。

5.尿流率检查

尿流率指单位时间内排出的尿量,通常用 mL/s 作计量单位。50 岁以上男性,Qmax≥15 mL/s 属正常,15～10 mL/s 者可能有梗阻,<10 mL/s 者则肯定有梗阻。但是最大尿流率减低不能区分梗阻和逼尿肌收缩力减低,也不能说明是 BPH 梗阻或非 BPH 梗阻,还必须进一步做其他有关尿流动力学检查才能明确。Qmax<10.6 mL/s 的 BPH 患者发生临床进展的可能更大。

(二)根据初始评估结果,部分患者需要进一步检查

1.排尿日记

让患者自己记录排尿次数、排尿时间、每次尿量、伴随排尿症状、饮水量等。一般连续记录5～7 d。对以夜尿为主的下尿路症状患者,排尿日记很有价值,有助于鉴别夜间多尿和饮水过量,排尿次数是白天多还是晚上多。

2.尿流动力学检查

尿流动力学检查是对下尿路功能评估的一种有价值的检测方法。BPH 诊断时常用的尿流动力学检查包括尿流率测定、压力-流率同步检查、充盈性膀胱测压等,其中尿流率测定如前所述。

(1)充盈性膀胱测压:患者取截石位,经尿道将 8 F 导尿管置入膀胱,记录残余尿量后与尿动力学仪相应通道连接,经肛门将一气囊导管置于直肠下端,气囊适量充气后与尿动力学仪相应通道连接。采用液体介质进行中速膀胱灌注,连续记录储尿期和排尿期膀胱压力和容量的相互关系及膀胱感觉功能,将其描绘成膀胱压力容积曲线图,可以反映储尿期膀胱感觉功能、逼尿肌顺应性和稳定性及排尿期逼尿肌的收缩能力。

储尿期正常膀胱压<1.5 kPa(15 cmH$_2$O),无自发或诱发的逼尿肌收缩,膀胱容量和感觉功能正常。若出现自发或诱发的逼尿肌无抑制收缩,膀胱内压>1.5 kPa(15 cmH$_2$O),则为不稳定膀胱。若膀胱空虚静止状态膀胱内压>1.5 kPa(15 cmH$_2$O),或较小的膀胱容量增加即迅速地压力升高,则为低顺应性膀胱。若膀胱容量>750 mL,且膀胱内压始终处于低水平则为高顺应性膀胱。

排尿期正常膀胱呈持续有力的收缩,最大逼尿肌收缩压力 2.9～6.9 kPa(30～60 cmH$_2$O)。若逼尿肌收缩压始终<2.0 kPa(20 cmH$_2$O),应考虑为逼尿肌收缩功能受损,若逼尿肌收缩压始终>9.8 kPa(100 cmH$_2$O),提示逼尿肌收缩亢进。

(2)压力-流率同步检查:常用检查方法蹲位、立位或坐位,操作同充盈性膀胱测压。记录排尿全过程,分别以逼尿肌收缩压和尿流率为坐标,即可获得压力流率函数曲线图。检测结果如为高压低流曲线,表示逼尿肌收缩压高,尿流率低,这是典型的尿道梗阻曲线,也是尿道梗阻诊断的金标准;若低压低流曲线,逼尿肌收缩压和尿流率均低,这是典型的逼尿肌无力曲线。

(3)影像学检查。①静脉尿路造影:如果有下尿路症状患者同时伴有反复尿路感染、镜下或肉眼血尿,怀疑肾积水或者输尿管扩张反流、泌尿系统结石,应行静脉尿路造影检查。但是,血清肌酐值升高超过正常 1 倍者不宜进行此项检查。②尿道造影检查:不能排除尿道狭窄的患者建议选用此项检查。③CT 和 MRI:CT 可测量前列腺体积,显示前列腺大小、形状及凸入膀胱情况。正常前列腺的 CT 值约 40 HU,BPH 时 CT 值略低。MRI 三维成像可清楚显示前列腺形态及凸入膀胱程度,MRI 可以区分前列腺各区域的结构,但在前列腺内结节良恶性的价值不大。

(4)尿道膀胱镜检查:怀疑 BPH 合并尿道狭窄、膀胱内占位性病变时建议此项检查。通过尿道膀胱镜检查可以了解以下情况如有无尿道狭窄,观察前列腺增大或凸入膀胱的情况,有无合并膀胱结石、膀胱憩室、膀胱肿瘤,如膀胱内小梁小房形成,常是膀胱出口梗阻的依据。但尿道膀胱镜是有创检查,一般不常规做此检查。

(三)鉴别诊断

1.膀胱颈挛缩

一般发病年龄较轻,40～50 岁常见,排尿梗阻症状明显,DRE 和 B 超前列腺不大,确诊依赖尿道膀胱镜检查,可见膀胱颈后唇抬高、颈口环状隆起缩窄变小、输尿管间嵴明显肥厚为特征。

2.前列腺癌

发病年龄偏大,前列腺癌常发生于前列腺外周带,DRE 可扪及结节,前列腺不规则质地硬,血清 PSA 明显升高,前列腺癌以 LUTS 就诊时,多数是晚期(常见肺、骨转移),必要时可行前列腺穿刺活检确诊。

3.尿道狭窄

仔细询问病史,有无骨盆骨折、尿道骑跨伤、尿道炎症、尿道内灌注、尿道内器械操作治疗等病史,必要时尿道造影、尿道膀胱镜检查确诊。

4.膀胱癌

最常见的临床表现是间歇性无痛性肉眼血尿,肿瘤较大且位于膀胱颈口时可引起排尿困难等症状。肿瘤位于膀胱三角区且有浸润时,可以表现明显的 LUTS 症状。主要依靠尿道膀胱镜检查确诊。

5.神经源性膀胱

单从临床症状上和 BPH 很难鉴别。有的膀胱刺激症状明显,表现尿频、尿急、夜尿次数增多,甚至急迫性尿失禁;有的排尿梗阻症状明显,表现尿潴留、上尿路积水。不过,神经源性膀胱患者多有明显的神经损害病史、体征,往往伴有下肢感觉和/或运动障碍、肛门括约肌松弛和反射消失。确诊依赖于神经系统检查和尿流动力学评估。

6.膀胱结石

多数患者有典型的排尿中断现象,常并存尿痛、血尿等,可以通过 X 线、B 超、膀胱镜等检查明确诊断。

五、良性前列腺增生内科治疗

(一)观察等待

1.内容

观察等待包括对患者的健康教育、生活方式指导、随访措施等几个方面。

2.适应证

包括:①接受观察等待的患者,应进行 BPH 诊断的初始评估,以除外各种 BPH 相关并发症和鉴别诊断。②轻度下尿路症状(I-PSS 评分<7 分)的患者。③中度以上评分(I-PSS 评分≥8 分),但生活质量评分未受到明显影响的患者。

3.方法

(1)患者教育:向接受观察等待的患者提供与 BPH 疾病相关的知识,包括下尿路症状和 BPH 的临床进展,让患者了解观察等待的效果和预后。同时有必要提供前列腺癌的相关知识,告知目前还没有证据显示有下尿路症状人群中前列腺癌的检出率高于无症状的同龄人群。

(2)生活方式指导:告知患者观察等待不是不需要任何处理。适当限制饮水可以缓解尿频症状,如夜间和出席公共社交场合时限水。但要保证每天饮水量不要少于 1 500 mL,酒精和咖啡有利尿和刺激前列腺充血作用,可以使尿量增多,加重尿频、尿急等排尿刺激症状,因此应限制酒精类和含咖啡因类饮料的摄入。精神放松训练,把注意力从排尿的欲望中解脱出来。指导排空膀胱的技巧,如重复排尿。膀胱训练,鼓励患者适当憋尿,以增加膀胱的容量和延长排尿的间歇时间。

(3)BPH 患者多为老年人,常因合并其他内科疾病同时服用多种药物,医师应了解和评价这些合并用药的情况,如阿托品、山莨菪碱等会抑制膀胱逼尿肌收缩,增加排尿困难。某些降压药含利尿成分,会加重尿频症状。必要时和相关的内科医师讨论调整用药,以减少合并用药对泌尿系统的影响。保持大便通畅,防止便秘加重患者的排尿困难症状。

4.随访

观察等待不是被动的单纯等待,应明确告知患者需要定期的随访。患者症状没有加剧,没有外科手术指征,观察等待开始后第 6 个月进行第一次随访,以后每年进行一次随访。随访的内容包括 I-PSS 评分、尿流率检查、B超测定残余尿。直肠指诊和血清 PSA 测定可选择每年检查一次。随访过程中,如果患者下尿路症状明显加重或出现手术指征,要及时调整治疗方案,在重新制订治疗方案时,充分考虑患者的意愿,转为药物治疗或外科治疗。

(二)药物治疗

BPH 药物治疗的短期目的是缓解患者的下尿路症状,长期的目标是延缓疾病的临床进展,预防并发症的发生,在减少药物治疗不良反应的同时保持患者较高的生活质量是 BPH 药物治疗的总体目标。

BPH 药物治疗:①接受药物治疗的患者,应进行 BPH 诊断的初始评估,以除外各种与 BPH 相关并发症和鉴别诊断。②中度以上评分(I-PSS 评分≥8 分),有膀胱出口梗阻(BOO),但尚无 BPH 的并发症,无外科治疗的绝对指征者。③部分 BPH 患者有手术治疗的绝对指征,但身体条件不能耐受手术者,也可采用药物治疗。

BPH 的药物治疗目前有三大类药物:①α_1-肾上腺素能受体(α_1-AR)阻滞剂;②5α还原酶抑制剂;③植物药。

1.α_1-AR 阻滞剂

α_1-AR 阻滞剂是通过阻滞分布在前列腺和膀胱颈部平滑肌表面的肾上腺素能受体,松弛平滑肌,达到缓解膀胱出口动力性梗阻的作用。治疗 BPH 的 α-AR 阻滞剂是根据其选择性的不同及其在体内半衰期的长短而分类。

(1)非选择性 α-AR 受体阻滞剂:酚苄明可阻滞 α_1 及 α_2-AR,对心血管和中枢神经系统有明显的不良反应,表现头晕、乏力、心动过速、心律不齐、直立性低血压。短效,剂量为 5～10 mg,每天需口服 3 次,目前临床已基本不用。

(2)短效选择性 α_1-AR 阻滞剂:主要有哌唑嗪和阿夫唑嗪,商品名称为桑塔。哌唑嗪是最早用于治疗 BPH 的选择性 α_1-AR 阻滞剂,推荐剂量为 2 mg,每天2～3 次,阿夫唑嗪对 α_{1A}、α_{1B}、α_{1D} 受体的亲和力分别为 0.3：1：0.6,半衰期为 5 h,推荐剂量为 7.5～10 mg,每天需口服 3 次。

(3)长效选择性 α_1-AR 阻滞剂:有特拉唑嗪及多沙唑嗪,又称可多华。特拉唑嗪是应用最多的 α_1-AR 阻滞剂。特拉唑嗪对 α_{1A}、α_{1B}、α_{1D} 受体的亲和力分别为 0.4：1：1.1。其半衰期为 12 h,用药要从小剂量开始,先用 1 mg,根据疗效及耐受性,逐渐调整剂量至 5 mg 或10 mg,每天1 次。其疗效作用有剂量依赖性,剂量越大减轻症状就越明显。剂量在 2 mg 以上者,有的会发生直立性低血压。特拉唑嗪对 BPH 伴高血压患者有一定的降压作用,对血清甘油三酯有明显的下降作用,尤其适用于 BPH 伴高血压、高血脂患者。

多沙唑嗪对 α_{1A}、α_{1B}、α_{1D} 受体的亲和力分别为 0.4：1：1.2。其半衰期为 22 h,治疗效果及安全性与特拉唑嗪相似,但多沙唑嗪降低血压作用比特拉唑嗪明显,头晕、头痛、直立性低血压等不良反应稍高于特拉唑嗪。用药也要逐渐调整剂量,从每天 2 mg 开始,增加至每天 4 mg 或8 mg。

其症状改善及尿流率的增加有剂量依赖性。

(4)长效选择性 α_1-AR 亚型阻滞剂:有坦索罗辛,商品名称为哈乐,坦索罗辛对 α_{1A}、α_{1B}、α_{1D} 受体的亲和力分别为 38:1:7。其半衰期为 10 h,其优点是剂量小而减轻症状效果好,对血压影响小,一般不会产生首剂效应,不必逐渐调整剂量,坦索罗辛每天服用 0.2～0.4 mg,其疗效与特拉唑嗪每天 5～10 mg 及多沙唑嗪每天 4～8 mg 相同,且药物耐受性比特拉唑嗪、多沙唑嗪好。坦索罗辛的不良反应有眩晕、头痛和逆行射精。

(5)α_{1A} 和 α_{1D} 受体双重阻滞剂:萘哌地尔,商品名称为那妥,对 α_{1A}、α_{1B}、α_{1D} 受体的亲和力分别为 6:1:17,萘哌地尔的体内半衰期为 10.3～20.1 h,具有对 α_{1A} 和 α_{1D} 受体阻滞作用。萘哌地尔不仅能阻滞前列腺内的 α_{1A} 受体,缓解 BOO 的动力学因素,还能阻滞膀胱逼尿肌的 α_{1D} 受体,减轻膀胱逼尿肌不稳定,改善膀胱功能,缓解尿频、尿急及急迫性尿失禁等储尿期症状。推荐剂量 25 mg,每天睡前口服一次。不良反应偶见头晕、头痛,直立性低血压少见。

各种选择性 α_1-AR 阻滞剂对减轻 BPH 症状的效果基本相同,但对心血管系统的反应有不同,如多沙唑嗪、特拉唑嗪和坦索罗辛对减轻 LUTS 的疗效是相似的,但坦索罗辛对 α_{1A}-AR 的亲和力比对 α_{1B}-AR 的亲和力大 7～38 倍,所以坦索罗辛对血压的影响更小,一般不会产生首剂效应。如果患者对某一种 α_1-AR 阻滞剂的不良反应不能耐受,可考虑更换另一种 α_1-AR 阻滞剂。但如果 BPH 患者对减轻症状的效果不明显,更换另一种 α_1-AR 阻滞剂可能也不会取得更好的疗效。

α_1-AR 阻滞剂治疗 BPH 的优点:①α_1-AR 阻滞剂治疗后 48 h 即可使症状改善,对于需要迅速改善 LUTS 症状的 BPH 患者,是首选药物。②α_1-AR 阻滞剂长期应用可以维持稳定的疗效。③无论有无 BOO 和无论前列腺体积大小的 BPH 患者都可以使用 α_1-AR 阻滞剂,以减轻症状。④应用 α_1-AR 阻滞剂治疗不会对血清 PSA 值有影响,不会影响前列腺癌的筛查。

应用 α_1-AR 阻滞剂治疗虽然能迅速改善下尿路症状,但评估其疗效应在用药经 4～6 周进行,连续使用 α_1-AR 阻滞剂 1 个月无明显症状改善则不应继续使用。虽然新型的高选择性 α_1-AR 阻滞剂不断问世,但 BPH 发生于老年患者,多伴有高血压等心血管疾病,仍要注意直立性低血压、心血管系统不良反应的发生。

2.5α 还原酶抑制剂

5α 还原酶抑制剂通过抑制体内睾酮向双氢睾酮的转变,进而降低前列腺内双氢睾酮的含量,达到缩小前列腺体积、改善排尿困难的治疗目的。目前国内应用的 5α 还原酶抑制剂包括非那雄胺和爱普列特、度他雄胺 3 种。

(1)非那雄胺:商品名保列治,非那雄胺是 Ⅱ 型 5α 还原酶竞争性抑制剂,可抑制睾酮向双氢睾酮转化,其半衰期为 17.2 h。非那雄胺常用剂量为 5 mg,每天口服一次。服用非那雄胺 12 个月,前列腺内 DHT 下降 80%～90%,但不影响体内睾酮水平,所以一般不会降低性欲和影响性功能,非那雄胺是可耐受且有效的雄激素抑制治疗的药物。

一项长达 4 年的非那雄胺治疗 BPH 多中心研究报告显示,治疗 8 个月后,症状明显减轻,非那雄胺组 I-PSS 评分减少 3.3 分,而安慰剂组仅减少 1.3 分;治疗 1 年后,非那雄胺组体积缩小 20%,而安慰剂组增大 14%;非那雄胺治疗后急性尿潴留发生率减少了 57%,BPH 需要手术率减少 55%。非那雄胺长程治疗的有效性及耐受性可达 4 年,最长者达 7 年。所以非那雄胺的治疗优势是长程疗效。可减少远期并发症的发生,减少需要的手术率,并有抑制 BPH 疾病发展进程的作用。

非那雄胺最适用于前列腺体积较大,而症状不严重,不一定在短期内就需要使症状有明显减轻的患者。前列腺体积>40 mL、血清 PSA>1.4 ng/mL 而又排除前列腺癌的 BPH 患者,非那雄胺治疗效果好。

非那雄胺的长时间应用后,会出现如下一些不足之处:①非那雄胺起效慢,属于长程疗效,减轻 LUTS 是患者寻求治疗的主要因素对需要短期内缓解症状的患者,单一应用非那雄胺,疗效差,需要加用 α_1-AR 阻滞剂。②BPH 所引起的 LUTS 是多因素决定的,单一运用非那雄胺通过缩小前列腺体积,可能并不能有效缓解 LUTS。③应用非那雄胺能降低血清 PSA 水平,服用非那雄胺每天 5 mg,持续 1 年可使 PSA 水平减低 50%。对于长期应用非那雄胺的患者,只有将血清 PSA 水平加倍后,才不影响其对前列腺癌的检测效能。④非那雄胺有轻微的性功能障碍的不良反应。根据 Pless 资料,非那雄胺组与安慰剂组中性欲减退的发生率分别为 6.4% 和 3.4%。射精量减少分别为 3.7% 和 0.8%,勃起功能障碍分别为 8.1% 和 3.7%,乳房肿大分别为 0.5% 和 0.1%。

(2)爱普列特:商品名川流,是全球唯一非竞争性 5α 还原酶抑制剂,可与 5α 还原酶 NADP$^+$ 形成稳定的三元复合物,迅速地排出体外,从而非竞争性抑制 5α 还原酶活性,阻断睾酮向双向睾酮转化,使前列腺及血清中 DHT 水平降低,而不影响血清中睾酮水平,并使前列腺缩小。非竞争性抑制 5α 还原酶活性不受体内睾酮浓度的影响,起效迅速。目前临床试验表明,其他 5α 还原酶抑制剂减小前列腺的时间在 4~6 个月,但是爱普列特一般在 2~3 个的时间即可使增大的前列腺减小。有部分的临床试验表明部分患者在 1 个月的时候就有前列腺体积的减小。其非竞争性有效地改善了其他 5α 还原酶抑制剂起效慢的缺点。其半衰期为 7.5 h。用法:5 mg,每天两次口服。口服吸收迅速,剂量5~20 mg。

不同的 5α 还原酶抑制剂对还原酶的作用强度不同。已知人体内的 5α-还原酶可分 I 型和 II 型。I 型酶分布于皮肤、肝脏及肌肉组织中,II 型酶主要分布于前列腺内。在前列腺组织中,II 型酶活性要远高于 I 型酶。爱普列特对 II 型酶的亲和力远远高于 I 型酶,因此爱普列特选择抑制活性更强的 II 型酶,并且较其他 5α 还原酶抑制剂对 II 型酶的抑制作用更强。爱普列特高选择性带来的优势为选择性抑制前列腺中的 DHT,对血清中 DHT 影响则较其他 5α 还原酶抑制剂更小。血清 DHT 较 T 更有效增加 NOS 活性,而其他 5α 还原酶抑制剂血清中 DHT 浓度降低较多,会导致 NOS 活性下降较多,进而使 L-精氨酸生成 NO 减少,使得勃起障碍加重。爱普列特由于是高选择性药物对血清中 DHT 影响则较其他 5α 还原酶抑制剂更小,所以改善了 5α 还原酶抑制剂对于性功能的影响。

采用多中心开放临床试验观察爱普列特治疗 BPH 的疗效,疗程 4 个月。结果显示,I-PSS 评分较治疗前平均降低 6.12 分(28.8%),$P<0.0001$;最大尿流率较治疗前平均增加 3.48 mL/s (33.4%),$P<0.0001$;前列腺体积平均缩小 4.91 mL(11.6%),$P<0.0001$;剩余尿量平均减少 19.1 mL(38.4%),$P<0.0001$.差别均有极显著性意义。治疗总有效率达 83.4%。临床不良反应发生率为 6.63%,多为轻中度。

因此,爱普列特用于临床治疗 BPH 十余年,无重大不良反应,是一种安全有效的治疗 BPH 的新药。

(3)度他雄胺(安福达)为工型和 2 型 5α-α 还原酶双重抑制制剂,是全球唯一的 5α 还原酶双重抑制制剂,2010 年国际多中心研究,19 个国家 4 325 例患者为期 4 年的研究,度他雄胺与其他抑制剂相比,具有更强的血清和前列腺内 DHT 水平下降。第 1 个月即显著缩小前列腺体积5.2%,

48个月持续缩小27.3%。AUA症状评分,24个月降低4.5分,并持续降低至6.5分,最大尿流率1个月开始改善,48个月持续增加2.7 mL/s。不良事件发生率与安慰剂接近,且长期用药,不良事件发生率趋于降低。同时,能显著降低前列腺癌的发生率。

3.α_1-AR阻滞剂和5α还原酶抑制剂联合治疗

5α还原酶抑制剂是针对BOO的机械因素的治疗药物,能缩小前列腺体积,减少尿潴留的发生率和需要手术率,但它是长程治疗才发挥治疗作用的。而α_1-AR阻滞剂是针对BOO的动力因素,改善BPH症状作用比较明显,起效快,在很短的时间内可减轻症状,对需要迅速减轻症状的患者,α_1-AR阻滞剂是首选的药物。联合应用非那雄胺与α_1-AR阻滞剂,可在短期内改善症状,又可抑制BPH的进程,同时解除BOO机械因素和动力因素。联合用药比单一用药疗效较好,尤其适合前列腺体积大于40 mL,LUTS症状严重,BPH临床危险较大的患者。1999年,美国AUA会议对BPH药物治疗的总结中提出,α_1-AR阻滞剂与非那雄胺联合用药可增加前列腺细胞的凋亡,主张联合用药。

多沙唑嗪和非那雄胺均显著降低BPH临床进展的危险,而多沙唑嗪和非那雄胺的联合治疗进一步降低了BPH临床进展的危险。进一步发现当前列腺体积≥25 mL时,联合治疗降低BPH临床进展危险性的效果显著优于多沙唑嗪或非那雄胺单药治疗。

4.植物制剂

虽然目前植物药剂的作用机制还未得到充分科学证实,但治疗效果确切且安全、无毒、无害及无不良反应,可长期服用,容易被患者接受。目前临床普遍应用的植物药有伯泌松、通尿灵、舍尼通等。

(1)伯泌松:伯泌松是从美洲棕榈的果中提取的n-乙烷类固醇,由多种化合物组成,伯泌松的口服剂量是160 mg,每天两次,1个疗程为3个月。伯泌松治疗BPH 3个月后,膀胱残余尿减少43.5%,前列腺体积缩小9.1%。伯泌松的耐受性好,无明显不良反应。

(2)太得恩:又称通尿灵,是非洲臀果木的提取物,对前列腺细胞产生的碱性成纤维细胞生成因子(bFGF)有抑制作用。通尿灵具有同时作用于前列腺及膀胱逼尿肌的双重功效。剂量为100 mg,每天一次。

(3)舍尼通:舍尼通是由几种花粉提炼出的一种植物药,由瑞典Pharmacia Allergon AB公司开发研制的。舍尼通有两种活性成分:水溶性T60(P5)和脂溶性GBX(EA10),试验研究能松弛大鼠和猪尿道平滑肌,并能增强膀胱肌肉的收缩,可能与抑制由去甲肾上腺素产生的肌肉收缩有关。这两种活性成分对去甲肾上腺素有竞争拮抗作用,从而能缓解BOO动力因素产生的症状。用法:每次1片,每天2次,疗程不低于3个月。

5.随访

由于对BPH的病因、发病机制及BOO梗阻所致的病理生理变化的了解尚不够全面,高选择性的α_{1A}-AR及α_{1D}-AR阻滞剂、特异性α_{1L}-AR阻滞剂目前正在进行临床验证,将来能研制开发特异性阻断前列腺、膀胱颈、尿道分布的α_1-AR阻滞剂的药物,可望最大限度避免不良反应的发生。有一种或多种Caspase蛋白酶被认为与导致凋亡的最后通路有关,对此研究的认识,可望将来会研制出"制造凋亡"的新药。以往对脊髓中的α_{1A}-AR及α_{1D}-AR的功能知之甚少,如能进一步研究脊髓中α_1-AR及其他神经的变化,将对LUTS提出更为有效的治疗措施。

在BPH患者I-PSS和QOL评分无加重,无外科治疗的绝对指征的情况下,药物治疗开始后第6个月进行第一次随访,以后每年进行一次随访。随访的内容包括I-PSS评分、尿流率检查、B超测定残余尿。直肠指诊和血清PSA测定可选择每年检查一次。随访过程中,如果患者下尿路症状明显加重或出现手术指征。充分考虑患者的意愿,必要时转为外科治疗。对使用α受体阻滞剂的患者,在开始服药的第1个月应关注药物的不良反应,如果能耐受药物不良反应并能使症状改善,可以继续服药。对使用5α还原酶抑制剂的患者,随访时注意药物对血清PSA的影响,并了解药物对性功能的影响。

六、良性前列腺增生外科治疗

BPH外科治疗的适应证:①LUTS症状严重,已明显影响生活质量,经正规药物治疗无效或拒绝药物治疗的患者可考虑外科治疗。②反复尿潴留(至少在一次拔导尿管后不能排尿或两次尿潴留)。③反复血尿,5α还原酶抑制剂治疗无效。④反复尿路感染。⑤膀胱结石。⑥继发性上尿路积水(伴或不伴肾功能损害)。⑦BPH患者合并膀胱大憩室、腹股沟疝、严重的痔疮或脱肛,临床判断不解除下尿路梗阻难以达到治疗效果者,应当考虑外科治疗。

以前认为残余尿>60 mL,是外科手术治疗的手术指征。现在认为,虽然残余尿的测定对BPH所致的下尿路梗阻具有一定的参考价值,但因其重复测量的不稳定性、个体间的差异及不能鉴别下尿路梗阻和膀胱收缩无力等因素。目前,认为不能确定可以作为手术指征的残余尿量上限。但残余尿明显增多以致充盈性尿失禁的BPH患者应当考虑外科治疗。术前应注意对长期慢性尿潴留、肾功能不全的患者,应先持续导尿引流尿液,待肾功能改善后才能进行外科手术。

外科治疗前,应重视尿流动力学检查。通过尿流动力学检查鉴别BPH性梗阻与非BPH性梗阻,了解膀胱功能的情况。BPH性梗阻严重,膀胱功能良好者,治疗效果最佳。膀胱功能受损代偿期应积极治疗,可望膀胱功能恢复。膀胱功能失代偿者,则术后疗效差。膀胱功能严重受损、逼尿肌无力、术后难以恢复,不宜前列腺切除,施行永久性膀胱造瘘术为宜。

BPH系老年性疾病,因而需要进行全身状况的评估。根据患者的年龄、心、肺、肝肾、脑等重要生命器官的功能状况及其代偿的程度,以评估病情和承受手术危险程度。

手术危险程度分五级。①0级:年龄<70岁,生命器官功能正常,无高血压、糖尿病史,手术安全性高。②Ⅰ级:年龄>70岁,生命器官有轻度病变,代偿功能健全,手术轻度危险。③Ⅱ级:年龄>80岁,生命器官病变较重,功能减退,但在手术时功能尚在代偿范围内,手术有中度危险。④Ⅲ级:预计存活时间<5年,生命器官病变较重,功能严重减退,手术时功能代偿不全,手术有高度危险性。⑤Ⅳ级:预计存活时间<1年,病情危重,生命器官功能代偿不全期,手术有高度危险性。BPH患者年龄>80岁,至少并发一种以上重要器官、系统严重病变或功能损害者,或年龄>80岁,手术危险分级为Ⅱ或Ⅲ级者称为高危BPH。高危BPH不宜施行开放手术摘除前列腺。高危BPH不是腔内手术绝对禁忌证,但应慎重,做好围术期充分准备,手术时不应强求彻底切除腺体,在保证安全前提下切除前列腺梗阻部分,以求术后排尿畅通,改善症状。手术危险分级属Ⅳ级者施行膀胱造瘘是可取的治疗方法。

BPH的外科治疗依据采取手术径路和创伤大小分为微创治疗和开放手术治疗两大类。微创治疗大体分为破坏前列腺组织而扩大后尿道通道和保留前列腺组织的情况下扩大后尿道两种方式。前者包括经典的经尿道前列腺电切术(transurethral resection of the prostate,TURP)、经尿道前列腺切开术(transurethral incision of the prostate,TUIP)、经尿道前列腺电气化术(transurethral electrovaporization of the prostate,TUVP)、经尿道前列腺等离子双极电切术(bipolar transurethral plasma kinetic prostatectomy,TUPKP)、经尿道激光治疗前列腺增生症、经尿道电化学及利用热效应(包括微波、射频、高能聚焦超声等)等治疗方法。后者包括使用支架(记忆合金、可溶支架等)或气囊扩张后尿道,这些方法不破坏前列腺组织,是利用机械力扩大后尿道,有一定的近期疗效。开放前列腺摘除术的方式多样,包括耻骨上、耻骨后、经耻骨、耻骨下、经会阴、经骶骨等,但目前常用的有三条途径,即耻骨上(经膀胱)、耻骨后、保留尿道的耻骨后前列腺摘除术。

(一)腔内和微创治疗

1.经尿道前列腺电切术

TURP是腔内泌尿外科应用最为广泛的技术之一,自20世纪30年代在美国问世,已有近80年的历史。现在TURP被认为是BPH手术治疗的金标准。

(1)适应证及禁忌证。TURP适应证和开放手术基本相同:①有明显的前列腺症候群引起膀胱刺激症状及BOO症状,如尿频、排尿困难、尿潴留等,已明显影响生活质量,经正规药物治疗无效或拒绝药物治疗的患者。②尿流率检查异常,尿量在150 mL以上,最大尿流率<10 mL,尿流动力学排除逼尿肌无力。③梗阻引起上尿路积水和肾功能损害。如慢性尿潴留,先保留导尿,等待肾功能好转后手术。④BOO引起反复尿路感染、血尿、继发膀胱结石、腹股沟疝等。⑤高压冲洗下电切术,宜在60~90 min内完成切除的中等度(<60 g)腺瘤。

TURP属择期手术,禁忌证多是相对的,经过充分术前准备,在合适的条件下可以再做TURP术,但一般有下列全身性、局部性病变时不宜行TURP术。

全身性疾病:①心脑血管疾病。严重的高血压、急性心肌梗死、未能控制的心力衰竭、严重的不能纠正的心律失常、近期脑血管意外偏瘫者。②呼吸系统疾病。严重的支气管哮喘、严重的慢性阻塞性肺病合并肺部感染、肺功能显著减退者。③严重的肝肾功能异常。④全身出血性疾病。⑤严重的糖尿病。⑥精神障碍如阿尔茨海默病不能配合治疗者。⑦装有心脏起搏器的患者,如果要做TURP,术前请心脏科医师会诊,术中心电监护,并做体外起搏器准备,以防止意外。

局部性疾病:①尿道狭窄,经尿道扩张后电切镜仍不能通过狭窄段尿道。②急性泌尿生殖系感染期。③腺瘤较大,估计切除组织体积超过60 g,或手术时间可能超过90 min者,对初学者尤为不适宜。④合并巨大膀胱憩室或多发较大膀胱结石需要开放手术一并处理者。⑤合并体积较大,多发或呈浸润性生长的膀胱肿瘤,不宜与TURP同时进行处理,应先治疗膀胱肿瘤。⑥髋关节强直,不能采取截石位或巨大不可复性疝,影响手术操作者。

(2)手术要点:①置入电切镜,将带有闭孔器的切除镜鞘涂抹上润滑剂,插入尿道后缓慢推进。如尿道外口狭窄,可用剪刀将腹侧尿道外口剪开少许。放置至膜部尿道如果受阻,可先用F20~F26尿道探条扩张后再进镜。原则是勿使用暴力,以免造成尿道假道、穿孔,甚至损伤直肠。目前,多在电视摄像系统直视下置入电切镜,一方面可以观察尿道、前列腺、精阜、膀胱颈情况,另一方面也避免了盲插损伤尿道的可能。②观察膀胱和后尿道,术者通过电视屏幕有序地观察、检查膀胱和后尿道。注意膀胱有无小梁、憩室,有无膀胱肿瘤,膀胱颈后唇有无抬高。前列腺中叶有无突入膀胱,如有中叶明显增生,特别注意三角区、双侧输尿管口与增生腺体的关系,防止电切时损伤上述部位。将电切镜后撤,观察前列腺增生的大小、中叶及两侧叶形态及增生程度。继续后撤电切镜,注意精阜与膀胱颈的距离,仔细辨别外括约肌(将电切镜退至球部尿道处,将切除镜鞘向前轻推一下,可见外括约肌收缩)。若从精阜能看到完整的膀胱出口或电切环完全伸出(长度为2 cm)可达膀胱颈,常为纤维化的小前列腺,切除组织多不超过10 g。通过直肠指诊、B超检查、电切镜观察三者结合,对切除组织的重量做出初步估计,前列腺左右径与上下值在

4.5 cm左右,相当于前列腺Ⅰ度,切除组织一般为 10 g 左右。若前列腺左、右径与上、下值为5.0～5.5 cm,相当于前列腺Ⅱ度,切除组织一般为 20～40 g。若前列腺左右径与上下值超过6.0 cm左右,相当于前列腺Ⅲ度,切除组织一般可达 50 g 以上。③切割前列腺组织手术一般分三个步骤进行(图 9-1,图 9-2)。切除中叶及两侧叶,原则是前列腺三叶增生,中叶增生明显时,先切除增生的中叶,以使冲洗液的出入通道畅通和电切镜前后活动便利。如果是两侧叶增生明显,一般在膀胱颈 5 点、7 点位置切割,切至精阜近侧缘,并向左、右切出标志沟(冲水道)。对能从精阜看到完整的膀胱颈的前列腺,可采取先定终点切割法,用电切镜鞘的绝缘端压住精阜,再切割,切割终点正好达精阜近侧缘,不易损伤精阜。对大前列腺,一般采取先定起点切割法,切割至前列腺尖部接近精阜时,则再采用先定终点切割法及浅切法,避免损伤外括约肌和精阜。切除两侧叶及腹侧组织,小前列腺可沿标志沟两侧缘开始切割,顺时针或逆时针方向向侧上方,即8～11 或 4～1 点方向切除右侧叶或左侧叶腺体。大前列腺,注意当标志沟切除后,两侧叶腺体失去支撑,向中间靠拢并下坠,术者一定要明确标志沟和两侧叶腺体的关系,在标志沟的上方,沿着坠下的腺体的切缘,做顺时针或逆时针弧形切割,直达被膜。一般先将突入视野较大的腺体切除,以免影响观察与操作,但避免在一处切割过深,这样容易发生被膜穿孔。当两侧叶腺体组织切除完全后,将电切镜旋转180°,切除腹侧组织,腹侧一般不厚,电切时避免过深切破静脉窦,一旦切破静脉窦难以电凝止血。切除前列腺尖部,尖部残留腺体的切除是 TURP 手术效果好坏的关键,切割过度,易损伤尿道外括约肌造成尿失禁,切割过少,残留腺体多,术后排尿不畅,影响手术效果。为避免损伤尿道外括约肌,术中要保持精阜的完整,对两侧叶尖部组织的切割,始终采取先定终点的方法。为避免尖部腺体残留,经常将电切镜前后移动,撤到精阜远侧球部尿道处,观察尖部有无突出的腺体及辨认尿道外括约肌的收缩,当尖部腺体切除干净,可见到膜部尿道呈圆形张开。

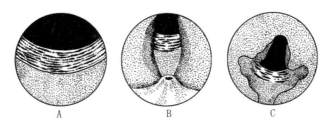

图 9-1　经尿道前列腺切除步骤

A.近侧显露膀胱颈环状纤维;B.自膀胱颈 6 点切出标志沟;C.从标志沟向两侧切割

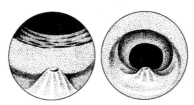

图 9-2　经尿道前列腺切除术后观察无残留腺体突入尿道腔

(3)术后并发症包括尿道损伤、大出血、穿孔与外渗、经尿道电切综合征等。具体如下。

1)尿道损伤:多因操作不熟练,在放置电切镜过程中损伤尿道形成假道,外括约肌远端损伤穿破尿道球部,外括约肌近侧尿道损伤穿入前列腺组织内、膀胱三角区下方损伤等,建议最好电视摄像系统直视下进境,可最大限度避免尿道损伤的可能。

2）大出血：可分为手术当日出血和继发出血两种。①手术当日出血，一般是术中止血不完善或静脉窦开放两种原因。静脉窦出血电凝止血多无效，治疗以制动、持续牵拉导尿管、保持冲洗液通畅、防止膀胱痉挛、补液输血等治疗多可缓解。如果术中止血不完善，遗漏个别重新开放的小动脉出血，经积极治疗出血不减轻，或有休克征象，需立即去手术室，再次手术止血。②继发出血，多在术后1～4周，多因创面焦痂脱落、饮酒、骑车、便秘用力排便造成，如出血伴尿潴留，予保留导尿，必要时膀胱冲洗、抗炎止血治疗多能缓解。但患者术后反复尿血，可能是残留腺体较多，继发感染所致，必要时再次电切治疗。

3）穿孔与外渗：由于对前列腺被膜形态辨认不清，切割过深，在高压冲洗下，膀胱过度充盈，大量液体经穿孔外渗（图9-3）。患者下腹胀满，为防止液体吸收过多，引起TUR综合征，应尽快结束手术。必要时在穿孔处腹壁切开行膀胱腹膜间隙引流。

4）经尿道电切综合征：是TURP手术病情最为凶险的并发症，对其认识不足，可能贻误诊治导致患者死亡。TUR综合征多因术中冲洗液大量吸收引起血容量过多和稀释性低血钠为主要特征的综合征。前列腺静脉窦开放、前列腺被膜穿孔、冲洗液压力高、手术时间长（＞90 min）、使用低渗冲洗液（如蒸馏水）将促使TURS的发生。临床表现为血压先升高心率快而后变为血压下降心动过缓，肺水肿表现呼吸困难、呼吸急促、喘息，脑水肿表现头痛、烦躁不安、意识障碍，肾水肿表现无尿或少尿等。如果发现患者有上述临床征象，急查电解质，以及时采取措施，包括利尿、纠正低血钠和低渗透压、吸氧、有脑水肿征象脱水降颅内压治疗。

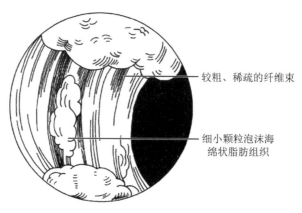

较粗、稀疏的纤维束

细小颗粒泡沫海绵状脂肪组织

图9-3　前列腺被膜穿孔

5）附睾炎：多在术后1～4周发生，出现附睾肿大、触痛，主要是尿道细菌逆行经输精管感染所致，一般以卧床休息，抬高阴囊，应用敏感抗生素治疗多能缓解。

6）尿失禁。①暂时性尿失禁：主要原因包括前列腺窝局部炎性水肿，刺激外括约肌关闭失灵，术前就存在的不稳定膀胱，术中外括约肌轻度损伤、气囊导尿管误放置在前列腺窝内，压迫外括约肌等原因，一般可逐渐恢复，膀胱刺激症状明显的患者，口服托特罗定治疗。加强盆底肌锻炼，以利恢复正常排尿。②永久性尿失禁：是由于切割过深损伤了尿道外括约肌引起，表现术后不能控制排尿，尤其站立位时，尿液不自主流出，经过1年治疗，盆底肌锻炼，仍不能恢复，可基本确诊。永久性尿失禁的处理很棘手，姑息治疗一般以用集尿袋或阴茎夹为主。尿道黏膜下注射硬化剂、人工尿道括约肌等方法尚不十分完善和有效。

7）深静脉血栓形成和肺栓塞：TURP手术取截石位，小腿后部长期受压，老年人下肢和盆腔静脉易形成深静脉血栓,术后长时间卧床都是促发因素。深静脉血栓形成表现患肢肿胀、疼痛,血栓脱落引起肺栓塞又是 TURP 患者术后死亡原因之一。主要是预防深静脉血栓的形成,包括术后多活动按摩腿部,尽量早日下床活动。对于出现胸痛、呼吸困难等疑似肺栓塞的临床表现时,应立即拍胸片等,并请相关科室抢救治疗。

8)尿道狭窄。①尿道外口狭窄:多因尿道口偏小,电切镜鞘长期压迫,牵拉导尿管的纱布压迫外口局部坏死、感染形成狭窄,治疗以外口扩张或切开腹侧尿道外口少许。②膀胱颈挛缩:多由于电切过深,术后膀胱颈瘢痕挛缩狭窄,表现排尿困难,膀胱镜检查可以确诊。治疗以冷刀切开或再次电切瘢痕组织。③尿道其他部位狭窄:主要是插入电切镜时损伤尿道所致,直视下放入电切镜可减少尿道损伤的情况。

9)性功能障碍:表现为逆向射精、不射精或性欲低下等改变。

2.经尿道前列腺切开术

1973 年 Orandi 首先进行了 TUIP,收到良好的治疗效果。许多学者对 TUIP 和 TURP 进行了比较,发现 TUIP 治疗后患者下尿路症状的改善程度与 TURP 相似。与 TURP 相比,TUIP 具有手术时间短、出血和并发症少,需要输血的危险性降低、住院时间缩短等优点,但再次需要手术率比 TURP 高。

TUIP 治疗的适应证与 TURP 相似,但更适宜前列腺体积小于 30 mL 且无中叶增生的患者,以及一部分不适宜开放手术和 TURP 的患者如冠心病、肺功能不良的患者。

治疗分为两种方式。①6 点钟切开法:电切环置于膀胱颈后方,从 6 点切一沟延伸到精阜附近,近端显露内括约肌纤维,余处达包膜。②4 点和 8 点切开法:分别从膀胱颈 4 点和 8 点钟切开达前列腺尖部,深度达包膜。其余手术禁忌、手术注意事项、术后处理、并发症等与 TURP 基本相同。

3.经尿道前列腺电气化术

TUVP 最早于 1972 年由 Mebust 等报道使用,在 20 世纪 90 年代后,将其与电切镜相结合,并发明滚轴状及宽而厚的气化电极,才得以广泛应用。

它的工作原理是通过高功率的电流产生的热能使前列腺气化而达到切割目的。因其气化的同时凝固血管,故手术中出血较少,但气化切割的速度较慢,故一般适宜较小的前列腺。近年来随着技术进步,一种铲状气化电极的出现使得切除腺体的速度加快,可切除较大腺体,同时具备气化封闭血管,出血少的优点。TUVP 的适应证、禁忌证、术前准备、手术方式、术后处理、并发症与 TURP 基本相同。TUVP 尤适宜凝血功能较差和前列腺体积较小的患者。

4.经尿道前列腺等离子双极电切术

1998 年英国佳乐(Gyrus)公司将等离子体技术用于前列腺切除。2000 年后此项技术在我国迅速开展普及起来。它的工作原理是工作电极与回路电极均位于电切环内,高频电流通过释放的射频能量将导体介质转化为围绕电极的等离子体区,这一等离子体是由高电离颗粒构成,这些电离颗粒具有足够的能量将组织内的有机分子键打断,使靶组织融化为基本分子和低分子随即破碎、气化。

经尿道前列腺等离子双极电切术(bipolar transurethral plasma kinetic prostatectomy,TUPKP)的特点是用生理盐水做冲洗液,靶组织表面的温度仅为 40 ℃～70 ℃,切割精确,止血效果好,热穿透浅。国内有报道用 TUPKP 治疗 600 余例 BPH 患者,无 1 例发生 TURS。TUPKP的手术适应证、禁忌证、手术操作、术后处理、并发症与传统的 TURP 基本相同。

5.激光治疗

前列腺激光治疗是通过组织气化或组织凝固性坏死后的迟发性组织脱落达到解除梗阻的目的。疗效肯定的方式有经尿道钬激光剜除术(transurethral holmium laser enucleation of prostate,HoLEP)、经尿道激光气化术、经尿道激光凝固术三种。

(1)经尿道钬激光剜除术:Ho：YAG 产生的峰值能量可导致组织的气化和前列腺组织的精确和有效的切除。随着大功率钬激光的开发及组织粉碎器的临床应用,HoLEP 得以实施。钬激光的优点是组织作用深度仅 0.5 mm,有较好的安全性,同时对气化层面以下 3～4 mm 组织产生良好的凝固作用,因此出血极少,手术视野清晰。用生理盐水进行灌洗,避免了组织吸收过多的液体而产生 TURS。HoLEP 切除下来的组织需要组织粉碎器粉碎,增加了损伤膀胱的危险和手术操作难度是其主要缺点。

Montorisi 等对 HoLEP 组与 TURP 组进行了比较,HoLEP 组平均手术时间长于 TURP 组[(74±19.5)min vs(57±15)min,P<0.05],但术后留置导尿管时间明显缩短[(31±13)min vs(57.78±18.9)min,P<0.001],住院时间也明显缩短[(59±19.9)h vs(85.8±18.9)h,P<0.001],在术中和术后并发症包括勃起功能障碍和逆向射精方面,两者相似。HoLEP 对于 100 g 以上、重度前列腺也能顺利切除。Matlage 等对 86 位患者行 HoLEP 治疗,患者前列腺体积均大于 125 mL,平均为 170 mL,手术时间 128.1 min,住院时间 26.1 h,平均组织剜除 140.2 g。

(2)经尿道激光气化术:TUVP 与经尿道前列腺电气化术相似,用激光能量气化前列腺组织,以达到外科治疗目的。近年来新兴的激光气化术的代表为磷酸钛氧钾晶体(KTP)激光前列腺气化术,这种激光波长 532 nm,位于光谱中可见光的绿色区故又称绿激光。早期的绿激光功率都在 40 W 以下,单独使用不足以使前列腺组织快速气化,故与钬激光联合使用。随着技术的进步,大功率(60～80 W)绿激光设备研制出来,使其快速气化组织的能力明显加强,并单独使用。Alexis E(2004)报道了光选择性前列腺气化术后 1 年的随访结果,术后短期 I-PSS 评分、尿流率、QOL 指数的改善与 TURP 相当。术后尿潴留而需要导尿的发生率高于 TURP。由于此项技术应用时间较短,长期疗效尚待进一步研究。由于绿激光对前列腺组织气化,术后无病理组织,因此术前必须排除前列腺癌可能。

(3)经尿道激光凝固术:经尿道激光凝固术时光纤尖端与前列腺组织保持约 2 mm 的距离,能量密度足够凝固组织,但不会气化组织。被凝固的组织最终会坏死、脱落,从而减轻梗阻。手术时,根据 B 超所示前列腺的大小,在横断面 12、3、6、9 点处激光照射,一般功率为 60 W,每点照射 60～90 s,两侧叶可照射时间较长一点,尖部照射时,避免损伤尿道外括约肌。

此项手术的优点是操作简单,出血风险及水吸收率低。采用 Meta 分析发现经尿道前列腺激光凝固术后需要导尿的尿潴留发生率和尿路刺激症状发生率分别为 21% 和 66%,明显高于 TURP 的 5% 和 15%。

6.其他微创治疗

(1)经尿道微波治疗:TUMT 是将微波发射探头插入尿道,使微波辐射置于前列腺中央位置,在治疗前列腺增生时多采用这种途径。一般治疗选用超过 45 ℃ 的高温疗法。低温治疗属于理疗范畴,效果差,不推荐使用。微波治疗可部分缓解 BPH 患者的尿流率和 LUTS 症状。适用于药物治疗无效(或不愿意长期服药)而又不愿意接受手术的患者,以及伴反复尿潴留而又不能接受外科手术的高危患者。微波治疗 BPH 后,5 年的再治疗率高达 84.4%,其中药物再治疗率达 46.7%,手术再治疗率为 37.7%。

（2）经尿道前列腺针刺消融术（transurethral needle ablation，TUNA）：是通过穿刺针将前列腺组织加热至 100 ℃，而在针的周围形成凝固坏死，产生 1 cm 以上的空腔。是一种操作简单安全的治疗方法。适用于不能接受外科手术的高危患者，对一般患者不推荐作为一线治疗方法。Meta 分析术后患者下尿路症状改善 50％～60％，最大尿流率平均增加 40％～70％，3 年需要接受 TURP 约 20％。远期疗效还有待进一步观察。

（3）前列腺增生的电化学治疗：是我国自行开发的一种腔内介入方法，通过特制三腔气囊导尿管的阴阳极定位于前列腺，形成阴极、前列腺、膀胱内液、阳极之间的闭合电路，使前列腺局部变性、坏死、创面纤维化修复，造成前列腺尿道内腔扩大，达到解除或缓解机械性梗阻目的。电化学治疗具有操作简便、安全、微创、不需麻醉、并发症少、患者痛苦小、恢复快、费用低等优点，特别适用于年老体弱和高危不能外科手术 BPH 患者，总有效率为 74％。

（4）前列腺支架治疗：是通过内镜放置在前列腺部尿道的记忆合金金属（或聚亚胺酯）装置，扩大后尿道的方法。适用于高危、不能耐受其他手术治疗、非中叶增生的 BPH 患者。前列腺支架可以缓解 BPH 所致的下尿路症状，作为反复尿潴留替代导尿的一种方法。常见的并发症有支架移位、钙化、支架闭塞、感染、慢性疼痛等。

（二）开放手术治疗

自 20 世纪 80 年代以后，随着内镜手术器械和技术的改进，腔内手术治疗 BPH 已在我国广泛开展。需要开放手术治疗的患者逐年减少，但这并不意味开放手术已被淘汰。因为对于前列腺体积＞80 mL，合并有巨大膀胱憩室、较大质硬的膀胱结石、巨大腹股沟疝影响经尿道手术、髋关节强直不能采取截石位的患者，仍需要施行开放性前列腺摘除术。此外，在腔内手术时遇到一些技术问题，如术中难以控制的出血、膀胱或前列腺包膜穿孔等并发症，必须立即改行开放手术加以挽救。

目前常用的开放手术方法有耻骨上前列腺摘除术、耻骨后前列腺摘除术、保留尿道的耻骨后前列腺摘除术。

1.耻骨上前列腺摘除术

1895 年 Fuller 施行了第一例经膀胱包膜内前列腺增生组织完整摘除。早期手术都是在盲视下进行。1911 年 Squier 对盲视下手术进行了改进，一是将切口切在膀胱顶部，二是将示指伸入，裂开前列腺前联合，从而剜除前列腺，减少了出血。1909 年 Thompson Walker 进行了第一例直视下开放式耻骨上前列腺摘除术，通过缝扎膀胱颈部和前列腺包膜达到较好的止血效果。

以后对此术式的探索主要是尿液的引流和止血方法的改进，这些方面我国泌尿外科学者做了许多创新性的探索。吴阶平（1978）在第九届全国外科学术会议上提出耻骨上前列腺切除术不用留置导尿管的方法，自行设计了吴氏导管，术后不需尿道留置导尿管，大大减轻患者痛苦，起到较好的止血效果。术后尿路感染、附睾炎发生率明显减少。

1985 年苏州医学院郭震华在吴氏导管启发下，设计了一种耻骨上前列腺三腔气囊导管，这是我国首次研制成的国产三腔气囊导管（图 9-4）。

操作方法类同吴氏导管，腺体摘除后，导管尖端送入后尿道，气囊置于前列腺窝，一般注水 10～20 mL，目的是固定作用，使导管不致滑脱进入膀胱。气囊后方的导管两侧增加引流尿液和膀胱冲洗。沿导管缝合前列腺窝的创缘，使腺窝与膀胱隔离。导管经膀胱固定于腹壁，术后持续点滴灌洗膀胱。耻骨上前列腺三腔气囊导管使吴氏导管更加完善，被称为吴-郭导管。吴-郭导管经临床应用，止血效果好，术后患者免除了尿道留置导尿管的痛苦，并发症明显减少。2006 年

Hooman Djaladat 在《泌尿学杂志》发表了伊朗关于这种三腔气囊导管在耻骨上前列腺切除术中的报道。认为这种导管具有安全、能有效减少了术后尿路感染、尿失禁、尿道狭窄的并发症。可见当时吴、郭二氏提出的耻骨上前列腺切除术不用尿道留置尿管的构思迄今仍有指导意义。

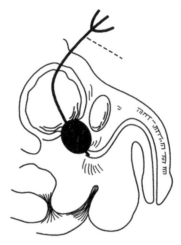

图 9-4　耻骨上前列腺三腔气囊导管

(1)手术要点:耻骨上前列腺摘除术可经下腹正中切口或弧形切口。腹膜外显露膀胱,于膀胱前壁切开膀胱,探查膀胱内有无结石、憩室、肿瘤,并作相应处理一并解决。注意两侧输尿管开口与膀胱颈部的距离,以防术中误伤输尿管开口。耻骨上前列腺摘除术的操作要点是增生腺体剜除和腺窝止血、膀胱灌注引流的技术方法。①增生腺体剜除方法(图 9-5,图 9-6):最常用的方法是在膀胱颈部切开突入膀胱的腺体表面黏膜,以此切口用血管钳分离出增生腺体与外科包膜之间的平面,示指伸入此分离平面内,并紧贴腺体进行剥离,使腺体和包膜分离。剥离至尖部后,用拇指、示指紧贴腺体捏断尿道黏膜,或紧贴腺体剪断前列腺尖部尿道黏膜。操作时忌用暴力牵拉,防止尿道外括约肌损伤。②另一种方法可直接用手指伸入后尿道内,示指腹侧面挤压腺体前联合处尿道,撕裂联合处尿道黏膜,露出两侧增生腺体的间隙。由此间隙进入外科包膜内,使腺体与包膜分离,将腺体剜除。此法不易损伤尿道外括约肌。前列腺剜除后检查标本是否完整,腺窝内有无残留。如膀胱颈部厚唇抬高,应将后唇黏膜与肌层潜行分离后,楔形切除过多、过高的肌层,然后用 3-0 可吸收线将后唇黏膜缝合固定于前列腺后壁,形成一漏斗状膀胱颈部,上述腺体剜除操作都是在盲视下进行,如遇腺体黏膜分离困难时,Guiteras 提出用另一手指在直肠内抬高前列腺,以便于术中前列腺摘除,也可防止损伤直肠。

腺窝止血和膀胱灌注引流:腺窝止血和膀胱灌注引流是近百年来研究改进手术操作的主要内容,也是前列腺摘除手术的关键问题。

目前腺窝止血方法取得很大进展,使这项手术的死亡率大为降低。目前较为成熟的操作规范是在腺体剜除后应迅速用热盐水纱布加压填塞于前列腺窝内,持续压迫 5～10 min。在此同时显露膀胱颈后唇创缘 5、7 点处,用 3-0 可吸收线做贯穿肌层和外科包膜 8 字缝合,以结扎前列腺动脉。前列腺动脉是前列腺的主要供血血管,在膀胱前列腺连接部(相当于膀胱颈后唇 5、7 点位置)进入腺体。

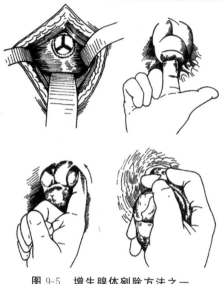

图 9-5 增生腺体剜除方法之一

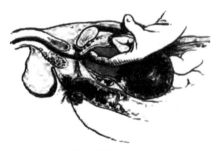

图 9-6 增生腺体剜除方法之二

另一种也可用 3-0 可吸收线作膀胱颈后唇缘 3～9 点连续交错缝合,缝线穿过少部分的膀胱黏膜肌层和贯穿前列腺包膜全层。如腺窝较大而出血明显者,可用 3-0 可吸收线,将窝内后面包膜横行折叠缝合 2～3 针。若膀胱颈太宽,用 3-0 可吸收线将窝口前缘做 1～2 针 8 字缝合,以缩小口径,可疏松通过一中指为宜。自尿道插入 F20 或 F22 三腔气囊导尿管,气囊注水 20～30 mL,充盈后牵拉尿管,使气囊紧贴于膀胱颈部,将膀胱与前列腺窝隔离,同时压迫前列腺窝达到止血目的。腺窝内血液不致流入膀胱,将导尿管拉紧于尿道外口处用纱布扎紧固定。一般不需膀胱造瘘,如患者术前有不稳定性膀胱症状,估计术后可能发生膀胱痉挛者,则于导尿管末端缝一根 7 号丝线,牵引丝线固定于腹壁,以减少对膀胱三角区的刺激。

(2)术后处理:①术后用纱布结扎导尿管于尿道外口,保持一定张力牵引气囊,持续压迫膀胱颈部。用生理盐水点滴冲洗膀胱,直至尿液转清。出血停止后,才可去除结扎在导尿管上的纱布。若仍有出血,应继续牵引球囊,压迫膀胱颈部。一般在术后 5～7 d 拔除导尿管。②术后留置硬膜外麻醉导管,并连接镇痛泵 2～3 d,可达到良好止痛作用,防止膀胱痉挛。

(3)并发症及其防治如下。①术中及术后出血:术中剜除腺体困难或剜除平面不当;膀胱颈创缘出血点未能有效缝扎;膀胱与前列腺窝没有隔离;术后膀胱痉挛引起膀胱出血,而血块又未及时冲出,血块阻塞导尿管造成引流不畅,又进一步加重膀胱出血;术后便秘、灌肠、用力咳嗽等腹压增高,引起膀胱出血,或术中缝扎血管的可吸收线溶解或感染等因素可引起术后迟发性出血。防止出血的措施包括术前检查患者的凝血功能,有异常及时纠正。如术后出血,需及时清除血块,保持引流通畅。同时使用解痉剂或术后镇痛防止膀胱痉挛。大量血块堵塞导尿管或大出血保守治疗无效,需麻醉下清除血块,必要时再次手术止血。②术后排尿困难:常见原因包括术前患者膀胱逼尿肌失代偿,或神经源性膀胱,术后虽解除梗阻,但疗效不满意,仍无法排尿;术中腺体组织残留,术后可形成活瓣样阻塞,或多年后继续增生,再次引起排尿困难;术时前列腺窝口处理不当,如对抬高的膀胱颈部后唇未做楔形切除,或因止血而将膀胱颈口过分缝缩,引起膀胱颈狭窄;由于导尿管太粗或质量问题留置时间过长,均可引起尿道炎症感染,导致尿道狭窄,狭窄部位常见于尿道球膜部交界处和尿道外口。术后排尿困难可试行尿道扩张术。进一步可做尿道膀胱镜检查,膀胱颈部存在梗阻时,可行尿道内切开或膀胱颈部电切治疗。如证实有腺体残留,可行 TURP 手术切除残留腺体。③尿失禁:是前列腺切除术后严重并发症。男性后尿道可分为两个排尿控制带。近端尿道括约肌包绕着膀胱颈及前列腺至精阜的尿道前列腺部;远端尿道括约肌由三部分组成,内部固有的横纹肌、尿道周围骨骼肌、内部的平滑肌层。④前列腺摘除时近端尿道括约肌遭到不同程度的破坏,术后排尿控制主要靠远端尿道括约肌张力与膀胱内压间的平衡。若术时损伤远端尿道括约肌,术后可发生尿失禁。术后部分患者可能出现暂时性尿失禁,大多数可在短期内逐步恢复。如果远端尿道括约肌部受损可通过加强盆底肌肉收缩的提肛训练,可望逐步得到恢复或改善。如远端尿道外括约肌严重损伤,可引起完全性尿失禁。处理较为棘手,姑息治疗一般以用集尿袋或阴茎夹为主。尿道黏膜下注射硬化剂、人工尿道括约肌等方法尚不十分完善和有效。⑤术中损伤包膜或直肠:当腺体与包膜粘连严重时,剜出腺体时用力不当或方向不对而撕裂包膜甚至直肠。因此当术中发现腺体剜除十分困难时,应另一手指伸入直肠,使前列腺向前顶起,直肠内示指可指示操作防止损伤直肠,千万不可强行操作。如损伤前列腺包膜时,可于耻骨后间隙进行修补。损伤包膜时,特别是大块缺损,往往不可能进行修补。为此可于膀胱颈后唇缝 2 针 7 号丝线,用直针将丝线通过前列腺窝穿出会阴,由助手拉紧丝线,使膀胱三角区拉入前列腺窝,用以覆盖包膜损伤处,丝线以小纱布固定于会阴部。术中损伤直肠,无法直接缝合直肠时,此时将气囊注水压迫膀胱颈部,并牵拉以隔离膀胱与腺窝,术毕留置肛管。必要时可行暂时性乙状结肠造瘘,如术后形成前列腺窝尿道直肠瘘再择期行尿道直肠瘘修补术。

2.耻骨后前列腺摘除术

1909 年 Van Stockum 进行了第一例耻骨后前列腺摘除术,采用前列腺包膜纵向切口,剜除腺体后用止血棉填塞腺窝而不缝合。1935 年 Hybbinette 将该术式与膀胱切口结合起来,前列腺包膜纵向切口延长至膀胱下部从而可处理膀胱内病变。1945 年 Terrencemillin 发展并标准化了该术式。他将前列腺包膜切口改为横切口,并预先缝扎血管止血,经包膜横切口剜除前列腺后封闭包膜,并经尿道插入导尿管至膀胱引流尿液。从而该手术标准化,被称为 Millin 手术。

(1)手术要点:Millin 手术采用下腹正中切口或下腹低位弧形切口,进入耻骨后间隙,稍分离前列腺包膜。包膜上做两排缝线结扎血管。采用横行或纵行切开包膜,用手指或血管钳钝或锐性分离,贴近腺体尖部用手指捏断或剪断尿道,将腺体向上翻转,于膀胱颈部紧贴腺体分离,剜除腺体。直视下腺窝内缝扎包膜出血点。如膀胱颈后唇抬高,行膀胱颈后唇楔形切除,颈部 5、7 点缝扎止血。采用前列腺包膜纵切口可延伸到膀胱颈部,可同时处理膀胱内病变。腺窝止血完善后,从尿道外口插入三腔气囊导尿管。经腺窝进入膀胱,气囊注水后,牵拉导尿管,使气囊压迫膀胱颈部,隔离膀胱与前列腺窝。可吸收线缝合前列腺包膜,导尿管向外牵拉固定(图 9-7,图 9-8)。

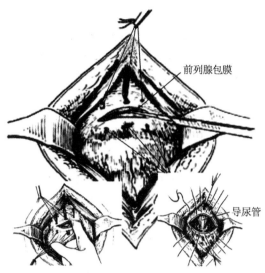

图 9-7 耻骨后前列腺切除术(正面观)

(2)并发症及其防治。①术中损伤输尿管开口:当增生腺体突入膀胱腔,于膀胱颈部分离腺体时,操作不当,损伤过多颈部黏膜,可能损伤输尿管口,术时应检查输尿管开口是否完整,如有损伤,应行输尿管与膀胱抗逆流吻合。②耻骨后间隙感染:耻骨后引流不畅,有积血或外渗尿液积聚,易感染形成脓肿及耻骨炎症。术后局部疼痛明显,窗口脓性分泌物。

X线片显示骨质破坏,常迁延难愈。此时应加强引流和抗感染治疗。其他并发症与耻骨上前列腺摘除术基本相同。

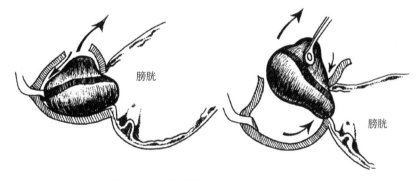

图 9-8 耻骨后前列腺切除术(侧面观)

3.保留尿道的耻骨后前列腺摘除术

保留尿道的耻骨后前列腺摘除术是经耻骨后尿道外将增生的前列腺摘除(图9-9),是由 Madigan 于 1970 年提出,又称为 Madigan 前列腺切除术。它将前列腺增生组织从耻骨后前列腺包膜下尿道外面摘除而保留了尿道的完整性,保存了局部解剖生理的完整性。

耻骨上、耻骨后开放性前列腺摘除术,摘除腺体的同时前列腺段尿道也一并切除,前列腺窝创面与膀胱、尿道均相通,腺窝需经肉芽组织及上皮修复,在修复过程中早期出血、血块滞留、感染及纤维组织增生,后期瘢痕挛缩,都是引起术后并发症的根本原因。

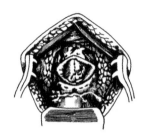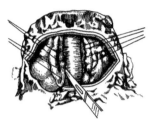

图 9-9　耻骨后保留尿道前列腺摘除术（Madigan 手术）

Madigan 手术从解剖及组织学基础上免除了造成上述诸多缺点及并发症，保留完整的尿道，有效地防止损伤尿道内外括约肌。术后感染、出血、尿失禁、尿道狭窄等并发症明显降低。术后处理简单，恢复快。

Madigan 手术适应证同耻骨后前列腺摘除术，但对于 BPH 伴膀胱内病变、中叶增生明显、可疑前列腺癌及前列腺摘除或 TURP 术后患者不适宜。曾经做过微波、射频等热疗的患者，往往粘连明显，为相对禁忌。

（1）手术要点：手术方法与 Millin 手术相似，术时需插入导尿管作为标记，经腹膜外耻骨后显露膀胱及前列腺，达耻骨前列腺韧带，分离膀胱颈部前列腺两侧表面脂肪层。扪及前列腺动脉，一般从膀胱颈前列腺交界处外侧进入前列腺，用 4 号丝线缝扎。勿缝扎过深，以防损伤神经，影响阴茎勃起。再分离前列腺前方脂肪层，显露前列腺前方及两侧形成的三个静脉丛，横行缝扎两排。两排缝线间切开前列腺包膜，用血管钳或手指在腺体与包膜间分离两侧及后面。

于腺体中线处各缝扎两条牵引线后，在两侧牵引线之间切开腺体组织达尿道黏膜下，黏膜下可见微蓝色尿道，触摸尿道内已保留的导尿管，作为标记。边切边在切面深处缝牵引线，提起深层牵引线，用组织剪或手术刀在腺体与尿道黏膜下结缔组织之间锐性解剖，分别将两侧增生腺体从尿道外剥离，于后方会合。同时解剖到前列腺尖部及膀胱颈部，于尿道后正中切断前列腺左、右叶。使腺体完全与尿道分离。腺窝止血后，前列腺包膜不必缝合或仅部分缝合，以利引流防止腺窝内血肿压迫尿道。术后保留导尿，无需膀胱冲洗。

（2）并发症及其防治：术中腺窝出血系因前列腺动脉缝扎不彻底，可再于膀胱前列腺交界处外侧缝扎，多能奏效。前列腺包膜切缘出血，多为静脉出血，可于其远侧缝扎即可。术中损伤尿道时，首先应防止裂口继续扩大，可用 5-0 可吸收线缝合修复。

（三）随访

在接受各类外科治疗后，应该安排患者在手术后 1 个月时进行第一次随访。第一次随访的内容主要是了解患者术后总体恢复情况和有无出现术后早期并发症（如血尿、附睾炎等）。一般在术后 3 个月评价手术疗效，建议采用 I-PSS 评分、尿流率和残余尿检查，必要时查尿常规和尿细菌培养。术后随访期限建议为 1 年。

包括尿道微波热疗在内的其他微创治疗由于治疗方式不同，其疗效与并发症不同，而且再次需要治疗率高，建议长期随访。随访计划为接受治疗的第 6 周和第 3 个月，之后每半年一次。

（崔　飞）

第九章

泌尿生殖系统肿瘤

第一节　肾盂肿瘤

肾盂癌发病高发年龄为 75～79 岁,很少在 40 岁以前发生,发病率随年龄增长而增加。我国平均发病年龄为 55 岁。男性发病率高于女性,男∶女为(2～3)∶1。肿瘤多为单侧发生。肾盂癌以尿路上皮癌最为多见,鳞状细胞癌和腺癌少见。

肾盂癌的患者发生膀胱癌的概率较高,因此,如发现肾盂肿瘤则须常规进行膀胱检查。

一、尿路上皮肿瘤

尿路上皮癌是肾盂恶性上皮性肿瘤最常见的组织学类型,占肾盂肿瘤的 85%。常为多灶性,20% 以上的患者在诊断时已有多处而不是一处病变。近 50% 的患者同时发生膀胱癌。在单侧肿瘤患者中仅有 3% 对侧形成肿瘤。

(一)病因

1.巴尔干肾病

巴尔干肾病是一种退行性间质性肾病,多发于巴尔干半岛。巴尔干肾病患者罹患肾盂癌的概率要远高于一般人群,但两者膀胱癌的发病率并没有显著差异。肿瘤多为多中心,且双侧病变的发生率也较高。由于巴尔干肾病本身已造成了不同程度的肾损害,多数患者手术时需尽量采用保留肾单位的术式。

2.吸烟

与膀胱癌相似,吸烟是引发肾盂肿瘤的最重要的可变危险因素。吸烟者的发病率约为非吸烟者的 3 倍。其危险率随吸烟时间的长短、数量的增加而增加。即便是已戒烟的人群,其发病率也是无吸烟史的人群的 2 倍左右。

3.镇痛药

长期大量使用镇痛药,特别是非那西汀,是肾盂癌的另一危险因素。服用镇痛药的男性发生肾盂肿瘤的概率可增加 4～8 倍,女性为 10～13 倍。组织学上,滥用镇痛药可导致基底膜增厚和肾乳头瘢痕形成。肾乳头坏死和滥用镇痛药既是独立的危险因素,又可产生协同效应。两者同时发生,可使危险度增加 20 倍。

4.职业接触

几种职业及职业接触可增加肾盂肿瘤的发病率。具有最高危险率的职业是化工、石油化工、塑料工业。此外,还有接触焦炭、煤、沥青及焦油。肿瘤发生与职业接触之间可有较长的时间间隔,达15年甚至更长。

5.其他

其他危险因素包括应用二氧化钍、环磷酰胺治疗,乳头坏死,尿路感染和结石等。

(二)病理

1.组织分型

(1)乳头状型:肿瘤质脆,粉白色,有宽窄不同的蒂,多数标本可融合成直径>1 cm 大小,表面细颗粒状或绒毛状。多个小肿瘤可融合成直径>2 cm 的较大肿瘤,呈菜花状,充塞肾盂,使之扩张。此型向肾盂壁浸润性生长不明显,常推压肾盂肌层,形成弧形较清楚的边界。该型肿瘤常多灶性发生,甚至可出现几乎每一肾盏均见乳头状肿物。

(2)平坦型:肾盂局部黏膜增厚、粗糙、灰白色,病变处由于纤维组织增生、炎性细胞浸润,致使肾盂壁局部增厚、僵硬。

(3)结节肿块型:肿瘤呈球形突入肾盂,基底部向肾盂壁甚至肾实质浸润性生长,形成较大肿物,切面灰白色,颗粒状,质脆,有出血、坏死灶。部分病例癌瘤破坏,占据肾脏一半,甚至全肾。

2.转移方式

肾盂癌有多种转移方式,包括直接侵犯肾实质或周围组织、淋巴转移、血行转移和上皮种植。上皮种植既可发生于顺尿流方向,也可发生于逆尿流方向,但以前者最为常见。肾盂癌的淋巴转移主要取决于肿瘤的位置和浸润深度。最常见的血行转移部位为肝、肺和骨。在非常少见的情况下可出现肿瘤直接破入肾静脉或下腔静脉。

(三)临床表现

1.血尿

血尿为最常见的症状,可发生于56%～98%的患者。早期即可出现间歇无痛性血尿,可为肉眼或镜下血尿。镜下血尿常见于早期或分化良好的肿瘤,偶可出现蠕虫样血条。血尿严重程度与病变的良恶性无关。

2.疼痛

1/3患者有腰部钝痛,疼痛的原因主要为继发于逐渐加重的尿路梗阻和肾盂积水。当血块通过输尿管部时可发生肾绞痛。

3.晚期症状

患者出现消瘦、体重下降、贫血、衰弱、下肢水肿、腹部肿物及骨痛等转移症状。如有膀胱刺激征,往往是伴发膀胱肿瘤。肿瘤局部扩散可能出现同侧精索静脉曲张、后腹膜刺激征。

4.无症状

约15%的患者可无症状,为偶然发现。

(四)诊断

1.尿细胞学检查

上尿路肿瘤的尿细胞学检查阳性率低于膀胱癌。分化良好的肿瘤细胞学检查常呈阴性。对于尿细胞学检查异常伴尿路造影充盈缺损的患者,诊断仍须谨慎。细胞学检查对1级肿瘤诊断的准确性为20%,2级和3级肿瘤为45%～75%。输尿管导管引流尿发现瘤细胞诊断上尿路肿瘤的准确率相对较高。为提高阳性率亦可应用等渗盐水冲洗。在监视下用特制的刷子,通过输尿管导管于病变处刷取标本送检,敏感性可达 91%,特异性为 88%,准确性为 89%。一般来说,该技术比较安全,并发症不多,但有出现上尿路严重出血和穿孔的风险,脱落的肿瘤细胞尿路种植的可能性也存在。高渗离子造影剂可影响尿细胞学检查的准确性,因此,应在尿路造影之前收集检查标本。

2.尿路造影

尿路造影是肾盂癌诊断的基本方法。无论是排泄性或逆行性尿路造影都可以发现充盈缺损,上尿路上皮肿瘤 50%～70% 可发现充盈缺损,不规则,和集合系统管壁相连。肾盂内肿瘤有时发生肾盏不显影,有 10%～30% 上尿路肿瘤引起梗阻,使集合系统不显影,这是肿瘤有浸润的表现。检查上尿路肿瘤时必须双侧同时检查,尤其应注意健侧有无可疑病变,对决定治疗方案有重要参考价值。在逆行性尿路造影时,造影剂应稀释为 1：(2～3)浓度,过浓的造影剂可掩盖充盈缺损。

3.CT

可用于诊断和分期。尿酸结石有时可以在腹平片上不显影,但其 CT 值可＞100 Hu(80～250 Hu),而尿路上皮癌平均 CT 值为 46 Hu(10～70 Hu),易于鉴别。在与肾癌鉴别时,尿路上皮癌密度接近于肾实质,而肾癌密度则低于肾实质,CT 值相对低。但 CT 不能区分 T_a 和 T_1 期肿瘤。CT 对估计肿瘤的局限性、浸润范围及转移情况都有帮助,可能发现肾实质及输尿管周围软组织、静脉、淋巴结侵犯情况及肝转移灶。

CT 尿路造影也逐渐应用于肾盂癌的影像学诊断,其对肾实质损害的评价有较高准确性。

随着技术的不断进展,CT 尿路造影三维成像和尿路造影有相似的价值。其发现肿瘤的准确性接近 100%,特异度为 60%,具有较好的阴性预测价值。这种方法的主要缺点在于患者接受射线剂量较大。

4.B 超

B 超诊断上尿路上皮肿瘤价值有限,但可以区分尿路上皮肿瘤与阴性结石。对于超声检查示肾积水的患者,若临床怀疑肾盂癌,必须进一步行尿路造影检查。

5.MRI

尚无优于 CT 的报道,但 MRI 水成像可代替逆行性尿路造影,尤其是尿路存在梗阻性病变时。MRI 亦有助于发现肿瘤是否侵入周围软组织器官及淋巴结,对肿瘤的分期有重要意义。

6.输尿管镜

可用于诊断上尿路肿瘤。在输尿管镜下取得的活检标本的病理结果与手术标本的病理结果有较好的一致性。但由于活检标本量较小,很难据此判断肿瘤的分期,需结合其他影像学资料进行综合分析。并非所有的患者均需行此检查。一般情况下,仅在尿路造影及其他影像学检查难于明确诊断,或行输尿管镜后可能改变治疗方案时,方采用此检查方法。由于检查时可能穿透输尿管,同时创伤尿路上皮黏膜,易于肿瘤种植,因此必须严格选择适应证。经皮肾镜一般不用于肾盂癌诊断,以免肿瘤种植。

需要注意的是,泌尿系统的肾盂、输尿管、膀胱和尿道都覆盖着尿路上皮,在解剖学上是既连续又分开的器官。尿路上皮接触的都是尿液,尿内如果有致癌物质,就可能引起任何部位的尿路上皮发生肿瘤。因此,尿路上皮肿瘤常为发生顺尿流方向多器官肿瘤。半数以上的肾盂癌可同时或先后发生对侧肾盂、输尿管、膀胱、尿道等一个或多个器官肿瘤。由此可见,在进行肾盂癌的检查时，一定要全面了解这个尿路的情况，避免遗漏病变。

(五)治疗

肾盂癌应积极治疗。治疗应根据肿瘤的分期和分级。低分期低级肿瘤无论保守手术还是根治性手术疗效都好。中等分化肿瘤根治手术效果好。高分期肿瘤不论选择保守、根治手术都预后不良。G1肿瘤保留组织手术的复发率仅7％，5年生存率可达75％，根治手术达88％。G2肿瘤保留组织手术复发为28％，2年生存率46％，根治手术2年生存率90％。低分化肿瘤保留组织手术后生存时间很短，不能发现复发。

1.手术治疗

根治性肾输尿管全切除术是传统的基本的治疗方法，开放或腹腔镜手术均可采用，亦可行腹腔镜联合开放手术(腹腔镜下行肾切除术和输尿管切除术，开放手术行远端输尿管和输尿管开口切除)。手术切除必须包括患肾、输尿管全长及输尿管开口处的膀胱壁。如果保留一段输尿管或其在膀胱的开口，肿瘤在残留输尿管或其开口的复发率可达33％～75％。如果肿瘤位置接近肾上极或有侵犯肾上腺的表现(影像学或术中探查)，须同时进行肾上腺切除术，因为在进展期肿瘤患者中肾上腺转移并不罕见。手术可以分两切口进行，不要切断输尿管，以免肿瘤转移。

在开放手术的同时，一般均行区域淋巴结清除术。一般认为上尿路肿瘤如果已有淋巴结转移，往往存在远处转移灶，淋巴结清除术可否提高生存率存在疑问。但如果是高分期分化不良的肾盂癌，淋巴结清除术可能有好处。淋巴结清扫的范围主要包括同侧肾门淋巴结、邻近的主动脉旁淋巴结和腔静脉旁淋巴结。

肾输尿管全切除术可以有效地提高患者的5年生存率，尤其是对于高分级浸润性病变的患者。但对局部进展期的患者疗效相对较差。

2.保肾手术

适用于孤立肾、双侧病变或肾功能衰退者，尽可能保留原有功能。为避免肿瘤播散或种植，应选用开放手术而非腹腔镜手术。如果肿瘤侵犯肾实质，可同时行肾部分切除术。肾盂癌往往难于施行保守手术。术后复发率和肿瘤的分级相关：1级肿瘤的复发率为10％，2级为30％，3级为60％。

3.内镜治疗

主要适用于孤立肾、双侧病变及肾功能减退的患者。如患者健侧肾脏正常，患侧病变较小、分级低，亦可采用内镜治疗，但复发率较高。内镜下活检对确定肿瘤分级的准确性可达78％～92％。可以通过肿瘤分级来估计肿瘤的浸润深度：85％的1级、2级肿瘤为T_a或T_1期，67％的4级肿瘤为T_2或T_3期。输尿管镜下切除术对低分级低分期肿瘤的效果较好。对于浸润性病变，由于肿瘤的深度较深，进行切除时可导致严重出血或穿透输尿管，所以术前需谨慎评估病变。因此，高分级、高分期的患者应采取传统的开放或腹腔镜肾切除术。手术并发症为输尿管穿孔或狭窄。经皮肾镜治疗2级肿瘤后的生存率与开放手术相似，但对3级肿瘤则生存率不及开放手术。

4.放射治疗

在高分级的浸润性肿瘤，可在术后配合放疗，剂量一般为37～60 Gy。局部放疗可降低局部肿瘤复发率，可能会提高生存率。对骨转移灶的局部放疗可达到减轻疼痛的目的。

5.化疗

腔内化疗可以有效地降低肿瘤复发率,主要适用于肾功能不良和双侧性多发浅表肿瘤、原位癌及局部切除后的辅助治疗。给药途径可采取经皮置管、置入 D-J 管逆行灌注等。可选用的药物有 BCG、丝裂霉素、多柔比星和噻替哌。主要的并发症为败血症、BCG 感染引起的全身症状、肾盂输尿管纤维化和梗阻等。对晚期肿瘤,可行全身化疗。化疗方案主要为 MVAC 方案(甲氨蝶呤、长春新碱、多柔比星、顺铂)。

6.动脉栓塞

对存在难以治疗的转移灶或其他疾病而不适于立即手术切除的肾盂癌患者,动脉栓塞可以减轻症状并延缓肿瘤发展。

7.随访

肾盂癌的 5 年生存率根据肿瘤分期的不同存在很大差异,此外,肿瘤的预后也和患者的年龄有一定关系。

由于尿路上皮癌具有多中心复发的倾向,因此定期随访非常重要,并且应特别注意其余尿路上皮器官发生肿瘤的可能性。常规的术后评估应包括对膀胱、同侧(如采取保留肾单位治疗)及对侧泌尿道,以及泌尿系统外可能发生转移的器官。术后一年内每 3 个月须进行一次随访,内容包括查体、尿常规及膀胱镜检查。尿细胞学检查可能对发现肿瘤复发,特别是高分级肿瘤,有一定的帮助。

有 1%~4% 的患者可出现双侧病变,所以均须进行 IVU 或逆行性尿路造影以评估同侧及对侧尿路情况。B 超和 CT 可对肿瘤和隐性结石进行鉴别。如果造影出现充盈缺损,则需进一步行输尿管镜检查。检查的频率很大程度上取决于肿瘤的分级、分期,一般情况下,术后 2~3 年内每半年进行一次,之后可每年进行一次。

此外,还应行胸片、肝功酶学检查、骨扫描等评估有无远处转移。

二、鳞癌

肾盂鳞状细胞癌少见,占肾盂癌的 14%。其组织来源仍然是尿路上皮。一般认为与慢性炎症刺激或滥用止痛药物有关,常伴有肾盂肾炎、肾结石及肾盂黏膜白斑。鳞癌通常为中低分化,易于早期浸润及转移。肾结石患者或结石取出后仍然有经常性严重血尿者,应警惕肾盂鳞状细胞癌的存在。CT 对鳞癌的诊断很重要,因为鳞癌比尿路上皮癌更容易向外围扩展,并且可能合并结石。其 5 年生存率近乎 0。

三、腺癌

肾盂腺癌少见,占肾盂癌的比例低于 1%,主要见于妇女,与肾结石、梗阻和肾盂肾炎有关。单一性腺癌少见,常为肠型、黏液型或印戒细胞型混合存在。长期炎症刺激(结石和反复感染等)导致尿路上皮腺性化生,发生腺性或囊性肾盂炎是腺癌发生的原因和基础。大多数腺癌是高分级的,有广泛浸润,预后很差。

(熊少兵)

第二节 肾 癌

一、病因

肾细胞癌是起源于肾实质泌尿小管上皮系统的恶性肿瘤,又称肾腺癌,简称为肾癌,占肾脏恶性肿瘤的 80%～90%。包括起源于泌尿小管不同部位的各种肾细胞癌亚型,但不包括来源于肾间质及肾盂上皮的各种肿瘤。

吸烟被认为可能是与肾癌有关,没有发现其他明确的环境因素。一些特殊类型的肾细胞癌有明确的遗传因素,染色体 3p25-26 的 *VHL* 基因与透明细胞癌,*c-met* 基因与遗传性乳头状透明细胞癌有关。

二、病理

绝大多数肾癌发生于一侧肾脏,常为单个肿瘤,10%～20% 为多发病灶。多发病灶病例常见于遗传性肾癌及肾乳头状腺癌的患者。肿瘤多位于肾脏上、下两极,瘤体大小差异较大,直径平均 7 cm,常有假包膜与周围肾组织相隔。双侧肾脏先后或同时发病者仅占散发性肾癌的 2%～4%。

(一)WHO 肾细胞癌病理分类

WHO 共推出 3 版肾脏肿瘤分类标准,以往应用最广泛的是 1981 年第一版 WHO 分类标准。1998 年 WHO 根据对遗传性肾细胞癌(RCC)的研究结果,结合 RCC 组织形态学、遗传学、肿瘤细胞起源等特点推出第二版肾实质上皮性肿瘤分类标准,根据形态学的改变肾乳头状腺癌分为 Ⅰ 型和 Ⅱ 型两型。由于在许多 RCC 组织中都可见到梭形细胞成分或细胞质内含有嗜酸颗粒,所以 1998 年分类中取消了以往分类中的肉瘤样癌和颗粒细胞癌这两种病理类型。2004 年 WHO 依据 RCC 组织形态学、免疫表型、遗传学的特点结合 RCC 患者的临床表现及影像学改变对 1997 年的肾细胞癌病理组织学分类进行了修改,保留了原有肾透明细胞癌、肾乳头状腺癌(Ⅰ 型和 Ⅱ 型)、肾嫌色细胞癌 3 个分型,2004 年分类系统沿用了 1998 年未分类的 RCC 概念,使这一体系成为一个动态系统,将目前不能明确具体分型的 RCC 归为此类,有待今后进一步研究确定。2004 年分类系统将集合管癌进一步分为 Bellini 集合管癌和髓样癌,此外增加了多房囊性肾细胞癌、Xp11 易位性肾癌、成神经细胞瘤伴发的癌、黏液性管状及梭形细胞癌分型,并将传统分类中的颗粒细胞癌归为高分级的透明细胞癌,对各亚型中的未分化癌成分在肿瘤组织中所占比例进行描述。与以往不同,这一新的分型和诊断标准是将每一类型的 RCC 视为一种独立疾病。

(二)常见肾细胞癌亚型病理特点

1.肾透明细胞癌

肾透明细胞癌(clear cell renal cell carcinoma,CCRCC)是最常见的肾癌病理亚型,占肾癌的 60%～85%。既往曾使用的"肾颗粒细胞癌"因为在其他类型的肾癌亚型中也能见到胞质嗜酸性的细胞,胞质中的"颗粒"不再是肾颗粒细胞癌的专有特征,由于"肾颗粒细胞癌"中癌细胞核分级的级别高,现将它归为高分级的 CCRCC。

(1)大体检查:双侧肾脏发病率相等,少于 5% 的病例可呈多中心性发生或累及双侧肾脏;肾皮质内实性球形结节,与周围肾组织界限清楚,可见假包膜;因癌细胞中含有丰富的脂质,切面呈金黄色。肿瘤中常见坏死、出血、囊性变,切面可呈现多彩状,偶见钙化或骨化。

(2)组织病理学:癌细胞胞质透明或嗜酸性,胞膜清楚;组织中可见小的薄壁血管构成的网状间隔;肿瘤细胞呈巢状和腺泡状结构;呈肉瘤样结构的肿瘤成分中可见到瘤巨细胞,提示预后不良;部分肿瘤中可见坏死、纤维黏液样间质及钙化、骨化。

(3)常用的免疫组化抗体:CK8、CK18、vimentin、CD10 和 EMA 阳性。

2.肾乳头状腺癌

肾乳头状腺癌(papillary renal cell carcinoma,PRCC)占肾癌的 7%～14%。国内有些专业书籍将其翻译成嗜色细胞癌。其发病年龄、性别、男女发病率比例、症状和体征与肾透明细胞癌相似。就诊时大多数病例处于Ⅰ期。大多数文献中报道肾乳头状腺癌患者预后良好。

(1)大体检查:病变累及双侧肾脏和多灶性者较透明细胞癌多见;大体多呈灰粉色,出血、坏死、囊性变多见。

(2)组织病理学:根据组织病理学改变将其分为Ⅰ型和Ⅱ型 2 个亚型。肿瘤细胞呈乳头状或小管状结构,乳头核心可见泡沫状巨噬细胞和胆固醇结晶;肿瘤细胞较小,胞质稀少(Ⅰ型)或肿瘤细胞胞质丰富嗜酸性,瘤细胞核分级高(Ⅱ型);可见大片坏死和肉瘤样区域,前者提示预后较好,而后者则是预后不良的指标。研究显示,Ⅰ型 PRCC 患者生存期长于Ⅱ型患者。

(3)常用的免疫组化抗体:与透明细胞性肾细胞癌相似,现有的研究认为,肾乳头状腺癌 CK7 呈阳性,且Ⅰ型较Ⅱ型阳性率为高。

3.肾嫌色细胞癌

肾嫌色细胞癌(chromophobe renal cell carcinoma,CRCC)占肾癌的 4%～10%。平均发病年龄为 60 岁,男、女发病率大致相等。与其他肾癌亚型相比无特殊的临床症状和体征。影像学上多显示瘤体较大,肿瘤密度或信号均匀,无出血、坏死和钙化。

(1)大体检查:肿瘤无包膜但边界清楚,大小为 4～20 cm,切面呈质地均一的褐色,可见有坏死,但出血灶少见。

(2)组织病理学:肿瘤呈实体性结构,可出现灶状钙化及厚纤维间隔;与透明细胞肾细胞癌不同,瘤体中的血管为厚壁血管,而非薄壁血管;瘤细胞体积大,呈多角形,胞质透明略呈网状,细胞膜非常清晰(嫌色细胞),亦可见嗜酸性胞质的瘤细胞,瘤细胞核的核周空晕是此型的特征之一,并可见双核细胞;Hale 胶体铁染色示肿瘤细胞质呈弥漫阳性。

(3)常用的免疫组化抗体:CK 阳性,波形蛋白阴性,CMA 弥漫阳性,凝集素和小清蛋白阳性,肾细胞癌抗原弱阳性,CD10 阴性。另外胞质呈 Hale 胶体铁阳性反应。

4.集合管癌

Bellini 集合管癌是指来源于 Bellini 集合管的恶性上皮性肿瘤;肾髓质癌来源于近皮质区的集合管,患者几乎均伴有镰状细胞性血液病。集合管癌罕见,不到肾恶性肿瘤的 1%。预后差,患者平均生存期约 1 年。

(1)大体检查:两者均发生于肾中央部分,切面实性,灰白色,边界不清,可见坏死。

(2)组织病理学:需要指出的是,Bellini 集合管癌常为排除性诊断,肿瘤部位对于作出诊断很重要,组织学上可见不规则的小管状结构,细胞高度异型性;肾髓质癌镜下呈低分化的、片状分布的肿瘤,瘤细胞排列呈腺样囊性结构,瘤体内可见较多的中性粒细胞浸润,同时可见镰状红细胞。

（3）常用的免疫组化抗体:有关这方面的研究较少。Bellini 集合管癌低分子量角蛋白、高分子量角蛋白(如 34βE12、CK19)阳性,同时有波形蛋白阳性,与前述几种类型的肾细胞癌不同,CD10 阴性;肾髓质癌可表达低分子量角蛋白(CAM5.2),但不表达高分子量角蛋白(34βE12 等)。

（三）分级

以往最常用的是 1982 年 Fuhrman 四级分类。1997 年 WHO 推荐将 Fuhrman 分级中的Ⅰ、Ⅱ级合并为一级即高分化、Ⅲ级为中分化、Ⅳ级为低分化或未分化。

（四）TNM 分期

肾肿瘤最大径≤4 cm 与肿瘤最大径在 4～7 cm 的患者手术后的肿瘤复发率和患者的 5 年生存率存在差别,为此 2002 年第 6 版 AJCC 癌症分期将第 5 版 AJCC 癌症分期中的 T_1 期分成 T_{1a} 和 T_{1b}。T_{1a} 肿瘤局限于肾内、最大径≤4 cm;T_{1b} 肿瘤局限于肾内,最大径>4 cm,但≤7 cm。

2002 年 AJCC 病理分期中评价 N 分期时,要求所检测淋巴结数目至少应包括 8 个被切除的淋巴结,如果淋巴结病理检查结果均为阴性或仅有 1 个阳性,被检测淋巴结数目<8 个,则不能评价为 N_0 或 N_1。但如果病理确定淋巴结转移数目≥2 个,N 分期不受检测淋巴结数目的影响,确定为 N_2。

三、临床表现

肾癌的临床表现是多样化的,早期的临床表现缺乏特异性,既往经典的血尿、腰痛、腹部肿块的"肾癌三联症"的临床出现率不到 15%,这些患者诊断时往往已为晚期。近十年来无症状肾癌的发现率逐年增高,国内文献报道其比例为 13.8%～48.9%,平均为 33%,国外报道高达 50%。10%～40%的患者出现副瘤综合征,表现为高血压、贫血、体重减轻、恶病质、发热、红细胞增多症、肝功能异常、高钙血症、高血糖、血沉增快、神经肌肉病变、淀粉样变性、溢乳症、凝血机制异常等改变。30%初诊患者为转移性肾癌,可由于肿瘤转移所致的骨痛、骨折、咳嗽、咯血等症状就诊。

四、诊断

肾癌的临床诊断主要依靠影像学检查,胸部 X 线片和腹部 CT 平扫加增强扫描是治疗前临床分期的主要依据,治疗方案的选择需参考治疗前的临床分期。若先选择手术治疗,应根据手术后病理检查结果进行病理分期;若如病理分期与临床分期不符,应以病理分期为准对术前的治疗方案进行修订。

（一）实验室检查

实验室检查包括血、尿、便常规检查及病毒指标、血生化及血液肿瘤标志物检查,目前尚没有公认的、可用于肾癌诊断、鉴别诊断及预后判断的肿瘤标志物。只有极少数肾癌患者尿脱落细胞中可发现癌细胞,尿脱落细胞检查不作为常规检查项目。实验室检查结果一般不作为诊断肾癌的直接证据,但可为肾癌的诊断、决定治疗方案及预后判定提供参考依据。血清尿素氮、肌酐主要用于评价肾功能状况,而肝功能、全血细胞计数、血红蛋白、血钙、血糖、血沉、碱性磷酸酶和乳酸脱氢酶等指标的异常及治疗前后变化可为评价疗效、判断预后提供参考依据。

（二）影像学检查

各种影像学检查可为肾肿瘤的临床诊断、评价 RCC 的临床分期、决定治疗方案、疗效评价及治疗后的随访等提供重要的参考依据。

1.胸部 X 线片

为肾癌患者的常规检查项目,应摄胸部的正、侧位片,可以发现肺部结节、肺转移及其他肺部及胸部病变。胸部 X 线片是术前临床分期的主要依据之一。

2.B 超检查

B 超检查在健康人群查体中是肾脏肿瘤筛查的主要手段,也是诊断肾肿瘤最常用的检查方法,B 超的回声可笼统反映出肿瘤内的组织学特点,大部分 RCC 的 B 超声像图表现为低回声或等回声,少部分表现为高回声;肿瘤内存在无回声区及周边有低回声声晕也被认为是判断恶性的指征。但有部分 RCC 不具备这些特点,需借助 CT 或 MRI 等进行鉴别诊断。B 超检查诊断 RCC 的敏感性及特异性与肾肿瘤的大小密切相关,对肿瘤最大径 <5 mm、$5\sim10$ mm、$10\sim15$ mm、$15\sim20$ mm、$20\sim25$ mm 与 $25\sim30$ mm 的肾肿瘤,B 超与 CT 检出敏感性分别为 0 与 47％、21％与 60％、28％与 75％、58％与 100％、79％与 100％、100％与 100％。常规超声检查对肾脏小肿瘤的检出不如 CT 敏感,但在 $10\sim35$ mm 的病变中,超声与 CT 检查鉴别肿物为囊性或实性的准确率分别为 82％与 80％。

B 超声像图表现:①小肿瘤肾轮廓可无明显改变,仅被膜稍隆起;较大的肾肿瘤其肾轮廓可局限性增大,肾结构失常,部分晚期肾癌与周围组织有粘连分界不清。②小肾癌常表现为高回声或低回声、均匀、光整;中等大的肿瘤多为低回声、不均匀;大的肾癌内回声极不均,由于肿瘤内有出血、坏死、液化,可出现不规则的无回声暗区。③肿瘤压迫肾盂时,可出现肾盂变形移位,甚至中断。④肾癌早期多无肾周血管受侵,中、晚期可出现肾静脉内或下腔静脉内瘤栓形成,表现为管腔阻塞,呈低回声。⑤中、晚期肾癌在肾门旁,腹膜后见有大小不等圆形或椭圆形低回声结节,均匀,多为淋巴结转移。

3.彩色多普勒检查

除具有 B 超的声像图表现外,彩色血流显示肾脏弓形血管环中出现彩色血流受压、中断,并有不规则的血管分支进入肿瘤,肿瘤内血流多较丰富,可测到高阻高速的动脉频谱。

4.超声造影检查

近年来超声造影剂的研究取得进展,静脉内注射超声造影剂能提高血流的回声,增强多普勒信号,提高低速细小血流的检出。同时,谐波超声造影能显示肿瘤的微血管,进行肿瘤微血管的实时成像,为肾脏肿瘤的评估提供了新的平台。超声造影能够很好显示肾脏内各级血管分支、肾组织及其肿瘤外周或内部微小血管灌注情况,提高了肾脏肿物的良恶性鉴别诊断率,尤其在囊性肾癌或囊肿内壁结节或囊肿恶变的诊断方面,其可明显改善普通彩超偏低的血流显示率,从而明确诊断,并增加了超声与病理诊断的符合率。

注射超声造影剂后,良、恶性肿瘤内血流的显示都相应增强,但增强程度和持续时间有显著差异,恶性肿瘤血流显像增强程度明显高于良性肿瘤(肾血管瘤除外),造影剂廓清也较良性肿瘤快,可根据这些特点来判断肿物的良恶性。超声造影在肾囊肿、脓肿等良性病灶中无血流信号增强;在胚胎性肾肿瘤、错构瘤表现为在动脉相明显增强,延迟相明显消退。RCC 和肾错构瘤彩色血流都可增强,但 RCC 增强程度较肾错构瘤高且消退快。RCC 假包膜在灰阶超声上显示为肿瘤周围的低回声声晕,而在谐波超声造影后显示为肿瘤周围的缓慢增强带。对碘过敏及肾功能不全的患者也可通过超声造影检查获得满意的肾脏增强扫描结果。

5.腹部 X 线平片及静脉尿路造影

腹部 X 线平片（kidneys，ureters and bladder，KUB）和静脉尿路造影（intravenous urography，IVU）检查不是诊断肾癌常规的检查项目，而是在临床需要时进行的检查。KUB 可显示腹部及盆腔一些实质性脏器的轮廓、肾脏及肋骨的位置等，可为开放性手术选择手术切口提供帮助。

IVU 亦称排泄性尿路造影，以往称静脉肾盂造影，对观察病变重点在肾脏者现仍用此名称。在诊断集尿系统病变方面其使用价值仍未衰减：①造影前作腹部平片，可排除有无泌尿系统阳性结石及钙化。钙化常见于结核及肿瘤。结核钙化多呈弧形、斑片状。KUB 显示 14％～18％瘤体内有钙化，多呈斑片、斑点状，偶见大斑块状。②造影时，对比剂通过肾脏分泌进入尿路，静脉注药 5 min 后可观察肾实质显影情况、有无占位病变，粗略地判断肾脏功能。肾功能减退者，对比剂分泌缓慢，肾实质显影不佳或不显影。③对比剂进入尿路后，显示全尿路充盈情况，有无充盈缺损及狭窄，管壁是否光整及柔软，有无移位。④造影观察肾脏形态，位置，效果较平片好。但其对≤2 cm 的肾肿瘤检出率仅为 21％，2～3 cm 肾肿瘤的检出率约为 52％，对肾癌诊断符合率为 30％～60％。对未行 CT 增强扫描无法评价对侧肾功能者需行 IVU 或核素肾图检查，对碘过敏及肾衰竭患者需用其他方法检查。

肾肿瘤的 IVU 表现：①肿瘤较小，位于肾实质内或其腹侧及背侧时，组织密度对比差或前后重叠，不能显示，肾脏形态可表现正常。肿瘤位于肾边缘区或肿瘤大时可引起肾脏变形，表现为肾脏不规则增大或局部膨隆有肿块突出。②肿瘤可压迫肾盂肾盏使之移位、拉长、变窄或扩张。肿瘤可破坏肾盂肾盏，表现为肾盂肾盏边缘不光整、毛糙及消失。③肾肿瘤形态可呈圆形或不规则，多为低密度肿块，密度不均匀可有不规则钙化。④肾功能可表现正常、下降或消失。

6.CT

CT 具有密度及空间分辨率高的特点，对肾脏肿块的检出率近 100％，肿瘤诊断正确率达 95％以上。

肾癌的 CT 表现：①肾脏形态可由于肿瘤的大小及所在部位不同而有不同表现。②肾盂、肾盏可表现为受压、破坏及梗阻扩张。③绝大部分肿瘤呈圆形、椭圆形及不规则的结节或肿块，可有分叶，位于肾实质内呈局限外凸性生长；增强前呈等密度、高密度或低密度，边缘不清楚；肿块较小时密度均匀，肿块大时常伴出血、坏死，造成密度不均匀。增强后，在动脉早期肿瘤周围及边缘可见纡曲的肿瘤血管呈结节、弧状或条状；在实质期大部分肿瘤有中～高度强化，密度不均匀增高。少部分肿瘤增强不明显或不增强。由于肿瘤血管常形成动静脉瘘，在增强早期肿瘤内对比剂已较早排出，因此增强后肾实质期时肿瘤密度低于肾实质呈低密度肿块。增强后显示肿瘤密度较增强前更加不均匀，坏死区增多及明显；显示肿瘤边界较增强前清楚或大部分清楚，但不锐利，少部分肿瘤边界模糊。有 2％～3％的肿瘤呈浸润生长致肾脏体积增大，或沿着肾周浸润生长，肿瘤边界显示不清。增强后，肿瘤呈不规则片状，弥漫浸润分布，密度低及不均匀，或包绕肾脏。另有 5％～7％的肿瘤呈囊状或囊实性，影像学诊断上称为囊型肾癌，肿瘤增强前呈低密度，密度不均匀，低密度区明显。增强后肿瘤实性部分有中～高度强化，表现为不规则片状、结节或块状，如有分隔，隔壁厚薄不均，囊壁厚且不规则。肿瘤与肾实质分界模糊。④CT 平扫显示 8％～18％瘤体内有钙化，钙化形态为不规则点状、小曲线、条状、斑片状或不规则大块状，散在分布在瘤体内或边缘部。⑤约 17％出现肾静脉或下腔静脉瘤栓。此时血管增粗，增强后血管内可见低密度软组织影，沿血管走行分布。瘤栓长者可达心房。⑥肾癌的淋巴结转移首先达肾周、肾门及腹膜后主动脉和下腔静脉周围。此区域出现软组织孤立结节或融合成团。

多层螺旋CT(multislice spiral CT,MSCT)可在不影响影图像质量的前提下在任意平面重组图像,且通过多平面重建(multi-planar reformation,MPR)、最大密度投影(maximum intensity projective,MIP)及容积重建(volume Rendering,VR)技术等重建方式可清楚显示肾脏动脉及其分支、肾静脉及下腔静脉的情况,可增加囊性肾癌的分隔、结节的强化等恶性特征。MSCT和MRI在RCC临床分期中的价值相似。MSCT具有高的空间分辨力,显示静脉内微小癌栓时,其敏感度高于MRI。但MSCT平扫无法区分血液和栓子的密度差别,对栓子的显示需行增强扫描。当癌栓阻塞、肿瘤或淋巴结增大压迫阻碍了对比剂流入时,MSCT无法准确显示腔静脉癌栓的上缘范围,影响了分期的准确性。

多层螺旋CT血管造影(multislice spiral CT angiography,MSCTA)和对比剂增强磁共振血管成像(contrast enhanced magnetic resonance angiography,CEMRA)可以准确评价肾血管的数目、走行及肿瘤与其周围动脉分支的毗邻关系。MSCT尿路成像能够获得类似于逆行肾盂造影的影像,可更加直观地显示肿瘤与集合系统的关系。

7.MRI

MRI检查对肾肿瘤分期的判定的准确性略优于CT,特别在静脉瘤栓大小、范围及脑转移的判定方面MRI优于CT。MRI的对比分辨力高于CT,不需对比剂即可将血液与栓子区分开来。T_1WI能很好地显示肾脏的解剖结构,与周围组织器官的关系,因肾脏的中低信号与周围高信号强度的肾周脂肪形成鲜明对比,肾皮、髓质常在T_1WI能清楚显示,皮质的信号强度高于髓质。矢状位和冠状位T_2WI对确定肾脏肿瘤的范围和肿瘤是否来源于肾脏很有价值,同时亦对肾癌外侵扩散的范围及分期有较大价值。

肾癌的MR信号变化多种多样,甚至与肾皮质的信号相似,且小的肾癌有时无法检出,因而MRI不宜作为肾癌诊断的首选影像方法,但当CT或其他检查难于确定肾脏肿瘤的性质时,MRI对确定肿瘤的来源与性质有一定价值。肾细胞癌的信号强度在T_1WI与邻近的肾实质相比可呈较高信号或低信号,因瘤内常有出血和坏死,T_2WI呈不均匀高信号。MRI能清楚地显示肾周脂肪、肾静脉、下腔静脉有无受侵或瘤栓形成。冠状位或矢状位可较横断位更清楚地显示肾脏的上下极,比CT更容易确定肿瘤的侵犯范围。MRI上血液的流空现象使血管呈低信号,而肾静脉、下腔静脉内瘤栓则表现为中等(T_1WI)或高信号(T_2WI),与之形成鲜明对比。对肿瘤是否包绕这些血管MRI亦可作出判断。鉴别肿大的淋巴结与小血管MRI常较CT更容易。研究认为,CT和MRI对于在肾癌的T_1、T_2期和T_{3b}期的分期准确率基本相同,但MRI对T_{3a}、T_4期的准确率要高于CT。

超高场强(>2.0 T)磁共振设备、梯度回波(gradient echo,GRE)、平面回波成像(echo planar imaging,EPI)技术的发展及新的快速扫描序列的开发应用,使MRI图像单层成像时间甚至达亚秒级水平(10~50帧/秒),大大减少了脏器的运动伪影。磁共振血管造影(magnetic resonance angiography,MRA)对肾动脉主干的显示与数字减影血管造影(digital subtraction angiography,DSA)无差异,MRA对肾动脉分支显示的特异性可达100%,对肾动脉狭窄、肾动脉瘤及肾动静脉畸形的诊断及肾功能的评价都有重要作用。此外,弥散加权成像(diffusion weighted imaging,DWI)、表观扩散系数(apparent diffusion coefficient,ADC)、磁共振灌注成像(perfusion weighted imaging,PWI)、磁共振波谱分析(magnetic resonance spectroscopy,MRS)及MRI新型对比剂、介入磁共振成像技术等的开发和应用又可进一步提高MRI的诊断和鉴别诊断符合率。

8.肾血管造影

肾动脉造影检查单独作为肾癌的诊断方法应用并不普遍,多在行肾动脉栓塞术时同时进行,肾癌的血管造影可表现:肾动脉主干增宽、肾内血管移位、肿瘤新生血管、动静脉瘘等。在临床上怀疑静脉瘤栓时,可行下腔静脉、肾静脉造影,了解瘤栓的大小、范围,以利于制订手术方案。肾血管造影对诊断肾肿瘤的价值有限,不作为肾癌诊断的常规检查项目,但对需姑息性肾动脉栓塞治疗或保留肾单位手术前需了解肾血管分布及肿瘤血管情况者可选择肾血管造影检查。

(三)核医学检查

1.PET 和 PET-CT

PET 和 PET-CT 也用于 RCC 的诊断、分期和鉴别诊断。研究表明,肾脏肿瘤的恶性程度越高,细胞膜葡萄糖转运体-1(glucose transporter-1,GLUT-1)的表达增高,对 FDG 摄取增加。静脉注射氟-18 标记脱氧葡萄糖(^{18}F-FDG)后约 50% 未经代谢直接由肾脏排泄,^{18}F-FDG 不被肾小管重吸收,放射性药物浓聚在肾集合系统,影响肾脏病变的显示,而淋巴结转移和远处转移不受影响。由于 RCC 血运较丰富,肿瘤组织缺氧较轻,GLUT-1 表达较低,线粒体内己糖激酶活性较低,故肿瘤组织葡萄糖代谢水平相对较低,此外肾细胞癌组织内 6-PO$_4$-脱氧葡萄糖(FDG-6-PO$_4$)分解酶过高,均可导致肿瘤组织摄取 FDG 较低或不摄取,可出现假阴性。

多组研究表明^{18}F-FDG PET 对肾脏原发肿瘤的诊断准确度不如 CT,但对 RCC 的淋巴结转移和远处转移的诊断要优于 CT、MRI、超声、X 线片及骨显像等其他传统影像检查方法,且转移淋巴结很少出现假阴性。

近年来有研究用对肾集合系统干扰较小的 C-11 标记醋酸盐(^{11}C-acetate)作为肾 PET 显像剂。RCC 与正常肾组织对^{11}C-acetate 的摄取率相同,但清除率明显低于正常或非肿瘤肾组织,故^{11}C-acetate 能很好地鉴别 RCC 与非肿瘤肾组织,提高 PET 对 RCC 的诊断准确率。氟-18 标记脱氧胸腺嘧啶(fluorine-18 fluorothymidine,^{18}F-FLT)是目前研究较为热门的一种核酸代谢 PET 显像剂,可反映肿瘤细胞的增殖。

2.核素骨显像检查

核素全身骨显像发现骨转移病变可比 X 线片早 3～6 个月。骨转移常见部位为躯干骨、四肢骨、颅骨。但须注意在有退行性骨关节病、陈旧性骨折等病变时,核素骨显像可出现假阳性。对孤立性的骨放射性浓聚或稀疏区需行 X 线摄片、CT 或 MRI 扫描证实确认是否有骨质破坏,以明确是否有骨转移。

3.肾显像

肾显像是肾小球滤过率测定、肾静态显像和肾断层显像的总称。它既能显示肾脏的血供、形态和在腹部的位置,又能提供多项肾功能指标。对肾肿瘤的定位准确率近似于 MRI 而优于 B 超和 CT。核素肾显像目前应用不普遍,用^{99m}Tc-DTPA 和^{99m}Tc-葡萄糖酸钙行核素系列肾显像,将其用于肾肿瘤诊断的研究,结果显示,核素系列肾显像有助于:①准确显示肾占位性病变的位置,对鉴别肾占位性病变的良恶性有参考价值;②鉴别腹膜后肿物为肾内或肾外;③明确尿漏的存在与否及其情况;④可对分肾功能做定量分析。

(四)组织学检查

在非肿瘤性肾病肾穿刺活检已成为常规检测手段。但由于 CT 和 MRI 诊断肾肿瘤的准确性高达 95% 以上,而肾穿刺活检有 15% 假阴性率及 2.5% 假阳性率,可能出现针吸活检的并发症

（包括出血、感染、动静脉瘘、气胸，发生率＜5%）、穿刺道种植（＜0.01%）、死亡（＜0.031%）等问题，故不推荐将肾穿刺活检作为肾癌诊断的常规检查项目，对影像学诊断难以判定性质的小肾肿瘤患者，可以选择行保留肾单位手术或定期（1～3 个月）随诊检查，不推荐对能够进行保留肾单位手术的肾肿瘤患者行术前穿刺检查。对不能手术治疗，需系统治疗或其他治疗的晚期肾肿瘤患者，治疗前为明确诊断，可选择肾穿刺活检获取病理诊断。

五、治疗

（一）局限性肾癌的治疗

1.局限性肾癌的定义

局限性 RCC 是指 2002 年版 AJCC 癌症分期中的 $T_{1\sim2}N_0M_0$ 期，临床分期为 I、II 期，通常称之为早期 RCC。

2.局限性肾癌的治疗原则

外科手术是局限性肾癌首选治疗方法，可采用根治性肾切除术或保留肾单位手术。对不适于开放性外科手术、需尽可能保留肾单位功能、有全身麻醉禁忌、肾功能不全、肿瘤最大径＜4 cm 且位于肾周边的肾癌患者可选择射频消融、高强度聚焦超声、冷冻消融治疗。

根治性肾切除术可经开放性手术或腹腔镜手术进行。可选择经腹或经腰部入路。根治性肾切除术加区域或扩大淋巴结清扫术只有利于病理分期，疗效同根治性肾切除术相同。局限性 RCC 根治性肾切除术前无需常规应用肾动脉栓塞。手术后尚无标准辅助治疗方案。根治性肾切除术后 5 年生存率为 75%～95%，手术病死率约为 2%，局部复发率为 1%～2%。

3.根治性肾切除术

根治性肾切除术手术入路和手术方式的选择：开放性根治性肾切除术的手术入路主要有经腰部、腹部和经胸腹联合切口三大入路。在开展经典根治性肾切除术的早期为了尽早结扎肾血管把经腹切口作为 RCC 外科手术的标准入路，但当瘤体较大、肿瘤位于肾门周围或肾脏周围粘连明显等状况下，在手术中有时很难先结扎肾血管。对 RCC 开放性手术入路的选择除参考肿瘤的分期、肿瘤的部位、患者的体型等因素外，更多的是取决于主刀医师对各种手术入路掌握的熟练程度，同时根据手术中具体情况决定是否能早期结扎肾血管。1990 年 Clayman 等完成首例腹腔镜根治性肾切除术，经过近 20 年的临床实践证明，腹腔镜根治性肾切除术和肾部分切除术治疗 RCC 的疗效与同期开放性手术相同，已成为治疗局限性肾癌的标准术式。

（1）区域或扩大淋巴结清扫术：双侧肾脏的区域淋巴结包括肾门淋巴结、下腔静脉旁淋巴结（下腔静脉前淋巴结、下腔静脉后淋巴结、下腔静脉外侧淋巴结）、腹主动脉旁淋巴结（腹主动脉前淋巴结、腹主动脉后淋巴结、主动脉外侧淋巴结）、肾脏淋巴引流区域范围内的腹膜后淋巴结。区域淋巴结清扫范围包括：右侧从右膈肌脚，沿下腔静脉周围向下达腹主动脉分叉处的淋巴结及右侧肾脏淋巴引流区域范围内的腹膜后淋巴结；左侧从左膈肌脚，沿腹主动脉周围向下达腹主动脉分叉处的淋巴结及左侧肾脏淋巴引流区域范围内的腹膜后淋巴结。扩大淋巴结清扫范围在区域淋巴结清扫范围基础上加上腹主动脉和下腔静脉间淋巴结及患肾对侧腹主动脉或下腔静脉前后淋巴结。

对局限性 RCC 患者行区域或扩大淋巴结清扫术的意义可能仅仅起到了准确判定肿瘤分期的作用，而对远期疗效无明显提高。对局限性 RCC 患者在行 RN 时，不必常规进行区域或扩大淋巴结清扫术。

(2)保留同侧肾上腺的根治性肾切除术:经典 RN 切除范围包括患肾同侧肾上腺。2004 年 Siemer 等总结 1 635 例经病理证实 RCC 的临床资料,其中 1 010 例行经典的 RN,患者 5 年无病生存率 75%,而 625 例保留同侧肾上腺的患者 5 年无病生存率为 73%,统计学分析两组未见显著性差别($P=0.17$)。由于早期 RCC 的比例增高及术前的 CT、MRI 等检查可以明确绝大多数肾上腺转移,同时考虑到对侧肾上腺转移引起的肾上腺皮质功能低下也可导致患者死亡,许多学者认为常规切除同侧肾上腺对大部分 RCC 患者属于过度治疗。中华泌尿外科学会制订的《肾细胞癌诊治指南》中推荐符合下列 4 个条件者可以选择保留同侧肾上腺的 RN:①临床分期为Ⅰ或Ⅱ期。②肿瘤位于肾中、下部分。③肿瘤最大径<8 cm。④术前 CT 显示肾上腺正常。但在此种情况下如手术中发现同侧肾上腺异常,应切除同侧肾上腺。

(3)保留肾单位手术:保留肾单位手术(nephron sparing surgery,NSS)是保留肾脏的手术总称,包括肾部分切除术、肾脏楔形切除术、肾肿瘤剜除术等。大量的临床研究结果证明,对适当的患者选择 NSS 是可行的。以下是三种 NSS 的适应证。

适应证:肾癌发生于解剖性或功能性的孤立肾,根治性肾切除术将会导致肾功能不全或尿毒症的患者,如先天性孤立肾、对侧肾功能不全或无功能者及双侧肾癌等。

相对适应证:肾癌对侧肾存在某些良性疾病(如肾结石、慢性肾盂肾炎等)或其他可能导致肾功能恶化的疾病(如高血压、糖尿病、肾动脉狭窄等)的患者。

可选择适应证:临床分期 T_{1a} 期(肿瘤≤4 cm),肿瘤位于肾脏周边,单发的无症状肾癌,对侧肾功能正常者可选择实施 NSS。

目前对 NSS 的适应证、相对适应证学术界无争议,对符合这两个适应证的肾肿瘤大小及部位也无明确的限定,一般适用于 4 cm 以下的肿瘤。鉴于目前腹腔镜 NSS 手术中阻断肾蒂的时间长于开放性手术,手术中及手术后的并发症也高于开放性手术,故开放性手术仍是 NSS 的标准术式。NSS 肾实质切除范围应距肿瘤边缘 0.5~1.0 cm。

(4)腹腔镜手术:1990 年 Clayman 等完成首例腹腔镜根治性肾切除术(laparoscopic radical nephrectomy,LRN),腹腔镜手术现已被广泛应用于多种泌尿男性生殖系疾病的治疗,国内、外 LRN 也非常普及,已是局限性 RCC 外科治疗的常规术式。腹腔镜手术方式包括腹腔镜根治性肾切除术和腹腔镜肾部分切除术。手术途径分为经腹腔、腹膜后及手助腹腔镜。切除范围及标准同开放性手术。同开放性手术相比 LRN 具有减轻手术后切口疼痛、切口及瘢痕小、住院时间短、术后恢复快等优势,长期随访结果显示两种术式疗效相同。多数学者认为,腹腔镜手术适用于 $T_{1\sim2}$ 期的局限性 RCC 患者,对熟练掌握腹腔镜技术的医师选择 T_{3a} 期肿瘤为腹腔镜手术适应证也是可行的;甚至有学者认为对瘤栓局限在肾静脉内的 RCC 患者行 LRN 也是可行的;也有学者主张对伴有远处转移的 RCC 患者应用腹腔镜手术切除原发病灶,这样将有利于患者手术后尽早进行系统治疗。随着临床研究的不断深入,现有的一些观念也将逐渐发生变化。

(5)微创治疗:射频消融(radio-frequency ablation,RFA)、高强度聚焦超声(high-intensity focused ultrasound,HIFU)、冷冻消融治疗肾癌处于临床研究阶段,尚无循证医学Ⅰ~Ⅲ级证据水平的研究结果,远期疗效尚不能确定,应严格按适应证慎重选择,一般不作为能采用外科手术治疗患者的首选治疗方案。若进行此类治疗,需向患者说明。

适应证:不适于开放性外科手术者、需尽可能保留肾单位功能者、有全身麻醉禁忌者、肾功能不全者、肿瘤最大径<4 cm 且位于肾周边的肾癌患者。

(二)局部进展性肾细胞癌治疗

1.局部进展性肾细胞癌定义

局部进展性肾细胞癌(locally advanced RCC)是指伴有区域淋巴结转移和/或肾静脉瘤栓和/或下腔静脉瘤栓和/或肾上腺转移或肿瘤侵及肾周脂肪组织和/或肾窦脂肪组织(但未超过肾周筋膜),无远处转移的 RCC,2002 年版 AJCC 癌症分期为 $T_{3a\sim3c}$,临床分期为Ⅲ期,大家习惯上称之为中期 RCC。肾周脂肪受侵者术后 5 年生存率为 65%～80%,伴有下腔静脉瘤栓患者术后 5 年生存率为 40%～60%。

2.局部进展性肾细胞癌治疗原则

局部进展性肾癌首选治疗方法为根治性肾切除术,对局部进展性肾细胞癌患者手术后尚无标准辅助治疗方案。由于淋巴结转移的肾细胞癌患者单纯行 RN 预后差,故主张对绝大多数淋巴结转移的肾细胞癌患者行 RN 后需要行辅助性内科治疗。而对转移的淋巴结或血管瘤栓需根据病变程度、患者身体状况、主刀医师的技术水平等因素选择是否切除。对未能彻底切净的Ⅲ期肾癌可选择术中或术后放疗或参照转移性肾癌的治疗。

3.肾细胞癌伴区域淋巴结转移的外科治疗

Blute 等通过对临床资料的分析,提出肾癌淋巴结转移的高危因素包括:①肿瘤临床分期 T_3 或 T_4。②肿瘤最大径>10 cm。③核分级为Ⅲ～Ⅳ级。④肿瘤组织中含有肉瘤样成分。⑤肿瘤组织中有坏死。如果低于 2 个危险因素的患者淋巴结转移的概率仅为 0.6%,具有 2～4 个危险因素的患者淋巴结转移的概率为 10%,如果同时具有以上 5 个危险因素的患者则淋巴结转移的概率为 50%。

对肾细胞癌伴淋巴结转移的患者是否在行 RN 时加区域或扩大淋巴结清扫术尚缺乏多中心随机对照研究结果。一般主张对局部进展性肾细胞癌患者在行 RN 时应尽可能切除所有肉眼可见的肿大淋巴结。

4.肾细胞癌伴肾上腺转移的外科治疗

对局部进展性肾细胞癌患者行 RN 应考虑切除同侧肾上腺,但绝大多数肾上腺转移的患者伴有远处转移,治疗上应以内科治疗为主,单纯外科治疗仅适合于孤立性肾上腺转移的患者。需注意的是双侧肾上腺转移引起的肾上腺皮质功能低下就可导致患者死亡,所以慎重考虑对双侧肾上腺转移的患者实施手术治疗。

5.肾细胞癌伴静脉瘤栓的外科治疗

RCC 一个特殊的生物学特点就是易侵及下腔静脉形成瘤栓,其发生率为 4%～10%,远高于其他器官的肿瘤,而许多伴肾静脉或下腔静脉瘤栓的肾细胞癌患者影像学检查并无远处转移征象。对无淋巴结或远处转移的伴肾静脉或下腔静脉瘤栓的肾细胞癌患者行 RN 并能完整取出肾静脉及下腔静脉瘤栓者,手术后的 5 年生存率可达 45%～69%。手术方案需根据瘤栓侵及的范围制订。根据瘤栓侵及范围将静脉瘤栓程度分为五级。①0 级:瘤栓局限在肾静脉内。②Ⅰ级:瘤栓侵入下腔静脉内,瘤栓顶端距肾静脉开口处≤2 cm。③Ⅱ级:瘤栓侵入肝静脉水平以下的下腔静脉内,瘤栓顶端距肾静脉开口处>2 cm。④Ⅲ级:瘤栓生长达肝内下腔静脉水平,膈肌以下。⑤Ⅳ级:瘤栓侵入膈肌以上下腔静脉内。

腔静脉瘤栓长度是否影响预后目前尚存有争议,而腔静脉壁受侵则是预后不良影响因素。Hatcher 等报道腔静脉瘤栓手术后 5 年生存率为 69%,如果腔静脉壁受侵则 5 年生存率为25%。多数学者认为伴肾静脉或下腔静脉瘤栓的局部进展性肾细胞癌患者如果伴有下列 3 个因素之一则手术治疗的效果不佳:①肿瘤侵及肾周脂肪。②瘤栓直接侵及腔静脉壁。③区域淋巴结转移。Ⅲ级和Ⅳ级下腔静脉瘤栓的外科手术需在低温体外循环下进行,腔静脉瘤栓取出术的病死率为 5%～10%。

多数学者认为 TNM 分期、瘤栓长度、瘤栓是否浸润腔静脉壁与预后有直接关系。对临床分期为 $T_{3b}N_0M_0$ 的患者行下腔静脉瘤栓取出术,不推荐对 CT 或 MRI 扫描检查提示有下腔静脉壁受侵或伴淋巴结转移或远处转移的患者行此手术。

6.局部进展性肾癌的术后辅助治疗

局部进展性肾癌根治性肾切除术后尚无标准辅助治疗方案。肾癌属于对放射线不敏感的肿瘤,单纯放疗不能取得较好效果。术前放疗一般较少采用,不推荐术后对瘤床区进行放疗,但对未能彻底切净的Ⅲ期肾癌可选择术中或术后放疗或参照转移性肾癌的治疗。

(三)转移性肾细胞癌的治疗

有 25%～30% 肾细胞癌患者在初次诊断时伴有远处转移,局限性 RCC 行 RN 后 20%～40%的患者将出现远处转移,在 RCC 患者中有 30%～50%最终将发展成为转移性 RCC。

1.转移性肾癌的定义

伴有远处转移的 RCC 称之为转移性肾细胞癌(metastatic renal cell carcinoma,mRCC),2002 年版 AJCC 癌症分期为Ⅳ期,包括 $T_4N_0M_0$ 期肾癌。

2.转移性肾癌的治疗原则

mRCC 应采用以内科为主的综合治疗,外科手术主要为 mRCC 辅助性治疗手段,极少数患者可通过外科手术而获得较长期生存。

3.转移性肾癌的外科治疗

对 mRCC 的原发病灶切除术被称为减瘤性肾切除术(cytoreductive nephrectomy,CRN)或辅助性肾切除术,故手术后对转移病灶需要内科治疗和/或放疗。远处转移患者单纯手术治疗后 5 年生存率为 0～5%。

中华泌尿外科学会制定的《肾细胞癌诊治指南》中推荐对 mRCC 应采用以内科为主的综合治疗。外科手术主要为 mRCC 辅助性治疗手段,极少数患者可通过外科手术而获得较长期生存。对体能状态良好、Motzer mRCC 预后评分低危险因素的患者应首选外科手术,切除肾脏原发灶可提高 IFN-α 和/或 IL-2 治疗 mRCC 的疗效。对根治性肾切除术后出现的孤立性转移瘤及肾癌伴发孤立性转移、行为状态良好的患者可选择外科手术治疗,上述转移灶切除手术可视患者的身体状况与肾脏手术同时进行或分期进行。

(1)减瘤性肾切除术:对 CRN 实际价值的评价一直存有争议,多数泌尿外科医师认为 CRN 后有部分 mRCC 患者的转移灶可自然消退,同时切除原发病灶和转移灶可增加治愈的机会,减少肿瘤负荷有利于后续治疗,手术可缓解患者的症状。但有部分学者认为,肾细胞癌术后转移灶自然消退的比例太低,不能作为选择手术的理由,此外手术可增加并发症及病死率、手术后可造成患者免疫功能降低不利于后续治疗,肾动脉栓塞或放疗同样可达到缓解症状的作用。研究结果显示 CRN＋IFN-α 可明显延长无疾病进展时间、改善患者的生存期。现在主流观点认为选择体能状态评分好的患者行 CRN＋免疫治疗可作为对 mRCC 治疗的标准模式。也有学者认为由于有相当数量的 mRCC 患者 CRN 后无法进行后续治疗或病变进展或死于手术过程中及术后的并发症,建议对 mRCC 患者先行全身治疗,仅在转移灶出现缓解之后再行辅助性 CRN,以避免手术相关的死亡。

对 mRCC 患者的选择 CRN 和手术的时机尚无统一的标准,多数人认为选择 CRN 的指征如下:①手术能够切除>75%的瘤负荷。②无中枢神经系统、骨或肝脏的转移。③足够的心、肺功能储备。④ECOG 体能状态评分 0～1 分。⑤肿瘤的主要成分为透明细胞癌。但 mRCC 患者手术病死率为 2%～11%,仅有 0.8%的患者在行 CRN 后转移瘤会自然消退,不应仅以自然消退为目的选择 CRN。

(2)侵及邻近器官或组织的肾细胞癌外科治疗:肾细胞癌常呈膨胀性生长,极少数肾细胞癌呈浸润性生长,肿瘤浸润范围可超过 Gerota 筋膜,侵及后腹壁、腰大肌、腹膜后神经根及邻近脏器,相关的外科手术报道不多。多数报道认为,如果肾细胞癌侵及邻近器官,很少有患者手术后能生存过 5 年。

(3)手术后复发肿瘤的外科治疗:RN 后局部复发率为 2%～4%,肾细胞癌患者手术后如能定期复查,加上影像诊断技术的进展,可较早发现局部复发的肿瘤,部分患者仍有再次手术根治的机会。

(4)伴有区域淋巴结转移的转移性肾细胞癌的外科治疗:局限性肾细胞癌伴淋巴结转移者预后不良,mRCC 患者伴有淋巴结转移也是预后不良的征兆。对于临床诊断 mRCC 伴区域淋巴结转移的患者行 CRN 时是否需要行区域或扩大淋巴结清扫术尚存有争议。

4.转移性肾癌的内科治疗

20 世纪 90 年代起,中、高剂量 IFN-α 和/或 IL-2 一直被作为 mRCC 标准的一线治疗药物,有效率约为 15%。以吉西他滨、氟尿嘧啶或卡培他滨、顺铂、多柔比星为主的化疗作为转移性非透明细胞癌的一线治疗方案。2005 年底美国 FDA 批准索拉非尼作为晚期肾癌的一线和二线用药,至 2008 年 NCCN 和 EAU 的《肾细胞癌诊治指南》中都推荐将分子靶向治疗药物(索拉非尼、舒尼替尼、西罗莫司、贝伐单抗联合干扰素)作为 mRCC 主要的一、二线治疗用药。2006 年 4 月至 2007 年 8 月间,索拉非尼在中国进行了Ⅲ期临床试验,结果证实索拉非尼对我国 mRCC 患者的疾病控制率同国外的Ⅲ期临床试验相同。为此中华泌尿外科学会制订的《肾细胞癌诊治指南》(2007 版和 2008 第 1 版)都推荐将索拉非尼作为 mRCC 治疗的一线和二线用药。舒尼替尼和西罗莫司也即将在中国进行治疗晚期肾癌的Ⅲ期临床试验,如果试验结果能证实这两个药物对中国的晚期肾癌患者有效,我们对晚期肾癌患者的治疗方案又将多两种选择。

(1)细胞因子治疗:干扰素-α(interferon-α,IFN-α)是治疗 mRCC 有效的药物之一,也是第一个用于临床的基因重组细胞因子,早在 1983 年就有应用 IFN-α 治疗 mRCC 的报道。临床上用于治疗 mRCC 的主要有 IFN-α_2a 和 IFN-α_2b。

文献中将 IFN-α 的用量分为低剂量(≤3 MIU/d)、中等剂量(5～10 MIU/d)和高剂量(≥10 MIU/d)。IFN-α 的最佳用药剂量及疗程目前尚无定论,常用治疗剂量是 9～18 MIU/d,皮下或肌内注射,每周 3 次。为增加患者对干扰素的耐受能力,可采用阶梯式递增方案,即开始时用 3 MIU 3 次/周×1 周,6 MIU 3 次/周×1 周,以后改为 9 MIU 3 次/周×(8～10)周。大多数学者建议 3 月为 1 个疗程,少数学者主张治疗持续用药时间为 1 年。

应用 IFN-α 治疗期间,应每周检查血常规 1 次,每月查肝功能 1 次,白细胞计数<3×10^9/L或肝功能异常时应停药,待恢复后再继续进行治疗。若患者不能耐受每次 9 MIU 剂量,则应减量至每次 6 MIU,甚至每次 3 MIU。

白细胞介素-2:白细胞介素-2(interleukin 2,IL-2)是另一个治疗 mRCC 有效的细胞因子,文献上根据每天应用 IL-2 的剂量分为高剂量方案和中低剂量方案,一般认为对用药剂量达到患者需要住院监护的程度称为高剂量方案。

研究结果显示中低剂量 IL-2 治疗中国人 mRCC 的疗效与国外报道相同,且能延长患者生存,不良反应以轻、中度为主,患者能够耐受。推荐 IL-2 的用药剂量:18 MIU/d 皮下注射 5 d/周×(5～8)周。

(2)分子靶向治疗:是指在肿瘤分子生物学的基础上,将与肿瘤相关的特异分子作为靶点,利用靶分子特异制剂或药物对肿瘤发生发展过程中关键的生长因子、受体、激酶或信号传导通路进行封闭或阻断,实现抑制肿瘤细胞生长、促进肿瘤细胞凋亡、抑制肿瘤血管生成等作用而达到抗肿瘤作用的方法或手段。

肾细胞癌具有独特的分子发病机制,针对这些异常发病机制的分子靶向药物在晚期肾癌的治疗中已经取得了突破性进展。2005 年 12 月和 2006 年 1 月美国 FDA 分别批准了将索拉非尼和舒尼替尼用于治疗 mRCC,标志着肾癌的治疗已经进入分子靶向治疗时代。2008 年 NCCN、EAU 的《肾细胞癌诊治指南》都将分子靶向治疗药物(索拉非尼、舒尼替尼、西罗莫司、贝伐单抗联合干扰素-α)作为 mRCC 的一、二线治疗用药。

索拉非尼:索拉非尼是 RAF 激酶的强效抑制剂,可以通过抑制癌细胞的信号传导而达到抑制肿瘤细胞增殖的作用,也可通过抑制促进肿瘤生长的 c-Kit 及 Flt-3 受体酪氨酸激酶活性而抑制癌细胞的增殖。此外,索拉非尼通过抑制 VEGFR 和 PDGFR 酪氨酸激酶的活性,抑制肿瘤新生血管的形成而达到抗肿瘤作用。推荐索拉非尼用量 400 mg,每天 2 次。

舒尼替尼:舒尼替尼是另一多靶点酪氨酸激酶抑制剂(tyrosine kinase inhibitor,TKI),是一种口服的小分子药物,能够抑制 VEGF-R2、VEGF-R3、VEGF-R1 及血小板衍生生长因子(PDGFR-β)、K IT、FLT-3 和 RET 的酪氨酸激酶活性,通过特异性阻断这些信号传导途径达到抗肿瘤效应。

mTOR 抑制剂:磷脂酰肌醇-3-激酶(phos-phoinositide-3-kinase,PI3K)介导的丝氨酸/苏氨酸激酶(serine/threonine-protein kinase,Akt)信号传导系统参与肿瘤血管形成及癌细胞的生长和分化,mTOR 在 PI3K/Akt 信号传导通路中对调节细胞的新陈代谢和决定细胞生长或分化发挥重要作用。西罗莫司及其衍生物可特异地抑制 mTOR 活性,2007 年 5 月美国 FDA 批准将 mTOR 抑制剂西罗莫司(CCI-779)用于 mRCC 的治疗。

贝伐单抗:贝伐单抗(bevacizumab,BEV)是针对血管内皮生长因子(vascular endothelial growth factor,VEGF)的单克隆抗体,尚在临床试验中。

(3)化疗:吉西他滨、氟尿嘧啶(5-FU)或卡培他滨、顺铂主要用于 mRCC 的治疗,吉西他滨联合氟尿嘧啶或卡培他滨主要用于以透明细胞为主型的 mRCC;吉西他滨联合顺铂主要用于以非透明细胞为主型的 mRCC;如果肿瘤组织中含有肉瘤样分化成分,化疗方案中可以联合多柔比星。化疗有效率为 10%～15%。推荐将化疗作为转移性非透明细胞癌患者的一线治疗方案。

(4)肿瘤疫苗:肿瘤疫苗的早期制备方法是使用灭活的癌细胞或其裂解物,目前研究热点是利用树突状细胞(dendritic cell,DC)能呈递抗原的特点,引入肿瘤相关多肽、蛋白、基因或将整个肿瘤细胞与 DC 融合制备肿瘤疫苗。应用肿瘤疫苗治疗晚期肾癌处于 Ⅰ～Ⅱ期临床试验阶段,尚无明确的疗效。

(5)过继细胞免疫治疗:在肿瘤病灶,常常发现有大量的淋巴细胞浸润,这些淋巴细胞被称为肿瘤浸润性淋巴细胞(tumor infiltrating lymphocyte,TIL)。体外实验结果表明,这些 TIL 活化后对自体肿瘤细胞有特异性杀伤功能,其杀伤肿瘤细胞的活性比 LAK 细胞强 50～100 倍。但临床试验研究的结果显示 TIL 细胞并没有表现出优于 LAK 细胞的体内抗瘤作用。

5.转移性肾癌的放射治疗

对局部瘤床复发、区域或远处淋巴结转移、骨骼或肺转移患者,姑息放疗可达到缓解疼痛、改善生存质量的目的。近些年开展的立体定向放疗(γ 刀、χ 刀、三维适形放疗、调强适形放疗)对复发或转移病灶能起到较好的控制作用,尤其是对肾癌脑转移者放疗是重要的治疗方法,但应当在有效的全身治疗基础上进行。尸检结果显示,死于肾癌的患者中 15% 有脑转移,60%~75% 脑转移的患者有临床症状或体征,主要表现为头痛(40%~50%),局灶性神经症状(30%~40%) 及癫痫(15%~20%)等症状和体征。肾癌脑转移应采用以内科为主的综合治疗,但对伴有脑水肿症状的患者应加用皮质激素;脑转移伴有其他部位转移的患者,激素和脑部放疗是治疗脑转移的重要手段。对行为状态良好、单纯脑转移的患者可选择脑外科手术(脑转移灶≤3 个)、立体定向放疗(脑转移瘤最大直径 3~3.5 cm)或脑外科手术联合放疗。

(四)遗传性肾癌的诊治原则

1.遗传性肾癌的诊断

遗传性肾癌(或称家族性肾癌)少见,占肾癌的 2%~4%。临床诊断时需参照以下 4 个基本原则:①患病年龄以中、青年居多,有无家族史。②肾肿瘤常为双侧、多发,影像学上具有各种肾细胞癌亚型的特点。③有相应遗传综合征的其他表现,如 VHL 综合征可合并中枢神经系统及视网膜成血管细胞瘤、胰腺囊肿或肿瘤、肾上腺嗜铬细胞瘤、附睾乳头状囊腺瘤、肾囊肿等改变。④检测证实相应的染色体和基因异常。

2.遗传性肾癌的治疗

文献报道的遗传性肾癌中以 VHL 综合征居多,其他类型的遗传性肾癌罕见,多为个案报道或小样本病例报道。大部分遗传性肾癌与 VHL 综合征的治疗方法和原则相近。

VHL 综合征肾癌治疗原则:肾肿瘤直径<3 cm 者观察等待,当肿瘤最大直径≥3 cm 时考虑手术治疗,以 NSS 为首选,包括肿瘤剜除术。

(五)肾癌预后的影响因素

影响肾癌预后的最主要因素是病理分期,此外,组织学分级、患者的行为状态评分、症状、肿瘤中是否有组织坏死、一些生化指标的异常和变化等因素也与肾癌的预后有关。既往认为肾癌的预后与组织学类型有关,肾乳头状腺癌和嫌色细胞癌的预后好于透明细胞癌;肾乳头状腺癌 Ⅰ 型的预后好于 Ⅱ 型;集合管癌预后较透明细胞癌差。

1.pTNM 分期

pTNM 分期是目前肾细胞癌最重要的预后影响因素。2002 年 TNM 分期中 T_{1a}、T_{1b}、T_2 期之间的区别主要依据肾肿瘤的大小,T_{3a}~T_{3c} 期之间的区别依据肿瘤侵及的组织或器官。肿瘤的大小和肿瘤的侵及范围可以从一些方面反映出肾癌病变程度,但并不能充分反映出肾癌的生物学特点,所以肾癌的 TNM 分期标准也在不断地进行修订。将肿瘤侵及肾上腺的患者分在 T_4 期,并认为肾上腺受侵是局部进展性 RCC 患者独立的预后不良因素。

淋巴结转移显著影响 RCC 患者的预后,无论 T 或 M 分期如何,伴有淋巴结转移的 RCC 患者预后不良,淋巴结转移的 RCC 患者的 5 年肿瘤特异性生存率为 11%~35%。mRCC 中无淋巴结转移的患者的中位生存期明显长于伴有淋巴结转移的患者(14.7 个月和 8.5 个月)。CT 和 MRI 诊断淋巴结转移的假阴性率较低,但特异性较差,影像上提示淋巴结肿大但术后只有 30%~42% 病理证实有淋巴结转移。区域或扩大淋巴结清扫术的价值目前尚存有争议,一些学者认为根治性肾切除术加淋巴结清扫术有可能治愈部分只存在单纯淋巴结转移的患者,已经发生远处转移的RCC患者淋巴结清扫术无明确价值。

2.癌细胞分级

按1997年国际抗癌协会(UICC)的TNM分期,Ⅰ～Ⅳ级的T1期RCC患者5年肿瘤特异性生存率分别为91%、83%、60%和0。证实癌细胞分级与肾癌手术后5年生存率之间有很强的相关性,是RCC患者重要的预后因素。以癌细胞核多型性程度为依据的核分级方案有几种,但所有分级系统存在的主要问题是可重复性差,特别在非甲醛溶液固定或固定差的组织切片中,对核仁及其大小的评价结果往往与病理医师的主观因素相关。

3.组织学亚型

1998年WHO将RCC组织学亚型分为透明细胞癌、乳头状细胞癌、嫌色细胞癌、集合管癌4种亚型,各亚型在肾癌中所占比例分别为60%～85%、7%～14%、4%～10%、1%～2%,对依据现有诊断水平不能确定的肾细胞癌分型归为未分类肾细胞癌。经单变量分析,嫌色细胞癌的预后要好于乳头状细胞癌,而乳头状细胞癌又好于透明细胞癌。肾乳头状腺癌又分为Ⅰ型和Ⅱ型,肾乳头状腺癌Ⅰ型癌细胞多为高分化,肾乳头状腺癌Ⅱ型癌细胞多为低分化,故Ⅰ型患者的预后好于Ⅱ型。集合管癌侵袭性强,出现远处转移早,肾髓样癌是集合管癌的亚型,几乎只发生于患镰刀状红细胞贫血的黑人青年,预后很差。

4.肉瘤样结构

在1998年和2004年WHO肾实质肿瘤新分型中将梭形细胞成分作为高分级(低分化)RCC组织结构。2%～5%的RCC组织中有肉瘤样改变,肉瘤样结构可出现在所有的RCC组织学亚型中,肾透明细胞癌、乳头状细胞癌、嫌色细胞癌和集合管癌肿瘤组织中伴有肉瘤样变的比例分别为5%、3%、9%和29%。在肿瘤组织中肉瘤样成分所占比例的多少影响患者预后,肉瘤样成分比例超过5%,患者预后差,现把肉瘤样分化作为RCC患者独立的预后指标。

5.肿瘤组织坏死

肿瘤组织坏死是指除细胞变性(如透明样变、出血和纤维化)之外的其他任何程度的镜下肿瘤坏死。肿瘤组织坏死被认为是肿瘤进展的标志,对患者的预后判定有参考意义,组织坏死程度与肿瘤大小、肿瘤分期及Fuhrman分级有关。

6.微小血管受侵

肾癌患者发生微小血管浸润的比例为25%～28%。有微小血管浸润的患者肿瘤易复发、肿瘤特异性生存时间短。Van Poppel等对180例RCC患者术后随访4年发现,微血管浸润的RCC患者发生进展的比例为39.2%,而无微小血管浸润者为6.2%,多因素分析发现微血管浸润是RCC患者独立预后因素。

7.集合系统受侵

集合系统受侵的患者预后不良,3年肿瘤特异性生存率为39%,显著低于集合系统未受侵的患者(62%)。对于T_1和T_2期RCC患者,集合系统受侵者的死亡风险是未侵者的1.4倍,中位生存时间为46个月。T_1期患者集合系统受侵和未受侵者的3年肿瘤特异性生存率分别为67%和81%,而T_2期RCC患者集合系统受侵与未受侵者的5年肿瘤特异性生存率分别为33.3%和76.9%,对于≥T_3期的RCC患者,集合系统是否受侵与不良预后并无明显的相关性。Palapattu等对此进行多因素分析显示,集合系统受侵常与RCC组织学亚型(如透明细胞癌)、肿瘤相关症状(血尿等)、高分级、高分期、肿瘤大小、有无转移等因素相关,认为集合系统受侵不是独立的预后因素。

8.患者的体能状态评分和临床表现

Karnofsky 和 ECOG 评分是最常用的评价患者行为状态的标准,多数研究认为 Karnofsky 和 ECOG 评分是 mRCC 患者独立的预后因素,评分差者预后不良。Tsui 等总结 ECOG 体能状态评分对各期肿瘤患者预后的影响,ECOG 体能状态评分差是独立的预后判定指标。ECOG 评分 0 分与 1 分的患者 5 年肿瘤特异生存率分别为 81% 和 51%。Frank 等回顾性分析 759 例各期 RCC 患者临床资料后认为 ECOG 体能状态评分差是患者的死亡危险因素之一,但不是肿瘤特异性生存的独立预后因素。

RCC 患者的临床表现与预后也有相关性,2003 年 Schips 等总结 683 例 RCC 患者的临床资料,分析肿瘤相关临床症状与预后的关系,141 例(20.8%)患者伴有肿瘤相关的临床症状,无症状与有症状 RCC 患者 5 年生存率、无疾病进展生存率、肿瘤特异性生存率分别为 82%、79%、86% 与 60%、55%、65%。有症状患者的生存率明显低于无症状患者($P=0.000\ 1$)。2005 年 AUA 会议上 Kawata 等对比 252 例有症状与无症状肾透明细胞癌的预后,有症状($n=108$)与无症状($n=144$)肾透明细胞癌患者 5 年肿瘤特异生存率分别为 59.7%、93.1%。文献报道中与预后相关的临床表现还有血尿、腰部疼痛或不适、食欲缺乏、患者就诊前 6 个月内体重减轻超过 10%、恶病质、查体时可触及肿瘤等。Kim 等报道,在 250 例 pT$_1$ 期 RCC 患者中,恶病质的发生率为 14.8%,并认为恶病质是独立的不良预后因素,显著影响患者无复发生存时间和肿瘤特异性生存时间(风险比分别为 3.03 和 4.39)。

9.实验室检测指标

RCC 患者的一些实验室检测指标异常与预后也有相关性的研究报道,2006 年 AUA 大会上 Magera 等报道,在 1 122 例局限性肾透明细胞(pNX/N$_0$M$_0$)患者中术前红细胞沉降率(erythrocyte sedimentation rate,ESR)、血红蛋白、血钙、血肌酐及碱性磷酸酶异常的发生率分别为:44.8%(152/339)、38.2%(425/1 113)、9.0%(79/874)、18.0%(201/1 114)及 85.9%(781/909)。单因素分析显示 ESR 快、贫血、高血钙、血肌酐及碱性磷酸酶增高与局限性肾透明细胞癌患者预后的风险比分别为:3.56、2.42、1.68、1.50、0.91;多因素分析各指标异常的风险比分别为 2.04、1.68、1.44、1.19 及 0.76。也有文献报道伴有血小板增多症(血小板计数$>400×10^9$/L)的 RCC 患者预后不良。血小板增多可导致肿瘤侵袭力增高的级联反应,并可能与肿瘤的血管形成有关。伴有或不伴有血小板增多症的局限性 RCC 患者根治性肾切除术后肿瘤特异性生存期分别为 45.2 个月、76.6 个月;而伴有或不伴有血小板增多症的 mRCC 患者,两组患者平均生存期分别为 34 个月、18 个月。1999 年 Motzer 等总结了 670 例 mRCC 预后影响因素,提出血清乳酸脱氢酶(lactate dehydrogenase,LDH)高于正常上限 1.5 倍以上、低血红蛋白(女性<10 g/L,男性<12 g/L)、血清钙>10 mg/dL(离子校正后浓度)是 RCC 预后不良的影响因素。其他因素如 ESR>70 mm/h、中性粒细胞计数$<6×10^9$/L、血清白蛋白<4 g/dL 也是预后不良因素,此外 IL-6、β-微球蛋白、C 反应蛋白、血清碱性磷酸酶浓度及血清肌酐浓度与肿瘤分期、分级有关,但不是独立的肾癌预后因素。

10.RCC 多因素评分系统

早期的多因素评估系统主要针对 mRCC 患者的疗效评价,1986 年 Maldazys 等提出的多因素评分系统包括 PS、肺转移及出现转移的时间。1988 年 Elson 等提出的多因素评分系统包括 ECOG 体能状态评分、初次确诊时间(>1 年或$≤1$ 年)、转移灶数量、化疗情况及体重减轻情况等。以后陆续推出了多个 RCC 预后多因素评分系统。

国内、外应用较为广泛的是 Motzer 评分系统。2002 年 Motzer 等通过对应用 IFN-α 作为一线治疗方案的 463 例 mRCC 疗效的总结,提出 Karnofsky 评分<80 分、LDH>正常上限 1.5 倍、低血红蛋白、血清钙>10 mg/dL、从诊断至开始 IFN-α 治疗的时间<1 年是 5 个预后不良因素,并根据每位患者伴有不良因素的多少将 mRCC 患者分为低危(0)、中危(1～2 个)和高危(≥3 个)三组,三组患者的中位生存期分别为 30 个月、14 个月、5 个月。Mekhail 等总结 353 例 mRCC 影响预后的因素,提出在 Motzer 4 个不良因素的基础上(LDH 增高、高钙血症、低血红蛋白、从诊断至开始 IFN-α 治疗的时间短),增加先前接受过放射治疗和伴有肝、肺和腹膜后淋巴结转移部位的多少(0～1 个部位、2 个部位、3 个部位)共 6 项作为预后不良的危险因素,将 Motzer 对 mRCC 患者评分系统修改为低危(0～1 项)、中危(2 项)和高危(≥2 项)三组。并报道依据 Motzer 评分标准低危、中危和高危 mRCC 分别占 19%、70%和 11%,患者中位生存期分别为 28.6 个月、14.6 个月和 4.5 个月。按修订后的 Motzer 评分标准低危、中危和高危 mRCC 分别占 37%、35%和 28%。患者中位生存期分别为 26.0 个月、14.4 个月和 7.3 个月。2004 年 Motzer 等将 2002 年提出的 5 个危险因素中低血红蛋白标准进行了修改,女性<11.5 g/L,男性<13 g/L,将 mRCC 患者危险程度分组修改为:低危(0)、中危(1 个)和高危(≥2 个)三组。

此外,还有 UISS(UCLA Integrated Staging System)、Kattan-nomogram、诺摩图(Nomogram)、Cindolo、Yaycioglu、SSIGN(stage,size,grade and necrosis)多因素评分系统,各种评分系统对预后判断有一定的差别。

(六)随诊

随诊的主要目的是检查是否有复发、转移和新生肿瘤。中华泌尿外科学会制订的《肾细胞癌诊治指南》中推荐肾癌患者的随诊应按以下原则进行。

对行 NSS 的患者术后第一次随诊应在术后 4～6 周进行,需行肾 CT 扫描,主要了解肾脏形态变化,为今后的复查做对比之用。此外,需评估肾脏功能、失血后的恢复状况及有无手术并发症等。

常规随诊内容:①病史询问。②体格检查。③血常规和血生化检查:肝、肾功能及术前检查异常的血生化指标,如术前血碱性磷酸酶异常,通常需要进一步复查,因为复发或持续的碱性磷酸酶异常通常提示有远处转移或有肿瘤残留。如果有碱性磷酸酶异常增高和/或有骨转移症状如骨痛,需要进行骨扫描检查。碱性磷酸酶增高也可能是肝转移或副瘤综合征的表现。④胸部 X 线片(正、侧位)。胸部 X 线片检查发现异常的患者,建议行胸部 CT 扫描检查。⑤腹部超声检查。腹部超声检查发现异常的患者、NSS 及 T_3～T_4 期肾癌手术后患者需行腹部 CT 扫描检查,可每 6 个月 1 次,连续 2 年,以后视具体情况而定。

各期肾癌随访时限如下。①T_1～T_2:每 3～6 个月随访一次,连续 3 年,以后每年随访一次。②T_3～T_4:每 3 个月随访一次,连续 2 年,第 3 年每 6 个月随访一次,以后每年随访一次。③VHL 综合征治疗后:应每 6 个月进行腹部和头部 CT 扫描 1 次,每年进行一次中枢神经系统的 MRI 检查、尿儿茶酚胺测定、眼科和听力检查。

(熊少兵)

第三节　输尿管癌

近 20 年来输尿管移行细胞癌的发病率有升高的趋势。50％～73％发生在输尿管下 1/3。与膀胱移行细胞癌和肾盂移行细胞癌的生物学特性相似。

输尿管鳞状细胞癌少见,占输尿管原发癌的 4.8％～7.8％,多为男性,60～70 岁多见。25％的患者有输尿管或肾盂结石。左、右侧输尿管受累概率相同。65％发生在输尿管下 1/3。一般认为与尿路上皮鳞状化生有关。发现的病例大多已经是临床Ⅲ～Ⅳ期。有报道最长存活期为 3 年,大多数患者 1 年内死亡。

输尿管腺癌更少见,多见于 60～70 岁。72％是男性,常合并肾盂或输尿管的其他恶性上皮成分,40％合并结石。

一、临床表现

输尿管癌最常见的症状是肉眼或镜下血尿,占 56％～98％。其次是腰部疼痛,占 30％,典型为钝痛,如果有血凝块等造成急性梗阻,可出现绞痛。另有约 15％没有症状,在体检时发现。晚期还会出现消瘦、骨痛和厌食等症状。

二、诊断

输尿管癌患者早期无症状,后期主要表现为无痛性肉眼或镜下血尿。诊断主要依靠辅助检查。

(一)影像学表现

传统的方法是静脉肾盂造影,现在 CT 尿路造影的应用越来越广泛。CT 尿路造影现在还能进行三维成像,在泌尿系统成像的效果与静脉造影相同。

输尿管移行细胞癌静脉造影主要表现为充盈缺损和梗阻。这要与血凝块、结石、肠气、压迫、脱落的肾乳头鉴别。结石可以通过超声或 CT 鉴别。其他的充盈缺损需要进一步行逆行尿路造影或输尿管镜来鉴别。评估对侧肾功能是重要的,因为存在双侧受累的可能,而且可以判断对侧肾功能,以选择治疗方法。

CT 和 MRI 可以帮助确定侵犯程度,是否存在淋巴结和远处转移,以判断临床分期。有研究显示,CT 判断 TNM 分期的准确度是 60％。

(二)输尿管镜检

通过静脉尿路造影或逆行尿路造影诊断的准确率是 75％左右,联合输尿管镜检准确率能达到 85％～90％。55％～75％的输尿管肿瘤与膀胱肿瘤是低级别和低分期,输尿管浸润性肿瘤较膀胱更常见。由于输尿管镜活检标本较小,所以在确定肿瘤的分期时,应该结合影像学确定肿瘤的形态和分级。

三、治疗

（一）内镜治疗

内镜治疗输尿管肿瘤的基本原则与膀胱肿瘤相同。单肾、双侧受累、肾功能不全或并发其他严重的疾病是内镜治疗的指征。对侧肾功能正常的患者，如果肿瘤体积小、级别低，也可以考虑内镜治疗。

1.输尿管镜

输尿管下段肿瘤可以通过硬镜逆行治疗，而上段肿瘤可以选择逆行或顺行，软镜更适合逆行治疗。

2.经皮肾镜

主要治疗输尿管上段肿瘤，可以切除较大的肿瘤，能够获得更多的标本以使分期更准确，经皮肾通道还可以用于辅助治疗。准确的穿刺是关键，穿刺中盏或上盏能顺利到达肿瘤位置。术后 4～14 d，再次通过造瘘口观察是否有残余肿瘤，如果没有，则在基底部再次取材，并用激光烧灼。没有肿瘤，则拔除肾造瘘管。如果需要进一步的辅助治疗，则更换 8F 的造瘘管。经皮通道破坏了泌尿系统的闭合性，有肿瘤种植的风险，并发症也比输尿管镜多，主要有出血、穿孔、继发性肾盂、输尿管交界处梗阻等。

（二）开放手术

1.输尿管部分切除术

适应证：①输尿管中上段非浸润性 1 级/2 级肿瘤。②通过内镜不能完全切除的肿瘤。③需要保留肾单位的 3 级肿瘤。

方法：通过影像学和输尿管镜确定肿瘤的大体位置，距离肿瘤 1～2 cm 切除病变输尿管，然后端端吻合。

2.末端输尿管切除

适应证：不能通过内镜完全切除的输尿管下段肿瘤。

方法：接近膀胱的下段和壁内段的输尿管可以通过膀胱外、膀胱内或内外联合的方式切除。整个下段切除，如果不能直接吻合膀胱，首先选择膀胱腰肌悬吊。如果缺损过长，可行膀胱翻瓣。

3.开放式根治性肾输尿管切除术

适应证：体积大、级别高的浸润性输尿管上段肿瘤。多发、体积较大、快速复发中等级别，非浸润性输尿管上段肿瘤的肿瘤也可以行根治性全切。范围包括肾脏、输尿管全长和输尿管口周围膀胱黏膜。

（1）肾脏、肾周脂肪和肾周筋膜完全切除：传统上还包括同侧的肾上腺。如果肾上腺在术前影像学和手术中观察是正常的，可以保留。

（2）输尿管下段切除：包括壁内段、输尿管口和周围的膀胱黏膜。输尿管残端的肿瘤复发的风险是 30%～75%。需要牢记：移行细胞癌可能种植在非尿路上皮表面，所以保持整个系统闭合是重要的，尤其是对于级别高的肿瘤。

传统末端切除术：可以经膀胱、膀胱外或膀胱内外相结合。经膀胱对于完整的输尿管切除是最可靠的，包括输尿管口周围 1 cm 的膀胱黏膜。

经尿道切除输尿管口：用于低级别的上段肿瘤中。患者截石位，经尿道切除输尿管口和壁内段输尿管，直到膀胱外间隙，这样避免再做一个切口。如果是腹腔镜手术就不用这种方法，因为需要另作一切口取出标本。这种方法破坏了尿路的完整性,有局部复发的可能。

脱套法:术前输尿管插管,输尿管尽量向远侧游离后切断,远端输尿管与导管固定,患者改为截石位,输尿管被牵拉脱套到膀胱,然后切除,但输尿管有被拉断的可能。

淋巴结切除术:根治性肾输尿管切除术应该包括局部淋巴结切除。对于中上段输尿管肿瘤,同侧的肾门淋巴结和主动脉旁和腔静脉旁淋巴结需要清除。是否进行局部淋巴结清除仍有争议,但这样做并不增加手术时间,也不会带来更多的并发症,还可能对患者的预后有利。

(三)腹腔镜根治性肾输尿管切除术

开放式根治性肾输尿管切除术是上尿路上皮癌的"金标准",但现在腹腔镜根治术被认为更适合。指征与开放手术相同,可以经腹腔、经腹膜后或手助式。与开放手术相比,术后恢复快、疼痛轻、住院时间短并且美观。所有的腹腔镜手术包括肾切除和输尿管切除两部分。始终需要注意肿瘤种植的风险。切口的选择也很重要,不仅只是取出标本还要满足末端输尿管的切除。

(董光涛)

第四节　前　列　腺　癌

前列腺癌发病率呈明显的地理和种族差异,如加勒比海及斯堪的纳维亚地区最高,东亚地区最低,相差百倍以上。在美国,前列腺癌是男性发病率最高的恶性肿瘤,尤其是非裔美国人,2005 年新增病例 232 090 例,死亡 30 350 例。亚洲前列腺癌发病率远低于欧美国家,但是近年来呈上升趋势。

一、病因和发病机制

(一)病因

前列腺癌流行病学研究表明,年龄是最明显的危险因子,随着年龄增长,前列腺癌发病率也明显升高。另一个重要危险因子是遗传,如果一个直系亲属(兄弟或父亲)患前列腺癌,其本人患前列腺癌的危险性会增加 1 倍;两个或两个以上直系亲属患前列腺癌,相对危险性增至 5～11 倍;有前列腺癌家族史的人比无家族史的患病年龄要提早 6～7 年。

日本男性前列腺癌发生率是北美男性的 1/30,可是北美的日本移民生活 1～2 代后,其后裔的前列腺癌病死率达到当地居民的 1/2。这表明,饮食和环境因素在前列腺癌发生中也起重要作用。重要的危险因素包括高动物脂肪饮食、红色肉类的消耗量、肥胖、吸烟量、白酒饮用量和低植物摄入量等。大豆及豆制品、绿茶、番茄、红葡萄酒等有可能降低前列腺癌发病率。前列腺癌与机体内维生素 E、维生素 D、胡萝卜素、硒等水平低下关系密切,而与总蛋白质、碳水化合物、镁、锌、铁、铜等无相关性。这些危险因素并不能确定为存在因果关系的病因。不过,重视这些危险因素,在降低前列腺癌的发生率上还是有一定的效果。

前列腺癌发病危险因子还包括性活动和职业等社会因素。性活动方面:首次遗精年龄越小,危险性越大;有手淫习惯者危险性较高;再婚者危险性最高;性传播疾病,尤其是淋病,可增加前列腺癌的危险性2～3倍,等等。性行为活跃者,体内有较高的睾酮水平,或许促进了前列腺癌的发展。输精管结扎术与前列腺癌之间的关系仍有争议。职业方面,如农民和从事镉职业的工人等,患前列腺癌的机会大。

遗传因素决定了临床前列腺癌的发生发展,外源性因素可能影响潜伏型前列腺癌发展至临床型前列腺癌的进程。外源性因素只是危险性因子,具体作用仍是未来前列腺癌流行病学研究的重点。

(二)发病机制

前列腺癌是遗传易感性肿瘤。近几年围绕前列腺癌的发病机制开展了大量富有成效的研究。

1.前列腺癌形成的分子机制

(1)前列腺癌的遗传易感性:近20年来遗传流行病学研究发现,约有42%的前列腺癌患者存在遗传易感背景,虽然未表现出癌遗传综合征。前列腺癌的遗传性可能由某个常染色体显性遗传的等位基因来控制,如 CYP 基因。目前有两个比较认可的前列腺癌易患基因:①位于17p12上的 HPC2/ELAC2 基因,是金属依赖性的水解酶,参与 DNA 链内交联的修复和 mRNA 的编辑,其多态性或许增加了患前列腺癌的风险。②位于8p22上的巨噬细胞杀伤受体-1 基因(MSR1),在遗传性前列腺癌患者中经常会发生缺失,而且参与前列腺癌变。

(2)体细胞遗传变异。①染色体变异:前列腺癌基因变异有两个特点:一是抑癌基因某些片段的缺失多于扩增如染色体区域 6q、8p、10q、13q、16q 和 18q;二是染色体的缺损多见于前列腺癌形成的早期阶段,而其扩增更多见于激素难治性前列腺癌中,如染色体区域 7p/q、8q 和 Xq 以扩增更多见,说明癌基因的激活参与前列腺癌晚期的间变。前列腺癌最常见的染色体缺损区域是 8p 和 13q。②前列腺癌的相关基因:目前研究较多的前列腺癌相关基因改变包括 NKX3.1 丢失,GSTP1 扩增,AR 和维生素 D 受体(VDR)基因多态性等。不过,只有 AR 基因明确参与前列腺癌的形成和进展。

AR 基因位于 Xq11-12 上,其第一外显子的可变性最大,基因多态性多位于该区域,如氨基末端的重复序列(CAG)n 和(GGC)n。这两种多态性可能对前列腺癌遗传易感性产生重要影响。AR 基因突变绝大多数是单个氨基酸的替代,分散在整个配体结合区,从而影响受体和激素结合。突变可致 AR 缺失、数量减少或结构异常,如配体结构区 T877A 点突变,不仅能使 AR 与雄激素结合,还能被孕激素、雌二醇激活,甚至非固醇类抗雄激素制剂。

2.前列腺癌细胞生物学行为

前列腺癌细胞的生物学行为(包括黏附、转移、浸润、间变等)不仅取决于遗传基因,还依赖于由细胞因子和不同细胞组成的微环境。

前列腺细胞内信号传导决定了细胞增殖、分化和凋亡基因的表达水平等。信号传导通路异常将促进前列腺癌细胞的恶性变,主要通路是受体酪氨酸激酶(RTK)信号和磷酸肌醇-3-激酶(PI3K)/Akt 信号,前者参与前列腺癌细胞的增殖,并抑制凋亡,后者在激素难治性前列腺癌中更活跃。

鼠双微基因 2(MDM2)位于 12q13,14 上,在多种肿瘤中表现为突变或扩增。MDM2 作为一种锌指蛋白,能够结合 P53 蛋白并使 P53 的转录调节功能失活,而且还可以不依赖 P53 途径发挥作用,如下调 E2F 转录因子 1(E2F1),参与前列腺癌放疗后局部复发、远处转移。MDM2过表达可作为前列腺癌预后的预测因素。前列腺癌 MDM2 过表达患者,5 年远处转移率为

20.1%,总病死率仅为 28.3%。

3.雄激素非依赖性前列腺癌的形成

激素非依赖型前列腺癌的形成机制非常复杂,涉及肿瘤异质性、AR 变异、自分泌/旁分泌环形成及癌基因与抑癌基因改变四方面。

目前认为,激素非依赖性前列腺癌的出现是因为组织中激素敏感的癌细胞组织被大量不依靠雄激素生长的前列腺肿瘤干细胞和/或神经内分泌细胞所取代。长期抗雄激素治疗的前列腺癌患者,前列腺组织中嗜铬粒蛋白(Cg)A 表达明显增多,此时内分泌治疗无效,而且病情呈进展性。因此,NE 细胞的大量增多预示激素非依赖性前列腺癌的出现。

二、临床表现

早期前列腺癌的临床症状多呈隐匿性,一部分患者甚至是在接受前列腺电切术或开放手术中才被发现。许多患者是在体检时经直肠指检发现前列腺硬结或质地硬,或常规行血清 PSA 检查时发现异常升高而进一步就诊的。前列腺癌的临床表现和良性前列腺增生症类似,以排尿障碍为主;晚期则以局部浸润或远处转移症状为主。

(一)排尿功能障碍症状

前列腺癌患者的排尿功能障碍一般呈渐进性或短时期内迅速加重,表现为尿频、排尿费力、尿线变细、排尿不尽感、夜尿增多、排尿困难、充盈性尿失禁,甚至反复尿潴留。起源于外周带前列腺癌对后尿道管腔压迫较少且较晚,因此排尿障碍的症状不易察觉;而来自尿道周围腺体的前列腺癌患者可早期出现下尿路梗阻症状。当外周带前列腺癌患者出现排尿障碍时,预示前列腺癌已发展至晚期。

外周带起源的前列腺癌易侵犯膀胱直肠间隙的组织器官,如精囊、输精管、膀胱颈及输尿管下端。前列腺癌患者的血尿发生率虽然仅为 15%,但有时可以引起严重的肉眼血尿,易与膀胱癌混淆。可能原因是梗阻致膀胱颈部或后尿道表面血管丰富且易破损,或肿瘤侵犯膀胱三角区和前列腺尿道部所致。

老年人突然出现血精时应考虑前列腺癌的可能性。前列腺内膜样癌可以在疾病早期出现血精。如肿瘤侵犯并压迫输精管会引起患者腰痛及患侧睾丸疼痛,部分患者还诉说射精痛。癌灶突破包膜侵犯阴茎海绵体的盆腔神经丛的分支时,可出现会阴部疼痛及勃起功能障碍等症状。前列腺癌较少浸润、破坏尿道外括约肌,故真性尿失禁少见。前列腺癌向直肠方向发展时,可以压迫直肠,出现便秘、腹痛、便血或间断性腹泻等异常表现,类似直肠癌的表现。

当前列腺癌向膀胱腔内发展并浸润三角区时,可引起不同程度的膀胱出口梗阻和/或输尿管开口受压,发生急、慢性尿潴留或肾积水。当出现双侧肾积水时,表现为上尿路梗阻症状,最终将导致肾功能不全,表现为少尿、无尿、全身水肿、腹水、高钾血症等。

(二)转移所致症状

前列腺癌首诊时可以是转移性症状,其中以转移性骨痛最为明显,而无下尿路梗阻症状。最常见的转移部位是盆腔内淋巴结群及全身骨骼。

1.骨骼转移

常见转移部位依次是脊椎的胸、腰部、肋骨、骨盆,股骨、胸骨和颅骨转移比较少见。表现为持续的、剧烈的腰、背、髋部疼痛及坐骨神经痛,疼痛严重程度可影响预后。病理性骨折以股骨和肱骨为多见,脊椎骨折少见,不过可引起截瘫。部分患者出现骨髓抑制症状,表现为出血、白细胞水平低下或贫血。占80%的前列腺癌骨转移为成骨性改变。

2.淋巴结转移

常无明显症状。髂窝淋巴结肿大压迫髂静脉导致下肢水肿和阴囊水肿,腹主动脉旁淋巴结肿大可压迫输尿管或局部病变浸润输尿管开口,而引起单侧或双侧肾积水,继发少尿、腰痛、尿毒症等。

3.内脏转移

肝转移表现为肿大、黄疸、肝功能异常;胃肠道转移表现恶心、呕吐、出血、上腹痛等。

4.远处实质器官转移

肺转移表现为咳嗽、咯血、呼吸困难、胸痛、胸腔积液;肾上腺转移表现为肾上腺功能不全、乏力;睾丸转移表现为睾丸、精索结节样病变。

5.神经症状

前列腺癌伴神经症状者达20%,原因是脊椎转移导致脊髓被压迫或侵犯。压迫部位常在马尾神经以上,胸椎 $T_{1\sim6}$ 最多见。表现为疼痛、知觉异常、括约肌功能失常、四肢疲软无力等。颅脑转移多数无明显症状,可引起头痛、嗜睡、复视、吞咽困难等。垂体转移可致失明。

6.内分泌症状

前列腺癌可出现库欣综合征和抗利尿激素分泌异常,表现为疲乏、低钠血症、低渗透压、高钙血症或低钙血症。

7.恶病质

前列腺癌晚期会出现全身情况恶化、极度消瘦、DIC、严重贫血等表现。

三、诊断

(一)病史

大多数前列腺癌患者早期无任何症状,接受直肠指检或血清PSA检查时才被发现。有些前列腺癌患者的早期症状,通常不是下尿路梗阻症状,而是局部扩散和骨转移引起的表现。因此,了解患者的前列腺癌家庭史就非常重要。出现以下三种情况时,家族性前列腺癌的可能性大:①家族中有3个或3个以上的前列腺癌患者。②父系或母系中三代均有前列腺癌患者。③家族中有2个以上亲属在55岁前患前列腺癌。对于前列腺癌家族史阳性的男性人群,应该从40岁开始定期检查、随访。

(二)直肠指检

细致的直肠指检(DRE)有助于前列腺癌的诊断和分期。典型的前列腺癌直肠指检征象是前列腺坚硬如石头、边界不清、不规则结节、无压痛、活动度差,但是差异大,浸润广、高度恶性的癌灶可能相当软。前列腺结节还必须与前列腺结石、肉芽肿性前列腺炎、结核性前列腺炎等良性病变相鉴别。

直肠指检可发现前列腺周缘区的病灶,而中央区、前列腺前部及移行区的肿瘤,尤其是小于0.5 cm的肿瘤病灶,就难以触及;而且主观性强,对比性差。所以,现在不推荐直肠指检作为前列腺癌筛查方法。

直肠指检诊断前列腺癌的准确率与血清PSA水平存在一定关系。有报道比较PSA水平和直肠指检检出率的关系后发现,受检者血清PSA $0\sim1.0$ ng/mL、$1.1\sim2.5$ ng/mL 和 $2.6\sim4.0$ ng/mL时直肠指检的准确率分别为5%、14%和30%。

（三）PSA 检查

血清 PSA 是目前诊断前列腺癌、评估各种治疗效果和预测预后的一个重要且可靠的肿瘤标志物。健康男性血清 PSA 值一般为 0～4 ng/mL，主要以 cPSA 形式存在。就同一正常个体而言，血清 PSA 水平是相当稳定的，年变化率在 0.5 ng/mL 以下。

1.PSA 相关指标及其应用

为了提高 PSA 灰区（4～10 ng/mL）患者的前列腺癌检出率和准确率，近年来采用了一些基于 PSA 发展的相关指标，如 f/tPSA、cPSA、c/tPSA 等。这些指标在诊断前列腺癌，以及减少不必要前列腺穿刺活检中，已显示出较好的临床价值，但仍有待于循证医学来规范其标准值和使用范围。

（1）年龄相关 PSA：年龄相关 PSA 是针对不同年龄组设立不同的血清 PSA 正常值范围，从而提高不同年龄人群中前列腺癌的检出率，在早期诊断方面有一定价值。男性随着年龄增加，PSA 水平相应升高。

（2）PSA 密度：PSA 密度（PSA density，PSAD）是指单位体积前列腺的 PSA 含量，以 PSA 值与前列腺体积之比表示，正常值<0.15。对于 PSA 灰区患者，PSAD 临界值为 0.19 时诊断前列腺癌的特异性>70%。

1994 年 Kalish 首先提出移行带 PSA 密度（PSAT）这个概念，即血清 PSA 水平与前列腺移行带间的比值。对 PSA 灰区的患者，PSAT 以 0.35 ng/（mL·cm³）作为临界值时，诊断前列腺癌的敏感性和特异性分别达 86% 和 89%。

对于 PSA 灰区患者，前列腺体积较小时（<40 mL），fPSA/tPSA 低于临界值时肿瘤可能性大；而前列腺体积较大时（≥40 mL），PSAT 值越高，前列腺癌的可能性越大。

（3）PSA 速率：通过对同一患者连续检测血清 PSA，可以得到 PSA 速率（PSA velocity，PSAV）和血清 PSA 倍增时间（PSADT）。PSAV 是指血清 PSA 水平的年均升高幅度，临界值为 0.75 y/（ng·mL）。前列腺癌患者的 PSAV 的特点是，在缓慢升高的基础上突然快速升高，可以比临床表现提前 7～9 年出现。因此，PSAV 的优势在于能纵向比较同一患者每年 PSA 水平变化的幅度，可以早期发现前列腺癌患者，尤其是生化复发的重要预测指标。

（4）f/tPSA：单独检测 fPSA 对前列腺癌诊断的意义不大，可是 f/tPSA 可以显著提高 tPSA 灰区时前列腺癌的检出率。目前临床上 f/tPSA 临界值≤18% 应用较广泛。f/tPSA 与前列腺体积有一定关系，当前列腺体积<40 cm³ 时，f/tPSA 才有鉴别诊断价值。

（5）cPSA 及其相关参数：除 cPSA 外，还有 cPSA 的相关参数，包括 cPSA 百分比（c/tPSA）、cPSA 密度（cPSAD）及 cPSA 移行区指数（cPSA-TZ）。临界值为 2.5 ng/mL 时，血清 cPSA 诊断 PSA 灰区前列腺癌患者的敏感性为 87%，特异性为 42%；如果 cPSA 和 f/cPSA 相结合，可使敏感性提高到 83%，特异性至 54%。以 cPSA-TZ 的临界值为 0.31 时，诊断前列腺癌的敏感性为 93%，特异性可增至 72%。由于前列腺肿瘤组织比良性组织每克增加的 PSA 多，cPSA-TZ 和 cPSAD 在发现前列腺癌上更有价值，特别对于体积小的前列腺。

2.PSA 的临床应用

PSA 可以用于前列腺癌普查。男性应从 45 岁开始检查 PSA，有前列腺癌家族史可以从 40 岁开始。PSA<2.0 ng/mL 时，如果 DRE 阴性，两年一次的检查并不会漏诊一个可治愈的肿瘤。对于那些有家族史或有侵袭性倾向的前列腺癌患者来说，更频繁、更集中的检查也是必要的。

以 PSA≥4.0 ng/mL 作为异常时，其诊断前列腺癌敏感性为 87%、特异性为 27%；以 PSA≥2.0 ng/mL 作为异常时，其敏感性为 96%、特异性只有 13%。可见 PSA 缺乏足够的特异性，会导致许多 PSA≥4.0 ng/mL 患者接受不必要的前列腺穿刺活检。为了减少这种不必要的穿刺活检，临床医师可以同时结合 PSAD、PSAV、年龄相关 PSA 等来综合判断。

对于 PSA≥10 ng/mL 的患者，可以直接进行前列腺穿刺活检来明确诊断。对于 PSA 灰区患者，目前临床一般先参考 f/tPSA 比值。f/tPSA 临界值的选用应个体化。如果希望检出更多的肿瘤患者，以 27% 作为分界值时，其特异性仅为 30%，但敏感性却从 87% 升高到 94%；如果为了避免不必要的活检，同时又保证与 tPSA 相似的敏感性，可选 f/tPSA≤21% 为临界值，敏感性为 84%，23% 的患者可避免不必要的活检。

血清 PSA 检查是前列腺癌客观评价指标，其水平受许多因素的影响，除了年龄外，还有一些因素，如前列腺体积和肿瘤体积、射精、医源性因素等。

（四）经直肠超声检查

超声检查是前列腺癌影像学检查的首选方法。前列腺超声检查有经腹、经直肠、经尿道三种途径，其中以直肠超声检查最常用。经直肠超声检查（TRUS）可以清晰显示前列腺内结构、移行区和血流变化，精确测量前列腺和前列腺内肿块体积。前列腺癌好发于外周带，解剖位置上在直肠前侧，非常适合 TRUS。

TRUS 可发现直径＞5 mm 的癌灶。随着超声技术的发展，传统灰阶、二维 TRUS 发现前列腺癌不理想的状况将得到显著改善。对于 PSA 水平升高伴直肠指检阴性或阳性的患者，TRUS 可以提高前列腺内病灶或系统穿刺活检的成功率。

典型的前列腺癌二维灰阶 TRUS 声像图为外周带或移行区低回声，占 70% 左右。由于约 30% 或更多的前列腺癌灶呈等回声或高回声，另外，部分低回声病灶也可能是良性或炎性结节，因此，TRUS 诊断前列腺癌的价值不如 PSA 和 DRE。现阶段，灰阶 TRUS 只用于前列腺系统穿刺活检。

灰阶 TRUS 的典型前列腺癌声像图表现为前列腺体积增大，左右不对称，形态不一致；包膜异常隆起，连续亮线中断有破坏，局部层次不清；内部回声不均匀，病灶常出现在后叶或左右侧叶，内外膜结构界限不清；侵犯邻近组织，可在精囊、膀胱、膀胱直肠窝或直肠壁探及肿块回声，或有膀胱颈部不规则增厚，突入膀胱。TRUS 可以发现前列腺内 50% 未触及的肿瘤；与 TRUS 未能发现的肿瘤相比，这些肿瘤体积较大，病理分期更差；前列腺内阳性检出率为 17%～57%。TRUS 预测前列腺外浸润的敏感性为 23%～66%，特异性为 46%～86%，阳性检出率为 50%～62%，阴性预测率为 49%～69%。

Sauvain 等认为，能量多普勒超声（PDUS）诊断前列腺癌的敏感性高达 92.4%，并能发现是否存在穿透包膜的血管，从而评价前列腺癌包膜外扩散情况。PDUS 可以提高 8 点前列腺穿刺活检的准确性。穿刺前用 PDUS 扫描前列腺获取血流供应情况和可疑癌灶位置等，前列腺体积＜50 cm³，普通灰阶超声的检出率为 48.08%，PDU 为 55.36%，后者中 70% 可以显示血管不规则分布，并减少穿刺点，同样能获得准确结果，因此提高了前列腺穿刺活检的敏感性和特异性。对于前列腺癌复发肿瘤，PDUS 联合 TRUS 诊断的敏感性和特异性分别为 93% 和 100%，阳性预测值和阴性预测值分别为 100% 和 75%。由于彩色多普勒超声（CDUS）和 PDUS 对小血管、低灌注的前列腺癌的显现价值有限，以及前列腺癌灶周围血管过度形成只有 21.4%，故单独使用发现前列腺癌的价值不大。

3D超声显像和PDUS技术联合使用能重建前列腺血流真实的解剖图像,对判断血管的变化很重要。Unal等用三维对比增强显像前列腺癌,阳性预测率为87%,阴性为79%。3D显像的敏感性高于DRE、灰阶TRUS及PDUS,但不如PSA,所以联合3D超声显像和PSA水平诊断前列腺癌更有临床价值。不过,3D超声不能发现直径为1~2 mm的小卫星癌灶。

TRUS除了应用于前列腺癌的诊断,还可以用于对各种治疗的监测和疗效评价,尤其是对前列腺癌去雄激素治疗的监测。应用PDUS比较了前列腺癌患者在去势术前和术后前列腺体积和肿瘤血管阻力指数的变化,发现前列腺体积和阻力指数在去势术后均很快出现减小,而且血流出现动态变化的时间要早于前列腺体积缩小的时间,这与组织学上的发现相吻合。TRUS可以动态显示前列腺癌治疗前后肿瘤体积和肿瘤内血流变化,较客观评价治疗效果,以便决定是否维持原有治疗方案,或采用其他治疗方案。TRUS还可以引导前列腺癌进行冰冻治疗和射频消融,并在近距离放射治疗中协助精确放置放射性粒子等。

(五)经直肠前列腺穿刺活检

现在基本不采用经直肠前列腺随意穿刺活检,而是在TRUS引导下,不仅对明确或可疑病灶进行穿刺,还对前列腺进行分区,以便系统地穿刺。检出率受前列腺体积、年龄等影响。

前列腺穿刺活检与TRUS不同回声的关系:低回声结节的穿刺阳性率为25.5%,而无低回声结节患者的阳性率为25.4%,两者无差别;对低回声和等回声病灶分别穿刺,阳性率分别为9.3%和10.4%,两者比较也无差别。因此,尽管TRUS可以发现低回声病灶,但低回声病灶本身的穿刺阳性率和等回声无差别。如果有条件,可以应用PDUS代替灰阶TRUS引导前列腺穿刺活检,能显著提高首次和第二次穿刺的阳性率。

1.患者选择

直肠指检发现前列腺结节和血清PSA>10 ng/mL的患者,都应该接受前列腺穿刺活检。PSA 4~10 ng/mL时,如果PSAD>0.26 ng/(mL·cm^3)和/或f/tPSA<18%,或TRUS、CT、MRI发现前列腺有可疑病灶时,均必须进行前列腺穿刺活检。

2.穿刺活检的方法

患者的准备:首先是向患者介绍穿刺活检的过程、目的、风险和价值。对于那些太紧张的患者可以适当应用镇静药。经TRUS穿刺前,要求患者排干净大便,必要时使用开塞露或灌肠。常规检查血常规和出凝血时间。穿刺前如患者使用抗凝药物,则应停用。有严重肛门疾病或肛门改道的患者则不能进行,而严重糖尿病、严重脑、心血管疾病、出血倾向和凝血障碍的患者应慎重;如必须活检,应做好各种应急措施,以防发生意外和继发菌血症等。

穿刺活检的步骤:①患者常取左侧卧位,并尽量靠近床边。②专用直肠探头,频率一般为5~7.5 MHz,如果用PDUS指引时,可用9 MHz,并配以专用穿刺架,18~20 G、长20 cm的穿刺针或枪。③TRUS获取前列腺情况,设计穿刺区域和针数。④穿刺时避开较大的搏动性血管,深度1 cm;如果病灶明确,则在结节上穿刺2针,其他不同部位再穿刺3~4针;如果病灶可疑或不明确,以前常规采用前列腺系统6点穿刺活检,现在认为至少10点,增加外周区和中央区穿刺点。⑤穿刺时局部麻醉,多应用利多卡因凝胶,尤其是对年龄大或心理焦虑的前列腺癌患者。一般经10~15 min即可完成从检查到穿刺的全过程。

穿刺活检后处理:①预防性口服抗生素,连用1~3 d。②嘱患者多饮水,保持大便通畅,注意观察术后反应,如血尿、血精、便血等,发现异常后随时就诊,以及时处理。

3.穿刺活检针数

TRUS引导下6点前列腺系统穿刺活检术是标准术式,被称为"金标准"。穿刺点平均相距1 cm,六点分别在前列腺中叶旁两侧矢状面上的基底部、中部和尖部。首次穿刺诊断前列腺癌的准确率为28.5%,对于前列腺体积<40 cm³,应该是可行的。

回顾性分析大量临床资料后发现,常规6点系列穿刺活检存在缺陷,即外周区穿刺点太少,易漏诊好发于外周带的肿瘤病灶。6点系统穿刺阳性检出率还随着前列腺体积增大而下降。Uzzo等对1 021例接受标准的经直肠超声引导6点前列腺系统穿刺活检术的患者进行比较研究后指出:对于前列腺体积<50 mL的患者,活检阳性率为38%;而对于前列腺体积>50 mL的患者,活检阳性率仅为23%($P<0.05$)。显然,对于前列腺体积较大的患者,穿刺点数有必要个体化,如增加外周区和移行区穿刺点的13点穿刺法。

4.关于重复穿刺

对于PSA 2.5～10 ng/mL的患者,常规TRUS首次前列腺穿刺活检的阳性检出率为47.05%,第2次可以检出5.6%。为了提高穿刺总的检出率,对首次前列腺穿刺活检阴性的患者,有必要进行重复穿刺。重复活检可以在6周后进行,不增加疼痛和并发症。

重复穿刺的依据如下。①tPSA水平:PSA值为4～10 ng/mL的前列腺癌患者,第一次和第二次穿刺阳性率分别为22%和10%,而且第二次中84%在外周区,16%在移行区。在预测重复穿刺阳性率上,一般认为f/tPSA<30%和PSA-TZ>0.26 ng/(mL·cm³)的患者更有穿刺价值。因此,如果PSA>10 ng/mL的患者,第一次穿刺阴性,肯定要重复穿刺;如果PSA介于4～10 ng/mL,则可以依据f/tPSA和PSA-TZ值来判断,两次穿刺间隔时间为6～12个月。②病理学检查:如果第一次穿刺阴性,但出现了高级上皮内瘤,需要重复穿刺,尤其是同时伴有PSA水平高(>10 ng/mL)和异常DRE或TRUS发现。③前列腺体积:考虑到6点系列穿刺的标本总量为90 mm的前列腺组织(6 mm×15 mm),在前列腺体积>45 cm³和移行区>22.5 cm,6点穿刺肯定是不够的,必须增加穿刺点。前列腺体积>50 cm³时,一般为12～15点。

重复穿刺的技巧:大部分前列腺癌起源于外周区,重复穿刺提高检出率主要在外周区,达96%,而移行区单独检出率仅为1.8%～2.4%。因此,重复穿刺应增加前列腺尖-背部的针数。

关于穿刺活检停止的问题,Djava等比较了前列腺穿刺活检第一、第二、第三和第四次的肿瘤检出率分别为22%、10%、5%和4%;局限性肿瘤依次为58.0%、60.9%、86.3%和100%,而且,第三和第四次检出的肿瘤Gleason分级、分期和肿瘤大小均低。第一次和第二次的穿刺并发症一致,但后2次要增多。因此,第二次复穿刺可以进行,第三次或第四次应尽量避免,除非是高度怀疑和/或前两次穿刺仍高度怀疑者。

5.穿刺组织病理学诊断前列腺穿刺标本Gleason

评分与随后的根治术标本Gleason评分间普遍存在偏差,符合率仅为42%;穿刺活检Gleason评分偏低达49%,偏低2分以上27%,评分偏高为9%。Gleason评分2～4时穿刺标本评分容易偏低,而8～10时评分易偏高。

当Gleason评分<4时,尤其同时伴穿刺阳性针数少时,应重复活检;当Gleason评分>7时,分析前列腺穿刺阳性针数比例在前列腺癌精囊浸润和非浸润组差异有显著性意义,可以弥补Gleason评分在临床指导作用中的欠缺,筛选出有侵袭性病例。不过,穿刺标本Gleason评分偏差与前列腺体积、患者年龄、血清PSA水平、穿刺阳性针数比例、分级及病理分期无关。

6.穿刺的并发症

TRUS指引下的前列腺系统穿刺活检术是安全的,很少需要住院治疗。主要并发症有血尿、血便、血精,罕见前列腺脓肿、高热、败血症等严重感染。出血最常见,大约有50%的患者表现为肉眼血尿,穿刺前列腺中线部位会使这样的并发症升高。如肉眼血尿显著,可用导尿管或膀胱冲洗以排出血凝块。穿刺结束后行直肠指诊可以明确有没有直肠出血,如发现显著的直肠出血,可以将合适大小的阴道棉条润滑后塞入直肠留置几小时可有效止血。很少需要内腔镜在直肠内行止血。前列腺活检后很少感染,发生率仅为2.5%。预防性应用抗生素能降低感染的发生。感染患者如发热、寒战、尿路感染等一般在门诊即可治愈。

（六）CT/MRI

CT和MRI对前列腺内癌灶的诊断率均不高,但能显像盆腔淋巴结转移、前列腺包膜外浸润情况、远处脏器转移灶等,对临床分期有一定的帮助。随着影像学检查技术和材料的改进,在提高前列腺癌检出率上有所突破,如3D质子磁共振波谱分析（magnetic resonance spectroscopy,MRS）。

1.CT检查

常规CT平扫时,不能分辨出前列腺的周边带、中央带及移行带,而且前列腺癌低密度癌灶与正常腺体相似;强化CT扫描时可发现前列腺密度正常或小片状低密度灶或前列腺外形局限性轻度隆起,但总的来说,CT对局限性前列腺癌的诊断率相当低。CT预测前列腺包膜外侵犯的敏感性为2.5%～75%,特异性为60%～92%;判断精囊浸润的敏感性为5.8%～33%,特异性为60%～90%。

CT对前列腺癌转移灶的敏感性也较低,如不能辨别小淋巴结或肿瘤微浸润造成假阴性,分不清增大的淋巴结是由于炎症或是肿瘤转移引起导致假阳性。CT对血清PSA>20 ng/mL的前列腺癌患者,淋巴结转移阳性检出率只有1.5%。事实上,CT对前列腺癌临床分期的价值不大。近年来,CT更多用于前列腺癌放疗前剂量图的计算和指引近距离放疗时的粒子精确放置,后者效果明显优于超声。

2.MRI检查

MRI具有较好的组织分辨率和三维成像特点。前列腺外周带 T_2 加权像中高信号区内出现低信号征象时,前列腺肿瘤的可能性大,准确性达80%。起源于中央区及移行区BPH的MRI信号与前列腺癌相似,而且外周区 T_2 加权出现低信号也不是前列腺癌所特有的,所以MRI不能诊断发现前列腺癌,尤其是前列腺内微小肿瘤。不过,MRI可以区别局限性与侵犯性前列腺癌。预测前列腺癌侵犯包膜或包膜外浸润的准确率达70%～90%。

前列腺癌MRI分期往往偏高,原因可能是:①前列腺癌一般为散在性、多灶性,而且肿瘤浸润范围在辨别上存在主观性或部分伴有前列腺炎。②MRI可能因前列腺炎、出血、纤维化及前列腺周围带两旁血管神经纤维表现 T_2 低信号而引起分期偏差,如穿刺3周后行MRI检查时穿刺区局部出血对影像显示的影响小。

直肠内线圈MRI可以更好显示前列腺各分区的解剖结构,并能明确肿瘤位置、体积和向外侵袭等情况。直肠内线圈MRI显示精囊侵犯准确率为70.5%,特异性和敏感性分别为92%和20%;显示包膜外浸润的准确率为65%,特异性和敏感性分别为87%和37.5%。而且直肠内线圈MRI更容易发现前列腺内直径>1.0 cm的肿瘤,检出率达89%;但对<0.5 cm的肿瘤检出率较低,仅为5%。

(七)放射性核素骨扫描

放射性核素骨扫描是一种无创伤性检查,可以发现前列腺癌患者的骨转移癌灶。常规 X 线检查难以发现骨实质微小改变,而全身骨扫描一般能比 X 线检查提前 3～6 个月甚至更长时间发现前列腺癌骨转移灶。不过,现在不推荐早期或常规对前列腺癌患者进行骨扫描,因为 PSA ≤20 ng/mL 时骨转移阳性率仅为 1%。

(八)放射免疫显像

放射免疫显像是以抗肿瘤抗体为载体,以放射性核素为"弹头",对肿瘤原发病灶和/或转移病灶进行显像的技术。目前经美国 FDA 批准上市检测前列腺癌的是 111 ln-Capromab pend-etide,又称 Prostacint,为抗前列腺特异性膜抗原(PSMA)的鼠源性 IgC 抗体,对于检查前列腺癌盆腔淋巴转移情况有很好的显像效果,敏感性、特异性、阳性预测值和阴性预测值分别为 67%、80%、75% 和 73%。虽然放射免疫显像在前列腺癌诊断上取得一定成果,但不推荐用于低风险和中风险的前列腺癌患者,可以用于晚期前列腺癌患者。如果携带治疗性放射性核素时,还可以同时进行治疗。

四、治疗

前列腺癌治疗方法繁多,具体选用单一治疗还是联合治疗,应根据前列腺癌发展不同阶段来制定个体化治疗方案,同时兼顾患者年龄、全身状况、经济条件、生存意愿等。对于低风险前列腺癌患者,等待观察治疗和根治性治疗的 5 年无生化复发生存率上基本相同;但是,各治疗方法对中、高风险前列腺癌的远期疗效相差显著。单一治疗能治愈的前列腺癌,应集中在降低并发症发生率上;对进展、恶性程度高的前列腺癌,治疗主要目的是提高肿瘤控制率和提高生活质量。

(一)局限性前列腺癌治疗

局限性前列腺癌是指肿瘤局限于前列腺内,无周围浸润和淋巴结、远处脏器转移。局限性前列腺癌是能够治愈的恶性肿瘤。

1.观察等待治疗

观察等待治疗是指主动监测前列腺癌的进程,在出现病变进展或临床症状明显时给予其他治疗。对于低危前列腺癌(PSA 4～10 ng/mL,Gleason 评分≤6,临床分期≤T_{2a})和预期寿命短的患者可以接受观察等待治疗。

对于观察等待治疗的患者必须密切随访,每 3 个月复诊,检查 PSA、DRE,必要时缩短复诊间隔时间和进行影像学检查。对于 DRE、PSA 检查和影像学检查进展的患者可考虑转为其他治疗。

2.根治性前列腺切除术

根治性前列腺切除术是治疗局限性前列腺癌最有效的方法,目前主要术式有经会阴、经耻骨后及腹腔镜前列腺癌根治术(laparoscopic radical prostatectomy,LRP),以及近年开展的机器人前列腺癌根治术。

根治性前列腺切除术的切除范围包括完整的前列腺、双侧精囊、双侧输精管壶腹段和膀胱颈部。盆腔淋巴结清扫术范围:彻底切除髂动脉和髂静脉前面、后面及其之间的纤维脂肪组织,下至腹股沟管,后至闭孔神经后方;并可经同一入路完成盆腔淋巴结清扫,达到根治目的。

手术时机上,一旦确诊为低危前列腺癌并且具备手术条件者应择期接受根治术。经直肠穿刺活检者应等待 6～8 周,经尿道前列腺切除术者应等待 12 周再行手术,可以降低手术难度并减少并发症。

(1)适应证:手术适应证要综合考虑肿瘤的临床分期、预期寿命和健康状况。尽管手术没有硬性的年龄界限,但 70 岁以后伴随年龄增长,手术并发症及病死率将显著增加。

临床分期:适用于临床分期 $T_1 \sim T_{2c}$ 的局限性前列腺癌患者。对于 T_3 期前列腺癌尚有争议,有主张给予新辅助治疗后行根治术,可降低切缘阳性率。

预期寿命:预期寿命≥10 年者则可选择根治术。

健康状况:前列腺癌患者多为高龄男性,手术并发症的发生率与身体状况密切相关。因此,只要身体状况良好,没有严重心肺疾病的患者。

PSA 或 Gleason 评分:低、中危患者。

(2)禁忌证:①患者有显著增加手术危险性的疾病,如严重的心血管疾病、肺功能不良等。②患有严重出血倾向或血液凝固性疾病。③已有淋巴结转移(术前通过影像学或淋巴活检诊断)或骨转移。④预期寿命不足 10 年。

(3)开放性根治性前列腺切除术:1947 年 Mill 率先开展耻骨后前列腺根治性切除术。1979 年Walsh 等根据解剖学研究成果,提出了阻断前列腺背静脉丛、保护尿道外括约肌及保留性神经血管束等技术改进,从而大大减少了手术并发症,促进了该手术成为标准术式。根治性经会阴前列腺切除术首先由 Young 于 1905 年报道。由于会阴局部解剖结构较复杂,临床经此途径的手术病例相对少,熟悉经会阴术式的泌尿外科医师越来越少,以至于 20 世纪 70 年代就没有太大的发展。临床上所说的前列腺癌根治术主要指耻骨后式。

耻骨后根治性前列腺切除术。优点:术野暴露充分,操作过程易掌握,可完整、彻底切除肿瘤;同时进行盆腔内淋巴结清扫及临床分期;可在直视下分离并保留血管神经束和尿道括约肌;直肠损伤机会较少。不足之处:手术创伤大,前列腺尖部切缘阳性率高于经会阴式。

经会阴根治性前列腺切除术优点:操作时间短,术中出血少,利于术后康复;可以在直视下进行膀胱颈重建及膀胱尿道吻合术,故术后吻合口狭窄、尿失禁发生率低。主要不足之处:直肠损伤机会大;精囊切除困难;不能清扫盆腔淋巴结并进行准确临床分期;术后勃起功能障碍发生率较高。

经会阴根治术不能清扫盆腔淋巴结及术后性功能障碍发生率高有关。PSA 用于前列腺癌普查后,临床发现的前列腺癌往往是局限性的,盆腔淋巴结转移率非常低,A2、B1、B2 期分别为 3.3%、5.3%、9.7%。另外,即使需要经会阴术式进行盆腔淋巴结清扫术,也可以借助腹腔镜来同时进行。经会阴术式也能像耻骨后术式一样成功保留血管神经束。Jakse 等对 30 例局限性前列腺患者(前列腺体积<60 mL)采取保留单侧神经血管束的经会阴根治术,29 例成功保留单侧,1 例失败,切缘阳性率为 16.7%,随访 3~12 个月,性功能良好的达 51%。

技术改进:在保证彻底切除肿瘤组织情况下,尽量减少手术并发症是技术改进的基本原则。

保留神经的前列腺癌根治术:此术式分保留单侧和双侧神经两种。其目的是降低术后勃起功能障碍发生率,其次有利于术后尿失禁的早期恢复。神经血管束(NVB)于前列腺尖旁 2~3 mm、尿道外侧或后外侧穿过尿生殖膈。术中解剖分离神经血管束时手法要轻,避免在其附近用电凝止血或功率调低。神经血管束分离出来后,提起后顺行或逆行游离,同时辨清膜部尿道和前列腺尖部,避免被损伤;也可以开始就在前列腺至尿道部位从前列腺侧面解剖出神经血管束。

神经血管束距前列腺 3.2~9.5 mm,平均为 4.9 mm,而肿瘤包膜外侵犯大多数只超过前列腺1~2 mm,因此双侧神经血管束仍有保留的机会。Walsh 指出,约有 58% 的根治术患者行双侧神经血管束切除是不必要的,如肿瘤侵犯范围广,累及双侧神经血管束,即使切除双侧神经血管束,术后远期效果仍然不理想。如果术中发现双侧神经血管束被肿瘤侵犯,为了达到根治效果,还是应该将其完整切除。

保留神经血管束后性功能恢复程度还与患者年龄和术前性功能有关。术前勃起功能正常患者行双侧神经保留根治术,50 岁以下术后都正常,50～60 岁术后正常为 87％,60～70 岁为 70％,大于 70 岁仅为 38％;切缘阳性率为 9％,主要在前列腺尖部。

选择性控制背侧静脉丛:根治术中大出血主要原因是阴茎背深静脉丛被损伤。术中借助直角血管钳结扎背侧静脉主干,或经静脉丛和尿道间隙缝扎远端静脉丛,或用示指在尿道和背侧静脉丛之间钝性分离出一个平面,然后选择性分离结扎背侧静脉丛。Walsh 的经验是将阴茎背深侧静脉丛缝扎在耻骨联合的软骨膜上,既可以达到止血效果,同时起到重建耻骨前列腺韧带作用。

尿控的改进:外科技术和患者年龄是影响根治性前列腺切除术后尿失禁发生的重要因素。年轻患者术后易恢复尿控状态,而年龄较大的患者恢复较慢。①保护尿道远端括约肌:离断前列腺背深静脉丛后,用小纱布分离球剥离,使半覆盖于前列腺尖部的横纹肌从前列腺分离,同时从前列腺尖部分离出 0.5～1.0 cm 尿道。采用缝扎阴茎背侧静脉丛,避免用止血钳钳夹处理阴茎背静脉丛和远端尿道,最大限度地保留尿道膜部括约肌。②保留前列腺侧旁神经血管束:保留双侧神经血管束的前列腺癌患者尿控率为 94％,保留单侧的尿控率为 92％,而双侧均损伤者尿控能力仅为 81％。在前列腺尖部水平,阴部神经分别从 5 点和 7 点进入尿道外括约肌两侧,当在尿道后面横纹肌性括约肌与直肠之间应用直角血管钳时,或行尿道吻合于 5、7 点位置缝线时,则很可能撕毁或牵拉损伤神经血管束。尿道吻合时,提倡在 8、10、2、4 点缝合,最后一针是在 6 点位置缝合。③保留耻骨前列腺韧带:术中靠近前列腺尖部横断尿道时,尽量要保留耻骨前列腺韧带及耻骨直肠悬带,如此可以保存足够长的膜部尿道及外括约肌,减少术后尿失禁的发生率。有人认为该方法只是缩短了尿控恢复时间,并不能降低尿失禁发生率,却增加切缘阳性率。因此,保留耻骨前列腺韧带的价值还有待验证。④保留精囊尖部:分离精囊尖部时容易损伤盆神经丛中的自主神经。锐性切开精囊上方的 Denonvilliers 筋膜后,神经丛的包裹筋膜应原位保留,直视下结扎精囊动脉。⑤保留功能性尿道:如果后尿道能保留至少 2.5 cm,将明显改善患者术后的尿控能力。然而,该技术的主要问题是能否满足理想的肿瘤控制率,尽管从报告中看,与常规技术相比切缘阳性率无明显增加,但有必要对更多患者、更长时间的观察后才能明确其安全性。

前列腺尖部的处理:在良好视野下,将前列腺向头侧牵引,可以充分暴露尖部,并尽量使用手术刀进行锐性分离尖部和切割尿道。

膀胱尿道吻合:膀胱黏膜外翻,重建膀胱颈部与尿道远端吻合时要保证尿道精确成线型,可以减少术后尿道狭窄发生率。一般无张力缝合 5～8 针,缝合严密,减少尿瘘发生率。重建膀胱颈至 24～26 F,可以明显降低尿失禁发生率,达 20％～60％。

疗效及其影响因素:局限性前列腺癌患者在接受根治性前列腺切除术后 5 年内复发率为 5％～15％,5 年无瘤生存率可达 78％,10 年无瘤生存率仍达 75％。从这个结果可以看出,根治性前列腺切除术治疗局限性前列腺癌的长期效果十分理想,手术失败常发生在术后 5 年内。因此,术后 5 年内应加强随访,以及时给予挽救性治疗。

影响手术效果的术前因素包括临床分期、术前穿刺标本阳性数、Gleason 评分和术前血清 PSA 水平。

手术切缘阳性的处理:手术切缘情况是一个非常重要的独立预测指标,不过切缘阳性数目和部位则对患者的预后价值不大。切缘阳性的患者不仅局部和远处复发率较高,而且显著影响术后长期存活率。临床上将手术切缘阳性分为两类:一类是真阳性,即前列腺肿瘤包膜外浸润,肿瘤侵犯包膜外组织,术中无法彻底切除肿瘤,而出现肿瘤组织残留;另一类是假阳性,即无包膜外肿瘤浸润,切缘阳性是由于前列腺解剖切除困难或技术尚不熟练,尤其是前列腺尖部或后侧的包膜裂开所造成。

术中检查前列腺切缘阳性的标准方法是快速冷冻切片检查,简单方法则是将整个切除标本墨染、固定后观察。如果标本局部被墨染,则表示肿瘤已穿透前列腺包膜,切除标本的墨染缘即定义为切缘阳性。切缘阳性最常见部位为前列腺尖部和后侧,少见部位为后外侧和神经血管束区域。为了及时、准确诊断切缘是否阳性,泌尿外科手术医师应和病理科医师密切合作,建立完善的墨染和全前列腺切片技术。

降低切缘阳性率的具体方法如下。①坚持严格的根治性手术适应证:应尽量选择那些低风险的、局限性前列腺癌患者。依靠现在的检测水平,如直肠指诊、术前血清 PSA 水平、TRUS 穿刺活检组织的 Gleason 评分,是可以准确判断前列腺包膜外侵袭的可能性、程度和范围,从而在术前对手术难度、价值有充分的认识,减少术中、术后切缘阳性率。②新辅助激素治疗:对于能够接受根治术的 T_3 期前列腺癌患者,术前进行新辅助激素治疗是十分必要的。虽然新辅助激素治疗不能消灭已浸润到包膜外的肿瘤,但可以显著降低 PSA 水平、缩小前列腺和肿瘤体积,提高手术切除率。③完善手术技巧:手术技巧对避免切缘阳性相当重要。辨别邓氏筋膜的解剖面,并作广泛地切除,包括膜部近端的尿道,其与肛提肌间的所有组织,如双侧神经血管束,还是能降低切缘阳性率的。手术技巧的改进包括在前列腺尖部远端10~15 mm处离断背深静脉丛、锐性切断尿道直肠肌、前列腺侧面有结节时作神经血管束的广泛切除、膀胱颈离断时在前列腺近端切除5 mm膀胱颈组织。

(4)腹腔镜根治性前列腺切除术:由于创伤小,疗效与开放根治术近似,LRP 已成为国内外许多大医院或中心治疗前列腺癌的首选术式。LRP 术有经腹腔和腹膜外两条途径。与经腹腔途径比较,腹膜外途径平均手术时间短、术后恢复正常饮食时间短,总的治疗效果和术后并发症发生率两者无明显差异。

LRP 的病例选择与开放手术基本相同。国外由于技术水平和经验丰富,已将病例选择扩大到 T_{3b},但切缘阳性率会相应升高。

腹腔镜根治性前列腺癌切除术的手术步骤与耻骨后前列腺癌根治术一样,难度最大的仍是前列腺尖部和神经血管束的处理。现有手术经验如下所述。

控制出血,应注意以下几个步骤:①分离精囊时留心其外侧蒂,其中有精囊动脉,可用钛夹或超声刀直接处理。②前列腺尖部阴茎背深血管束需小心分离,最好先缝扎之,然后切断耻骨前列腺韧带。③分离前列腺侧壁和切断膀胱颈时,用双极电凝处理盆壁出血和前列腺动脉出血。

用双极电凝剪刀沿前列腺外后壁剥离神经血管束。用冷刀紧贴前列腺尖部剪断尿道、剪断前游离尿道 0.5 cm 以便吻合、吻合前看清输尿管口位置及连续缝合尿道后壁等措施,可明显减少尿失禁、尿道狭窄和输尿管损伤的发生率。

为了方便操作,分离精囊时使用 0°镜,在耻骨后间隙操作时使用 30°镜。对膀胱尿道吻合可以用连续缝合,但是间断缝合可能更方便。可以使用 120°拉钩显露前列腺尖,使用自动缝合技术替代订合器处理背静脉丛,用 5 mm 钛夹替代双极电凝处理神经血管束,完全离断尿道前先缝合尿道 6 点钟处,对 T_{1c} 和 T_{2a} 患者的肿瘤保留膀胱颈及间断缝合替代连续缝合膀胱尿道等。

前列腺体积超过 90 mL 应引起手术者的重视。切断尿道后再从前列腺后入路游离,将前列腺往前提起,以便于切除腺体。大体积前列腺和极度肥胖的前列腺癌患者应首选开放手术。

(5)机器人腹腔镜根治性前列腺切除术:机器人前列腺根治术是近年来前列腺癌外科治疗的最新进展,2000 年首先在法国进入临床应用。目前已获得美国 FDA 许可上市的机器人手术系统主要有美国直觉外科手术公司的达芬奇手术系统和计算机动作公司的宙斯机器人手术系统(ZEUS robotic surgical system)。由于 da Vinci 系统能进行三维立体显像,以及手术钳有活动关节等优点,在前列腺癌根治术中应用较广泛。国内于 2005 年年底开展了首例保留性神经的机器人腹腔镜前列腺癌根治术。

手术机器人的最大优点是机器人手臂不会颤动,所有时刻都保持稳定,故手术解剖更加精确,能够长时间进行复杂、高精度的手术。这对于前列腺根治术来说相当重要,因为在保护神经血管束和前列腺尖部处理时,就需要既能精确切除肿瘤,减少切缘阳性率,又能更好保护性功能和尿控;与开放手术相比,创伤更小,更美观,而且术后恢复快。机器人手术系统运用小器械,从而增加了活动范围。机器人手术系统的不足之处主要有缺乏触觉反馈和最佳配套手术器械,技术故障,治疗和维护费用昂贵。

机器人手术系统还有一个最大的优点是能够进行教学,即使是不熟悉腹腔镜技术的临床医师,经过机器人系统的辅导和实践操作,能很快独立完成腹腔镜手术。

(6)手术并发症:前列腺癌根治术的围术期病死率目前仅为 0～2.1%。①术中大出血:在各种前列腺癌根治术式中,术中出血以经会阴术式为少,这是因为此术式在阴茎背深静脉丛之下进行的。耻骨后术式中如果能妥善处理阴茎背深静脉丛,可明显减少出血量。②膀胱尿道吻合口狭窄:发生率一般为 0.5%～9%,有的高达 17.5%,可能原因有术前接受过经尿道前列腺电切术、过度手术中血管丧失和尿道吻合口处外渗导致的。微小的吻合口狭窄只需尿道扩张就可以长时间解决,严重者冷刀切开和/或定期尿道扩张。③尿失禁:尿失禁目前发生率<10%。术后尿失禁的主要原因是括约肌功能不全,其次是逼尿肌功能不稳定和顺应性下降,但术后 1 年尿失禁少于 5%。术后拔除导尿管时应鼓励患者进行盆底肌肉锻炼,有助于尿失禁的早期恢复。尿失禁 1 年内最好不采用侵袭性治疗方法。顽固性尿失禁一定要寻找原因,有膀胱颈挛缩的患者有充溢性尿失禁,必须电切开;软膀胱镜可以用于超声检查残余尿后进行。所有治疗必须基于尿流动力学检查结果。④勃起功能障碍:前列腺癌根治术后勃起功能障碍是由多种因素造成的,如年龄、术前性功能情况、肿瘤侵袭范围及术中对影响勃起的生理基础的保留等。保留神经的前列腺癌根治术可以使术后勃起功能障碍发生率明显降低。⑤直肠损伤:直肠损伤在经会阴前列腺癌根治切除术中多见,可高达 10%。直肠损伤多发生在分离显露直肠与前列腺、精囊之间的界面时,如处理不当,可造成肠瘘、尿道直肠瘘、腹腔感染等并发症。如术前肠道准备完善,术中提高认识,应该可以避免直肠损伤的发生。⑥血栓形成:腹腔镜手术时,因是盆腔手术及二氧化碳气体的使用,术后有血栓形成的危险。术中和术后避免使用止血药物,术后早期活动四肢,必要时酌情使用抗凝药物。⑦其他并发症:术后栓塞、心血管系统并发症多见于经耻骨后术式。膀胱损伤、闭孔神经损伤、淋巴囊肿、血管损伤、吻合口瘘和切口、腹腔感染等其他并发症,与患者情况、术式选择及手术者的经验等有关。

3.根治性放射治疗

(1)前列腺癌外放射治疗:外放射治疗(EBRT)对于局限性、分化好的前列腺癌($T_{1\sim2}N_0M_0$)

效果理想,局部控制率和 10 年无病存活率与前列腺癌根治术相似;对于进展性或晚期前列腺癌患者,效果较差,必须联合内分泌治疗;对转移性前列腺癌可行姑息性放疗,以减轻症状,提高生活质量。

影像学诊断与放疗技术的结合,使高能 X 线或 γ 射线、电子束、质子束等围绕靶点连续旋转或固定野集束照射,在照射部位得到与靶区断层图相适形的剂量分布,放射线最大限度地集中在病变靶区内,如三维适形放疗(3DCRT)和调强适形放疗(intensity-modulated radiotherapy,IMRT)。近年来,3DCRT 和 IMRT 等技术已逐渐成为前列腺癌治疗的主流技术。

照射方式:临床上常用的治疗方法为分割照射,即把一定总量的放射线分割成若干部分,在一定的总时间内完成。分割照射方式有以下 4 类,其中最常用的是常规分割治疗。①常规分割治疗:每天照射 1 次,每次剂量 180~200 cGy(Gray,Gy),每周照射 5 次,根治治疗时总量为6 000~7 000 cGy/(6~7)W。②分段治疗:照射方法与常规治疗大致相同,只是把总剂量分为成 2~3 段来进行,每段照射完成后有一个 2 周的休息期。因此,分段治疗时总剂量不变,但治疗总时间延长。③超分割治疗:每天照射 2~3 次,两次照射间隔时间至少为 4 h,每次剂量为120 cGy,每周照射 5 d。按此法治疗总时间不变时总剂量增加。④加速放疗:每天照射 2~3 次,每次照射间隔时间至少为 4 h,但每次照射量为 200 cGy,每周照射 5 d。总剂量相同的情况下加速放疗的总时间大大缩短。

常规外照射放疗:传统的外放射治疗采用旋转照射和四野盒式照射。常规照射野为 6 cm×6 cm 或 8 cm×8 cm,只适用于局限性前列腺癌。CT 检查先制定治疗计划系统(TPS),然后常规全盆腔 4 野照射,照射野包括前列腺、精囊腺及其周围 1~2 cm 正常组织,是否包含盆腔淋巴结存在争议。利用合金铅板可以保护小肠、直肠后壁、肛门和括约肌,但是保护膀胱和尿道的效果差。

前列腺癌照射野设计有一定规律,即在肿瘤靶体积(GTV)的基础上增加一定边缘,构成临床靶体积(clinical target volume,CTV),再增加一定边缘后构成计划靶体积(planning target volume,PTV)。

局限性前列腺癌的放疗目的就是争取达到根治性效果。外照射放疗总剂量为 65~70 Gy时,T_{1b}~T_2 期局限性前列腺癌患者 10 年局部控制率为 85%~96%,PSA 无复发生存率为65%,同期 T_{1c} 期前列腺癌根治术后 5 年无瘤生存率为 84%。这个结果表明,局限性前列腺癌根治性放疗与根治手术疗效相似。

前列腺局部控制率与放射剂量呈正相关,常规放疗<70 Gy 时仍有亚临床病灶存在,T_3 期放射剂量小于 68 Gy 时基本无效。前列腺癌常规放疗效果差的原因还有:①常规肿瘤定位和治疗计划常常低估了前列腺癌靶的真正体积,95% 的等效剂量曲线并没有包括整个靶体积,在这一剂量水平,平均 28% 的前列腺靶体积丢失。②前列腺癌克隆干细胞存在较高比例的射线抗拒成分。

三维适形放疗:前列腺癌三维适形放疗(3DCRT)是在非共面上设计 5 个以上的照射野,通常采用盆腔连续 CT 扫描决定临床放射野。计划靶区应从肿瘤边缘外放 0.7 cm,但比常规放疗的照射野减少 0.5~0.8 cm。具体的是:T_{1a} 期只需照射前列腺区,T_1 期照射靶区应包括前列腺、精囊和周围 0.5~0.7 cm 范围,照射 50 Gy 后可以缩小至前列腺区,盆腔淋巴结转移则行盆腔照射,并结合内分泌治疗。

3DCRT 治疗前如果接受 3 个月的新辅助治疗,部分患者前列腺体积缩小 14.2%。因此,在制定照射野时必须考虑进去,否则照射野扩大将导致并发症发生率显著增加。

基本治疗程序:①CT 扫描确定肿瘤位置和形状,然后将 CT 图像通过三维合成,进行虚拟模拟,调整照射野的设计。②确定照射靶区中心及其周围重要器官的轮廓。③三维剂量计算,确定剂量分布优劣与危险器官的关系,修改射束方向,射野的形状,计划三维剂量分布图。④设计出治疗计划单。⑤治疗实施。

3DCRT 剂量增加至≥72 Gy 时,可以提高 PSA 10~19.9 ng/mL 和 $T_{1/2a}$ 的 5 年无生化复发率;增加到>76 Gy,可以改善 $T_{2b/3}$ 的 5 年无生化复发率;PSA≥20 ng/mL 需要近 80 Gy 的照射剂量才能达到改善 5 年无生化复发率。所以,前列腺癌 3DCRT 治疗时,放射剂量是个重要的预测效果指标,提高照射剂量可以显著改善低、中危前列腺癌患者的无生化复发存活率。

超分割适形放疗:放射生物学研究发现,放疗后肿瘤群体的潜在倍增时间缩短;人体肿瘤放疗后 4 周左右出现加速再增殖;肿瘤细胞的再增殖随放疗疗程的延长而增加,由此而出现了超分割放疗。它规定两次分隔时间为 6~8 h,正好比晚期反应组织修复亚致死损伤和潜在性致死损伤所需 3~4 h 要长得多。

3DCRT 在提高前列腺癌局部照射剂量时也受到并发症的限制,如局部照射剂量 78 Gy 时晚期严重并发症高达 14%;而超分割适形放疗可以明显提高照射剂量,可达 87.4 Gy 且不增加慢性毒性反应,疗效满意。

调强适形放疗:调强适形放疗(IMRT)是放疗高剂量分布在三维立体方向与肿瘤靶区形状完全一致的全新放疗技术。IMRT 的步骤基本同适形放疗。

与 3DCRT 比较,IMRT 可以增加照射剂量,达 90 Gy,并且不增加对周围组织的照射剂量。在同等照射剂量,如果扩大照射范围,IMRT 比 3DCRT 对直肠的辐射小,因此 IMRT 更安全。IMRT 有逐渐取代 3DCRT 成为前列腺癌标准治疗方法的趋势。

三维适形调强放疗最大的特点就是输出非均匀照射剂量,而在照射野肿瘤组织内为均匀照射剂量。使不同靶区可以获得相应所需要的剂量,同时缩短了治疗时间,具有重要的放射生物学意义。

IMRT 治疗过程中,前列腺和直肠的摆动,侧向、前后向和头尾向的变化为(1.0±1.5)mm、(0.9±2.1)mm 和(1.9±2.1)mm,因此在制定治疗计划时,为精确前列腺的剂量-体积直方图,应考虑这些因素。每次 IMRT 时,如果使用电子窗门影像设备(EPID)可以示踪前列腺位置变化,可以确定照射野精确到<0.03 mm,每次可以增加前列腺区的照射剂量约 1 Gy,而减少对周围组织的照射量。这对 IMRT 来说非常必要,因为它是精确确定照射野的。

质子适形放疗:质子束的线性能量传递(LET)略高于 X 线,生物学特性与 X 线相似,但生物效率高于 X 线。一般认为用于医学目的的质子束其相对生物学效应(RBE)为 1.00~1.25,实际临床应用中均考虑为 1.10。质子的氧增比(OER)与 X 线相似,为 1.00 左右。局限性前列腺癌接受质子放疗的有效率为 66.7%,PSA 下降明显,平均随访 11.9 个月未发现生化复发患者。

快中子治疗:前列腺癌生长较缓慢,肿瘤细胞周期较长,对常规光子射线敏感性较差,快中子属于高 LET 射线,对前列腺癌有较高生物效应,特别是局部进展期及高危病例(PSA 值≥13 ng/mL,3~4 级)。Forman 等率先应用快中子三维适形技术治疗前列腺癌患者,治疗 1 年后前列腺活检阴性率为 79%,18 个月时为 84%。未出现Ⅲ级以上严重并发症,快中子与光子混合射线的应用治疗前列腺癌,可提高局部控制率,减少正常组织损伤。现在多采用混合粒子治疗。

(2)放射治疗的并发症:前列腺癌放疗的并发症根据发生时间分为急性和慢性两类。急性是指放疗开始后 6 个月之内发生的并发症,慢性是指持续存在或治疗后 6 个月以上的并发症。

目前普遍应用 RTOG 作为并发症分级标准:1 级,症状很轻,无需治疗;2 级,症状较轻,但需要治疗;3 级,症状需要最基本的外科处理,如膀胱镜检、尿道扩张等;4 级,症状需要外科处理如结肠造口、尿流改道等;5 级,死亡。

下尿路并发症:最常见,大部分患者在放疗后出现膀胱刺激症状,有时可持续数周至数个月不等。如果出现尿潴留,则留置导尿管,严重者接受经尿道电切术 TURP。对于放疗前有明显尿道梗阻的患者,α 受体阻滞剂可减轻症状。

肠道并发症:治疗早期包括肠道功能紊乱、直肠炎、出血等。直肠并发症的发生率与直肠所接受的放射剂量及受高剂量照射的肠壁长度有关。如果病情需要外放疗与放射性核素植入联合应用,必须考虑总的剂量和治疗顺序的影响,如果先行外照射,再植入放射性活性粒子,则直肠不良反应的发生率较低。

勃起功能障碍:放疗有可能损伤盆腔神经血管束,导致勃起功能障碍。三维适形外照射放疗时,勃起功能受损发生率降低。

骨髓抑制:主要发生在常规外照射及姑息性放疗的患者,三维适形放疗的骨髓抑制发生率较低。

(3)前列腺癌近距离治疗:近距离治疗(brachy therapy)包括腔内照射、组织间照射等,是将放射源密封后直接放入被治疗的组织内或人体天然腔内进行照射。前列腺癌近距离治疗包括短暂插植治疗和永久粒子种植治疗,国内多开展永久性粒子植入治疗。

单纯近距离治疗的适应证:①临床分期＜$T_{2a}M_0N_0$;②Gleason 评分＜7 分;③血 PSA ＜10 ng/mL;④前列腺体积＜60 mL。

近距离治疗＋外照射的适应证:①临床分期为 T_{2b}、T_{2c};②Gleason 评分为 8～10 分;③血 PSA ＞20 mg/mL;④周围神经受侵;⑤多点活检病理结果为阳性;⑥双侧活检病理结果为阳性;⑦MRI 检查明确有前列腺包膜外侵犯;⑧前列腺基底部肿瘤。只需符合以上任一条件就应联合应用。

Gleason 评分为 7 或血 PSA 为 10～20 mg/mL,属中危病例,如不能耐受或不接受手术的,以及不能坚持完成全程外照射的,可进行近距离放疗。近距离治疗(包括作为外放疗的补充治疗)联合雄激素阻断治疗的适应证:前列腺体积＞60 mL。雄激素阻断治疗可以在近距离放疗前后进行,一般为 3 个月,目的是缩小前列腺缩小、减少并发症、改善术后尿路症状和提高治疗效果。

禁忌证:①预计生存期少于 5 年;②TURP 后缺损较大或预后不佳;③一般情况差;④有远处转移。

相对禁忌证:①腺体大于 60 mL;②既往有 TURP 史;③中叶突出;④严重糖尿病;⑤多次盆腔放射治疗及手术史;⑥美国泌尿外科学会(AUA)评分较高者。

常用的放射性核素:近距离放射治疗常用的放射性核素有碘(^{125}I)、钯(^{103}Pd)、铱(^{192}Ir)和金(^{198}Au)等。^{125}I 和^{103}Pd 常用于永久性近距离放疗,而^{198}Au 和^{192}Ir 因为放射强度较大而常用于暂时性近距离放疗。^{125}I 在组织中为低剂量率 7 cGy/h,对于快速循环、自身增殖周期短的肿瘤,比外照射差,因此不适合于 B2、C 期或低分化的前列腺癌。

技术和标准:永久性粒子植入有两种最基本的方法。一种是西雅图技术,也是目前常用的方法。这种技术分两步:第一步列出计划,先 TRUS 从前列腺尖至前列腺底每隔 5 mm 取一横切面图,所有图片经计算机合成可产生三维前列腺模型,然后计算所需要粒子的数量及位置。第二步则是粒子的植入。另一种是实时技术,即所有计划放射量计算工作在植入现场立刻完成。先TRUS 测前列腺体积,依据直方图或参考表直接计算粒子数等后,开始植入粒子。优点是容易操作、患者位置可以随时调整和准确的粒子植入。两种技术的总体植入效果无差别。

处方剂量所覆盖的范围应包括前列腺及其周围 3~8 mm 范围,原因是部分患者前列腺包膜外有侵犯可能,以及存在粒子植入偏差。前列腺体积也影响粒子的植入。一般来说腺体<45 mL 时耻骨弓不影响粒子植入。如果前列腺太大(>60 mL),耻骨联合就会妨碍粒子放置到腺体的前侧部分,可以先用至少3 个月内分泌治疗来缩小前列腺体积,或选择其他治疗方法。

疗效:近距离治疗后 PSA 水平变化的特点是由于大量癌细胞死亡,1 个月内 PSA 往往大幅度升高,出现一个"PSA 峰",1 年后才下降至最低水平。PSA 连续两次升高或大于 0.5 ng/mL,则治疗失败,大多发生在 18 个月后。

近距离放疗治疗低风险前列腺癌的效果满意,与根治性前列腺切除或根治性体外照射的疗效相当。$T_1 \sim T_2$ 期前列腺癌患者 5 年无瘤生存率 83%~95%,5 年无 PSA 复发率 79%~93%。

并发症与处理:近距离治疗的并发症包括短期并发症和长期并发症。通常将 1 年内发生的并发症定义为短期并发症,而将 1 年以后发生的并发症定义为长期并发症。

近期并发症:会阴穿刺可能引起会阴部血肿。尿路并发症包括尿频、尿急、排尿困难甚至尿潴留,80%的尿路症状出现在植入后 2 个月内,总的发生率为 88%,其中Ⅰ、Ⅱ、Ⅲ级分别为23%、45% 和 20%,平均持续 12 个月,主要与粒子植入对前列腺的刺激和创伤有关,而Ⅲ级并发症的发生率及留置导尿时间与术前前列腺体积和植入粒子数量有关。急性尿潴留的发生率约为5%,与治疗前 IPSS 和前列腺体积有关。急性尿潴留患者的处理方法是间歇性导尿。术前常规应用 α 受体阻滞剂可以有效地降低尿路并发症的发生率,同时缓解症状。早期直肠并发症多为大便次数增多及里急后重等直肠刺激症状,呈自限性,对症处理可缓解。

远期并发症。①慢性尿潴留:常见,主要由膀胱颈部及尿道的放射线损伤而导致的瘢痕化有关,约有 10%的患者最终需要行 TURP 来改善排尿,但这会使尿失禁的发生率明显增高。部分患者表现为尿道狭窄,可能与尿道球部的放射线剂量过高有关。这种情况可以通过定期尿道扩张来解决。②尿失禁:发生率为 1%~24%,有 TURP 手术史的患者粒子植入后的尿失禁的发生率达 20%~85%。不严重者保守治疗,严重者行尿道周围注射疗法或尿道悬吊手术。③性功能障碍:近距离放疗后性功能保留要好于外照射,性功能降低在治疗后 3 年和 6 年分别是 64%和30%。性功能障碍的发生和治疗后恢复速度及程度与治疗前性功能、年龄和放射剂量有关。可采用药物治疗,如西地那非等。④直肠并发症:最常见的是直肠溃疡,其次是直肠炎,多在治疗后3 年内出现,发生率与直肠接受的平均照射剂量、最大直肠剂量等有关。直肠前壁 0~0.7 cm² 受照剂量超过 200 Gy,或 0~15.1 cm² 剂量超过 100 Gy,都有可能出现并发症如直肠炎、直肠溃疡,建议不行直肠活检,以免造成前列腺直肠瘘。严重者需手术治疗,大便改道。

(二)晚期前列腺癌治疗

内分泌治疗可以延长前列腺癌 T_3 进展到 T_4 的时间,并且可以延长部分晚期前列腺癌患者的存活时间。观察等待治疗仅限于因治疗伴随的并发症大于延长生命和提高生活质量的情况。

1.内分泌治疗

内分泌治疗内分泌治疗已成为前列腺癌辅助治疗的首选,尤其是进展性、转移性前列腺癌。

前列腺癌内分泌疗法可以通过以下途径发挥疗效:去除雄激素的来源;抑制垂体释放黄体生成激素;抑制类固醇合成;在靶组织内抑制雄激素作用等,从而阻止前列腺癌细胞的恶性生长。内分泌治疗目的是减轻症状,延缓肿瘤进展,属于姑息性治疗。

前列腺癌是进展相对缓慢的恶性肿瘤,因此不主张长期应用内分泌治疗,现在普遍接受间断、联合和逐渐增量的治疗方案。临床一线内分泌治疗方法主要有去势(药物或手术)和氟他胺;二线药物主要有雌激素和孕酮、康士德、酮康唑、糖皮质激素和 5α 还原酶抑制剂等。

(1)内分泌治疗包括手术去势、药物去势、雌激素、对靶细胞雄激素阻断等。

手术去势:Huggins 首先采用手术去势术治疗前列腺癌患者。优势是手术简单,起效快,能使70%～80%的患者暂时取得临床效果,费用低廉;缺点是不可逆性,年轻患者较难以接受。

手术上有两种方法:一是直接切除双侧睾丸;另一种是包膜下睾丸切除术,即在睾丸白膜内刮除所有组织,能够完全去除睾丸来源的雄激素,而且无需安装睾丸假体。手术去势可使睾酮迅速且持续下降至极低水平,仅有肾上腺分泌的少量睾酮。手术去势常与其他治疗联合应用。此方案国内较常采用,国外基本废弃。

药物去势:促黄体生成素释放激素类似物(LHRHa)是一种肽类激素,1998 年后才正式应用于临床。人工合成的 LHRHa 活性比天然 LHRH 强 10～100 倍。LHRHa 与垂体前叶 LHRH 受体的亲和力强,从而抑制 LH 分泌,阻断睾丸合成和分泌睾酮。一般 LHRHa 使用经 3～4 周可使体内雄激素达到手术去势后的水平,因此称为"药物去势"。LHRHa 还可以直接降低睾丸对促性腺激素的敏感性。

临床常用 LHRHa 药物:抑那通(leuprorelin acetate,醋酸亮丙瑞林)3.75 mg,皮下注射,每4 周1 次;诺雷德(goserelin,戈舍瑞林)3.6 mg,皮下注射,每 4 周 1 次;布舍瑞林 0.5 mg,皮下注射,3 次/天,连用 7 d 后改为喷鼻,每次 0.1 mg,每天 3～6 次。

在首次给 LHRHa 后会立即产生一过性的垂体-性腺系统兴奋作用,ACTH 和肾上腺雄激素分泌增加,使血清睾酮水平迅速升高,3～5 d 才开始下降,导致前列腺癌患者疼痛等临床表现加剧。所以在使用 LHRHa 当日应加用 2 周的抗雄激素药物或酮康唑 1～2 天,抵消其对前列腺癌的不利影响。对已有膀胱颈梗阻及有脊椎转移患者,选用 LHRHa 应慎重,可选择手术去势。

雌激素:雌激素通过下丘脑-垂体-性腺轴的负反馈调节抑制垂体 LH,减少睾丸产生睾酮。雌激素还可以抑制雄激素活性,直接抑制睾丸 Leydig 细胞功能,以及对前列腺细胞的直接毒性。雌激素治疗对改善前列腺癌患者的总体存活率并无帮助。

常用的雌激素药物。①己烯雌酚每次 1～2 mg,每天 3 次。己烯雌酚需要连续应用 2 年以上才能达到药物去势的水平。长期使用己烯雌酚最大并发症就是心血管毒性,低剂量肠溶阿司匹林(75～100 mg/d)或许可以减少心血管意外,并增强疗效。己烯雌酚具有阻断癌细胞周期,诱发癌细胞凋亡的作用,尤其对雄激素非依赖性癌细胞更为明显,所以近来开始重新评价己烯雌酚的使用价值。②聚磷酸雌二醇:为长效制剂,每月肌内注射 1 次,每次 80～160 mg,不良反应较少。③炔雌醇(ethinylestradiol):口服,每次0.05～0.5 mg,每天 3～6 次。④三对甲氧苯氯乙烯:口服,每次 12 mg,隔天服 1 次。⑤雌激素联合手术去势术可以缓解前列腺癌晚期的骨痛,并使骨转移灶缩小,初始疗效为 80%。

药物去势的效果与手术去势相比较,患者在总存活率、症状缓解率、客观反应率等方面无差别,只是具有可逆性、心理创伤小等优点。不同 LHRHa 之间的总生存率也无差异。

对靶细胞雄激素阻断。抗雄激素药物的作用机制有两方面:与内源性雄激素竞争靶器官上的 AR,从而抑制 DHT 进入细胞核,阻断雄激素的胞内效应;促孕激素活性,抑制促性腺激素,降低血浆雄激素水平。抗雄激素药物的优点是能保持治疗前的性功能,被推荐为进展性前列腺癌的首选。

类固醇抗雄激素。①醋酸环丙氯地孕酮(环丙中地孕酮):具有孕激素作用,可阻止 DHT 与胞核内受体及抑制垂体 LH 的释放。100 mg/次,每天 2 次,口服。②醋酸氯羟基甲烯孕酮:具有明显的孕激素和抗雄激素作用,能抑制睾丸间质细胞分泌睾酮。每天口服 250 mg,对大多数前列腺癌患者有效。③醋酸甲地孕酮:能抑制垂体促性腺激素的释放。每次口服 4 mg,每月 2 次。疗效不如环丙甲地孕酮。④甲羟孕酮:具有中枢和外周抗雄激素作用。每次口服100 mg,每天 3 次;或肌内注射 150 mg,每周 1 次。⑤醋酸氯地孕酮:每天口服 100 mg,3 个月后服维持量,每天 50 mg。

非类固醇类抗雄激素。①氟他胺:具有抗雄性激素活性,通过竞争性阻断 DHT 与胞核内AR 的结合,抑制雄激素的作用。每天 750 mg,分 3 次饭后服用。长期应用要定期肝功能检查。单独应用 6 个月后可明显缩小前列腺体积,与手术去势术合用可提高疗效。②比卡鲁胺与 AR 的亲和力是氟他胺的 4 倍。口服,每天一次 50 mg,可将剂量增至每天200~300 mg。③尼鲁米特:能与 AR 结合而阻止了雄激素的效应,对受体的作用较持久,也无雄激素作用。每天 300 mg,4 周后改为维持量 150 mg/d。不良反应有视觉障碍、酒精不耐受、呼吸障碍及肝功能异常。④酮康唑:抗真菌药物,小剂量不引起雄激素的变化,大剂量可抑制睾丸和肾上腺内睾酮的合成。每次 200~400 mg,每天 3~4 次,口服。多次用药后可能使睾酮水平明显下降,一般48 h 内达到去势水平,适用于需要快速降低睾酮水平者,不过,对前列腺癌脊柱转移伴脊髓压迫者,将导致下肢瘫痪。

(2)内分泌治疗的不良反应及其处理措施。①胃肠道毒性反应:胃肠道反应发生率康士德为 3%~5%,LHRHa 为 5%,雌激素为 4%~16%。症状随时间延长或减量可以自行消退,严重者则停药。非甾体类抗雄激素的肝毒性较强,尤其是氟他胺,发生率高达 25%。肝毒性反应多出现在治疗早期,因此每月需检查肝功能。肝功能不全者不宜接受抗雄激素药物。②血管舒缩症状:典型表现为颜面部的一阵潮热,向下扩散到颈部和躯体,随后出汗,一般持续<5 min,一天可发作 10 余次。使用 LHRHa 时的发生率达 80%,可持续存在,原因是雄激素缺乏导致下丘脑负反馈机制改变,儿茶酚胺分泌增加刺激下丘脑温度调节中枢引发热度增加的感觉。治疗药物可选用孕激素、雌激素、抗抑郁药、维生素 E 等。甲羟孕酮 400 mg 可使 81%患者的潮热明显改善,48%的患者潮热可完全消失,而 150 mg 时无效。③男性乳房女性化:男性乳房女性化在雌激素治疗时的发生率为 50%~80%,单一抗雄激素治疗时发生率为 50%~70%;非甾体类抗雄激素联合手术或药物去势治疗时发生率较低,约为 13%。该现象与雌二醇增加有关。雌激素受体拮抗剂 tamoxifen 可用于乳房增大、疼痛的治疗。④体重和脂类成分的改变:内分泌治疗可以导致体重的增加,其病因可能为乏力导致的长期坐卧,食欲改变,或血清睾酮水平下降。⑤贫血:内分泌治疗后易引起睾酮和 5-双氢睾酮缺乏,导致促红细胞生成素合成降低,造成正细胞正色素性贫血。其他原因如肿瘤浸润骨髓、化疗和放疗对骨髓的毒性、骨髓铁的再利用障碍等。皮下注射促红细胞生成素后,易于纠正。⑥骨质疏松:去除雄激素是男性骨质疏松的一个重要危险因素,其中 LHRHa 的发生率高,而且常在治疗后 9 个月内出现。内分泌治疗经 5~10 年骨质疏松性骨折的发生率为 5%~20%。目前广泛用于抑制骨吸收的药物是二膦酸盐类,如阿伦膦酸、博宁和唑来膦酸等。唑来膦酸是二膦酸中药效最强的,每 3 周静脉注射 4 mg,可以显著降低骨转移

率。⑦性功能障碍：睾酮水平的下降可同时使患者的性欲下降和勃起功能障碍。西地那非等抗磷酸二酯酶药物可以改善性生活。

（3）最大限度雄激素阻断（MAB）：前列腺癌患者去势后，血清中90％的睾酮可被清除，还有10％的睾酮来自肾上腺，而后者可以在前列腺内代谢为DHT，维持40％的DHT水平。因此，MAB的目的就是同时去除或阻断睾丸来源和肾上腺来源的雄激素，或许能达到更好的临床疗效。目前最大限度雄激素阻断（MAB）仅应用于根治术前的新辅助激素治疗。常用的方法为药物/手术去势联合抗雄激素药物，如氟他胺、醋酸环丙孕酮等。

使用MBA疗法最大的不利之处在于：使前列腺癌的雄激素依赖状态迅速丧失，预后更差；而且长期雄激素抑制导致患者生活治疗下降，不良反应增多和费用昂贵。现在一般采用间歇性MBA（IMBA）疗法。治疗开始时用MAB，达到一定目标时完全停用内分泌治疗，待睾酮升至正常水平或PSA达到10～20 ng/mL后，再开始下1个疗程的MAB疗法。

MBA疗法时易发生雄激素撤除综合征现象。该综合征基于Akakura的试验结果于1993年提出的。MAB治疗时，部分前列腺癌患者出现疾病进展；停止MAB后，40％的患者反而出现症状缓解、生化指标下降等现象。原因是AR突变或前列腺癌不同克隆细胞存在平衡，当大量杀伤激素依赖性细胞时，受其制约的非依赖细胞增殖更快。

（4）间歇内分泌治疗（IHT）：间歇内分泌治疗（IHT）就是前列腺癌患者接受内分泌治疗，当PSA降至正常或最低水平时，停止内分泌治疗；如果出现症状加重或PSA显著升高到一定水平时，则继续内分泌治疗。这种治疗周期不断重复，直到出现激素非依赖性停止治疗，表现为治疗期间PSA水平持续升高。IHT目的是延缓前列腺癌进展至雄激素非依赖状态的时间，延长部分患者无肿瘤进展及总生存期，减少不良反应。IHT也能改善了生活质量，如恢复性欲、性功能，并大大降低治疗费用。

IHT的治疗模式：多采用MAB方法。

IHT的停止治疗标准：PSA水平降低到最低值，国内推荐标准为PSA≤0.2 ng/mL后，持续3～6个月。

间歇治疗后重新开始治疗的标准：报道不一，仍未能达成统一标准，如PSA＞4 ng/mL后、PSA升至10～20 ng/mL时、PSA＞20 ng/mL、PSA升至治疗前水平的1/2。国内推荐当PSA＞4 ng/mL后开始下一轮治疗。

IHT适应证：已无法行根治性手术或放疗的晚期前列腺癌，局限性肿瘤根治切除不完全或切缘阳性，根治术后局部复发或生化复发，局部放疗后生化复发等。Kaneko等认为间歇性激素治疗更适合于分化良好的、局限性或局部复发的前列腺癌患者，而持续性激素治疗适合于中度和分化极差的患者。

IHT作为一种标准治疗方式目前未能确定，还存在一定危险性。10％～20％前列腺癌患者治疗时已经是激素非依赖性，如果接受IHT治疗是危险的；而且在停止IHT时，某些患者的肿瘤会加速发展到激素非依赖性阶段；及在停用和再开始治疗时，除依据PSA外，是否比PSA更准确的指标，如PSMA、外周血循环的前列腺癌细胞等。

（5）内分泌治疗后随访：随访指标主要是PSA水平，同时采用一些主客观指标，如完全有效（CR）、部分有效（PR）、无变化（NC）和进展性疾病（PD）。CR定义为所有症状和可辨认的损伤消失；PR定义为可测量的病损体积缩小＞50％，没有新的病损出现；NC则是没有新病损出现；PD则是可测量病损发展＞25％，或出现新的病损。

内分泌治疗后随访项目。①PSA 检查:根据治疗前 PSA 水平和治疗初期 3~6 个月 PSA 水平下降情况,判断内分泌治疗的敏感性和反应的持续时间。治疗后 3 个月和 6 个月的 PSA 水平越低者,相对于高 PSA 水平者,可能对治疗反应性持续时间更长。对于无症状患者进行规律的 PSA 监控可以更早发现生化复发,如 PSA 水平升高通常早于临床症状数月。不过,PSA 水平并非一个可靠的逃逸标志物,不可以单独作为随访检查有 15%~34%的患者发生临床进展,其 PSA 水平可正常。②肌酐、血红蛋白、肝功能监测:进展肿瘤中监测肌酐是有价值的,因为可以发现有无上尿路梗阻。血红蛋白,肝功能监测可以显示疾病进展和/或内分泌治疗的毒性,后者常导致治疗中断。③骨扫描、超声和胸片:PSA 正常的无症状患者不需要行骨扫描。对内分泌治疗过程中出现 PSA 升高、骨痛等症状者应行骨扫描、B 超和胸部 X 线检查。

随访时机:推荐在内分泌治疗开始后每 3 个月进行随访。对于 M_0 期患者中治疗反应良好者,如症状改善,心理状况良好,治疗依从性佳,PSA 水平小于 4 ng/mL,可每 6 个月随访一次。对于 M_1 期患者中治疗反应良好者,如症状改善,心理状况良好,治疗依从性佳,PSA 水平小于 4 ng/mL,可每 3~6 个月随访一次。疾病进展时,随访间期应缩短。对于激素治疗抵抗的患者,发生疾病进展、按标准治疗无反应,可行个性化随访方案。

2.冷冻治疗

前列腺癌的冷冻治疗(cryo-surgical ablation of the prostate,CSAP)是使用低温进行消融治疗的一种微创技术。1972 年,Reuter 率先报道了经会阴用探针治疗前列腺癌。1996 年 Shinohara 等使用 TRUS 实时监控冷冻过程,不仅可以精确定位,还降低了并发症发生率,促进了该技术在临床上的应用。最新一代前列腺癌冷冻治疗方法是细胞靶向冷冻术,即氩氦刀。

(1)适应证:①局限性前列腺癌,不适合进行外科手术或预期寿命<10 年的低危患者。②已发生转移的前列腺的姑息性局部治疗,以及前列腺癌根治性放疗或手术后的挽救性治疗。

(2)冷冻治疗分类和过程:冷冻治疗常用设备包括双平面的 TRUS、冷冻系统、冷冻探针和尿道加温设备。前列腺癌冷冻术分为经尿道冷冻术、内镜直视下冷冻术和经会阴冷冻术 3 类,其中后两类较适合于前列腺癌治疗。冷冻治疗时,TRUS 先评估前列腺体积及肿瘤大致位置,再放置冷冻探针,一般 6 根探针。为了避免损伤尿道,探针距尿道≥8 mm。前列腺癌的冷冻治疗一般需在连续 2 个冻融周期的处理,使中央部的腺体和血管神经束部位的温度都能降到-40 ℃,以保证治疗肿瘤的效果。患者一般不需要住院。治疗结束后保留导尿管 3 周,避免术后组织阻塞尿道,引起尿潴留。

(3)治疗效果:局限性前列腺癌初始冷冻治疗 7 年无生化复发存活率约为 60%,而挽救性冷冻治疗 2 年的无生化复发存活率仅为 28%~74%。冷冻治疗后生化复发或活检阳性多发生在治疗后 12 个月内。冷冻治疗前、后比较,尖部复发率为 9.5%,精囊为 43.8%,而中叶和底部低,仅为 4.1%和 0。因此,对于局部进展性前列腺癌,冷冻治疗联合内分泌治疗和/或放疗,可以提高肿瘤局部控制率。

冷冻治疗作为根治性放疗后局部复发的挽救性措施,有一定疗效。挽救性冷冻治疗最佳适合患者为治疗前 PSA<10 ng/mL、Gleason 评分<8、临床分期<T_3、无激素治疗史,能够耐受一定程度的麻醉风险。为了杀灭更多的癌细胞,缓解症状,冷冻治疗还是应该重复至少一次。

冷冻治疗后,血清 PSA 降至最低水平一般需 3 个月。因此,治疗后 PSA 复查应从第 3 个月开始,每 6 个月一次,PSA 最低值可达<0.5 ng/mL。治疗 6 个月后前列腺体积才明显缩小,周围纤维化。

（4）冷冻治疗并发症：冷冻治疗特有的并发症包括组织腐肉形成、盆腔和直肠疼痛、尿道直肠瘘和尿道狭窄，其中尿道直肠瘘和尿道皮肤瘘发生率为 13%，膀胱颈梗阻为 2.3%，尿失禁为 6.5%。挽救性冷冻治疗的并发症极高，最显著的勃起功能障碍，发生率达 90%；其次为严重的尿道并发症，尿失禁发生率为 10%。

3.经尿道前列腺电切术（transurethral resection of prostate，TURP）

晚期前列腺癌最常见的临床表现是下尿路梗阻症状。姑息性 TURP 能明显改善前列腺症状评分（IPSS）及尿流率，而且可以反复使用。TURP 适用于年龄超过 70 岁且预计存活期小于 10 年且不适合根治术的前列腺癌晚期患者，同时伴有明显下尿路梗阻症状、反复尿路感染、顽固性严重血尿或尿潴留等。

由于前列腺癌大部分源自外周区，TURP 不可能完全切除前列腺癌组织，因此不需要进行根治性 TURP，只需改善下尿路症状即可。外括约肌受到癌细胞浸润的机会少于内括约肌，只要术中辨认精阜，准确定位，可以避免外括约肌损伤。如果癌组织已侵及精阜及外括约肌时，导致精阜界标不清时，则明确外括约肌位置，简单切除，将后尿道切出一明显通道即可。和 BPH 的 TURP 相比，前列腺癌 TURP 的并发症不会增加，同样是安全的。TURP 也不会引起前列腺癌的扩散。

前列腺癌放疗或内分泌治疗后出现尿潴留也可以进行 TURP。以前认为尿失禁发病率高，因为 TURP 或肿瘤扩散或放疗对外括约肌的损伤。现在认为，放疗 6 个月内最好不手术。

影响 TURP 效果的因素主要有 Gleason 评分>7 和尿潴留史。有上述情况者，虽然不增加 TURP 的手术风险，但术后再次导尿和 TURP 的机会明显增加。

4.高能聚焦超声（high-intensity focused ultrasound，HIFU）

HIFU 是利用压电晶体或声透等超声发生器，体外发射高能超声波，并在体内将超声波能量聚焦在选定的脏器组织区域内。近期文献报道 HIFU 对局限前列腺癌有较好的控制率，多利用年龄较大、预期寿命小于 10 年的局限性前列腺癌。并发症包括尿潴留、尿失禁、勃起功能障碍等。

5.组织内肿瘤射频消融

组织内肿瘤射频消融（radiofrequency interstitial tumor ablation，RITA）是将针状电极直接刺入肿瘤部位，通过射频消融仪控制单元和计算机控制，将大功率射频能量通过消融电极传送到肿瘤组织内，利用肿瘤组织中导电离子和极化分子按射频交变电流的方向作快速变化，使肿瘤组织本身产生摩擦热。当温度达到 60 ℃以上时，肿瘤组织产生不可逆的凝固性坏死，以达到治疗的目的。

到目前为止，仅有小样本的 Ⅰ/Ⅱ 期临床试验探讨了 RITA 治疗前列腺癌的可行性和安全性，初步结果显示对前列腺癌有治疗作用。

（三）复发前列腺癌的治疗

1.根治术后

根治术后前列腺癌复发临床上有 27%～53% 接受了前列腺癌根治术的患者在术后 10 年内发生肿瘤局部复发或远处转移，大多数复发或转移患者需接受进一步治疗。

（1）根治术后生化复发（PSA 复发）：成功的前列腺癌根治术一般 3 周后，血清 PSA 水平应该是不能检测到。根治术后如果出现连续 2 次血清 PSA 水平≥0.2 ng/mL 提示前列腺癌生化复发。PSA 复发可以比临床复发提早 6～8 年出现。

（2）根治术后临床复发的评估方法：根治术后局部复发的可能性在以下几种情况时大于80%：术后3年才发生PSA上升；PSADT≥11个月；Gleason评分≤6；病理分期≤pT$_{3a}$。前列腺癌根治术后广泛转移的可能性在以下几种情况时大于80%：术后1年内发生PSA上升；PSADT为4～6个月；Gleason评分为8～10分；病理分期≥T3b。

DRE：如在前列腺区发现固定、质硬肿块时，应高度怀疑前列腺局部复发。

TRUS和穿刺活检：常规前列腺穿刺活检价值不大，穿刺成功率低，除非局部有明显复发肿块；活检阴性也不表示可以排除局部复发。PSA水平与活检结果有关，PSA＞2.0 ng/mL时的阳性率高达70%。现在认为，前列腺穿刺活检只用于可以接受挽救性治疗的患者。

骨扫描和MRI：只有当PSA＞30 ng/mL、PSA倍增时间小于6个月或PSA速率大于2 y/(ng·mL)时，全身MRI或骨扫描检查才有临床价值。如果患者出现骨痛等临床表现时，可以不考虑PSA是否复发，直接进行骨扫描或MRI。

（3）根治术后复发的治疗：如果肿瘤复发仅发生在局部前列腺窝内，则挽救性放疗是有效的；如果肿瘤已发生了远处转移，则主要采用内分泌治疗。

观察等待治疗：只适合那些低危险性或PSA复发早期的患者。

挽救性放疗：适合于前列腺局部复发而没有远处转移的患者。如果患者高龄或有较严重的全身性疾病，或发生症状性前列腺癌的危险性不大，则没有必要接受挽救性放疗。PSA＜1.5 ng/mL的复发患者挽救性放疗好，前列腺床放疗剂量＞64 Gy。

内分泌治疗：常用方法为间歇性最大限度全雄激素阻断疗法，开始得越早效果越好。

2.放射治疗后

放射治疗后前列腺癌复发放疗后生化复发是指放疗后PSA值降低至最低点后的连续3次PSA升高，复发确切时间是PSA最低值与第一次升高时间之间的中点。临床复发一般在PSA复发后6～18个月出现。

放疗后，PSA最低值是生化治愈的标志，一般认为在3～5年间PSA＜1 ng/mL的患者预后较好。如果PSA没有降至正常范围则说明肿瘤复发或残留，很可能在放疗时已经有隐匿的微转移灶；如果PSA降至最低值后继而上升意味着有局部复发可能；当PSA不断上升则高度提示有转移癌的危险。

（1）放疗后复发的诊断。①DRE：DRE区分肿瘤结节和腺体放疗后相关的纤维化改变非常困难，因此常规不推荐DRE检测放疗失败患者。②TRUS和穿刺活检：TRUS仅对放疗后腺体内可疑区域的引导活检有一定价值。放疗后活检难以评价局部治疗成功与否，宜在整个疗程结束后的12～18个月进行，如果放疗后18个月前有进展性PSA升高则应该马上活检。③骨扫描、CT和MRI：建议用于PSA＞20 ng/mL，或PSA＞10 ng/mL及Gleason评分8～10的放疗失败患者。

（2）放疗后复发的治疗。①等待观察：适合于根治性放疗后PSA复发早期且低危险性、PSA上升缓慢。②挽救性手术：适应于预期寿命≥10年、复发时临床分期≤T$_2$期、活检Gleason评分＜7分、挽救术前PSA＜10 ng/mL的患者。挽救性手术难度大，术后并发症发生率高。术中是否行盆腔淋巴结清扫术，目前意见还不统一，但许多研究者认为应常规进行。③挽救性近距离放疗：对于外照射后的局部复发、低风险的患者，可选用近距离放疗，特别是年长（＞65岁）和有手术禁忌证的患者。挽救性近距离照射后的5年无复发率为50%。④冷冻治疗：对放疗后局部复发、初始临床分期小于T$_2$期或放疗前PSA＜10 ng/mL的患者，比较适合于冷冻治疗。⑤内分泌治疗:放疗后临床局部复发不愿或不能手术者,生化复发者和有远处转移者,均适合内分泌治疗。对出现生化复发不久的患者,若 PSA 倍增时间<12 个月,主张早期进行 IHT 疗法。

(四)难治性前列腺癌治疗

大多数前列腺癌患者起初都对内分泌治疗有效,但经过中位时间 14～30 个月之后,几乎所有患者病变都将逐渐发展为激素非依赖前列腺癌。在激素非依赖发生的早期有些患者对二线内分泌治疗仍有效,称为雄激素非依赖性前列腺癌雄激素非依赖性前列腺癌(AIPC),而对二线内分泌治疗无效或二线内分泌治疗过程中病变继续发展的则称为难治性前列腺癌(HRPC)。

1.难治性前列腺癌定义及疗效评估方法

(1)HRPC 定义:①血清睾酮达去势水平(<50 ng/mL)。②间隔两周连续 3 次 PSA 升高。③抗雄激素撤退治疗 4 周以上。④二线内分泌治疗期间 PSA 进展。⑤骨或软组织转移病变有进展。

(2)疗效评估方法:①PSA 下降≥50％保持 8 周与较好的预后显著相关。②骨或软组织转移病灶是否有改变。③临床症状的改善。

2.二线内分泌治疗

对内分泌治疗抵抗的前列腺癌患者,尽管已是雄激素非依赖性,但非甾体类抗雄激素仍然有效。可轮流应用二线或三线抗雄激素药物。

(1)加用抗雄激素药物:即使是激素难治性前列腺癌,肿瘤组织仍有雄激素敏感的癌细胞。因此,前列腺癌一线抗雄激素治疗失败后,可以在单一去势(手术或药物)治疗的基础上联合抗雄激素药物,60％～80％的患者 PSA 下降>50％,平均有效时间为 4～6 个月。

(2)停用抗雄激素药物:对于采用联合雄激素阻断治疗的患者,推荐停用抗雄激素药物,这样可以减缓雄激素非依赖细胞的增殖,并提高二线抗雄激素药物应用时的疗效。一般停药 4～6 周后,约 1/3 的患者出现"抗雄激素撤除综合征",PSA 下降>50％,平均有效时间为 4 个月。

(3)抗雄激素药物互换:对于初次内分泌治疗后恶化的前列腺癌患者,交替使用抗雄激素药物治疗或许仍有效果。二线药物时氟他胺的反应率为 38.1％,康士德为 44.4％;三线药物时氟他胺反应率为 30.0％,康士德为 28.6％;三线药物治疗对那些二线药物敏感者更有效,并延长患者的生存期。因此,氟他胺和康士德可以在各自耐药时互换,维持疗效。

(4)肾上腺雄激素抑制剂:如酮康唑,氨基地芬诺酯,皮质激素(氢化可的松、泼尼松、地塞米松)。

(5)低剂量雌激素药物:如雌二醇、甲地孕酮等。

3.激素非依赖前列腺癌的骨转移治疗

激素非依赖前列腺癌患者中,骨转移者达 33％～85％,常见部位有脊柱、骨盆、肋骨和长骨等,少见部位为颅骨。骨转移以成骨型为多见,溶骨型及混合型少见。局部性骨痛往往是骨转移的首发症状,早于影像学检查,如果在脊柱部位,可以引起硬膜压迫症状和截瘫。骨转移的治疗目的主要是缓解骨痛、预防和降低骨相关事件(skeletal relatedevents,SRE)的发生,提高生活质量,提高生存率。

前列腺癌骨转移引起骨痛的原因十分复杂,可能为:①被转移癌破坏的骨组织释放前列腺素、缓激肽等,刺激骨髓内的神经末梢。②转移癌浸润并且蔓延至神经支配丰富的骨膜。③肿瘤机械压迫导致骨组织变薄。④转移癌扩散至骨周围的神经组织(如神经根、臂丛、腰骶丛等)。

(1)放射治疗方法如下所述。①体外放射治疗:可改善局部和弥漫性骨痛。因前列腺癌患者发生多处骨转移的机会较高,因此体外放射治疗的范围和剂量越大,不良反应越大。②内照射:临床出现难以控制的骨痛时,使用麻醉药品止痛的效果短暂且易成瘾,而采用放射性核素进行的内照射治疗,方法简便、疗效肯定,联合内分泌治疗效果会更好。目前国内用于治疗骨转移肿瘤的放射性核素主要有钐(^{153}Sm)、铼(^{188}Re)和锶(^{89}Sr)。适应证:前列腺癌广泛性骨转移,尤其是膈肌两侧的骨转移,不适合局部或半身放疗;骨转移患者骨痛剧烈,镇痛药、化疗或内分泌治疗效果不佳者;白细胞(WBC)≥$3.5×10^9$/L,血小板(PLT)≥$80×10^9$/L。禁忌证:骨显像提示转移灶主要为溶骨性冷区,且呈空泡状;严重骨髓、肝、肾功能障碍;1个月内进行过细胞毒素治疗,白细胞呈下降趋势;WBC<$2.0×10^9$/L,血小板<$80×10^9$/L。③放射性核素及其应用。锶^{89}SrCl:^{89}Sr$_2$是第一个用于缓解前列腺癌骨痛的放射性核素。^{89}Sr$_2$释放 β射线,有效杀伤半径为 8 mm。^{89}SrCl 应用后一般在 2~3 周内起效,6 周时效果最明显,持续时间可达 3~6 个月。控制疼痛完全有效率可达 20%,总有效率 85%。^{153}Sm-EDTMP:^{153}Sm 发射 γ射线,可同时用于治疗和体内显像。^{153}Sm 标记的乙二胺四甲基磷酸(EDTMP)在体内非常稳定,静脉注射后易聚集于骨。止痛有效率达 87%,疼痛缓解平均维持 3~4 周。^{188}Re-HEDP:^{188}Re 发射适于治疗的 β射线和 γ射线,软组织中平均穿透距离 3 mm。^{188}Re-HEDP 治疗前列腺癌性骨痛,剂量到 3.3 GBq^{188}Re-HEDP时,如果血小板>$200×10^9$/L,剂量可增加到 4.4 GBq。骨痛缓解率为 60%~92%,有轻度的骨髓毒性。为了提高缓解骨痛的效果,临床上最常与内分泌治疗联合。接受双侧睾丸切除加氟他胺(250 mg,3 次/天)治疗后,配合放射性核素内照射治疗,其骨转移疼痛的缓解率明显高于单纯内分泌治疗,而且3 个月后全身骨显像发现骨转移病灶好转现象。④放射免疫治疗:放射免疫治疗(radioim-munotherapy,RIT)属于肿瘤靶向治疗之一,就是用特异性靶向载体携带放射性核素,在体内肿瘤组织内高浓度聚集,核素发挥电离辐射的生物效应,直接对癌细胞进行近距离内照射,而对周围正常组织损伤极小。放免治疗常用的载体首先是人源化抗体,其次是生物活性肽、靶向性基因和磁性纳米粒;而放射免疫治疗中常用放射性核素主要是^{90}Y、^{177}Lu、^{131}I、$^{186/188}$Re 和^{67}Cu。

J591 是针对 PSMA 的 IgG1 单抗。J591 最佳放射免疫剂量为 25 mg,免疫治疗为 100 mg。Bander 等的一期试验发现,^{177}Lu 标记的 J591 注入 35 例激素难治性前列腺癌患者中,11%患者的 PSA 水平下降,并持续 3~8 个月,46%的患者 PSA 稳定不升高平均达 60 d,而且在所有患者的骨和软组织转移灶上显像。用^{90}Y 标记的 J591 注入 29 例患者中,7%患者 PSA 下降,持续达 8~8.5 个月,21%患者 PSA 未升高。经比较,^{177}Lu-J591 更适合治疗体积小的肿瘤(<5 mm),^{90}Y适合于体积较大的肿瘤(<1 cm)。

(2)唑来膦酸:唑来膦酸是第三代双膦酸盐,具有持续缓解骨痛,降低骨相关事件的发生率,延缓骨并发症发生的时间。是目前治疗和预防激素非依赖前列腺癌骨转移的首选方法。推荐剂量:唑来膦酸 4 mg,静脉 15 min 滴注,每 4 周一次。为了避免药物对肾功能的损害,静脉滴注时间不少于 15 min。研究证明,唑来膦酸 4 mg,15 min 静脉滴注对肾功能无明显影响,与安慰剂比较无显著差异。

(3)镇痛药物治疗:世界卫生组织(WHO)已经制定了疼痛治疗指南,也适用于前列腺癌骨转移患者。镇痛治疗必须符合这一指南,规律服药(以预防疼痛),按阶梯服药:从非阿片类药物至弱阿片类,再至强阿片类药物的逐级上升,还要进行适当的辅助治疗(包括神经抑制剂、放疗、化疗、手术等)。

晚期前列腺癌转移性骨痛十分剧烈,化疗缓解率一般<50%,起效慢,应以放疗、非甾体类抗

炎药物(如 Cox 抑制剂)和皮质激素治疗为主。放射性药物[89]Sr 等的缓解骨痛的效果为 25%～65%,并可以与外照射合用治疗局限型骨痛。对于急性硬膜外脊髓压迫症,首先静脉大剂量皮质激素,如地塞米松 16～100 mg/d;或静脉推注 10 mg 地塞米松,再 4 mg/6h,同时联合放疗。

(董光涛)

第五节 膀 胱 癌

膀胱癌是人类常见恶性肿瘤之一。据美国癌症协会统计,2006 年在美国,膀胱癌在男性是继前列腺癌、肺癌和直肠癌以后排名第四位的恶性肿瘤,占男性恶性肿瘤的 5%～10%;在女性排名第 9 位。在欧洲,意大利北部、西班牙和瑞士日内瓦男性发病率最高,为 30/10 万。我国膀胱癌的发病率也较高,且呈逐年最高趋势,近 15 年平均增长速度为 68.29%。

一、病因

膀胱癌病因还不清楚,比较明确的因素为接触化学致癌物质与内源性色氨酸代谢异常。

(一)化学致癌物质

一些芳香胺类的化学物质,如 β-萘胺、4-氨基联苯、联苯胺和 α-萘胺,经皮肤、呼吸道或消化道吸收后,自尿液中排出其代谢产物如邻羟氨基酚作用于尿路上皮而引起肿瘤,因尿液在膀胱中停留时间最长,故膀胱发病率最高。这些致癌物质多见于染料工业、皮革业、金属加工及有机化学等相关工作,致癌力强度按前述顺序递减,人与该类物质接触后致发生癌的潜伏期为 5～50 年,多在 20 年左右。

(二)内源性色氨酸代谢异常

色氨酸正常的最终代谢产物为烟酸,当有代谢障碍时则出现中间代谢产物积聚,如 3-羟犬尿氨酸原、3-羟邻氨基苯酸及 3-羟-2-氨基-苯乙酮等,这些中间产物均属邻羟氨基酚类物质,已在动物试验中证实诱发小鼠膀胱肿瘤。

(三)其他

近年发现吸烟与膀胱肿瘤有明显关系,吸烟者比不吸者膀胱癌发病率高 4 倍;人工甜味品如糖精等可能有膀胱致癌作用,另外长期服用镇痛药非那西丁,或肾移植患者长期服用环孢素 A 等免疫抑制剂亦能增加发生膀胱肿瘤危险。

患埃及血吸虫病后,由于膀胱壁中血吸虫卵的刺激容易发生膀胱肿瘤。我国血吸虫病由日本血吸虫病所致,不引起这种病变。膀胱黏膜白斑病、腺性膀胱炎、结石、长期尿潴留、某些病毒感染及药物环磷酰胺等也可能诱发膀胱肿瘤。

二、临床表现

(一)血尿

绝大多数膀胱肿瘤患者的首发症状是无痛性血尿,如肿瘤位于三角区或其附近,血尿常为终末出现。如肿瘤出血较多时,亦可出现全程血尿。血尿可间歇性出现,常能自行停止或减轻,容易造成"治愈"或"好转"的错觉。血尿严重者因血块阻塞尿道内口可引起尿潴留。血尿程度与肿瘤大小、数目、恶性程度可不完全一致,非上皮肿瘤血尿情况一般不很明显。

(二)膀胱刺激症状

肿瘤坏死、溃疡、合并炎症及形成感染时,患者可出现尿频、尿急、尿痛等膀胱刺激症状。

(三)其他

当肿瘤浸润达肌层时,可出现疼痛症状,肿瘤较大影响膀胱容量或肿瘤发生在膀胱颈部,或出血严重形成血凝块等影响尿流排出时,可引起排尿困难甚至尿潴留。膀胱肿瘤位于输尿管口附近影响上尿路尿液排空时,可造成患侧肾积水。晚期膀胱肿瘤患者有贫血、水肿、下腹部肿块等症状,盆腔淋巴结转移可引起腰骶部疼痛和下肢水肿。

三、诊断

成年人尤其年龄在 40 岁以上,出现无痛性血尿,特别是全程血尿者,都应想到泌尿系统肿瘤,而首先应考虑膀胱肿瘤的可能。查体时注意膀胱区有无压痛,直肠指诊检查双手合诊注意有无触及膀胱区硬块及活动情况。膀胱肿瘤未侵及肌层时,此项检查常阴性,如能触及肿块,即提示癌肿浸润已深,病变已属晚期。

下列检查有助于筛选或明确诊断。

(一)尿常规

有较长时间镜下血尿,相差显微镜分析提示血尿来源于下尿路者,应该警惕有无膀胱肿瘤的发生。由于膀胱肿瘤导致的血尿可为间歇性,故 1～2 次尿常规正常不能除外膀胱癌。

(二)尿液脱落细胞检查

尿细胞学(UC)检查是膀胱癌的重要检测手段,特别是检出高级别肿瘤[包括原位癌(Cis)]。细胞体积增大、胞核-胞质比例增高、核多形性、核深染和不规则及核仁突起等是高级别膀胱癌的特征性所见。为了防止肿瘤细胞的自溶漏诊及增加阳性率,一般连续检查 3 d 的尿液,留取尿液标本后应及时送检。

尿标本可取自患者自解尿液或膀胱冲洗液,多数资料证明自解尿液的阳性率要比膀胱冲洗液的阳性率低 20%,但前者无创,取材方便;后者有创,但可获取更多的肿瘤细胞,细胞的保存亦较完好。尿细胞学检查对高级别肿瘤的敏感度为 60%～90%,特异度为 90%～100%。对低级别肿瘤敏感度仅为 30%～60%,但特异度仍在 85% 以上。

总的说来,尿细胞学检查的敏感性随膀胱癌细胞分级、临床分期的增高而增高。尿细胞学检查对诊断 Cis 尤为重要,因 Cis 癌细胞黏附力差,易于脱落,膀胱镜检查不易发现。

(三)瘤标检测

虽然有许多文献报道尿液中的瘤标可用于诊断膀胱癌,但目前尚无足够的临床资料证明这些标志物可取代膀胱镜检在膀胱肿瘤诊断中的作用。尽管如此,它们以快速、简便、非侵袭性及较敏感等优点在临床上仍有广阔的应用空间。

1.以尿液中物质为检测对象的肿瘤标志物

(1)膀胱肿瘤抗原:膀胱肿瘤抗原(bladder tumor antigen,BTA)是膀胱肿瘤在生长过程中释放的蛋白水解酶降解基底膜的各种成分形成的胶原片段、糖蛋白和蛋白多糖等释放进入膀胱腔内形成的复合物。

有两种检测 BTA 方法:BTA stat 和 BTA-TRAK,前者为定性试验,后者为定量试验,均检测患者尿中补体因子 H-相关蛋白。由于所定阈值不一,其敏感度和特异度文献报道分别为

$50\%\sim80\%$ 和 $50\%\sim75\%$，随肿瘤级、期的增高而升高。膀胱有炎症和血尿时可出现假阳性。

（2）核基质蛋白：核基质是充盈于细胞核内，除了核膜、染色质和核仁以外的三维网状结构，是细胞内部的结构支架，其主要成分为 RNA 和蛋白质。核基质蛋白（nuclear matriXproteins, NMP）是核基质的主要组成部分，NMP22 属于 NMP 的一种，又称有丝分裂器蛋白，在细胞死亡后被释放，以可溶性复合物或片段的形式存在于人尿液中。采用酶联免疫吸附试验（ELISA）测定其浓度，敏感度为 $60\%\sim70\%$，特异度为 $60\%\sim80\%$。由于 NMP22 由已死亡和濒死尿路上皮细胞释放而来，故在尿路结石、炎症、血尿时可出现假阳性。

（3）存活素：存活素（survivin，SV）也称尿液凋亡抑制蛋白，是一个具有潜在价值的肿瘤标志物。SV 在成人健康组织中不能被检测到，但在许多人类肿瘤中却表达丰富。据报道采用斑点印迹试验检测尿中存活素，敏感度为 $64\%\sim100\%$，特异度为 $78\%\sim93\%$，可用于膀胱癌的辅助诊断。

2.以尿脱落细胞为检测目标的肿瘤标志物

（1）端粒酶：端粒酶是真核细胞染色体末端的一段特殊的 DNA 结构，在细胞分裂时，该区的端粒酶能复制 $40\sim200$ 个碱基对的 DNA 序列，随着每个细胞的分裂，体细胞的端粒进行性缩短，停止分化并衰老，端粒酶失活。许多恶性肿瘤细胞的无限增殖中端粒酶被激活以维持肿瘤细胞不断合成 DNA，其端粒酶活性远高于那些高度增殖的正常细胞的酶活性，正常体细胞内端粒酶无活性可测及。

各级膀胱上皮细胞癌患者尿中均有端粒酶活性表现，故检测端粒酶的 RNA 水平有助于诊断膀胱癌，但端粒酶活性与肿瘤的分期分级无关。本试验特异度较高，但敏感和重复性差，结合细胞学检查，可以提高膀胱肿瘤的诊断准确率。

（2）流式细胞光度术：流式细胞光度术（FCM）是测量细胞 DNA 含量异常的检查膀胱肿瘤细胞学方法。正常尿液内应没有非整倍体干细胞系，超二倍体细胞应少于 10%，非整倍体细胞超过 15% 则可诊断为肿瘤。非整倍体细胞增多与肿瘤恶性度成正比，采用 FCM 方法，能比较早期的诊断膀胱肿瘤。

（3）UroVysion 试验：采用多色荧光原位杂交（fluorescence in situ hybridization，FISH）探针，检测尿脱落细胞染色体异常，又称 FISH 试验。本试验可与尿细胞学检查相结合，除了保持很高的特异度之外，还大大提高了敏感度，用于诊断膀胱癌具有很好的前景，但费用昂贵，目前仅用于少数大的研究单位。

（四）膀胱镜检查

膀胱镜检查对诊断具有决定性意义。膀胱镜检查应包括全程尿道和膀胱，检查膀胱时应边观察边慢慢充盈，对膀胱壁突起要区分真正病变还是黏膜皱褶。应避免过度充盈以免掩盖微小病变，如 Cis。绝大多数病例可通直接看到肿瘤生长的部位、大小、数目，以及与输尿管开口和尿道内口的关系，并可在肿瘤附近及远离之处取材，以了解有无上皮变异或原位癌，对决定治疗方案及预后很重要。取活检时须注意同时从肿瘤根部和顶部取材，分开送病检，因为顶部组织的恶性度一般比根部的高。若未见肿瘤，最后做膀胱反复冲洗，收集冲洗液连同检查前自解尿液送细胞学检查。

1.移行上皮细胞肿瘤

（1）乳头状瘤：乳头状瘤生长于膀胱黏膜上，初期可能仅仅表现为一红色小点，或有轻微隆起。逐渐长大后成为带有长蒂的肿瘤，顶端有数目不等的细长绒毛，像水草一样在膀胱冲洗液中飘动,呈橘黄色外观,可清晰地看到乳头内的血管分布。

（2）乳头状癌:表浅乳头状癌呈深红色或灰色,蒂粗而短,限于固有膜或浅肌层,表面的乳头短而粗,充水时活动性差。浸润性乳头状癌呈团块状或结节状,暗红或褐色,表面无乳头或乳头融合,中间有坏死组织,基底部宽广,不活动,周围黏膜呈充血水肿、增厚等浸润表现(图 9-1)。少数肿瘤表面可有钙盐沉着,是恶性度高的表现。在膀胱镜下分化较好的乳头状癌与乳头状瘤不易鉴别,确诊需靠病理检查。

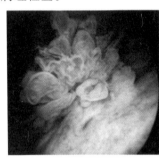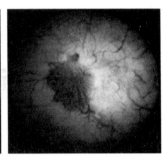

图 9-1　乳头状癌

（3）浸润癌:呈褐色或灰白色,可覆盖有灰绿色脓苔或磷酸盐沉淀,表面有坏死、凹陷、溃疡、周边隆起、边缘不清、周围膀胱壁增厚、僵硬或有卫星灶。

（4）原位癌:表现为局部黏膜发红,与黏膜充血和增生相似。

2.腺癌

腺癌常位于膀胱的顶部,与其起源于脐尿管的残端有关。腺癌一般倾向于向膀胱外生长,故早期较难发现。进展期腺癌穿破膀胱黏膜后,特别是形成溃疡后才可被膀胱镜检发现。癌性溃疡边缘隆起,中心凹陷,周围有肿瘤浸润和炎性水肿,并伴有出血坏死,腺癌含有分泌黏液的细胞,故癌性溃疡底部常有黏液和炎性分泌物覆盖。

3.鳞状细胞癌

鳞状细胞癌可呈现团块状、溃疡型、菜花状或广基乳头状肿块,表面不光滑,可有出血坏死。周围有充血水肿等炎症表现。伴有结石时可见结石区膀胱壁片状隆起或溃疡。

4.非上皮细胞性肿瘤

这些肿瘤在临床上均少见且表现各异。如畸胎瘤可表现为隆起的膀胱内肿块上长有毛发;血管瘤表现为膀胱壁上深红色或紫蓝色的肿块。

（五）超声检查

超声检查能在膀胱适度充盈下清晰显示肿瘤的部位、数目、大小、形态及基底宽窄等情况,能分辨出 0.5 cm 以上的膀胱肿瘤,同时还能检测上尿路是否有积水扩张,是目前诊断膀胱癌最为简便、经济、具较高检出率的一种诊断方法。

超声检查有经腹(TABUS)、经直肠(TRUS)和经尿道(TUUS)三种路径,其中 TABUS 最为简便易行,检查迅速,患者无痛苦,短时间内可多次重复检查,是膀胱癌术前诊断和分期、术后复查的首选方法,但 TRUS 和 TUUS 能更清晰显示膀胱癌部位及浸润程度,可对膀胱癌进行更为准确的分期。

超声诊断术前分期主要根据肿瘤侵入膀胱壁的深度及是否有盆腔转移而定。浸润与肿瘤生长方式或形态及基底部宽窄有一定关系,如乳头状向腔内凸出、蒂细小的肿瘤浸润浅,多属于

T_1 期;广基状肿瘤浸润深,多为 T_3 或 T_4 期。

彩色多普勒超声检查还可显示肿瘤基底部血流信号,但膀胱肿瘤血流征象对术前肿瘤分期、分级帮助不大。

超声检查漏诊、误诊的原因,多与肿瘤大小和发生部位有关,如小的隆起性病灶及直径小于 0.5 cm 的肿瘤,超声难以发现;位于膀胱顶部及前壁的肿瘤易受肠腔气体或腹壁多重反射等伪差干扰而遗漏,位于颈部的肿瘤不易与前列腺增生和前列腺癌相鉴别,故超声诊断多需与膀胱镜、CT 等其他检查相结合。

(六)X 线

尿路平片(KUB 平片)不能用于膀胱肿瘤的诊断,但可以了解有无伴发的泌尿系统结石。静脉肾盂造影(IVU)可以了解有无上尿路同时发生的肿瘤,较大的膀胱肿瘤可见膀胱内的充盈缺损。

(七)CT

CT 检查能清晰地显示 1 cm 以上的膀胱肿瘤,肿块较小时,常为乳头状,密度多均匀,边缘较光整。较大肿块者密度不均,中央可出现液化坏死,边缘多不规则,呈菜花状。CT 薄层扫描能增加肿瘤的检出率。CT 平扫 CT 值为 24.6～46.4 Hu,增强后 CT 值为 33.8～81.5 Hu,呈轻至中度强化,强化无显著特异性。

CT 扫描可分辨出肌层、膀胱周围的浸润,用于膀胱癌的分期诊断。CT 对壁内浸润程度的区分不够满意,即对癌肿早期(T_1～T_{3a})分期的准确性受到一定限制,但当肿瘤突破膀胱向外侵犯时(T_{3b} 期以上),能清晰显示周围脂肪层中的软组织块影,进一步侵犯前列腺及精囊时,可使膀胱精囊角消失,前列腺增大密度不均。输尿管内口受累时可出现输尿管扩张积水。CT 还可清晰显示肿大淋巴结,大于 10 mm 者被视为转移可能,但肿大淋巴结不能区分是转移还是炎症,有时需结合临床分析。采用多层螺旋 CT 容积扫描可进行三维重建从而可以多方位观察膀胱轮廓及肿块情况,对膀胱上下两极多方位观察膀胱轮廓及肿块情况,对膀胱上下两极的病变的分期具有明显的优越性。

CT 对早期局限于膀胱壁内的 <1 cm 的肿块不易显示,易漏诊,需结合膀胱镜检查。另外,CT 平扫有时因尿液充盈不够,也易掩盖病灶的检出,故若临床有血尿病史而平扫未发现问题者,需作增强扫描。在检查前必须让膀胱充盈完全并清洁肠道,若膀胱未完全充盈则很难判断膀胱壁是否有增厚。

CT 仿真膀胱镜可获取与膀胱镜相似的视觉信息,是膀胱镜较好的替代和补充方法。施行 CT 仿真膀胱镜时,一种方法是将尿液引出,用气体充盈膀胱,然后进行扫描,将所获数据进行三维重建。采用 CT 仿真膀胱镜检查准确率为 88%,CT 仿真膀胱镜对 >5 mm 的肿块能准确识别,并可以显示小至 2 mm 的黏膜异常。CT 仿真膀胱镜检查还可经静脉或经膀胱注入造影剂进行对比。

(八)MRI

MRI 诊断原则与 CT 相同。凸入膀胱的肿块和膀胱壁的局限性增厚在 T_1WI 上呈等或略高信号,T_2WI 上呈低于尿液的略高信号,但小肿瘤有时被尿液高信号掩盖显示不满意。

MRI 对肿瘤的分期略优于 CT,判断膀胱肌壁受侵程度较 CT 准确。MRI 虽不能区分 T_1 期和 T_2 期,但可区分 T_2 期与 T_{3a} 期,即可较好显示肌层的受累情况,对膀胱壁外受累及邻近器官受累情况亦优于 CT。若 T_2WI 表现为肿瘤附着处膀胱壁正常低信号带连续性中断,表示肿瘤侵犯深肌层。若膀胱周围脂肪受侵,则 T_1 或 T_2 像上可见脂肪信号区内有低信号区,并可见膀胱壁低信号带已经断裂。但 MRI 显示淋巴结转移情况并不优于 CT。

应用造影剂行 MRI 检查进行检查,可更好区分非肌层浸润性肿瘤与肌层浸润性肿瘤及浸润深度,也可发现正常大小淋巴结有无转移征象。例如,应用铁剂作为增强剂可鉴别淋巴结有无转移:良性增大的淋巴结可吞噬铁剂,在 T_2 加权像上信号强度降低,而淋巴结转移则无此征象。最近有人评价钆增强 MRI 对膀胱癌分期的准确程度,MRI 分期准确率为 62%,32% 出现分期过高,但在区分非肌层浸润性肿瘤与肌层浸润性肿瘤或区分肿瘤局限于膀胱与否方面,MRI 分期准确率则分别提高到 85% 和 82%。

(九)5-氨基乙酰丙酸荧光膀胱镜检查(PDD)

5-氨基乙酰丙酸(5-ALA)荧光膀胱镜检查是通过向膀胱内灌注 5-ALA 产生荧光物质特异性地积聚于肿瘤细胞中,在激光激发下产生强烈的红色荧光,与正常膀胱黏膜的蓝色荧光形成鲜明对比,能够发现普通膀胱镜难以发现的小肿瘤、不典型增生或原位癌,检出率可以增加 20%~25%。损伤、感染、化学或放射性膀胱炎、瘢痕组织等可以导致此项检查出现假阳性结果。

(十)诊断性经尿道电切术

诊断性经尿道电切术(TUR)作为诊断膀胱癌的首选方法,已逐渐被采纳。如果影像学检查发现膀胱内有肿瘤病变,并且没有明显的膀胱肌层浸润征象,可以酌情省略膀胱镜检查,在麻醉下直接行诊断性 TUR。这样可以达到两个目的:一是切除肿瘤;二是对肿瘤标本进行组织学检查以明确病理诊断、肿瘤分级和分期,为进一步治疗及判断预后提供依据。

如果肿瘤较小,可以将肿瘤连带其基底的膀胱壁一起切除送病理检查;如果肿瘤较大,先将肿瘤的表面部分切除,然后切除肿瘤的基底部分,分别送病理检查,基底部分应达到膀胱壁肌层。肿瘤较大时,建议切取肿瘤周边的膀胱黏膜送病理检查,因为该区域有原位癌的可能。为了获得准确的病理结果,建议 TUR 时尽量避免对组织烧灼,以减少对标本组织结构的破坏,也可以使用活检钳对肿瘤基底部及周围黏膜进行活检,这样能够有效地保护标本组织不受损伤。

四、治疗

膀胱癌复发或进展的倾向与分期、分级、肿瘤多发病灶、肿瘤大小和早期复发率有关。肿瘤分期分级高、多发、体积大和术后早期复发的患者,肿瘤复发和浸润进展的可能性大,因此需要根据肿瘤复发或进展的风险制订治疗方案。一般将膀胱肿瘤按肿瘤浸润深度分为非肌层浸润性膀胱癌(Tis,T_a,T_1)和肌层浸润性膀胱癌(T_2 以上),不同肿瘤的生物学行为有较大差异,因此治疗上应该区别对待。

(一)非肌层浸润性膀胱癌的治疗

非肌层浸润性膀胱癌又称之为表浅性膀胱癌,占全部膀胱肿瘤的 75%~85%,其中,T_a 占 70%、T_1 占 20%、Tis 占 10%。虽然 T_a 和 T_1 都属于非肌层浸润性膀胱癌,但两者的生物学特性有显著不同,由于固有层内血管和淋巴管丰富,因此 T_1 容易发生肿瘤扩散。

1.手术治疗

(1)经尿道膀胱肿瘤切除术:经尿道膀胱肿瘤切除术(TURBT)既是非肌层浸润性膀胱癌的重要诊断方法,同时也是主要的治疗手段。经尿道膀胱肿瘤切除术有两个目的:一是切除肉眼可见的全部肿瘤;二是切除组织进行病理分级和分期。TURBT 术应将肿瘤完全切除直至露出正常的膀胱壁肌层。在肿瘤切除后,最好进行基底部组织活检,以便于病理分期和下一步治疗方案的确定。

TURBT 手术应注意以下几个问题。

闭孔神经反射及处理：膀胱肿瘤好发于膀胱侧壁。闭孔神经通过盆腔时与膀胱侧壁相连，支配着骨盆、膀胱、大腿内侧区域，电切时电流刺激闭孔神经，常出现突发性大腿内侧内收肌群收缩的神经反射，是膀胱穿孔的主要原因。一般 TURBT 手术中采用的腰麻或硬膜外麻醉不能防止闭孔神经反射的发生，若将手术区受刺激部位的闭孔神经远端加以阻滞，可以有效阻滞其受到刺激后引起的兴奋传导，减弱或避免闭孔神经反射的发生。

在切除膀胱侧壁肿瘤时，应警惕闭孔反射的发生，膀胱不要充盈过多，采用最小有效的切割电流进行切割。肿瘤较小时，改用电凝摧毁肿瘤。手术时电切环稍伸出电切镜鞘，进行短促电切，以便发生闭孔反射时及时回收电切环。

必要时可行闭孔神经封闭，具体方法如下。①经闭孔法：于患侧耻骨水平支下缘，耻骨结节外侧 2 cm 处进针，针尖斜向患侧盆壁，缓慢进针，待针尖碰到盆壁后回抽无血即可注入局麻药。②耻骨上法（经腹壁法）：在耻骨结节外上方 2～2.5 cm 处、耻骨水平支上缘进针，针尖亦斜向骨盆壁，碰到盆壁回抽无血即可注射局麻药。③膀胱内直接注射法：该方法需有专用的注射针头，或自制一个能在膀胱镜下使用的注射针头。麻醉后置入膀胱镜，经膀胱镜置入膀胱注射针头，在肿瘤附近或在膀胱侧壁刺入针头 0.5～0.8 cm，或碰到骨头感，回抽无血即可注入麻醉药。前两种方法患者取膀胱截石位，患侧小腿轻度外展，导尿排空膀胱。选用采用 7 号 10 cm 注射针头或腰麻针头穿刺，其中耻骨上法因进针方向与闭孔神经行走方向垂直不易准确定位，效果较差，临床上少用；经闭孔法进针方向与神经走行方向一致，阻滞效果相对较好。若有脉冲针麻仪则可刺入针头后接通电流，同侧下肢有抽动，则表明针刺点准确；若无下肢抽动，需重新调整穿刺方向，直至下肢有抽动。麻醉药一般可选用 0.5%～1% 的利多卡因溶液，或 0.5% 罗哌卡因 10 mL。

膀胱肿瘤的再次电切：有些学者认为首次 TURBT 时往往有 9%～49% 的肿瘤分期被低估，而再次电切可以纠正分期错误，亦可发现残存肿瘤，尤其是对于高复发和进展风险的肿瘤，如 T_1 肿瘤。

再次电切与首次电切的理想间隔时限尚未明确。大多数作者认为最好在首次电切后 2～6 周行再次电切，主要是经此间隔时间后，首次电切导致的炎症已消退。但也有少数作者认为不必等待 2 周以上。对于再次电切的手术部位并无一致意见。但大家公认应在首次电切部位进行，而且切除标本中应包含膀胱肌层组织。外观正常的膀胱黏膜不常规活检，仅当存在可疑的病变区域或尿细胞学检查为阳性时需行随机活检。

膀胱肿瘤合并良性前列腺增生症的同期手术：对于膀胱肿瘤合并良性前列腺增生症患者是否能同时开展电切手术，临床医师主要有两个方面的顾忌。一是患者能否耐受手术，这个问题需结合患者的内科情况及膀胱肿瘤大小、前列腺大小等综合考虑，大多数患者能够耐受同期施行手术。另一个更为关注的顾忌为同期手术是否会导致前列腺窝的肿瘤种植。国外曾有人报道同期开放手术导致前列腺手术创面肿瘤种植，前列腺窝的复发占复发的 34.8%，建议分期手术。但多数学者认为同期的 TUR 是安全的，前列腺电切创面表面覆有 1～4 mm 厚的凝固层，无血液循环，肿瘤细胞不易种植。

但同期手术应由腔内操作技术熟练、经验丰富的医师施行。因同期手术风险大，高压下施行 TURP 手术时间不宜过长；切除膀胱肿瘤时谨慎操作，尽量避免膀胱穿孔，过早的膀胱穿孔会影响下一步的手术操作；术中密切观察下腹部变化，以及时放液，避免压力过高导致膀胱内电切创面穿孔;中叶突入膀胱影响操作时,先切除部分中叶腺体,再切除肿瘤,这有利于膀胱肿瘤的彻底切除;TURP结束后应常规再次检查膀胱肿瘤创面及膀胱颈部,警惕肿瘤被遗漏。施行TURBT时采用蒸馏水灌洗,肿瘤切除完成后反复冲洗,吸净组织块,尽可能减少肿瘤种植。

(2)经尿道激光手术:激光手术可以凝固,也可以气化,其疗效及复发率与经尿道手术相近。但术前需进行肿瘤活检以便进行病理诊断。激光手术对于肿瘤分期有困难,一般适合于乳头状低级别尿路上皮癌,以及病史为低级别、低分期的尿路上皮癌。目前临床上常用的激光有钬激光和绿激光等。

钬激光的脉冲时间极短(0.25 ms),组织穿透深度限制在0.5~1.0 mm,热弥散少,对周围组织的热损伤范围小,气化切割效应较好,止血效果明显,使手术操作几乎在无血视野下进行。其切割、气化肿瘤过程中无电流产生,释放热量少,其手术过程中可达到较精确解剖层次,其止血及电凝效果被认为优于电切。切除肿瘤时,应先将肿瘤周围1 cm范围黏膜及基底封闭,以减少术中肿瘤转移机会。

绿激光渗透组织深度仅800 μm,使热能被限制在表浅组织中很小的范围内,组织气化效果确切(组织温度达100 ℃时,其内部会形成小气泡,气泡膨胀使组织基质分裂)。除气化作用,激光束在留下的组织上产生一条很薄的凝固带,深为1~2 mm,可限制热能向深层组织扩散,防止损伤深层组织。绿激光对组织的气化切割、切开、止血同时完成,可达到非常精确的解剖层次。因为绿激光光束是侧向发射的,只要旋转光纤就可以做到使激光从组织上扫过,因此创面或周围无焦灼样外观,创面新鲜,无意外损伤。

(3)光动力学治疗:光动力学治疗(photody-namic therapy,PDT)的机制是光照射后,光敏剂与分子氧反应,生成具有细胞毒性的自由基和活性单态氧,破坏细胞,并引起局部非特异性免疫反应和强烈的炎症反应,从而破坏肿瘤组织。PDT主要适用于肿瘤多次复发,对化疗及免疫治疗无效的难治性膀胱癌及原位癌,或不能耐受手术行姑息治疗者。

最初用于膀胱癌光动力学治疗的光敏剂是HPD,需做皮肤划痕试验,排泄较慢,易发生光毒反应,用药后须避光1个月以上。后来又有了Porphines等光敏剂,这些光敏剂均须经静脉或口服给药,无法克服皮肤光毒反应。新一代光敏剂5-ALA可膀胱局部灌注给药,避免皮肤光敏反应等不良反应的出现。

5-ALA膀胱灌注的肿瘤光动力学治疗方法:将浓度为3%的5-ALA溶液50 mL经尿管注入膀胱,尽量保留较长时间(4 h以上),经尿道置入球形激光散射装置,激光功率设置为3.9 W,以波长为633 nm激光行膀胱内照射20 min左右。照射时一般采取全膀胱照射,以达到根治效果,必要时需辅助以B超来定位。为防止照射不均匀,还可用导光介质来充盈膀胱以使膀胱各区获得较一致的光量达到更好的治疗效果。照射过程中须保持膀胱容量的恒定及避免膀胱出血,否则容量改变及血液吸收激光均对照射量产生影响。在照射时可用激光测量器测量光的强度,总光量应为直射光量的5倍。膀胱照射后通常留置Foley导尿管,使膀胱松弛,有膀胱痉挛者可使用解痉药物。患者术后不需避光。

2.术后辅助治疗

(1)术后膀胱灌注化疗。TURBT术后有10%~67%的患者会在12个月内复发,术后5年内有24%~84%的患者复发,以异位复发为主。复发的主要原因:①原发肿瘤未切净;②术中肿瘤细胞脱落种植;③来源于原已存在的移行上皮增殖或非典型病变;④膀胱上皮继续受到尿内致癌物质的刺激。

非肌层浸润性膀胱癌 TURBT 术后复发有两个高峰期,分别为术后的 $100\sim200\ d$ 和术后的 $600\ d$。术后复发的第一个高峰期同术中肿瘤细胞播散有关,而术后膀胱灌注治疗可以大大降低由于肿瘤细胞播散而引起的复发。尽管在理论上 TURBT 术可以完全切除非肌层浸润的膀胱癌,但在临床治疗中仍有很高的复发概率,而且有些病例会发展为肌层浸润性膀胱癌。单纯 TURBT 术不能解决术后高复发和进展问题,因此建议所有的非肌层浸润性膀胱癌患者术后均进行辅助性膀胱灌注治疗。

TURBT 术后即刻膀胱灌注化疗:TURBT 术后 24 h 内完成化疗药物膀胱腔内灌注。对于低危非肌层浸润性膀胱癌患者可以术后行即刻灌注表柔比星或丝裂霉素等化疗药物,肿瘤复发的概率很低,因此即刻灌注后可以不再继续进行膀胱灌注治疗。但化疗药物对肿瘤细胞的杀伤作用都遵循一级动力学原理,即只能杀死(伤)大部分肿瘤细胞,而不是全部,故对相对高危的膀胱肿瘤患者,仍推荐采用维持膀胱灌注化疗的方案。另外,对于术中有膀胱穿孔,或多发膀胱肿瘤手术创面大的患者,为避免化疗药物吸收带来的不良反应,也不主张行即刻膀胱灌注化疗。

术后早期膀胱灌注化疗及维持膀胱灌注化疗:对于中危和高危的非肌层浸润性膀胱癌,术后 24 h 内即刻膀胱灌注治疗后,建议继续膀胱灌注化疗,每周 1 次,共 $4\sim8$ 周,随后进行膀胱维持灌注化疗,每月 1 次,共 $6\sim12$ 个月。研究显示,非肌层浸润性膀胱癌维持灌注治疗 6 个月以上时不能继续降低肿瘤的复发概率,因此建议术后维持膀胱灌注治疗 6 个月。但也有研究发现表柔比星维持灌注 1 年可以降低膀胱肿瘤的复发概率。灌注期间出现严重的膀胱刺激症状时,应延迟或停止灌注治疗,以免继发膀胱挛缩。

膀胱灌注化疗的药物:20 世纪 60 年代即有膀胱内灌注噻替派可降低非肌层浸润性膀胱癌术后复发率的报道。此后新药不断出现,常用的包括羟喜树碱(HCPT)、表柔比星(EPI)、阿霉素(ADM)、丝裂霉素(MMC)等,均有大量的文献报道。但这些药物临床应用的最佳剂量、灌注的频率、维持治疗的时间目前仍无最佳方案。化学药物灌注能降低肿瘤的复发率,但尚无研究表明其能阻止肿瘤的进展。不同于系统化疗,膀胱内灌注化疗药物的疗效与局部药物浓度成正比而不是与药物剂量,同时还依赖于药物与膀胱壁的接触时间,灌注药物的最佳 pH、局部的浓度也尤为重要。

非肌层浸润性膀胱癌术后膀胱灌注方案的选择应根据具体情况而定。这些用药依据包括药物作用特点、细胞对化疗药物耐药性的特点及膀胱肿瘤的生物学性状等,如 ADM、MMC 等属于细胞周期非特异性(CCNSA)药物,其疗效呈剂量依赖性,因此,要求在患者能够耐受的前提下,药物浓度应足量。而 HCPT、足叶乙苷(VP-16)等属细胞周期特异性药物(CCSA),其疗效呈时机依赖性,单次用药只能杀灭对药物较敏感的生长期细胞,不可能杀死全部肿瘤群细胞,因此,要求多次用药,而单次药物剂量不一定需要达到患者所能耐受的最大剂量,但要注意保证一定的用药时间,最好是与 CCNSA 药物联合应用。

关于化疗次数,多次灌注优于单次灌注。因为,无论是 CCNSA 还是 CCSA,对癌细胞的杀伤都服从于一级动力学原理,即只能按一定比例而不能全部杀死恶性肿瘤细胞。此外,还可能存在药物耐药性问题。单次灌注不可能达到消灭全部残留细胞的目的,虽然机体自身免疫能消除部分化疗后残留肿瘤细胞,但多一份残留细胞毕竟多一分复发的概率。所以,采用联合用药和重复用药,可以消灭不同生长周期的肿瘤细胞,也可逐次杀灭增殖不活跃的肿瘤细胞,提高化疗效果。

膀胱灌注化疗常用药物包括阿霉素、表柔比星、丝裂霉素、吡柔比星、羟喜树碱等。尿液的 pH、化疗药的浓度与膀胱灌注化疗效果有关,并且药物浓度比药量更重要。化疗药物应通过导尿管灌入膀胱,膀胱内保留时间需依据药物说明书可选择 0.5～2 h。灌注前不要大量饮水,避免尿液将药物稀释。表柔比星的常用剂量为 50～80 mg,丝裂霉素为 20～60 mg,吡柔比星为 30 mg,羟喜树碱为 10～20 mg。其他的化疗药物还包括吉西他滨等。膀胱灌注化疗的主要不良反应是化学性膀胱炎,程度与灌注剂量和频率相关,TURBT 术后即刻膀胱灌注更应注意药物的不良反应。多数不良反应在停止灌注后可以自行改善。

化疗药物的耐药性:虽然可供选择的膀胱腔内化疗药物较多,但并非每一患者都对这些药物敏感。那彦群使用肿瘤细胞原代培养技术和 MTT 比色法测定了 24 例膀胱癌组织对灌注化疗药物的敏感性,结果显示不同个体对化疗药物的敏感性存在明显差异,如 ADM、MMC、HCPT 和顺铂对不同个体膀胱癌细胞的抑制率分别为 0～95.1%、0～85.7%、0～99.0% 和 0～56.8%,相同的组织学类型和分化程度的膀胱癌对同一药物的敏感性差别也很大。

肿瘤细胞对化疗药物的耐受性有可能是固有的,亦有可能是在治疗过程中获得的,后者往往为多药耐药性(MDR)。MDR 是指肿瘤细胞接触一种抗肿瘤药物后,不仅对该药产生耐药性,而且对其他结构及作用机制不同的药物也产生交叉耐药性。

因而对不同个体应用同一种药物治疗具有一定的盲目性,为提高膀胱肿瘤的化疗效果,对不同患者应用采取个体化疗方案。有条件的单位可以直接用从患者机体取材的肿瘤细胞做原代培养,这种方法最大优点是肿瘤细胞刚刚离体,生物学性状尚未发生很大变化,能较真实地反映整个肿瘤细胞群体的特性及不同供体的个体差异,在一定程度上能代表体内状态,检测结果能用于指导临床。在选择灌注药物时,选择肿瘤细胞最敏感的药物如同采用细菌学培养加药物敏感实验指导抗生素应用一样。有作者报道用 MTT 法测定膀胱癌对 4 种化疗药物的敏感性,并对据此进行的化疗效果进行随访,结果药敏组的单位时间复发率显著低于使用 MMC 的对照组($P<0.05$)。

肿瘤细胞对不同的化疗药物的耐受机制也是不一样的,可以充分利用这个特点选择合理的化疗药物。如 ADM 属抗生素类抗癌剂,对原位癌效果较好,但反复使用易诱导 P-gp、MRP 等表达,并产生经典的 MDR,许多原发性耐药现象也包括对 ADM 耐药。因此,治疗时要充分考虑耐药性问题,有条件者可通过免疫组织化学方法检测 P-gp 和 MRP 的表达情况,阳性者避免使用 ADM。治疗后复发者不宜再采用该药及经典耐药机制中耐药谱中的药物,如表阿霉素、长春新碱、VP-16 等。而 MMC 为烷化剂,对高分级和有肌层浸润的膀胱癌效果较好。膀胱肿瘤细胞对 MMC 亦可产生耐药性,其耐药机制多与谷胱甘肽 S-转移酶 π 活性增强、DT 黄递酶和 P450 还原酶减少等有关,不同于 P-gp 等介导的经典耐药机制。因此,对 MMC 治疗失败的病例,再次治疗必须更换治疗方案。但在经典的 MDR 现象中,MMC 仍敏感,故用 ADM 等治疗失败的患者亦可考虑选用 MMC 治疗。

由于肿瘤细胞对药物耐药具有不确定性,因此,为提高治疗效果,许多学者提倡采用联合用药行膀胱腔内灌注。联合用药的依据可根据肿瘤细胞增殖周期动力学特点、药物作用机制及常见的耐药谱特点等建立。Sekine(1994)经临床观察,认为序贯采用 MMC 和 ADM 行膀胱腔内灌注是治疗膀胱原位癌的首选方案。对反复化疗失败的患者,可以采用 BCG 治疗。笔者单位采用 MMC 和 HCPT 联合序贯膀胱灌注治疗,也取得了较好的疗效。

(2)术后膀胱灌注免疫治疗。卡介苗(BCG)为膀胱腔内灌注的常用生物制剂,为一种活的生物菌,具有一定的抗原性、致敏性和残余毒性,对表浅、无肌层浸润的膀胱肿瘤和原位癌效果较好。其抗肿瘤的机制仍不十分清楚,目前比较明确的有两点:①BCG 与膀胱黏膜接触后引起膀胱黏膜的炎症反应,从而激发局部的细胞免疫反应,形成有胶原纤维包绕的成纤维细胞、巨噬细胞、淋巴细胞团,干扰肿瘤细胞生长。②BCG对黏膜上皮细胞及肿瘤细胞具有直接细胞毒作用。Michael 等(1991)通过体内外试验研究发现 BCG 黏附于移行上皮肿瘤细胞及体外培养的膀胱癌细胞株 T24、MBT22,并被这些细胞摄入,随后通过细菌增殖使细胞溶解,或生成某些有毒产物对细胞产生毒性作用。

BCG 膀胱灌注适合于高危非肌层浸润性膀胱癌的治疗,可以预防膀胱肿瘤的进展。但 BCG 不能改变低危非肌层浸润性膀胱癌的病程,而且由于 BCG 灌注的不良反应发生率较高,对于低危非肌层浸润膀胱尿路上皮癌不建议行 BCG 灌注治疗。对于中危非肌层浸润膀胱尿路上皮癌而言,其术后肿瘤复发概率为 45%,而进展概率为 1.8%,因此,中危非肌层浸润膀胱尿路上皮癌膀胱灌注的主要目的是防止肿瘤复发,一般建议采用膀胱灌注化疗,某些情况也可以采用 BCG 灌注治疗。

BCG 膀胱灌注的剂量:BCG 治疗一般采用 6 周灌注诱导免疫应答,再加 3 周的灌注强化以维持良好的免疫反应。BCG 灌注用于治疗高危非肌层浸润膀胱尿路上皮癌时,一般采用常规剂量(120～150 mg);BCG 用于预防非肌层浸润膀胱尿路上皮癌复发时,一般采用低剂量(60～75 mg)。研究发现,采用 1/4 剂量(30～40 mg)BCG 灌注治疗中危非肌层浸润膀胱尿路上皮癌时,其疗效与全剂量疗效相同,不良反应却明显降低。不同 BCG 菌株之间的疗效没有差别。BCG 灌注一般在 TURBT 术后 2 周开始。BCG 维持灌注可以使膀胱肿瘤进展概率降低 37%。需维持 BCG 灌注 1～3 年(至少维持灌注 1 年),因此,有文献建议在 3、6、12、18、24、36 个月时重复 BCG 灌注,以保持和强化疗效。

BCG 膀胱灌注的主要不良反应为膀胱刺激症状和全身流感样症状,少见的不良反应包括结核败血症、前列腺炎、附睾炎、肝炎等。因此,TURBT 术后膀胱有开放创面或有肉眼血尿等情况下,不能进行 BCG 膀胱灌注,以免引起严重的不良反应。有免疫缺陷的患者,如先天性或获得性免疫缺陷综合征(AIDS)、器官移植患者或其他免疫力低下的患者,均不宜行 BCG 的治疗,因为不会产生疗效。活动性结核患者也不宜应用 BCG 灌注治疗,以免引起病情恶化。

免疫调节剂:一些免疫调节剂与化疗药物一样可以预防膀胱肿瘤的复发,包括干扰素(IFN)、白细胞介素-2(IL-2)、钥孔戚血蓝素(key-hole limpet hemocyanin,KLH)等。

IFN 是一种糖蛋白,为膀胱内灌注最常采用的生物制剂,能够上调宿主的免疫反应,具有抗病毒、抗增生及免疫调节等作用。膀胱内应用重组 IFN 可以通过增加免疫细胞在膀胱壁内的浸润而增加 NK 细胞和细胞毒性 T 淋巴细胞的细胞毒性作用,即既有增强全身免疫系统的功能,又有增强膀胱内局部免疫的功能。目前国外多采用 IFN-α 进行膀胱内灌注,推荐使用剂量为每次 $10^7 \sim 10^8$ U。膀胱内应用 IFN-α 的毒副作用相对轻微,发生率为 27%,主要是类似流感症状的发热、寒战、疲乏和肌肉疼痛等。

IL-2 是另一种常用的免疫调节剂。通常采用腔内灌注或肿瘤部位注射的方式亦取得了较好的疗效,但是使用的剂量及方案还有待于规范。

(3)复发肿瘤的灌注治疗。膀胱肿瘤复发后,一般建议再次 TURBT 治疗。依照 TURBT 术后分级及分期,按上述方案重新进行膀胱灌注治疗。对频繁复发和多发者,建议行 BCG 灌注治疗。

(4)T_1G_3 膀胱癌的治疗。T_1G_3 膀胱癌通过 BCG 灌注治疗或膀胱灌注化疗,有 50% 可以保留膀胱。建议先行 TURBT 术,对术后病理诊断分级为 G_3 而标本未见肌层组织的病例,建议经 2～6 周再次行 TURBT 术获取肌层组织标本。无肌层浸润者,术后行 BCG 灌注治疗或膀胱灌注化疗药物。对于 2 周期 BCG 灌注治疗或 6 个月膀胱灌注化疗无效或复发的病例,建议行膀胱根治性切除术。

(二)肌层浸润性膀胱癌的治疗

1.根治性膀胱切除术

根治性膀胱切除术同时行盆腔淋巴结清扫术,是肌层浸润性膀胱癌的标准治疗,可以提高浸润性膀胱癌患者生存率,避免局部复发和远处转移。该手术需要根据肿瘤的病理类型、分期、分级、肿瘤发生部位、有无累及邻近器官等情况,结合患者的全身状况进行选择。文献报道浸润性膀胱癌患者盆腔淋巴结转移的可能性为 $30\% \sim 40\%$,淋巴结清扫范围应根据肿瘤范围、病理类型、浸润深度和患者情况决定。

(1)根治性膀胱切除术的指征:根治性膀胱切除术的基本手术指征为 $T_2 \sim T_{4a}$,$N_{0 \sim x}$,M_0 浸润性膀胱癌,其他指征还包括高危非肌层浸润性膀胱癌 T_1G_3 肿瘤,BCG 治疗无效的 Tis,反复复发的非肌层浸润性膀胱癌,保守治疗无法控制的广泛乳头状病变等,以及保留膀胱手术后非手术治疗无效或肿瘤复发者和膀胱非尿路上皮癌。

(2)根治性膀胱切除术的手术方法及范围:根治性膀胱切除术的手术范围包括膀胱及周围脂肪组织、输尿管远端,并行盆腔淋巴结清扫术;男性应包括前列腺、精囊,女性应包括子宫、附件和阴道前壁。如果肿瘤累及男性前列腺部尿道或女性膀胱颈部,则需考虑施行全尿道切除。对于性功能正常的年龄较轻男性患者,术中对周围神经血管的保护可以使半数以上患者的性功能不受影响,但术后需严密随访肿瘤复发情况及 PSA 变化情况。

手术过程中的淋巴结清扫为预后判断提供重要的信息。目前主要有局部淋巴结清扫、常规淋巴结清扫和扩大淋巴结清扫三种。局部淋巴结清扫仅切除闭孔内淋巴结及脂肪组织;扩大淋巴结清扫的范围包括主动脉分叉和髂总血管(近端)、股生殖神经(外侧)、旋髂静脉和 Cloquet 淋巴结(远端)、髂内血管(后侧),包括闭孔、两侧坐骨前、骶骨前淋巴结,清扫范围向上达到肠系膜下动脉水平;常规淋巴结清扫的范围达髂总血管分叉水平,其余与扩大清扫范围相同。有学者认为扩大淋巴结清扫对患者有益,可以提高术后的 5 年生存率,但该方法仍存在争议。阳性淋巴结占术中切除淋巴结的比例(淋巴结密度)可能是淋巴结阳性高危患者的重要预后指标之一。

目前根治性膀胱切除术的方式可以分为开放手术和腹腔镜手术两种。与开放手术相比,腹腔镜手术具有失血量少、术后疼痛较轻、恢复较快的特点,但手术时间并不明显优于开放性手术,而且腹腔镜手术对术者的操作技巧要求较高。近米机器人辅助的腹腔镜根治性膀胱切除术可以使手术更精确和迅速,并减少出血量。

(3)根治性膀胱切除术的生存率:随着手术技术和随访方式的改进,浸润性膀胱癌患者的生存率有了较大的提高。根治性膀胱切除术围术期的病死率为 $1.8\% \sim 2.5\%$,主要死亡原因有心血管并发症、败血症、肺栓塞、肝功能衰竭和大出血等。患者的总体 5 年生存率为 $54.5\% \sim 68\%$,10 年生存率为 66%。若淋巴结阴性,T_2 期的 5 年和 10 年生存率分别为 89% 和 78%,T_{3a} 期为 87% 和 76%,T_{3b} 期为 62% 和 61%,T_4 期为 50% 和 45%。而淋巴结阳性患者的 5 年和 10 年生存率只有 35% 和 34%。

2.保留膀胱的手术

对于身体条件不能耐受根治性膀胱切除术,或不愿接受根治性膀胱切除术的浸润性膀胱癌患者,可以考虑行保留膀胱的手术。施行保留膀胱手术的患者需经过细致选择,对肿瘤性质、浸润深度进行评估,正确选择保留膀胱的手术方式,并辅以术后放射治疗和化学治疗且术后需进行密切随访。

浸润性膀胱癌保留膀胱的手术方式有两种:经尿道膀胱肿瘤切除术(TURBT)和膀胱部分切除术。对于多数保留膀胱的浸润性膀胱癌患者,可通过经尿道途径切除肿瘤。但对于部分患者应考虑行膀胱部分切除术:肿瘤位于膀胱憩室内、输尿管开口周围或肿瘤位于经尿道手术操作盲区的患者,有严重尿道狭窄和无法承受截石位的患者。近年来有学者认为对于 T_2 期患者,初次 TURBT 术后 4～6 周间再次行 TURBT 并结合化疗与放疗有助于保全膀胱。

浸润性膀胱癌患者施行保留膀胱手术的 5 年生存率为 58.5%～69%,T_2 期的 3 年生存率为 61.2%,T_3 期的 3 年生存率为 49.1%。

3.尿流改道术

浸润性膀胱肿瘤患者行膀胱全切术后常需行永久性尿流改道术。目前尿流改道术尚无标准治疗方案,有多种尿流改道的手术方法在临床上应用,包括不可控尿流改道、可控尿流改道、膀胱重建等。手术方式的选择需要根据患者的具体情况,如年龄、伴发病、预期寿命、盆腔手术及放疗史等,并结合患者的要求及术者经验认真选择。保护肾功能、提高患者生活质量是治疗的最终目标。神经衰弱、精神病、预期寿命短、肝或肾功能受损的患者对于有复杂操作的尿流改道术属于禁忌证。

(1)不可控尿流改道:采取最直接的路径,将尿液引流至体外。常用的方法为回肠膀胱术(Bricker operation),手术方式简单、安全、有效,主要缺点是需腹壁造口、终身佩戴集尿袋。经过长期随访,患者出现肾功能损害约为 27%,造瘘口并发症发生率约为 24%,输尿管回肠吻合口并发症发生率约为 14%,病死率约为 1%。伴有短肠综合征、小肠炎性疾病、回肠受到广泛射线照射的患者不适于此术式。对预期寿命短、有远处转移、姑息性膀胱全切、肠道疾病无法利用肠管进行尿流改道或全身状态不能耐受其他手术者可采取输尿管皮肤造口术。

(2)可控尿流改道如下。可控贮尿囊:该术式繁多,但主要由相互关系密切的三部分组成。首先利用末段回肠及盲升结肠等,切开重组成大容量、低压力、顺应性及调节性强的贮尿囊;将输尿管与贮尿囊行抗逆流的吻合,形成输入道,这是防止上行性输尿管肾积水,上尿路感染及保护肾功能的重要步骤;最后是利用末端回肠或阑尾形成有足够长度和阻力的抗失禁输出道。除了需建成单向活瓣结构外,保持贮尿囊内低压是防止逆流的重要因素。在多种术式中值得推荐的是使用缩窄的末段回肠作输出道的回结肠贮尿囊,使用原位阑尾作输出道的回结肠贮尿囊及去带盲升结肠贮尿囊。

可控贮尿囊适用于:①预期寿命较长、能耐受复杂手术;②双侧肾脏功能良好可保证电解质平衡及废物排泄;③无上尿路感染;④肠道未发现病变;⑤能自行导尿。此术式适于男女患者,能自行插管导尿,不需佩戴腹壁集尿器,因此患者有较高的生活质量。

随访发现该术式早、晚期并发症发生率分别为 12% 和 37%。晚期并发症主要有输尿管狭窄或梗阻、尿失禁、导尿困难和尿路结石,代谢并发症也比较常见。正确的病例选择、术前指导及选用合适的肠段和早期治疗,可以减少大多数患者的这些并发症。主要缺点是需要腹壁造口。

利用肛门控制尿液术式:利用肛门括约肌控制尿液的术式包括尿粪合流术,如输尿管乙状结肠吻合术、结肠直肠吻合术,由于这种术式易出现逆行感染、高氯性酸中毒、肾功能受损和恶变等并发症,现已很少用;尿粪分流术,比较常用的方法为直肠膀胱、结肠腹壁造口术,该方法简单,能建立一个相对低压、可控的直肠储尿囊,现在仍为许多医院所采用。采用肛门括约肌控制尿液的术式患者肛门括约肌功能必须良好。

(3)膀胱重建或原位新膀胱:原位新膀胱术由于患者术后生活质量高,近10年内已被很多的治疗中心作为尿流改道的首选术式。此术式主要优点是不需要腹壁造口,患者可以通过腹压或间歇清洁导尿排空尿液。缺点是夜间尿失禁和需要间歇性的自我导尿。早、晚期并发症发生率分别为20%~30%和30%,主要由输尿管与肠道或新膀胱与尿道吻合口引起。另一缺点是尿道肿瘤复发,为4%~5%,如膀胱内存在多发原位癌或侵犯前列腺尿道则复发率高达35%,因此术前男性患者须常规行前列腺尿道组织活检,女性行膀胱颈活检,或者术中行冷冻切片检查,术后应定期行尿道镜检和尿脱落法细胞学检查。

原位新膀胱主要包括回肠原位新膀胱术、回结肠原位新膀胱术、去带回盲升结肠原位新膀胱术。一些学者认为回肠收缩性少、顺应性高,可达到好的控尿率,黏膜萎缩使尿液成分重吸收减少,手术操作不甚复杂,比利用其他肠道行原位新膀胱术更为优越。乙状结肠原位新膀胱易形成憩室和有癌变的危险,因此不适合作为长期的尿流改道,在其他改道术失败时可选用。胃原位新膀胱仅见个案报道和小样本病例报道,远期疗效需要进一步观察,一般主张在肠道严重缺损、骨盆接受过放疗或其他疾病无法利用肠道时可选用。

原位新膀胱的先决条件是完整无损的尿道和外括约肌功能良好,术中尿道切缘阴性。一般来说,任何形式的可控性尿流改道,都要求患者有正常的肾功能。因为肾功能差的患者在无论使用小肠或结肠行可控性尿流改道术后均会出现严重的代谢紊乱。而回肠膀胱术,则是在患者肾功能较差的情况下唯一可以考虑的尿流改道手术。前列腺尿道有侵犯、膀胱多发原位癌、骨盆淋巴结转移、高剂量术前放疗、复杂的尿道狭窄及不能忍受长期尿失禁的患者为原位新膀胱术的禁忌证。

(白洋洋)

第十章

男性性功能障碍

第一节 阴茎勃起功能障碍

一、病因

阴茎勃起功能障碍(ED)的原因很多,但总的可归纳为两类:一类为精神心理因素引发的ED;另一类为器质性原因导致的ED。过去一直认为有80%～90%的ED为精神心理障碍,但近年来随着科学的不断发展,研究也更加深入,发现器质性病变呈上升趋势,现在认为,ED的发生绝大部分兼有器质性病变和心理障碍两个方面的原因,美国有一项统计认为,兼有精神心理因素和器质性因素的ED患者约占ED总人数的78%。

精神心理因素是导致ED发生的重要原因,总的说来,心理因素对于ED的发生起着促进和维持的作用,即使由器质性因素始发的ED,在疾病进展过程中也会由于心理负担进一步加重ED。常见的可以导致ED的心理因素有夫妻间日常关系不和谐、社会和家庭环境的影响、不良的性经历、不适当或不充分的性刺激、焦虑和抑郁等。

器质性因素见于生殖器官发育不全,如小阴茎、双阴茎、先天性阴茎弯曲、尿道上裂或下裂、阴茎阴囊转位等。手术或外伤如前列腺切除、直肠癌根治、腹主动脉瘤切除、脊椎骨折、截瘫、骨盆骨折、阴茎或尿道损伤等都可能损伤神经或阴茎海绵体。内分泌疾病中特别是糖尿病导致的ED较其他人高2～5倍,其发病机制主要是由于代谢异常所致的神经和血管病变。还有原发性性腺功能不全,甲状腺、肾上腺、垂体功能异常,神经系统疾病,血管疾病,全身性疾病,吸烟、酗酒等不良嗜好。另外,许多药物都可导致ED。常见影响性功能的药物有抗高血压类酚苄明、甲基多巴、利舍平、普萘洛尔、可乐定、酚妥拉明等;心脏病类药有地高辛、冠心平等;利尿类药有螺内酯、呋塞米等;抗精神病、镇静剂类药有地西泮、阿米替林、氢氯噻嗪等;抗雄激素类药有雌激素、孕酮、促性腺释放激素、酮康唑等;另外还有巴比妥、苯妥英钠、西咪替丁、吲哚美辛、抗组胺药等。

二、分类

根据不同的标准可以将ED分为不同的类别,如根据有无器质性病变分为心理性ED、器质性 ED 和混合性 ED。根据 ED 发生的病因又可以分为心理性 ED、动脉性 ED、静脉性 ED、内分泌性 ED、神经性 ED 等不同类型,其中动脉性 ED 和静脉性 ED 又可统称为血管性 ED。虽然 ED 的病因不外乎以上五类,但由于某些情况下发生的 ED 具有特殊重要的地位,有的学者将其分为独立的一类,如糖尿病性 ED、老年性 ED、医源性 ED 等;根据 ED 发生的时间可以分为原发性 ED(从来不能勃起)和继发性 ED(有过勃起经历,但现在不能勃起或不能维持充分勃起);根据勃起的程度分为完全性 ED(在任何情况下都不能勃起或不能维持充分勃起)和情境性 ED(只是在某些场合下不能勃起或不能维持充分勃起)。

三、诊断

(一)病史

采集病史时要表现对患者极为关注、热情、耐心细致,以争取患者的信任。详细了解发病原因、病程经过、严重程度,以及既往史、其他病史、服药情况等。应特别了解其配偶的基本情况、感情变化、生育史等。必要时还应了解患者的思想心理变化及其他特殊生活史。

(二)体格检查

应全面了解患者的营养状况、发育及健康情况,重要脏器有无疾病等。重点检查性腺和第二性征的发育情况,阴茎有无畸形及炎症,睾丸的大小、质地,阴囊的发育状况等。另外,还应检查会阴部肌肉的神经反射及神经感觉、周围血管功能等。

(三)实验室检查

除血、尿常规,肝、肾功能及血糖等基本检查外,对可疑者还应检查甲状腺功能或糖耐量试验。性欲异常的患者测定性激素水平更为重要,因为在垂体-性腺轴上任何环节发生改变,最终均反映到性腺,使睾酮水平发生改变。若测定睾酮水平低下,而 FSH、LH 明显升高,多提示为原发性性腺功能低下,可见睾丸缺如或萎缩。如果睾酮水平低下,FSH、LH 不升高,多为下丘脑、垂体疾病所致的继发性性腺功能低下,睾丸可正常大小或稍偏小,但与脑垂体疾病的时间长短有关。必要时还可做染色体检查。

(四)特殊检查

1.夜间阴茎勃起试验

正常男性睡眠中,阴茎发生勃起 3～6 次,每次持续 20～40 min,同时伴有眼球快速运动。但随年龄增加,总的勃起时间逐渐减少,而且睡眠的质量直接影响其结果。通过监测阴茎的这种夜间变化,可排除心理因素干扰,较客观地分析 ED 的发病原因。常用方法有以下几种。

(1)邮票试验:是将四张联孔邮票环绕阴茎根部重叠粘贴,第二天清晨检查邮票联孔处有无撕裂,有撕裂者提示夜间阴茎曾发生勃起,多属心理性 ED。

(2)断裂式测试带:试验是将蓝、红、透明三条表示不同拉力强度的塑料带环绕阴茎根部,次晨检查断裂带情况。此法虽优于邮票试验,但仍不能反映阴茎勃起的次数和持续时间。

(3)NEVA 夜间阴茎勃起测定系统:NEVA 系统是一种生物电测定系统,它可连续测定阴茎勃起次数、持续时间、长度、周径及血容量的变化。使用时将 NEVA 系统的三个电极分别置于阴茎根部、冠状沟和髂部。次日用专门的软件系统分析监测到的数据,通过阴茎勃起时阴茎前后两端(阴茎根部和冠状沟)电极间电阻的变化推算阴茎容积的变化,若阴茎容积变化大于 201%,持续时间 15 min 以上即可判断为一次完全的勃起。

(4)Rigiscan 硬度扫描仪测定:Rigiscan 硬度扫描仪是一种能连续记录阴茎周径(每 15 s

1次)和硬度(每 3 min 1 次,当周径增加超过 10 mm 时增至每 30 s 1 次)的装置。使用方法为临睡前将两个测量环分别置于阴茎根部和冠状沟处,并将记录装置固定在大腿上,次日用特殊的软件进行综合分析,并可将测试结果打印出来。正常情况下夜间勃起频率为 3~6 次,每次勃起持续时间 10~15 min,硬度超过 70%,膨胀大于 3 cm。

2.阴茎血流检查

化学假体试验是将罂粟碱、酚妥拉明、前列腺素 E_1 等血管活性药物直接注入阴茎海绵体内,诱发阴茎勃起,从诱发勃起的时间、硬度、勃起角度、持续时间来观察判断阴茎的血液供应和静脉回流情况。此方法现已被广泛应用于 ED 的诊断。罂粟碱 30~60 mg,酚妥拉明 0.5~1 mg,前列腺素 E_1 20~40 μg,可单独使用亦可合用,从一侧海绵体注入,5 min 后发生勃起。站立位时,阴茎与下肢的勃起角度>90°,并能持续 30 min 以上,其硬度从一侧或阴茎头部加压,阴茎不发生弯曲。收缩会阴部肌肉,可加强阴茎硬度和加大勃起角度。据此可区分精神心理性或器质性ED。若注药后勃起时间延长,勃起角度<60°,提示动脉灌注不足。若注药后发生勃起,但不能持续 30 min,勃起角度<60°,多提示可能有静脉瘘存在。同时,在海绵体内注射血管活性药物诱发阴茎勃起后还可行彩色多普勒超声检查,测定动脉最大收缩期流速、血流加速度、动脉舒张末期流速、阻力指数、静脉血流速度以评价阴茎动脉供血和静脉回流情况。

3.阴茎肱动脉血压指数

测定应用多普勒 8~10 MHz 超声听诊器,分别测肱动脉收缩压和阴茎背动脉收缩压。阴茎背动脉收缩压与肱动脉收缩压比值为阴茎肱动脉血压指数,>0.75 为正常,若<0.6 为供血不足,如果介于 0.6~0.75 可能为供血不足。此数据是在静止状态下测量的,而当进行性生活时,还有臀部、股部及腰腿部的肌肉活动参与,可使血流从阴部血管被窃流,阴茎血流下降。故性交前后测阴茎肱动脉血压指数下降 0.15 以上才是异常的。

4.阴茎海绵体造影

阴茎海绵体造影适用于化学假体试验中阴茎能正常勃起,但维持勃起时间短,怀疑有阴茎静脉瘘者。方法为先行阴茎注入化学假体药物,诱发勃起后,迅速用 30% 泛影葡胺 30~60 mL 注入,并立即摄阴茎正、斜位 X 线片。若发现阴茎背浅及背深静脉、前列腺静脉丛、阴部内静脉或阴茎脚周围静脉、尿道海绵体等显影,可诊断为静脉瘘性 ED。此检查法如果阴茎不能充分勃起时,其造影结果误差较大。

5.选择性阴茎动脉造影

除非怀疑为动脉供血不足所致的 ED,一般不考虑选用,因为血管造影为创伤性检查方法,操作及诊断均要有一定的技巧和熟练程度,另外还可有出血、感染、动脉内膜剥脱等并发症。

6.阴茎海绵体测压

经典的阴茎海绵体测压是在灌注阴茎海绵体的同时测定其海绵体内压以判断阴茎血管功能的一种方法。最近发展了一种新的无创性动态阴茎海绵体测压系统,即 VISER 诊断系统,该方法是将阴茎袖带充水后置于阴茎体部,经管道直接与压力感受器相连,通过袖带直接反映阴茎海绵体压力。

(五)神经系统检查

各种神经系统疾病,均会导致神经性 ED 的发生,其发病率为器质性 ED 的 10%~15%。但目前采用的检查手段,仅能对感觉神经和运动神经进行监测。常用检查方法有以下几种。

1.球海绵体肌反射潜伏时间测定

在阴茎头部进行刺激,测定神经冲动传入骶髓中枢,再传至球海绵体肌和其他会阴部肌肉而引起收缩的时间。正常值为 27～42 ms,平均为 35.5 ms。

2.躯体感觉诱发电位测定

躯体感觉诱发电位测定是检查阴茎感觉神经传导冲动至大脑中枢神经系统的速度。阴茎置刺激电极,第 1 腰椎、颅骨分别置记录电极。出现第 1 反应波,为感觉神经传导速度,平均为 12.4 ms。第 2 反应波,为感觉神经从刺激至大脑中枢的传导速度,平均为 40.9 ms。两波之间为中枢间传导速度,平均为 28.5 ms。若感觉神经病变,出现第 1 反应波时间延长;运动神经病变,则发生球海绵体肌反射潜伏时间延长;若骶髓中枢损伤,可见第 1、2 反应波出现时间均延长;骶髓中枢以上的脊髓损伤,则可见出现第 1 波时间正常,而出现第 2 反应波时间延长。由于 ED 病情错综复杂,诊断时还应参考其他检查综合考虑。

自主神经亦支配阴茎勃起和排尿功能,但无直接检查方法,仅通过膀胱测压,膀胱容量、尿流率、残余尿测量等检查来间接了解和评价其功能。

通过以上的各种检查方法,对诊断男性的 ED 提供了较充足的依据。但准确地判断心理性 ED 或器质性 ED 仍较为困难,有时还需耐心细致地了解病史。有些检查同诊断相矛盾难以把握时,还应重复进行,必要时定期随诊,观察病情的变化,力求避免发生诊断错误。

四、治疗

ED 的正确诊断是治疗的先导,尽管精神心理性 ED 和器质性 ED 有着本质的不同,但应特别注意的是它们又都有着严重的精神心理障碍因素,所以 ED 本身引起的痛苦远没有精神心理上的痛苦更为严重。故治疗中均应首先采用精神心理分析和行为治疗,再依据各种病因进行物理、药物及手术等综合性治疗。

(一)精神心理治疗

详细询问了解患者的发病原因及病变过程,进行综合性精神心理分析,去除精神心理压力,加强性知识、性保健的学习。夫妇间加强感情交流,积极创造各种环境和轻松愉快的气氛,不断改进激发性反应的艺术性。鼓励患者多采用性幻想,不断加强精神刺激。

(二)行为治疗

治疗原理是源于"获得论"学说,即性兴奋反应是一种自然的生理反应,而引起性功能障碍的精神抑制是后天获得的,所以通过学习和训练可使其消除。采用夫妇双方共同参与,利用正常的性感受、性反应去调节改造精神心理抑制和性功能障碍,使其性功能得到恢复。

性感集中训练是美国的 Master 和 Johnson 于 60 年代末首创的,以后又有不少学者在其基础上结合各自的具体情况进行了改良和发展。大致方法如下。

1.非性敏感区的爱抚

无性交活动,训练 1 周。以提高身体的感受力,消除紧张心理,唤醒自然和谐的性反应能力。

2.性敏感区的爱抚

仍无性交活动,训练 1 周。继续消除恐惧紧张的心理压力,逐步建立能正常勃起的信心。并促进两性间的亲密感、轻松感和幸福感。

3.勃起功能控制

通过以上训练后,阴茎恢复了正常勃起,但要继续训练控制勃起的能力和延长勃起时间。常采用的训练方法有斗篷操练、悬巾操练、Squeeze 或 Seman 手法配合,仍无性交活动,训练1周。

4.正常性交延长勃起时间和控制射精训练

在性器官训练获得良好性反应后,进行正式性交。可采用女上位姿势,开始时要慢,注意力集中于性幻想和生殖器官的感觉上,逐渐增加摩擦力。当迫近射精预感时,立即停止活动刺激,待射精预感消退后再进行摩擦活动。亦可在迫近射精预感时,抽出阴茎,采用 Squeezes 手法,待预感消失后,再进行性交。如此 2~3 次训练后,自然射精。训练1周时间。

通过大约 4 周的性感集中训练,能使大多数患者解除抑郁、恐惧、紧张的精神心理压力,使夫妇双方都能达到完全放松、和谐满意的性生活。据有关报道,在选择性的病例中,治疗改善率达60%~80%;在非选择性的病例中,治疗改善率达 30%~55%。另外,严重的精神障碍、同性恋、性腺功能低下、病程长久者治疗效果欠佳。

(三)药物治疗

随着人类对 ED 研究的深入,新的治疗药物不断出现,目前 ED 的药物治疗有口服药物、局部用药、海绵体内注射和性激素治疗。

1.口服药物治疗

口服药物治疗是 ED 的第一线治疗方法。根据作用部位,分中枢性和周围性两大类。作用于阴茎勃起的中枢性药物有 α_2 受体阻滞剂育亨宾、多巴胺能药物(阿扑吗啡、溴隐亭)、5-羟色胺受体拮抗剂(曲唑酮、莫西赛利)、阿片拮抗剂纳曲酮等。作用于外周使阴茎平滑肌松弛的药物有西地那非、他达那非和伐地那非、酚妥拉明、己酮可可碱、L-精氨酸等。

2.局部外用药物治疗

外用药物是通过阴茎皮肤或尿道黏膜吸收,松弛阴茎动脉和海绵体平滑肌,增加阴茎动脉及海绵窦血流量,使阴茎勃起。局部外用药物治疗与口服药物治疗 ED 是当前最主要的无创治疗方法。

(1)经阴茎皮肤途径:用于阴茎皮肤的 ED 外用药物有硝酸甘油贴片或乳剂、米诺地尔或罂粟碱及酚妥拉明油膏、氨茶碱、二硝酸异山梨醇、米诺地尔乳剂和前列腺素 E_1 乳剂。经阴茎皮肤途径外用药物治疗 ED 虽然应用方便,但疗效不确切。有些药物全身反应重或经女方阴道吸收后引起不良反应,能否有效地用于临床尚待确定。

(2)经尿道黏膜途径:经尿道途径治疗 ED 的外用药物有美国 VIVUS 公司的前列地尔。比法尔是经尿道途径治疗 ED 的新型乳膏,由美国 NEXTMEDI 公司开发的产品。比法尔应用皮肤透过技术,增强药物吸收度,起效快,疗效可靠,无严重不良反应。

3.阴茎海绵体血管活性药物注射治疗

此方法适用于各种原因导致的 ED,可在医院治疗,亦可让患者在医师指导下自我注射。海绵体内注射药物治疗曾经是 ED 治疗具有里程碑意义的治疗方法,随着治疗 ED 药物的广泛应用,这一方法已成为口服药物治疗无效或有并发症时的第二线治疗方法。常用注射药物有罂粟碱、酚妥拉明、前列腺素 E_1 等,可单独使用,也可以联合应用。一般先从小剂量开始,特别是对心理性和神经性 ED 患者。

4.性激素治疗

性激素治疗主要用于真正的激素水平低下者,而且疗效较显著。继发性性腺功能低下者,多为下丘脑或垂体病变所致。采用人绒毛膜促性腺激素 1 000~2 000 U,每周 2 次,肌内注射 8 周为 1 个疗程。必要时可重复 2~3 个疗程。亦可采用促性腺激素释放激素治疗,多用体内埋植生物泵方式,定期以脉冲式释放 LHRH,促使睾丸生精上皮的发育和睾酮的合成,提高性欲,恢复性功能。也可用 LHRH,100~200 μg,每天肌内注射 1 次,共 4~6 周。

原发性性腺功能低下者采用睾酮补充或替代治疗,可促发第二性征的发育,改善性欲和性功能。甲基睾酮 10~30 mg 口服,每天 2~3 次,用 4~6 周。丙酸睾酮 25~50 mg,肌内注射,每天或隔天 1 次,用 2~4 周。也可用长效制剂庚酸睾酮 250 mg,每 2~4 周肌内注射 1 次。其不良反应有高钙血症、不育、水钠潴留、变态反应、肝功能不良等。近年又有新药十一酸睾酮(安特尔)问世,它被口服后经肠道吸收,通过淋巴系统而进入血液循环,可避开肝脏的分解作用。起始量 40mg,每天 3~4 次,连服 2 周后改用维持量 40 mg,每天 1~3 次,具体视患者病情变化或对药物的反应情况酌情增减。

(四)负压吸引助勃装置

将特制玻璃罩套在阴茎上,通过抽吸使罩内形成负压,当负压达到 −23.3~−50.7 kPa(−175~−380 mmHg)时,阴茎可充血胀大,产生被动勃起,保持足够硬度。若要性交,在阴茎根部放置一弹力圈,限制阴茎的静脉回流,去除负压装置,即可性交。弹力圈应在 30 min 内解除,以免长时间压迫造成阴茎缺血。偶有皮下瘀斑产生,多能自行消退。还可有射精后精液不能立即排出体外,淤积在近端尿道而引起不适感。该装置治疗还可以与海绵体化学假体注射联合应用,适用于各种精神心理性或器质性 ED 患者。但对白血病或使用抗凝治疗者,不宜使用。

(五)中医治疗

中医治疗男性 ED 是祖国传统医药的一大特长,经过数千年来的临床实践,不仅提供了合理的论述,也积累了丰富的治疗经验并提供了各种方剂。可根据不同的病因病机而确定不同的治疗原则:滋阴降火,改善全身状况;清热化湿,解除外界干扰;温补肾元,调整内分泌;疏肝理气,改善局部血运。同时,男性 ED 看似"局部病变",实与人体脏腑经络气血的盛衰有密切关系,治疗时必须从整体出发,因人而异,知常达变,切忌用药偏废。另外,除了中医药外,中医治疗还包括针灸治疗、按摩治疗、中草药药物外治和食疗等。

(六)血管性 ED 的手术治疗

血管性 ED 分动脉性和静脉性 ED 两种,若上述保守治疗效果不佳,多需借助手术方法治疗。

动脉性 ED 的手术治疗适用于经各种检查证实是因阴茎动脉狭窄或梗阻者,并且无神经病变、糖尿病、高血脂、动脉粥样硬化和凝血机制障碍等病史,手术方式的选择依据血管情况而定。通常有腹壁下动脉与阴茎背动脉吻合术、腹壁下动脉与阴茎海绵体吻合术、阴茎背动脉与海绵体直接吻合术、大隐静脉搭桥股动脉与阴茎背动脉或阴茎海绵体吻合术等多种术式。术后成功率差异甚大。术后并发症常见阴茎肿胀、出血、动脉栓塞、阴茎异常勃起、海绵体纤维化等。

重度静脉性 ED 需进行阴茎静脉结扎手术。手术多采用阴茎背深静脉结扎术或切除术、阴茎脚海绵体静脉结扎术或折叠术、阴茎海绵体与尿道海绵体分离术,另外还有静脉栓塞和白膜血管缝扎术等方法。术后随访可能有交通支发生而影响远期疗效,其并发症有阴茎肿胀、出血等,偶见阴茎异常勃起。

(七)阴茎支撑体置入术

阴茎支撑体置入术是受某些哺乳动物阴茎中存在阴茎骨的启发逐步发展而来。已由过去的单体支撑物发展至现在的可伸展支撑体、可充胀性支撑体及液压性可屈式支撑体等。其手术适应证限于任何治疗无效的器质性 ED 患者;严重顽固的精神心理性 ED;夫妇双方强烈要求做支撑体手术者等。正确选择支撑体是减少术后并发症的关键,发现选材不当不应勉强,要及时更换,否则支撑体过短使阴茎头不能上抬,影响性交;支撑体过长使阴茎背侧弓状抬高,发生疼痛、溃疡、糜烂,甚至穿入尿道。机械性故障有支撑体断裂、充胀泵不能启动,导致扭曲、贮水囊漏水等。

(段建军)

第二节　阴茎异常勃起

正常成年男性在性生活或持续性刺激下,阴茎勃起维持数分钟甚至 1 h 以上。若在非上述状态下,阴茎持续勃起超过 4 h,称为阴茎异常勃起。阴茎异常勃起临床上较为少见。

一、病因及分类

(一)动脉性阴茎异常勃起

(1)海绵体动脉撕裂,血液直接汇入海绵窦。

(2)阴茎海绵体内注射血管活性药物引起长时间的动脉平均平滑肌舒张,海绵窦内血流量持续增加。超过一定时间可转化成静脉阻滞性异常勃起。

(3)外科手术:治疗动脉性 ED 的一些术式,如动脉-海绵体直接吻合术,动脉血可经异常通道直接进入海绵窦。

(二)静脉阻塞性阴茎异常勃起

较动脉性阴茎异常勃起常见,后果也较为严重。

1.血管外小静脉阻塞

一些因素可引起海绵体平滑肌持续性舒张,致使血管外小静脉持续性阻塞。

(1)药物:一些药物可影响神经平滑肌诱导阴茎异常勃起,主要有全身应用的抗精神病药、镇静药、抗高血压药、中枢兴奋药及海绵体内注射治疗 ED 的血管活性药物。

(2)神经性:中枢神经性疾病(如癫痫、脑动脉瘤破裂等),椎间盘突出症,损伤性截瘫,四肢瘫等可使阴茎神经受到过度或持续性刺激,导致阴茎异常勃起。

(3)其他:阴茎损伤引起的组织水肿,血肿可压迫白膜下小静脉。

2.血管内小静脉阻滞

血管内小静脉阻滞主要为引起血液黏滞度增高的因素引起。

(1)血液学异常:镰状细胞血红蛋白病的异常红细胞在血管中可成串排列,引起静脉内血栓形成,血液外流受阻,使阴茎呈持续勃起状态。白血病患者的血细胞可渗透至海绵体,细胞碎片可能引起静脉回流受阻导致异常勃起。其他常见的疾病有多发性骨髓瘤、原发性血小板增多症等。

(2)肠外高营养:长期静脉输入浓度大于 10% 的脂肪乳剂可能产生阴茎异常勃起。

(3)其他:原发或继发肿瘤,如转移性前列腺癌、原发性尿道癌及损伤性微循环栓塞等能使阴茎血流外流受阻,导致阴茎异常勃起。

(三)特发性阴茎异常勃起

约 60% 的阴茎异常勃起原因不明,病史显示多数起病与过度刺激有关,刺激性药物可促进此病的发生。

二、诊断

病史是诊断的重要步骤。通过病史有助于找出原因,以便在外科治疗的同时积极对因治疗。还应重点了解既往有无反复发作及发作、消退时的环境和勃起持续时间等。

实验室检查和特殊检查应针对相对病因进行。海绵体动脉血流多普勒超声检查和海绵体内血气分析可帮助判断异常勃起的类型,病情的严重程度和预后,具有重要的意义:①动脉性阴茎异常勃起海绵体内抽出的血液为鲜红色,表现为高流率,几乎正常的氧饱和度、二氧化碳含量。阴部内动脉造影可明确诊断。②静脉阻滞性阴茎异常勃起海绵体抽出的血液为暗红色或紫黑色,表现为低流率,低氧、高二氧化碳和酸中毒。阴茎海绵体造影缺乏静脉回流影像,由于海绵体内淤血、凝血块形成,海绵体内可出现充盈缺损。

三、治疗

(一)保守治疗

(1)阴茎海绵体内抽血、灌洗:对伴有心脑血管疾病的患者是一种最安全的治疗方法。1% 的利多卡因阴茎根部阻滞,14 号针头穿刺海绵体,抽吸出足量淤积于海绵窦内血液,以降低海绵体内压,改善动脉供血状态。然后将生理盐水 20～30 mL 注入海绵体内,再抽出。如此反复进行,直至抽出液颜色变红,海绵体疲软。

(2)阴茎海绵体内应用 α 肾上腺素类药物:治疗效果取决于已经勃起持续的时间和药物应用史。具体方法:首先抽吸 20～30 mL 海绵体积血,将 10～20 μg 肾上腺素或 100～200 μg 去氧肾上腺素用生理盐水稀释成 1 mL 注入海绵体,每 5 min 重复 1 次,直至阴茎疲软。同时监测血压、脉搏变化。

(二)介入治疗

疑为损伤性动脉出血引起的动脉性阴茎勃起异常,可在阴部内动脉造影的同时行出血动脉栓塞治疗。

(三)手术治疗

若保守治疗无效超过 48 h,应行手术治疗。通过外科手术将海绵窦内的积血引流出来,提高海绵体动脉-海绵窦间的压力梯度,恢复正常的海绵体动脉血供。

1.阴茎海绵体阴茎头分流术

将尖手术刀自阴茎头向海绵体近端尖部插入海绵体,形成阴茎头和海绵体的分流。

2.阴茎海绵体尿道海绵体分流术

阴茎根部侧切口,同时暴露阴茎海绵体和尿道海绵体,再切开阴茎海绵体和尿道海绵体白膜,将两侧海绵体做侧-侧吻合。术中需留置导尿管,标记尿道,防止术中尿道损伤。

3.大隐静脉分流术

经卵圆窝向下作股部斜切口,游离大隐静脉,同侧阴茎背外侧作一纵向切口,显露阴茎海绵体白膜。在游离的大隐静脉远侧切断,远端结扎,近端经皮下隧道在精索前与显露的海绵体接近。将海绵体与大隐静脉吻合。

对于积极的保守治疗无效的患者应及早行手术治疗。一旦海绵体内血栓形成,并发海绵体纤维化、勃起功能障碍的比率明显升高。若手术治疗无效,阴茎假体植入是一种可供选择的治疗手段。

（段建军）

第三节　不　射　精

不射精是指阴茎勃起坚硬,性交持续时间很长,但达不到情欲高潮和性快感,不能随意射精。不射精症与逆行射精有区别,后者虽也无精液和精子从尿道外口射出,但却有情欲高潮和射精感觉。这是一种比较少见的性功能障碍。由于性交时不能射精,所以没有性交快感,且妨碍配偶孕育,是男子不育的重要原因之一。

射精是一种十分复杂的反射过程,是中枢神经、外周神经、交感和副交感神经、性腺内分泌和生殖器官等多系统的协调性行动。在这一复杂的生理过程中,末梢兴奋与中枢兴奋是两个重要环节,如果某一环节兴奋不够,就不足以引起射精。

一、病因

不射精的病因有器质性疾病引起和功能性不射精两大类。

(一)不射精症的器质性病因

有先天性性腺发育异常或生殖器解剖异常,有手术或损伤引起的神经传导障碍,还有药物因素等。

1.先天性发育异常

如先天性睾丸发育不全引起雄激素缺乏,不足以发动性兴奋。又如先天性精囊、前列腺缺如,则没有精囊和前列腺的分泌物,可造成不射精。先天性射精管异常亦会造成不射精。

2.神经系统病变

如糖尿病性周围神经病变,多发性硬化症等神经病变,均可阻断射精反射。

3.手术和外伤引起神经损伤

如腰交感神经节切除术、主髂动脉手术、前列腺切除术或直肠癌根治术、腹膜后淋巴结清扫术等引起神经损伤,阻断了射精反射而不射精,脊髓损伤、骨盆骨折及尿道损伤均会引起不射精。

4.药物影响

许多药物如抗精神病药(氯丙嗪)、抗抑郁药(阿米替林)、抗高血压(胍乙啶)、镇静药(巴比妥类)、抗雄激素等均可引起射精抑制。另外,慢性酒精中毒、尼古丁中毒和吸毒等也可引起射精抑制而不射精。

(二)功能性不射精

这类临床上常见的,大多为精神因素引起的功能性不射精症。功能性不射精症又分为原发性不射精和继发性不射精两种。

1.原发性不射精

原发性不射精是指在清醒状态下从未有过射精,其病因有以下几种:①性知识缺乏。性交的方式、姿势和动作需要学习并通过实践才能获得足够的性经验,达到一定的性高潮和性满足。不少患者是由于缺乏性知识,阴茎头接受刺激不够而达不到射精反射所需的性兴奋阈值,才引起不射精。②性畏惧。性交时紧张,如第一次婚前性生活害怕妊娠,害怕被人发觉,或性交时突然被惊吓,而使阴茎瞬间痿软不能射精,引起精神抑郁,而不能射精。有的因害怕生育长期克制自己不射精,久而久之而产生不射精症。③性生活不协调。夫妻关系紧张,对配偶有猜疑或不信任,或有特殊的社会心理创伤挫伤了男子的性冲动,高级射精中枢受抑制而不射精。④性刺激不足。有的患者手淫能排精,而性交不能射精,这是由于性交的刺激强度不如手淫时刺激强度大。不少患者从小养成一种强刺激排精的习惯,久而久之形成了条件反射。

2.继发性不射精

继发性不射精是指原先有过射精史,后因某种原因发生了不射精。

二、诊断与鉴别诊断

(一)诊断标准

不射精的诊断主要依靠患者的阐述,当符合以下条件即可确认为不射精:①在正常性刺激下不能射精。②性交时无性高潮及射精动作。③功能性不射精有遗精,器质性不射精无遗精。

对不射精患者,医师详细询问病史外,还要进行有关检查,这对不射精的诊断很有必要。医师应仔细检查阴茎发育状况,睾丸的大小、硬度,附睾、输精管的情况,并做直肠指检了解前列腺及精囊的大小、质地和有无触痛等。为排除泌尿生殖系统疾病、内分泌病症、精神病、神经系统及手术等原因引起的不射精,应进行相应检查,如前列腺液、尿液的常规检查或细菌培养,以排除前列腺及生殖系统炎症。对原发性不射精者,还应检查双侧睾丸、附睾、输精管及精囊,进行排泄性尿路造影和输精管、精囊造影,甚至 CT 或螺旋 CT 检查,明确是否有先天性畸形存在。

诊断时应注意鉴别逆行射精与精液生成障碍。注意询问在性交时是否出现射精快感与性高潮。性交后检查尿液,如尿中查到精子应考虑为逆行射精。如尿中未查到精子或者尿中果糖定性为阴性。应考虑为内分泌功能紊乱,先天性射精管闭锁及后天性的炎症与狭窄导致的射精管梗阻.

(二)鉴别诊断

应与逆行射精、不排精症、无精子症、阴茎异常勃起症,以及射精障碍中的射精迟缓、射精无力、射精不完全等相鉴别。

1.逆行射精

有性高潮,有射精动作,无精液排出,但尿液检查可见精子和果糖。

2.不排精症

性交时间正常,有性高潮,有射精动作,但无精液排出,也无梦遗。

3.无精子症

性活动过程完全正常,有精液排出,但精液中无精子。

4.阴茎异常勃起症

阴茎异常勃起症指阴茎勃起时间持续>4 h、数天或更长,性交时能射精,但射精后阴茎仍不疲软,多伴有阴茎疼痛,多为血管病变所致。

5.射精迟缓

性交时间明显延长(不包括人为控制),但最终均能达到性高潮而出现射精。其病变也多由脊髓射精中枢兴奋性减弱、功能衰竭而致,但长时间强刺激后,尚能诱发其兴奋而出现射精,其病变较不射精为轻。

6.射精无力

射精时精液似流出而非射出,缺乏欣快感,此症多发生于精囊腺炎。前列腺炎、尿道炎、疲劳及其他慢性疾病。射精无力是射精时精囊腺、前列腺、尿道处未能积储较高的压力或射精时肌肉收缩无力所致。

7.射精不完全

每次性交射精时,进入后尿道的精液未能完全排出,而致射精不完全,其病变多与精神心理因素有关,故多为功能性。

三、治疗

器质性疾病引起的不射精,应明确病因,对症治疗。如高位射精中枢异常可应用左旋多巴,激活脑内多巴系统,抑制脑内 5-羟色胺系统来提高高级射精中枢的兴奋性。还可应用三羟苯丙酮激活交感系统,促进射精活动。功能性不射精症应采用综合性治疗措施。

(一)性知识教育

不少功能性不射精患者是由于缺乏性知识。因此,在诊治过程中应向患者的夫妇双方同时传授性器官的解剖、生理知识和性反应知识。告诉患者功能性不射精是由于性兴奋达不到射精反射的阈值所致,性交时必须注意思想集中,感情融洽,配合得当,并注意性交的姿势、方法,加强性刺激,加强阴茎与阴道的摩擦。

(二)心理治疗

患者由于婚后从未射精,也未生育,因此,其精神压力大,缺乏性交的兴趣,性交时思想压力也大,妻子应改变那种敌视和不信任的表情,女方不要提出射精的要求,使男方消除焦虑,全身心地互相配合提高性兴奋,使男方建立正常的性反应。

(三)药物治疗

麻黄碱对射精有促进作用。麻黄碱是肾上腺素能受体的兴奋剂,可使交感神经节后纤维释放儿茶酚胺,能增强输精管平滑肌的收缩。但对高血压、冠心病及甲状腺功能亢进者忌用。

用药方法:于睡前口服麻黄碱 50 mg,对部分患者有一定效果。

(四)震动刺激射精

通过震动刺激阴茎头和包皮系带诱发射精,多数心理性不射精患者可治愈。不良反应是一过性血压增高,无须处理。

(五)电刺激射精

电刺激器由直肠探头、金属探头和温度传感器组成。用电刺激前列腺、精囊和闭孔神经等收集精液,目的是采集精液进行人工授精。刺激时要逐渐增加强度,注意观测直肠温度、血压和射精情况。电刺激前后需用肛门镜检查直肠。

(段建军)

第四节 逆 行 射 精

　　逆行射精是指阴茎能正常勃起,性交时有性高潮和射精感觉,但精液未从尿道外口排出体外,而是从后尿道逆向射入膀胱的一种病症,该病又称逆射精或后向性射精。正常情况下,性交射精过程中膀胱颈部内括约肌处于痉挛收缩状态,外括约肌松弛,输精管和膀胱之间形成压力差,迫使精液从压力较低的尿道外口射出。如果膀胱颈没有完全关闭,精液从射精管排入前列腺部尿道时就会全部或大部分自后尿道逆向流入膀胱,而不从尿道口射出,但患者仍有射精感及性高潮。导致膀胱颈部括约肌功能失常的原因多是神经损伤、膀胱括约肌局部的损伤、内分泌疾病(如糖尿病)及一些药物的影响。

　　逆行射精从临床症状上看与不射精十分相近,即性生活时无精液自阴茎排出。作为一个有经验的医师,在问诊时应注意询问患者在性交中是否有射精感,是否有性高潮的体验,就能初步判断患者是不射精还是逆行射精。

一、病因

(一)动力学因素

1.神经损伤

　　双侧腰部交感神经切除术后、腹主动脉瘤切除术后、直肠癌做腹会阴联合切除术后及腹膜后广泛性淋巴结清扫术后,都可阻断膀胱颈部的交感神经供应造成逆行射精。一般来说,局限性的交感神经切断并不一定会导致不射精,只有中等或较大的交感神经切除才能造成逆行射精。后尿道、膀胱颈手术多会造成逆行射精,主要也是由膀胱颈的神经操作损伤所致。常见的手术有尿道内腔镜手术、开放性膀胱颈手术、膀胱颈 Y-V 成形术、耻骨后手术、耻骨后膀胱和尿道手术等。据统计,耻骨后手术造成逆行射精占 64.5%,经尿道手术占 59.5%,耻骨上经膀胱前列腺切除占71%。对 200 例行切开膀胱颈手术进行调查,射精量减者占 10%,其中完全丧失射精功能者占5%。目前,最常见的是膀胱颈及前列腺的手术,行经尿道前列腺电切术后,有约 75% 的患者发生逆向射精,而行膀胱颈切开术者发生率为 30%,因而对行前列腺及膀胱颈手术者应向其介绍此并发症。

2.先天性因素

　　先天性宽膀胱颈、膀胱颈挛缩、隐性脊柱裂及膀胱憩室均会引起膀胱颈口神经支配异常,导致关闭功能失常,产生逆行射精。先天性膀胱颈增宽,在儿童时期可能就有轻度的压力性尿失禁,未引起足够的重视,青春期后即可发生典型的逆行射精。尽管大多数患者通过膀胱造影与内镜可以确诊,但仍有部分患者检查时不能证实有膀胱颈功能异常。尿道测压显示从膀胱颈部开始压力下降。

3.糖尿病

　　据统计,在糖尿病患者中,发生逆行射精者占 1%～2%。究其原因,糖尿病可使周围神经末梢脱髓鞘样改变,当这些改变发生于交感神经时,尿道内、外括约肌功能发生共济失调;当累及膀胱颈神经时,膀胱内括约肌不能有效地关闭,性高潮时尿道壁压力增高,导致膀胱颈部压力相对较尿道远端低,于是精液逆向进入膀胱。

4.药物影响

α受体阻滞药,如利血平、胍乙啶、盐酸硫利达嗪及苯甲胍等药物具有阻滞 a-肾上腺素能受体的作用,使射精生理反射中生殖道部位的协调性遭到破坏,导致逆行射精。

(二)梗阻性因素

先天性后尿道瓣膜、后尿道狭窄,尿道撕裂、骨盆骨折等导致后尿道外伤性狭窄,使黏稠度较高的精液难以通过,阴茎勃起时狭窄显得更为严重;或膀胱颈部附近手术损伤膀胱内括约肌,以及各种原因导致长期持续用力排尿,引起内括约肌无张力或扩张,射精时膀胱颈部不能关闭。以上均可使精液排出阻力绝对或相对增大,最终导致精液逆流进入膀胱。

二、发病机制

尿道内口的内纵、外环两层平滑肌由膀胱的内纵和外纵两层平滑肌延伸交错而成,起着内括约肌的作用。该处有丰富的 α受体,受交感神经所支配。正常的射精包括泄精、尿道内口关闭和射精 3 个步骤。当人体在适当的刺激下诱发性兴奋,通过阴茎背神经、阴部内神经传至骶髓,沿脊髓上传至高级射精中枢,大脑射精中枢被激活达到一定程度后,释放冲动经脊髓前侧索至腰交感神经节和腹下神经、盆神经丛,末梢终止在附睾、精囊、输精管平滑肌的 α受体,引起前列腺、附睾和输精管的节律性收缩将精液排入后尿道,形成泄精。同时,作用于膀胱颈及前列腺 α受体使膀胱颈收缩关闭,使精液只能向尿道口方向推进而不能向后逆行进膀胱。因此,任何使尿道内括约肌和尿道外括约肌松弛,协调功能发生障碍的病因,都可使精液逆流入膀胱,而不是从尿道外口排出,形成逆行射精。主要原因是由于膀胱颈的正常解剖完整性受到破坏,阻断了下泌尿道的交感神经传导,造成膀胱颈部和尿道外括约肌功能失调,射精时不能紧密关闭之故。逆行射精发生的基本因素有二:一是膀胱颈麻痹无力(动力因素);二是尿道膜部有异常的阻力(梗阻因素)。临床分为医源性和非医源性两种。医源性的是由于在医疗某些疾病时,造成膀胱颈部神经支配的损伤,或者造成膀胱颈部及后尿道部位肌肉的功能失调,如施行某些手术,常见有经尿道前列腺切除术、根治性前列腺切除术、双侧性腰交感神经切除术、直肠癌做腹会阴联合切除术、腹膜后广泛性淋巴结清扫术、腹主动脉瘤切除术等。另外某些药物,如胍乙啶、利血平、硫利达嗪、溴苄胺、苯甲胍等,也难免会引起逆行射精。非医源性的包括有先天性的疾病,如尿道瓣膜、膀胱颈部挛缩、膀胱憩室、脊柱裂等;也包括出生后患的疾病,如膀胱颈部或后尿道部位炎性增生与肿胀、尿道狭窄、膀胱结石、尿道结石、脊髓损伤、糖尿病等。

三、诊断依据

患者表现为阴茎正常勃起,性交或手淫时有高潮和射精动作与快感,但无精液从尿道外口流出,性交后第一次尿液检查可见尿液浑浊,有大量精子和果糖,据此可诊断逆行射精。

(一)病史

大多数患者有泌尿生殖器病史、糖尿病史、会阴部及尿道外伤史、泌尿生殖器及下腹部、盆腔其他部位手术史及服用 α受体阻滞药史。

(二)临床表现

在性交或手淫过程中能体会到性高潮且有强烈的射精感,但未见有精液自尿道射出,性交后在尿中可见絮状精液,这类人群很多是因为婚后多年不育而就诊。

（三）实验室检查

（1）性交后的新鲜尿液离心沉淀后涂薄片镜检可查到大量的精子，也可测到一定量的果糖。

（2）膀胱造影检查：可以观察膀胱收缩时膀胱颈部的功能。排尿时用手捏住尿道口，阻滞造影剂流出，摄取前后位及左右斜位的 X 线片，可更好地显示后尿道。逆行尿道造影适用于前尿道有狭窄病变者。一些逆行射精患者行尿道造影，可发现其尿道内口增大、松弛、边缘不整齐或变形，精阜与膀胱颈的距离缩短。

（3）尿动力学检查：明确或排除功能性逆行射精。

（四）鉴别诊断

由于逆行射精临床发病率较低，症状较隐蔽，患者又往往以不育前来就诊，会造成临床诊断和鉴别诊断上的一些误区；一些医师会把射精无力和逆行射精混为一种疾病，射精无力症病理主要是性兴奋达到高潮时，协助射精的输精管、精囊、前列腺、尿道等的肌群及提睾肌等收缩无力，不能把精液射出体外。其临床特点是性交时阴茎勃起均正常，性生活时有性高潮和排精动作，但精液不能射出，而是缓缓流出，在性交后排尿时，尿液出现以前有精液流出，实验室镜检尿液和精液分界清楚，中段尿和全程尿均不能发现精子。

另外，逆行射精还应该与不射精症相鉴别。逆行射精与不射精症均为性交时无精液射出体外，逆行射精多有性欲高潮的快感和射精感觉，其病理主要为性交射精时，膀胱内括约肌关闭不全，导致精液逆行射入膀胱，为器质性病变。不射精症虽然性交时亦无精液射出，但同时既无性高潮快感，亦无射精动作。多属精神因素所为，对性生活的不正确认识，害怕怀孕等原因，在性生活中，阴茎可长时间持续勃起，性交时间很长，一直无性欲高潮出现，也无射精的感觉，但有人可能在夜里会出现梦遗的现象。其病理主要为射精中枢处于抑制状态，精液不能射出。逆行射精和不射精的实验室诊断要点是性交后留取尿液，离心沉淀后涂薄片，在显微镜下观察，有精子存在，同时果糖定性为阳性者为逆行射精，无精子存在，同时果糖定性为阴性者为不射精症。

四、治疗

逆行射精患者就诊的主要原因是不育症，因此，对于不育症患者重点要解决的是生育问题，在男方治疗的同时，应检查女方的生育能力，做一些妇科的检查，如宫颈黏液测定、子宫输卵管造影、基础体温测定，甚至定期行子宫内膜活检以证明黄体功能良好。如果夫妻两人无生育要求，逆行射精也可以暂不处理。对于必须服用降压药和前列腺摘除术后引起的逆行射精，由于多数发病年龄较高，多半无生育要求，因此，只要不是因不射精而合并严重的性功能障碍，都可暂不做特殊治疗。对于需要治疗的逆行性射精患者，有以下几种方式。

（一）药物治疗

1.拟肾上腺素药

能够用药物治疗的逆行射精患者，必须具备有完整的膀胱颈结构，膀胱颈受交感神经支配，α受体激动药物能有效地作用于膀胱颈的 α受体，刺激受体兴奋，增加膀胱颈部平滑肌的收缩能力，从而纠正逆行射精，有一部分逆行射精患者使用后，恢复了正常射精。这些药物都是通过刺激膀胱颈部 α受体，增加膀胱颈部的收缩关闭能力，来达到防止精液逆向射入膀胱，一般适用于非梗阻因素的神经、肌肉控制失灵的病例，包括因糖尿病引起逆行射精的病例。

（1）麻黄碱 50～70 mg，性交前 30～60 min 口服。

（2）丙米嗪 25～50 mg，每天 3 次口服。有学者报道，于女方排卵前 7 d 开始，每天口服丙米嗪从 25 mg 增加到 50 mg,治疗 11 例腹膜后手术引起的逆行射精患者,均恢复顺行射精,2 例配偶自然妊娠,无严重不良反应。

(3)去甲丙米嗪:性交前 1～2 h 服用去甲丙米嗪 75～150 mg 可治疗逆行射精。

(4)去甲肾上腺素 2 mg 或血管升压素 2.5 mg,经导管注入后尿道,部分患者可顺行射精。

(5)伪麻黄碱 60 mg,每天 4 次,共服 2 周,有报道 40% 有效。

(6)左旋多巴在体内可合成去甲肾上腺素、多巴胺,能透过血-脑屏障进入脑中,可提高射精中枢的兴奋性,又可兴奋交感神经,故治疗本病有一定的疗效,用法为每次 0.25～0.5 g,每天 3～4 次,经 3～4 d 逐渐增加剂量,维持量为每天 3 g。

(7)盐酸米多君 2.5 mg,每天 3 次,连服 4 周。

(8)抗低血压药物甲硫阿美铵(氨甲氧苯嗪)10 mg,每天 1 次,治疗 3 例逆行射精患者,均恢复顺行射精,6 个月内 2 例配偶妊娠,无不良反应。

2.抗胆碱能药物

抗胆碱能药物能阻断乙酰胆碱对效应器发生作用,能降低副交感活动及相对增加膀胱颈张力,从而阻断精液逆行入膀胱。①溴苯那敏每次 8 mg,每天 2 次;②尼非拉敏胶囊每次 1 粒,每天 3 次;③辛内弗林 60 mg,性交前 1 h 口服。

3.芬尼拉明

对于长期的糖尿病患者,应用芬尼拉明 8 mg,每天 2 次,此药为抗组胺及抗胆碱能类制剂。

(二)心理治疗

逆行射精主要影响生育,但不同的患者对性心理影响差别较大,一些患者有潜在的病理改变,即可在逆行射精的同时出现勃起功能障碍。但是大多数患者阴茎勃起的功能是正常的,性欲也不受影响,对生育极为重视者,可出现性冷淡和阳痿等。故应做好解释工作,进行心理治疗,消除其心理压力。对出现性冷淡和阳痿者进行相应的治疗。

(三)行为治疗

逆行射精患者可采用立位性交技术治疗。对逆行射精者,当膀胱充盈取立位时,膀胱颈张力大于仰卧位;但取立位性交不易射精,此时加手淫,有时可以顺利射精。另外,也可定期进行前列腺按摩治疗,帮助前列腺液经常性地顺行从尿道排出体外,对克服逆行射精有帮助。

(四)手术治疗

如果膀胱颈部关闭功能严重失调,特别是由于医源性损伤引起者,这就要依靠手术处理,.进行膀胱颈部肌肉重建手术,加强该处肌肉的关闭收缩能力。轻者可用硝酸银烧灼膀胱颈和后尿道,重者行膀胱颈内括约肌成形术。手术治疗适用于逆行射精经药物治疗无效,既往曾有膀胱颈或后尿道外伤或手术治疗史,特别是曾行膀胱颈 Y-V 成形术者,均可行膀胱颈重建术,增加膀胱颈阻力,使精液从尿道口排出。此手术方式不适用于糖尿病神经病变及后尿道狭窄。另外一些尿道病变(如尿道膜部梗阻)、狭窄、尿道瓣膜等可在尿道镜下行内切开或切除术,恢复尿道的通畅性,以利于精液排出。有报道显示,对轻度膀胱颈部病变患者可采用 2%～3% 硝酸银灼烧尿道和后尿道。

(五)促育治疗

由于逆行射精患者就诊的主要目的是解决不生育问题,因此取精液进行人工授精,即可满足一部分人的需要。从膀胱收集精液做人工授精是治疗逆行射精中应用最广泛,受孕成功率最高的方式。实验证实低渗压及低 pH 的尿液对精子的活动力和活动率有损害作用,而且随时间延长而加重。与尿液接触 5 min 内的精子其活动力降低 50% 左右,若时间延长可使精子致死。因此在操作过程中要防止或减少精液与尿液的接触时间,并提高尿液的 pH 及渗透压。目前有一套提取和保存逆行射入膀胱内精子的技术,再通过人工授精或合并使用肾上腺素能药物的治疗,成功地解决了许多逆行射精引起的不育问题。

收集精液的方式如下:每天服用碳酸氢钠每次 0.3~1.0 g,每天 3 次,使尿液碱化,pH 可达 7.5 以上,防止酸性尿液影响精子活力。收集精液前,禁欲 3 d,收集时经尿道插入导尿管排空膀胱,用 5% 葡萄糖盐水冲淡膀胱后并保留 5 mL 于膀胱内,拔除导尿管后患者手淫排精,立即用尿管将全部膀胱内尿液吸出,离心沉淀后获取精液。

另一种收集精液作人工授精的方式是用营养性碱性溶液洗涤液(碱性营养液)。一般按下列比例配制:甘油 44%,蛋黄 20%,5% 的葡萄糖占 26%,2.9% 的枸橼酸钠占 40%,然后用 1.3% 碳酸氢钠将 pH 调整到 7.3。溶液中的蛋黄可防止细胞损害,并可诱发获能。这种溶液也是精液冷冻的保护剂。于手淫或性交后立即将精液排入盛有 50 mL 碱性营养液的容器内,离心沉淀后取精液行人工授精。

（段建军）

第十一章

泌尿外科疾病护理

第一节 肾 囊 肿

肾囊肿属于良性肿瘤,在肾囊性疾病中,单纯性肾囊肿最为常见,一般为单侧单发,双侧发生少见。任何年龄均可发生,但 2/3 以上见于 60 岁以上者,被认为是老年病。临床表现为腰腹不适或疼痛、血尿、腹部肿块和高血压。如肾囊肿<4 cm,无肾盂、肾盏明显受压,无感染、恶变、高血压或症状不明显者,只需密切随访观察,定期 B 超复查。手术方式主要为腹腔镜囊肿去顶术。

一、护理措施

(一)术前护理

(1)心理护理:术前评估患者的身心状态及患者对手术的心理接受能力,通过护理与患者建立良好的护患关系,鼓励患者树立战胜疾病的信心。

(2)加强营养,保持大便通畅。

(二)术后护理

1.体位

术后平卧位,血压平稳后给予半卧位。开腹手术需准备腹带。

2.出血的观察

密切注意有无术后出血及休克表现。观察患者生命体征及意识情况,观察腹部情况及伤口敷料有无渗血渗液,保持引流管通畅,记录引流液的色、量和性质;一般 24 h 内引流液<200 mL,以后逐渐减少,颜色逐渐变淡,24～72 h 拔除引流管。如发现引流量多同时血压下降,脉快而弱,应警惕邻近脏器(如肝、脾、肠管及胰腺尾)的误伤及内出血的可能,及时通知医师进行处理。

3.抗生素的应用

选择对肾脏无害或毒性较轻的抗生素,保护肾功能。

4.预防术后并发症

卧床期间鼓励并协助患者定时翻身,给予拍背,嘱患者将痰液及时咳出,防止发生肺部感染,嘱患者多活动双下肢,防止下肢静脉血栓的形成,第二天可下床活动,以有利于尽早排气及伤口的愈合。

5.饮食护理

术后患者禁食水 6～8 h,排气后可进流食,逐渐进食。

6.疼痛

可遵医嘱给予止痛镇静剂。

(三)健康指导

定期门诊复查,每 3 个月复查 B 超、CT。

二、主要护理问题

(一)知识缺乏

与缺乏疾病相关知识有关。

(二)恐惧

与不了解病情有关。

(三)疼痛

与手术有关。

(四)并发症

出血,与手术有关。

(马丽君)

第二节 肾 损 伤

一、概述

肾脏隐藏于腹膜后,一般受损伤机会很少,但肾脏为一实质性器官,结构比较脆弱,外力强度稍大即可造成肾脏的创伤。肾损伤大多为闭合性损伤,占 60%～70%,可由直接暴力,如腰、腹部受硬物撞击或车辆撞击,肾受到沉重打击或被推向肋缘而发生损伤;肋骨和腰椎骨折时,骨折片可刺伤肾,间接暴力,如从高处落下、足跟或臀部着地时发生对冲力,可引起肾或肾蒂伤。开放性损伤多见于战时和意外事故,常伴有胸腹部创伤,在临床上按其损伤的严重程度可分为肾挫伤、肾部分裂伤、肾全层裂伤、肾蒂损伤、病理性肾破裂等类型。

二、诊断

(一)症状

1.血尿

损伤后血尿是肾损伤的重要表现,多为肉眼血尿,血尿的轻重程度与肾脏损伤严重程度不一定一致。

2.疼痛

局限于上腹部及腰部,若血块阻塞输尿管,则可引起绞痛。

3.肿块

因出血和尿外渗引起腰部不规则的弥散性胀大的肿块,常伴肌强直。

4.休克

面色苍白,心率加快,血压降低,烦躁不安等。

5.高热

由于血、尿外渗后引起肾周感染所致。

(二)体征

1.一般情况

患者可有腰痛或上腹部疼痛、发热。大出血时可有血流动力学不稳定的表现,如面色苍白、四肢发凉等。

2.专科体检

上腹部及腰部压痛,腹部包块。刀伤或穿透伤累及肾脏时,伤口可流出大量鲜血。出血量与肾脏损伤程度及是否伴有其他脏器或血管损伤有关。

(三)检查

1.实验室检查

尿中含多量红细胞。血红蛋白与血细胞比容持续降低提示有活动性出血。血白细胞数增多应注意是否存在感染灶。

2.特殊检查

早期积极的影像学检查可以发现肾损伤部位、程度、有无尿外渗或肾血管损伤及对侧肾情况。根据病情轻重,除需紧急手术外,有选择地应用以下检查。

(1)B超检查:能提示肾损害的程度,包膜下和肾周血肿及尿外渗情况。为无创检查,病情重时更有实用意义,并有助于了解对侧肾情况。

(2)CT扫描:可清晰显示肾皮质裂伤、尿外渗和血肿范围,显示无活力的肾组织,并可了解与周围组织和腹腔内其他脏器的关系,为首选检查。

(3)排泄性尿路造影:使用大剂量造影剂行静脉推注造影,可发现造影剂排泄减少,肾、腰大肌影消失,脊柱侧凸及造影剂外渗等。可评价肾损伤的范围和程度。

(4)动脉造影:适宜于尿路造影未能提供肾损伤的部位和程度,尤其是伤侧肾未显影,选择性肾动脉造影可显示肾动脉和肾实质损伤情况。若伤侧肾动脉完全梗阻,表示为创伤性血栓形成,宜紧急施行手术。有持久性血尿者,动脉造影可以了解有无肾动静脉瘘或创伤性肾动脉瘤,但是有创检查,已少用。

(5)逆行肾盂造影:易招致感染,不宜应用。

(四)诊断要点

一般都有创伤史,可有腰痛、血尿、腰部肿块等症状体征,出血严重时出现休克。定时查血、尿常规,根据血尿增减、血红蛋白变化评估伤情。检查首选。肾脏超声,快速并且无创,对于评价肾脏损伤程度有意义,CT检查可以进一步显示肾实质损伤、肾脏出血及肾蒂损伤情况。条件允许时行静脉肾盂造影检查。

(五)鉴别诊断

1.腹腔脏器损伤

腹腔脏器损伤主要为肝、脾损伤,有时可与肾损伤同时发生,表现为出血、休克等危急症状,

353

有明显的腹膜刺激症状。腹腔穿刺可抽出血性液体。尿液检查无红细胞;超声检查肾脏无异常发现;IVU 示肾盂、肾盏形态正常,无造影剂外溢情况。

2.肾梗死

肾梗死表现为突发性腰痛、血尿、血压升高;IVU 示肾显影迟缓或不显影。逆行肾盂造影可发现肾被膜下血肿征象。肾梗死患者往往有心血管疾病或肾动脉硬化病史,血清乳酸脱氢酶及碱性磷酸酶升高。

3.自发性肾破裂

突然出现腰痛及血尿病状。体检示腰腹部有明显压痛及肌紧张,可触及边缘不清的囊性肿块。IVU 检查示肾盂、肾盏变形和造影剂外溢。B 超检查示肾集合系统紊乱,肾周围有液性暗区。一般无明显的创伤史,既往多有肾肿瘤、肾结核、肾积水等病史。

三、治疗

肾损伤的处理与损伤程度直接相关。轻微肾挫伤经短期休息可以康复,多数肾挫裂伤可用保守治疗,仅少数需手术治疗。

(一)紧急治疗

有大出血、休克的患者需迅速给以抢救措施,观察生命体征,进行输血、复苏,同时明确有无并发其他器官损伤,做好手术探查的准备。

(二)保守治疗

(1)绝对卧床休息 2~4 周,病情稳定,血尿消失后才可以允许患者离床活动。通常损伤后4~6 周肾挫裂伤才趋于愈合,过早过多离床活动,有可能再度出血。恢复后 2~3 个月内不宜参加体力劳动或竞技运动。

(2)密切观察,定时测量血压、脉搏、呼吸、体温,注意腰、腹部肿块范围有无增大。观察每次排出的尿液颜色深浅的变化。定期检测血红蛋白和血细胞比容。

(3)及时补充血容量和热量,维持水、电解质平衡,保持足够尿量。必要时输血。

(4)应用广谱抗生素以预防感染。

(5)使用止痛剂、镇静剂和止血药物。

(三)手术治疗

1.开放性肾损伤

几乎所有这类损伤的患者都要施行手术探查,特别是枪伤或从前面腹壁进入的锐器伤,需经腹部切口进行手术,清创、缝合及引流并探查腹部脏器有无损伤。

2.闭合性肾损伤

一旦确定为严重肾裂伤、肾碎裂及肾蒂损伤需尽早经腹入路施行手术。若肾损伤患者在保守治疗期间发生以下情况,需施行手术治疗:①经积极抗休克后生命体征仍未见改善,提示有内出血。②血尿逐渐加重,血红蛋白和血细胞比容继续降低。③腰、腹部肿块明显增大。④有腹腔脏器损伤可能。

手术方法:经腹部切口施行手术,先探查并处理腹腔损伤脏器,再切开后腹膜,显露肾静脉、肾动脉,并阻断之,而后切开肾周围筋膜和肾脂肪囊,探查患肾。先阻断肾蒂血管,并切开肾周围筋膜,快速清除血肿,依具体情况决定做肾修补、部分肾切除术或肾切除。必须注意,在未控制肾动脉之前切开肾周围筋膜,往往难以控制出血,而被迫施行肾切除。只有在肾严重碎裂或肾血管撕裂,无法修复,而对侧肾良好时,才施行肾切除。肾实质破损不大时,可在清创与止血后,用脂肪或网膜组织填入肾包膜缝合处,完成一期缝合,既消除了无效腔,又减少了血肿引起继发性感染的机会。肾动脉损伤性血栓形成一旦被确诊即应手术取栓,并可行血管置换术,以挽救肾功能。

(四)并发症及其处理

常由血或尿外渗以及继发性感染等引起。腹膜后囊肿或肾周脓肿可切开引流。输尿管狭窄、肾积水需施行成形术或肾切除术。恶性高血压要做血管修复或肾切除术。动静脉瘘和假性肾动脉瘤应予以修补,如在肾实质内则可行部分肾切除术。持久性血尿可施行选择性肾动脉造影及栓塞术。

四、病情观察

(1)观察生命体征,如体温、血压、脉搏、呼吸,神智反应。

(2)专科变化,腹部或腰腹部有无肿块及大小变化,血尿程度。

(3)重要生命脏器,心、肺、肝、脾等脏器及骨骼系统有无合并伤。

五、注意事项

(一)医患沟通

(1)如拟保守治疗,应告知患者及家属仍有做手术的可能性及肾损伤后的远期并发症。

(2)做开放手术,应告知可能切肾的方案,如做保肾手术,则有继续出血、尿外渗的可能。

(3)手术探查决定做肾切除时,应再一次告知家属,并告知术后肾功能失代偿或需做肾代替治疗的可能。如合并腹腔或其他部位脏器损伤,手术时要一期处理,亦应告知家属并签字。

(4)交代病情时要立足于当前患者病情,对于病情变化不做肯定与否定的预测。

(二)经验指导

(1)对于肾损伤的患者应留院观察或住院1d,必须每半小时至1h监测1次血压、心率、呼吸,记录每小时尿量。并做好血型分析及备血。

(2)对于肾损伤病情明确者,生命体征不稳时,可重复做腹腔穿刺及CT、B超影像学检查。

(3)手术后要观察腹部情况,伤口有无渗血,敷料有无潮湿,为防止切口裂开,可使用腹带保护。

(4)肾切除患者要计算每天出入量,了解肾功能变化。

(5)确保引流管无扭曲,密切观察引流量、颜色的变化。

(6)腹部创伤合并。肾损伤的比例不是很高,临床工作中易忽视。血尿是肾创伤的重要表现,但与病情严重程度不成比例;输尿管有血块堵塞、肾蒂损伤或低血压休克时可无血尿出现。

六、护理

(一)护理评估

1.健康史

详细了解受伤的原因、部位、受伤的经过,以往的健康状况等。

2.身体状况

(1)血尿:是肾损伤的主要症状。肾挫伤时血尿轻微,肾部分裂伤或肾全层裂伤时,可出现大量肉眼血尿。当血块堵塞输尿管、肾盂或输尿管断裂、肾蒂血管断裂时,血尿可不明显,甚至无血尿。

(2)疼痛:肾包膜张力增加、肾周围软组织损伤,可引起患侧腰、腹部疼痛;血液、尿液渗入腹腔或伴有腹部器官损伤时,可出现全腹痛和腹膜刺激征;血块通过输尿管时,可发生肾绞痛。

(3)腰、腹部包块:血液、尿液渗入肾周围组织,可使局部肿胀形成包块,可有触痛。

(4)休克:严重的肾损伤,尤其是合并其他器官损伤时,易引起休克。

(5)发热:肾损伤后,由于创伤性炎症反应,伤区血液、渗出液及其他组织的分解产物吸收引起发热,多为低热;由于血肿、尿外渗继发感染引起的发热多为高热。

3.心理状况

由于突发的暴力致伤,或因损伤出现大量肉眼血尿、疼痛、腰腹部包块等表现时,患者常有恐惧、焦虑等心理状态的改变。

4.辅助检查

(1)尿常规检查:了解尿中有无大量红细胞。

(2)B超检查:能提示肾损害的程度,包膜下和肾周血肿及尿外渗情况。

(3)X线检查:肾区阴影增大,提示有肾周围血肿的可能。

(4)CT检查:可清晰显示肾皮质裂伤、尿外渗和血肿范围。

(5)排泄性尿路造影:可评价肾损伤的范围和程度。

(6)肾动脉造影:可显示肾动脉和肾实质损伤的情况。

(二)护理诊断及相关合作性问题

1.不舒适

与疼痛等有关。

2.恐惧/焦虑

与损伤后出现血尿等有关。

3.有感染的危险

与损伤后免疫力降低有关。

4.体温过高

与损伤后的组织产物吸收和血肿、尿外渗继发感染等有关。

(三)护理目标

(1)疼痛不适感减轻或消失。

(2)情绪稳定,能安静休息。

(3)患者发生感染和休克的危险性降低,未发生感染和休克。

(4)体温正常。

(四)护理措施

1.非手术治疗及手术前患者的护理

(1)嘱患者绝对卧床休息2～4周,待伤情稳定、血尿消失1周后方可离床活动,以防再出血。

(2)迅速建立静脉输液通路,及时输血、输液,维持水电解质及酸碱平衡,防治休克。

(3)急救护理:有大出血、休克的患者需配合医师迅速进行抢救及护理。

(4)心理护理:对恐惧不安的患者,给予心理疏导、安慰、体贴和关怀。

(5)伤情观察:患者的生命体征;血尿的变化;腰、腹部包块大小的变化;腹膜刺激征的变化。

(6)配合医师做好影像学检查前的准备工作。

(7)做好必要的术前常规准备,以便随时中转手术。

2.手术后患者的护理

(1)卧床休息:肾切除术后需卧床休息2～3 d,肾修补术、肾部分切除术或肾周引流术后需卧床休息2～4 周。

(2)饮食:禁食24 h,适当补液,肠功能恢复后进流质饮食,并逐渐过渡到普通饮食,但要注意少食易胀气的食物,以减轻腹胀。鼓励患者适当多饮水。

(3)伤口护理:保持伤口清洁干燥,注意无菌操作,注意观察有无渗血、渗尿,应用抗菌药物,预防感染。

3.健康指导

(1)向患者介绍康复的基本知识,卧床的意义及观察血尿、腰腹部包块的意义。

(2)告诉患者恢复后3 个月内不宜参加重体力劳动或竞技运动;肾切除术后患者,应注意保护对侧肾,尽量不要应用对肾有损害的药物。

(3)定期到医院复诊。

(马丽君)

第三节 肾 结 石

肾结石是指发生于肾盏、肾盂及肾盂与输尿管连接部的结石。肾结石在尿路结石中占有重要地位。肾结石通常无症状,当结石在尿路中移动时才引起症状,造成血尿或者不同程度的尿路梗阻;可伴有疼痛、尿路感染、全身性败血症、恶心和呕吐。患者有突发的严重腰部绞痛或腹痛。疼痛可放射至腹股沟、睾丸或阴茎头,这取决于梗阻部位。

一、护理措施

(一)术前护理

(1)心理护理:详细评估患者对疾病的心理感受,以及接受手术治疗的心理准备。与患者建立良好的护患关系,进行有效的沟通,以解除患者的顾虑和恐惧,增强患者的信心。

(2)注意休息,适当活动:避免活动量大,结石位置变换,发生嵌顿,加重痛苦,消耗体力。如出现肾绞痛,可对症解痉止痛。

(3)肾结石合并重度肾积水时卧床休息。

(4)适当应用抗生素,嘱患者大量饮水,预防泌尿系统感染。

(二)术后护理

1.尿液的观察

术后留置肾盂造瘘管、导尿管,给予妥善固定,尤其翻身活动时避免牵拉,以防脱出。密切观察患者尿液的颜色、量,当肾造瘘管引出鲜红色血液时,应及时通知医师,给予止血药物并夹闭肾盂造瘘。适当卧床休息,待肾造瘘管引流液颜色变浅后可下床活动。

2.预防尿瘘

保持肾造瘘管及导尿管通畅,减轻肾体的张力,促进切口愈合;同时给予静脉营养,能进食者,鼓励进食高蛋白、易消化的食物,促进组织修复。

3.应用抗生素

残余结石是造成泌尿系统感染的主要原因。取石术后需足量尽早应用抗生素,预防感染;同时应注意要补足液体量,增加尿量,达到冲洗的作用。

二、主要护理问题

(一)感染

与可能存留的残余结石有关。

(二)生活自理能力部分缺陷

与肾部分切除后卧床及静脉补液有关。

(马丽君)

第四节 肾 癌

肾癌是泌尿系统常见的肿瘤之一,多为恶性,且发病率正逐年上升。在临床上,常见的恶性肿瘤肾细胞癌(renal cell carcinoma,RCC)是起源于肾实质泌尿小管上皮系统的恶性肿瘤,又称肾腺癌,简称为肾癌。肾细胞癌在成人恶性肿瘤中占 2%~3%,占肾恶性肿瘤的 85% 左右,各国或各地区发病率不同,发达国家高于发展中国家,城市地区高于农村地区。男性肾细胞癌发病率是女性的两倍。任何年龄都可能发病,但高峰期在 60 岁左右。肾盂癌较少见。肾母细胞瘤是小儿最常见的恶性实体肿瘤。

一、病因

引起肾癌的病因至今尚未明确,其病因可能与以下因素有关。

(一)职业因素

有报道长期接触金属铬和铅的工人,从事石棉、皮革相关工作的人群等患病危险性会增加。

(二)吸烟

吸烟导致肾癌的发病机制并不十分明确,但国外已经有前瞻性的研究证明吸烟人群的肾癌发病率会有所上升,升高 50% 左右。亚硝基复合物可能起到一定作用。

(三)肥胖

越来越多的流行病学研究的证据都趋向肥胖是肾癌的危险因素,机制可能与某些激素水平升高有关。

(四)其他危险因素

与高血压、饮食、遗传因素、免疫功能障碍有关。有文献报道,在饮食方面多食蔬菜可降低肾癌发病风险。

二、病理生理

绝大多数肾癌多发于一侧肾,常为单个肿瘤,10％～20％为多发病灶。多双侧先后或同时发病者占 2％左右。瘤体多数为类似圆形的实性肿瘤,肿瘤的大小不等,平均为 7 cm 多见,与周围肾组织相隔。肾癌的组织病理多种多样,透明细胞癌是其主要构成部分,占肾癌 89％,主要由肾小管上皮细胞发生。

三、分类

1977 年美国癌症联合委员会(American Joint Committee on Cancer,AJCC)依据手术前影像学和/或手术后病理学将 T、N、M 三个方面的评价结果对恶性肿瘤进行 TNM 分期(表 11-1)。

表 11-1　2010 年 AJCC 肾癌的 TNM 分期

分期	标准
原发性(T)	
T_x	原发肿瘤无法评估
T_0	未发现原发肿瘤的证据
T_1	肿瘤局限在肾内,最大直径≤7 cm
	T_{1a}肿瘤局限于肾内,肿瘤最大径≤4 cm
	T_{1b}肿瘤局限于肾内,肿瘤最大径>4 cm 但<7 cm
T_2	肿瘤局限于肾内,肿瘤最大径>7 cm
	T_{2a}肿瘤最大径>7 cm 但≤10cm
	T_{2b}肿瘤局限于肾内,肿瘤最大径>10 cm
T_3	肿瘤侵及主要静脉、肾上腺、肾周围组织,但未超过肾周筋膜
	T_{3a}肿瘤侵及肾上腺、肾周围组织和/或肾窦脂肪组织,但未超过肾周筋膜
	T_{3b}肉眼见肿瘤侵入肾静脉或肾静脉段分支(含肌层)或膈下下腔静脉
	T_{3c}肉眼见肿瘤侵入膈上下腔静脉或侵犯腔静脉壁
T_4	肿瘤浸润超过肾周筋膜
区域淋巴结(N)	
N_x	区域淋巴结转移无法成功
N_0	无区域淋巴结转移
N_1	单个区域淋巴结转移
远处转移(M)	
M_0	无远处转移
M_1	有远处转移

四、临床表现

有 30％～50％的肾癌患者缺乏早期临床表现,大多在健康体检或其他疾病检查时被发现。常见的临床表现如下。

(一)肾癌三联症

典型的临床症状是腹部肿块、腰痛和血尿,由于早期肾癌检出增多,临床这些症状只在少数患者中出现为 6%～10%。间歇无痛肉眼血尿为常见症状,约有 50% 的患者都会发生。血尿通常为肉眼血尿,偶尔为镜下血尿。出现血尿表明肿瘤已侵入肾盏、肾盂。疼痛常为腰部钝痛或隐痛,多由于肿瘤生长牵张肾包膜或侵犯腰肌,邻近器官所致,血块通过输尿管时可发生肾绞痛。肿瘤较大时在腹部或腰部易被触及。

(二)副瘤综合征

10%～40% 有症状肾癌患者出现副瘤综合征,表现常有发热、高血压、血沉增快等。发热可能因肿瘤坏死、出血、毒性物质吸收引起,高血压可能因瘤体内动-静脉瘘或肿瘤压迫动脉及其分支,肾素分泌过多所致。20% 的肾癌患者可出现副瘤综合征,容易与其他全身性疾病症状相混淆,应注意鉴别。

(三)转移症状

约有 30% 的患者因转移症状,如病理骨折、咳嗽、咯血、神经麻痹及转移部位出现疼痛等初次就诊,有 40%～50% 的患者在初次诊断后出现远处转移。

五、辅助检查

肾癌的临床诊断主要依靠影像学检查,胸部 X 线片和腹部 CT 平扫加增强扫描、MRI 扫描检查是治疗前临床分期的主要依据。

(一)实验室检查

实验室检查包括血、尿、便常规检查,以及病毒指标、血生化及血液肿瘤标志物检查,目前尚没有公认的、可用于肾癌诊断、鉴别诊断及预后判断的肿瘤标志物。

(二)影像学检查

1.X 线检查

为肾癌患者的常规检查项目,泌尿系统平片可见肾外形增大,偶然可见肿瘤散在钙化。胸部 X 线片是术前临床分期的主要依据之一。

2.B 超

超声检查经济、简便、普及率高是首选的筛查方法。也是诊断肾肿瘤最常用的检查方法。B 超也可判断恶性的指征,但部分 RCC 需借助 CT 和 MRI 进行鉴别诊断。

3.MRI

灵敏度与 CT 相似,MRI 检查对肾肿瘤分期的准确性略优于 CT,特别在静脉瘤栓大小、范围及脑转移的判定方面 MRI 优于 CT,在压脂序列中可以观察到少血供肿瘤。

4.CT

具有密度及空间分辨率高的特点,对肾脏肿块的检出率近 100%,肿瘤诊断正确率达 95% 以上。

(三)组织学检查

在非肿瘤性肾病中肾穿刺活检已成为常规检测手段。但由于 CT 和 MRI 诊断肾肿瘤的准确性高达 95% 以上,而肾穿刺活检有 15% 假阴性率及 2.5% 假阳性率,可能出现并发症对影像学诊断难以判定性质的小肾肿瘤患者,可以选择行保留肾单位手术或定期(1～3 个月)随诊检查,不推荐对能够进行保留肾单位手术的肾肿瘤患者行术前穿刺检查。同时对具有较高的特异性和敏感性,但对准备进行手术的患者一般也不推荐穿刺活检。对不能手术治疗,需系统治疗或其他治疗的晚期肾肿瘤患者,治疗前为明确诊断,可选择肾穿刺活检获取病理诊断。

六、治疗原则

(一)局限性肾癌

外科手术是局限性肾癌治疗的首选方法。

1.根治性肾切除

根治性肾切除是肾癌最主要的治疗方法。根治性切除范围包括肾周筋膜、肾周脂肪、患肾、区域淋巴结及髂血管分叉以上的输尿管。

2.保留肾单位手术

肾癌发生于解剖性或功能性的孤立肾,根治性肾切除术将会导致肾功能不全或尿毒症的患者,也可以选择保留肾单位手术。

(二)局部进展性肾癌

首选治疗方法为根治性肾切除术。对转移的淋巴结或血管瘤栓应根据病变程度、患者身体状况等选择是否切除。术后尚无标准辅助治疗方案。

(三)转移性肾癌

一般采用综合治疗。应用生物制剂,白细胞介素等免疫治疗对预防和治疗转移癌有一定疗效。肾癌具有多药物耐药基因,对放射治疗及化学治疗不敏感。

七、临床护理

(一)评估要点

1.术前评估

健康史及相关因素:包括家族相关疾病遗传史,了解肾癌的发生时间,有无对生活质量的影响,发病特点。

(1)一般情况:年龄、性别、婚姻和职业等。

(2)发病特点:患者血尿程度,有无排尿形态改变和经常性腰部疼痛。本次病情发现情况如发病是体检时无意发现、自己扪及包块、持续性腰痛而就医。

(3)相关因素:患者是否吸烟,吸烟的频率及数量。患者是否有饮咖啡的习惯、患者以前长期服用哪些药物等。

2.术后评估

是否有尿瘘、腹腔内脏器损伤、继发出血、感染等并发症发生。

(二)护理诊断/问题

1.营养失调

低于机体需要量,与长期血尿、癌肿消耗、手术创伤有关。

2.恐惧与焦虑

与对癌症和手术的恐惧有关。

3.疼痛

与疾病本身、手术创伤有关。

4.知识缺乏

缺乏疾病相关知识。

5.潜在并发症

出血、感染。

(三)护理目标

(1)患者营养失调得到纠正或改善。

(2)患者恐惧与焦虑程度减轻或消失。

(3)患者疼痛缓解或消失。

(4)患者了解疾病相关知识。

(5)并发症得到有效预防或发生后得到及时发现和处理。

(四)护理措施

1.改善患者的营养状况

(1)饮食:指导胃肠道功能健全的患者尽量选择高蛋白、高热量、高纤维素、低脂、易消化、少渣的食物,改善就餐环境,以促进患者食欲。

(2)营养支持:对胃肠功能障碍者,可以通过静脉途径给予营养。

2.心理护理

(1)疏导患者减轻其内在压力:对担心得不到及时有效的诊治的患者,护理人员要主动关心患者,倾听患者诉说,告知手术治疗的必要性和可行性,稳定患者情绪,鼓励患者表达自身感受。

(2)担心术后恢复的患者:应加强术前各项护理措施的落实,让患者体会到手术前的充分准备,树立战胜疾病的信心。亦可通过已手术患者的现身说法,消除患者的恐惧心理。争取患者的积极配合。

3.并发症的预防和护理

(1)预防术后出血:密切观察病情,定时监测生命体征。若患者术后引流量较多,色鲜红且很快凝固,同时伴血压下降、脉搏增快,常提示有出血,应立即通知医师处理。

(2)预防感染:监测体温变化情况,保持伤口干燥,严格无菌操作。若体温升高或伤口出现红、肿、热、痛,有脓性分泌物应及时告知医师。遵医嘱应用抗菌类药物,防止感染的发生。

(五)健康教育

1.康复指导

保证充分的休息,适度身体锻炼,循序渐进运动,加强营养,饮食以清淡优质蛋白为主,增强体质。

2.用药指导

定时规律用药。由于肾癌对放、化疗均不敏感,生物素治疗可能是此类患者康复期的主要方法。在用药期间,患者不良反应如低热、乏力等,应及时就医,在医师指导下用药。

3.定期复查

本病的近、远期复发率均较高,患者需定期复查,术后 1 个月门诊随访,以后 3 个月复查一次,遵医嘱行后续治疗。

(马丽君)

第五节 输尿管结石

输尿管结石是常见的泌尿系统疾病,输尿管结石 90％以上是在肾内形成而降入输尿管,原发于输尿管的结石,除非有输尿管梗阻病变,是很少见的。输尿管结石的病因与肾结石相同,但结石进入输尿管后逐渐变成枣核形。疼痛和血尿是输尿管结石的主要症状,其他症状包括恶心、呕吐、尿频、发热、寒战、排石史等。外科手术治疗主要实施输尿管切开取石术。

一、护理措施

（一）术前护理

1.心理护理

详细评估患者对疾病的心理感受,以及接受手术治疗的心理准备。与患者建立良好的护患关系,进行有效的沟通,以解除患者顾虑和恐惧,增强患者的信心。

2.疼痛的护理

通常疼痛在前,血尿在后。疼痛发作时注意保护患者,防止意外发生,可给予解痉镇痛剂,并观察用药后的效果。

3.嘱患者多饮水

观察尿液颜色,如出现浑浊,伴有尿频、尿急或尿痛等症状,通知医师,口服抗生素,预防感染。

4.术日晨的准备

术日晨协助患者去放射科重拍腹部平片,确定结石位置,拍片后患者即平卧于平车上,嘱患者尽量不动,防止结石变换位置。术前留置导尿管,注意无菌操作。

（二）术后护理

1.引流管的护理

术后常留置输尿管吻合口引流管、导尿管及输尿管支架管各一根,应妥善固定,防止扭曲、脱落、并密切观察各管引流液的颜色、量。当引流液颜色鲜红,量＞100 mL/h 时,立即通知医师给予处理。

2.尿瘘的观察

当输尿管吻合口张力增大,缝合处愈合不良或缝合欠佳,可导致尿瘘的发生。一旦发现吻合口引流量突然增加,色呈浅红或浅黄,提示有尿瘘发生的可能。应保持引流管的通畅,输尿管支架管放置时间相对延长,静脉补充蛋白质,促进组织修复及瘘口愈合。若瘘口长期不愈合,可能需再次手术。

3.预防感染

尿液引流不畅或留有残余结石是导致泌尿系统感染的主要原因,应监测体温及血常规,并静脉输入抗生素防治感染。

（三）健康指导

（1）术后 3 个月门诊复查,了解输尿管有无狭窄和肾功能恢复情况。常规拔除输尿管支架管。

（2）由于出院期间带有输尿管支架管，嘱患者活动时勿剧烈，尤其是腰部，防止发生腰痛等症状。

（3）根据患者的结石情况给予相应的饮食指导。

二、主要护理问题

（一）疼痛

由结石嵌顿引起。

（二）部分生活自理能力缺陷

与术后卧床有关。

（三）潜在并发症

尿瘘，与手术有关。

（马丽君）

第六节　膀　胱　损　伤

一、概述

膀胱深藏在骨盆内，排空后肌肉层厚，一般不易受伤。膀胱充盈时伸展至下腹部高出耻骨联合，若下腹部遭到暴力打击，易发生膀胱损伤。骨盆骨折的骨折断端可以刺破膀胱；难产时，胎头长时间压迫可造成膀胱壁缺血性坏死。一般分为闭合性损伤、开放性损伤和医源性损伤。

二、病因及临床表现

（一）闭合性损伤

膀胱空虚时位于骨盆深处受到周围组织保护，不易受外界暴力损伤。当膀胱膨胀时，因膀胱扩张且高出耻骨联合，下腹部受到暴力时，如踢伤、击伤和跌伤等可造成膀胱损伤，骨盆骨折的骨折断端可以刺破膀胱；难产时，胎头长时间压迫可造成膀胱壁缺血性坏死。

（二）开放性损伤

其多见于火器伤，常合并骨盆内其他组织器官的损伤。

（三）手术损伤

膀胱镜检查、尿道扩张等器械检查可造成膀胱损伤。盆腔和下腹部手术，如疝修补、妇科恶性肿瘤切除等易致膀胱损伤。

（四）挫伤

挫伤是指膀胱壁保持完整，仅黏膜或部分肌层损伤，膀胱腔内有少量出血，无尿外渗，不引起严重后果。

（五）破裂

膀胱破裂可分两种类型。

1.腹膜外破裂

破裂多发生在膀胱前壁的下方,尿液渗至耻骨后间隙,沿筋膜浸润腹壁或蔓延到腹后壁,如不及时引流,可发生组织坏死、感染,引起严重的蜂窝织炎。

2.腹膜内破裂

多发生于膀胱顶部。大量尿液进入腹腔可引起尿性腹膜炎。大量尿液积存于腹腔有时要与腹水鉴别。

(六)尿瘘

膀胱与附近脏器相通可形成膀胱阴道瘘或膀胱直肠瘘等。发生瘘后,泌尿系统容易继发感染。

(七)出血与休克

骨盆骨折合并大出血,膀胱破裂致尿外渗及腹膜炎,伤势严重,常有休克。

(八)排尿困难和血尿

膀胱破裂后,尿液流入腹腔或膀胱周围,有尿意,但不能排尿或仅排出少量血尿。

三、护理评估

评估患者受伤的时间、地点、暴力性质、部位,临床表现,合并伤,尿外渗,感染,特殊检查结果。

(一)临床表现

膀胱挫伤因范围仅限于黏膜或肌层,故患者仅有下腹不适,小量终末血尿等。一般在短期内症状可逐渐消失。膀胱破裂则有严重表现,临床症状依裂口大小、位置及其他器官有无损伤而不同。腹膜内破裂会引起弥漫性腹膜刺激症状,如腹部膨胀、压痛、肌紧张、肠蠕动音降低和移动性浊音等。膀胱与附近器官相通形成尿瘘时,尿液可从直肠、阴道或腹部伤口流出,往往同时合并泌尿系统感染。

1.腹痛

尿外渗及血肿引起下腹部剧痛,尿液流入腹腔则引起急性腹膜炎症状。伴有骨盆骨折时,耻骨处有明显压痛。尿外渗和感染引起盆腔蜂窝织炎时,患者可有全身中毒表现。

2.尿瘘

贯穿性损伤可有体表伤口、直肠或阴道漏尿。闭合性损伤在尿外渗感染后破溃,也可形成尿瘘。膀胱与附近脏器相通可形成膀胱阴道瘘或膀胱直肠瘘等。发生瘘后,泌尿系统容易继发感染。

(二)辅助检查

根据外伤史及临床体征诊断并不困难。凡是下腹部受伤或骨盆骨折后,下腹出现疼痛、压痛、肌紧张等征象,除考虑腹腔内脏器损伤外,也要考虑到膀胱损伤的可能性。当出现尿外渗、尿性腹膜炎或尿瘘时,诊断更加明确。怀疑膀胱损伤时,应做进一步检查。

1.导尿术

如无尿道损伤,导尿管可顺利放入膀胱,若患者不能排尿液,而导出尿液为血尿,应进一步了解是否有膀胱破裂。可保留导尿管进行注水试验,抽出量比注入量明显减少,表示有膀胱破裂。

2.膀胱造影

经导尿管注入碘化钠或空气,摄取前后位及斜位 X 线片,可以确定膀胱有无破裂,破裂部位及外渗情况。

3.膀胱镜检查

对于膀胱瘘的诊断很有帮助,但当膀胱内有活跃出血或当膀胱不能容纳液体时,不能采用此项检查。

4.排泄性尿路造影

如疑有上尿道损伤,可考虑采用,以了解肾脏及输尿管情况。

(三)护理问题

1.疼痛

与损伤后血肿和尿外渗及手术切口有关。

2.潜在并发症

出血,与损伤后出血有关。

3.有感染的危险

与损伤后血肿、尿外渗及免疫力低有关。

4.恐惧、焦虑

与外伤打击、担心预后不良有关。

(四)护理目标

(1)患者主诉疼痛减轻或能耐受。

(2)严密观察患者出血情况,如有异常出血及时通知医师。

(3)在患者住院期间不发生因护理不当造成的感染。

(4)患者主诉恐惧、焦虑心理减轻。

四、护理措施

(一)生活护理

(1)满足患者的基本生活需要,做到"七洁"。

(2)做好引流管护理:①妥善固定、保持通畅。②准确记录引流液量、性质。③保持尿道口清洁,定期更换尿袋。

(3)多饮水,多食易消化的食物,保持排便通畅。

(二)心理护理

(1)损伤后患者恐惧、焦虑,担心预后情况。护士主动向患者介绍康复知识,介绍相似患者,鼓励患者树立信心,配合治疗,减少焦虑。

(2)从生活上关心、照顾患者,满足基本生活护理,使其感到舒适。

(3)加强病房管理,创造整洁安静的休养环境。

(三)治疗及护理配合

膀胱挫伤无须手术,通过支持疗法、适当休息、充分饮水、给予抗菌药物和镇静剂在短期内即可痊愈。

1.紧急处理

膀胱破裂是一种较严重的损伤,常伴有出血和尿外渗,病情严重,应尽早施行手术。护士需协助做好术前的各项相关检查和护理,积极采取抗休克治疗,如输液、输血、镇静及止痛等各项措施(见图 11-1)。

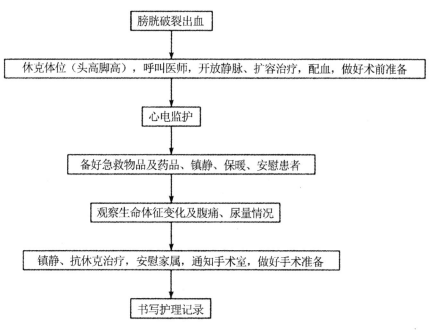

图 11-1 膀胱破裂抢救流程

2.保守治疗的护理

患者的症状较轻,膀胱造影显示少量尿外渗,可从尿道插入导尿管持续引流尿液,可以采取保守治疗,保持尿液引流通畅,预防感染。

(1)密切观察生命体征,及时发现有无持续出血,观察有无休克发生。

(2)保持尿液引流通畅,及时清除血块防止阻塞膀胱,观察并记录24 h尿的色、质、量。妥善固定导尿管。

(3)适当休息、充分饮水,保证每天尿量3 000 mL以上,以起到内冲洗的作用。

(4)注意观察体温的变化,警惕有无盆腔血肿、感染。观察腹膜刺激症状。

3.手术治疗的护理

膀胱破裂伴有出血和尿外渗,病情严重,须尽早施行手术。

(1)按外科术前准备进行备皮、备血、术前检查。

(2)开放静脉通道,观察生命体征。

(3)准确填写手术护理记录单,与手术室护士认真交接。

(4)术后监测生命体征,并详细记录。

(5)按医嘱正确输入药物,掌握液体输入的速度,保持均匀的摄入。

(6)保持各种管路通畅,并妥善固定,防止脱落。定期更换引流袋。

(7)观察伤口渗出情况,及时更换敷料,遵守无菌操作原则。

(8)保持排便通畅,避免增加腹压,有利于伤口愈合。术后采取综合疗法,使患者获得充分休息、足够营养、适当水分,纠正贫血,控制感染。

五、健康教育

(1)讲解引流管护理的要点,如防止扭曲、打折、保持引流袋位置低于伤口及导尿管,防止尿液反流。

（2）拔除导尿管前要训练膀胱功能,先夹管训练1～2天,拔管后多饮水,达到冲洗尿路预防感染的目的。

（3）卧床期间防止压疮、防止肌肉萎缩,进行功能锻炼。

（马丽君）

第七节 膀 胱 结 石

膀胱结石分为原发性和继发性两种,大多数发生于男性。膀胱结石的发病率有明显的地区、种族和年龄差异。营养不良,尤其是缺乏动物蛋白的摄入,是发生膀胱结石的主要原因。其主要临床表现有尿痛、排尿障碍和血尿。疼痛为下腹部和会阴部钝痛,也可为明显或剧烈疼痛,常因活动和剧烈运动而诱发加剧。手术主要以经尿道膀胱结石碎石术为主。膀胱镜碎石术是在膀胱镜直视下,用碎石钳夹碎结石,然后反复用生理盐水冲洗膀胱,排出碎石渣;残留的小碎石也可随尿排出。有严重的膀胱、尿道疾病,如膀胱炎、膀胱挛缩、尿道狭窄或小儿膀胱结石不宜做膀胱镜碎石术。

一、护理措施

(一)术前护理

1.心理护理

了解患者的心理状况,对患者进行有效的沟通和宣教工作,减轻患者的心理压力。

2.疼痛的护理

疼痛发作时注意保护患者,防止意外发生;可给予解痉镇痛剂,并观察用药后效果。

(二)术后护理

1.预防感染

因为尿道细小使碎石钳不易插入,膀胱容量小则视野不清。其主要并发症为出血、感染和损伤,术前合并泌尿系统感染者应控制感染。遵医嘱应用抗生素。

2.术后观察出血情况

膀胱或尿道损伤后,如反复过度的冲洗膀胱,能引起血尿。血尿持续1～3 d,轻者嘱咐患者多喝水,增加尿量,以冲洗膀胱。血尿明显甚至出现小血块时,应随时挤压导尿管,以便小血块快速排出。必要时给止血药或于膀胱冲洗液中加止血剂,如每1 000 mL生理盐水加酚磺乙胺2～4 g,每次冲入50～100 mL液体,然后抽出液体,反复冲洗3～4次,每隔2～3 h冲洗一次。

3.持续膀胱冲洗

如患者血尿比较严重,尿液呈深红色,应行持续膀胱冲洗,速度以60滴/分为宜。冲洗过程中应保持冲洗液通畅,并定时挤压引流管,切勿打折受压。如有膀胱痉挛现象,遵医嘱应用解痉药物。

(三)健康指导

1.定期复查

结石易复发,嘱患者定期复查。

2.饮食指导

根据结石成分分析结果,指导患者合理饮食。如草酸钙结石者应避免食用菠菜和豆腐;尿酸结石者应少食动物的内脏,因动物内脏内含有较高的嘌呤。

二、主要护理问题

(一)有感染的危险

与手术创伤有关。

(二)潜在的并发症

出血,与手术中造成尿道损伤有关。

(马丽君)

第八节 膀 胱 癌

膀胱癌是泌尿系统最常见的肿瘤,发病率在泌尿生殖系统肿瘤中占首位,包括上皮性肿瘤、腺癌及鳞状上皮癌,其中98%的膀胱癌来自上皮组织,其中移行上皮癌占95%。膀胱癌的发病年龄多在40岁以上,男女之比为4:1。病因有以下几点:长期接触芳香族等致癌物质、吸烟、体内色氨酸代谢异常、药物、膀胱局部黏膜长期受到刺激等。临床表现主要是间歇性、无痛性、肉眼血尿或显微镜下血尿,尿频、尿急、尿痛等膀胱刺激症状及排尿困难,严重的可引起肾积水,出现腰酸、腰疼、发热等表现。主要治疗方法有手术治疗、放射治疗、化学治疗、介入治疗,其中手术治疗又分经尿道膀胱肿瘤切除术、膀胱部分切除术和根治性膀胱全切术(回肠代膀胱术)。

一、护理措施

(一)术前护理

(1)评估患者营养状况,鼓励进食高蛋白、高维生素、易消化的食物。

(2)心理护理:多巡视病房,加强护患间的沟通,了解患者所想,解除思想顾虑。向尿路改道者讲解手术的必要性及术后自我护理的方法。

(3)肠道准备:术前一天口服酚酞片2片,术晨开塞露1支置肛。全膀胱切除肠道准备需要术前三天开始禁食补液。术前两天开始肠道准备,予导泻药(和爽)口服,2次/天,直至解出无渣便。术前一天禁水。在进行肠道准备的过程中,嘱患者大量饮水,每天3 000 mL左右,观察患者排便情况,如大便颜色、排便效果等。询问患者有无头晕、乏力,预防脱水发生,保证患者安全。

(二)术后护理

(1)密切监测生命体征,每小时测量生命体征,如生命体征平稳可行半卧位。

(2)引流管护理:术后各种引流管较多,通常留置胃管、左右输尿管支架管、左右盆腔(或耻骨后)引流管,应分别标明,避免混淆。保持各种引流管通畅,妥善固定,防止移位和脱出。密切观察引流液的颜色、性质和量;详细记录24 h出入量。观察腹部伤口情况,如出现渗血、渗液,需通知医师进行换药。如发生吻合口瘘,立即通知并协助医师处理,及时清理分泌物,应用硼锌糊或保护膜保护周围皮肤。

（3）代膀胱引流管的护理：如回肠代膀胱，可能因肠道分泌黏液而堵塞，在巡视患者时经常挤压管道，保持通畅。必要时遵医嘱用生理盐水或5％碳酸氢钠溶液间断冲洗，防止堵塞，碱化尿液，预防高氯性酸中毒。

（4）营养支持：由于术中实施肠道吻合，因此禁食时间相对延长。为保证足够的营养，常需静脉营养治疗。如用外周静脉输液，需要注意血管的选择性保护，防止药液外渗，预防静脉炎的发生，如发生静脉炎可用多磺酸黏多糖（喜疗妥）进行局部涂抹。如留置外周中心静脉导管，应保持通畅，严格按照外周中心静脉导管正确流程操作。

（5）预防感染：督促患者进行床上活动，促进肠道蠕动，早日排气。鼓励患者咳嗽，必要时进行雾化吸入治疗，每天2～3次。

（6）饮食护理：术后禁食1～3 d，肠蠕动恢复后，先进流质的食物，禁忌喝牛奶、豆浆等产气的食物，逐渐过渡到半流质的食物、软饭和普食。

（7）疾病观察：对膀胱癌术后者进行膀胱灌注化学治疗，化学治疗药物可预防或推迟肿瘤复发。膀胱灌注药物后需将药物保留在膀胱内，变换体位，俯、仰、左、右侧卧位以便药物与膀胱黏膜充分接触，需要观察患者对化学治疗药物有无变态反应，如出现头晕、恶心、心慌、出虚汗等现象，立即通知医师积极抢救；对回肠代膀胱术行皮肤造口的患者要进行健康指导，应学会自我护理，保持造口的清洁，定期更换尿袋。

（三）健康指导

注意休息，适度地进行身体锻炼，加强体质和营养；禁止吸烟；多吃水果蔬菜。术后1个月复查。膀胱癌复发率或再发率很高，患者需定期复查B超、CT和血常规、尿常规，有利于及时发现复发或转移。

二、主要护理问题

（一）焦虑

与手术有关。

（二）自我形象紊乱

与尿路改道有关。

（三）生活自理能力部分缺陷

与术后卧床、多管道牵拉有关。

（四）潜在并发症

吻合口瘘，与手术伤口及低蛋白血症有关。

（马丽君）

第九节　前列腺增生症

前列腺增生症为老年男性常见病，多发于50岁以上，出现下尿路梗阻引起排尿异常，甚至影响肾功能。临床表现为排尿困难，尿线变细，尿频，夜尿次数增多及终末尿滴沥等，严重时可发生急性尿潴留。有些患者还可并发血尿、泌尿系统感染、肾功能不全等。

一、护理措施

(一)术前护理

(1)预防泌尿系统感染:多数患者因尿频、排尿困难而害怕喝水,向患者讲明饮水的意义,鼓励患者多饮水,并注意记录患者排尿情况;注意个人卫生,勤换衣裤。若出现排尿困难、膀胱区憋胀、有尿不能完全排出,应通知医师给予 α 受体阻滞剂,减轻排尿困难症状,如药物治疗无效,可留置导尿管或行膀胱造口术,同时口服抗生素。

(2)了解患者心肺功能。患者多为老年人,防止心脏意外。

(3)了解患者排便情况,鼓励患者进高纤维食品,改善排便情况,习惯性便秘的患者可口服缓泻药物,保持排便通畅。

(4)配合手术治疗,口服 5α 还原酶抑制剂,使前列腺腺体缩小,减轻充血,减少术中出血情况。

(5)带 Folley 三腔导尿管去手术室,术中留置。

(二)术后护理

1.观察冲洗情况

术后给予持续膀胱冲洗。护士应密切观察冲洗的情况,如冲洗速度减慢同时冲出速度减慢,冲洗液颜色一过性加深,并患者主诉痉挛性疼痛,提示膀胱痉挛,应通知医师使用解痉药,也可放出导尿管气囊内的部分液体,均能减轻患者症状。如冲洗速度减慢同时冲出液停止滴出,患者腹部膨隆并主诉憋尿感,提示冲洗堵塞,应给予冲洗导尿管。并注意尿道口有无溢血、溢液,如污染床单位,应重新更换。

2.观察出血情况

护士应密切观察冲出液的颜色,冲洗速度依导尿管引流液的颜色而调节,颜色变浅,冲洗速度可调慢,变为尿色,可遵医嘱停止冲洗。如为鲜红色,混有泡沫提示有手术创面出血的可能,调快冲洗速度,保持导尿管通畅,避免血块堵塞。当创面大量出血,血压下降,脉搏增快,应给予止血药治疗,必要时手术止血。

3.观察冲洗液有无外渗现象

术后如患者出现腹部张力增加、烦躁不安、叩诊为浊音,提示有前列腺包膜受损的可能,及时通知医师,停止冲洗或手术放置耻骨后引流管,防止大量冲洗液被机体吸收,造成稀释性低钠血症。

4.饮食

术后第 1 d,进半流食,以易消化的食物为宜,多吃水果、蔬菜,并嘱患者大量饮水,3 000 mL/d左右,使尿液排出增加,起到自然冲洗的目的,也可防止便秘。

5.防止静脉血栓的形成

鼓励患者活动,防止下肢静脉血栓及肺栓塞的发生。手术当天冲洗期间,指导患者侧身活动,进行下肢屈腿运动。术后第一天,停止膀胱冲洗后,协助患者离床活动,注意观察患者有无呼吸困难等肺栓塞症状。

6.防止继发出血

腹内压增高是导致继发出血的主要原因。术后粪便干燥、咳嗽等均可导致腹压增高,应积极防治。

7.尿失禁患者的护理

拔除导尿管后,患者发生一过性尿失禁,一般几天到1个月可自行恢复,向患者及其家属解释清楚,减轻思想顾虑;并勤更换内衣裤,保证患者清洁卫生。个别患者尿失禁时间较长,可指导患者进行缩肛训练,并配合药物治疗,一般在半年至1年可恢复正常。

(三)健康指导

(1)术后勿用力活动,如提重物、用力排便、活动过量等,防止腹压增加引起继发性出血。尽量不骑车、不久坐,避免骑跨性动作。

(2)多饮水,每天保持足够尿量。

(3)禁烟酒。避免性生活,原则上1个月后可恢复性生活。如有出血、尿流阻塞等现象,及时到医院复诊。

二、主要护理问题

(一)排尿形态改变

与疾病本身有关。

(二)潜在并发症

出血、感染,与手术有关。

(三)有皮肤完整性受损的危险

与持续膀胱冲洗有关。

(四)生活自理能力部分缺陷

与持续膀胱冲洗有关。

(马丽君)

第十节 前 列 腺 癌

前列腺癌多发生于50岁以上的男性,发病率随年龄增加而增加,以81~90岁为最高。

一、病因

尚不明确,可能与种族、遗传、食物、环境、性激素等有关。发病的危险因素:生活习惯改变、日光照射、长期接触镉等化学物质等。

二、临床表现

(一)症状

早期一般无症状,常在直肠指检或检查血前列腺特异性抗原(prostate specific antigen,PSA)水平升高进一步检查被发现。表现为下尿路梗阻症状,甚至尿潴留或尿失禁;可出现疲劳、体重减轻、全身疼痛等症状;骨转移患者可以出现骨痛、脊髓压迫症状、病理性骨折等。其他晚期症状有贫血、衰弱、下肢水肿、排尿困难等。

(二)体征

早期无明显体征,直肠指检可触及前列腺结节,质硬。

三、辅助检查

(一)实验室检查

血清 PSA 作为前列腺癌的标志物在临床上有很重要的作用。可作为前列腺癌筛查方法。正常情况下,血清 PSA<4 ng/mL,前列腺癌常伴有血清 PSA 水平升高,极度升高者多数有转移病灶。

(二)影像学检查

(1)B 超检查:经直肠 B 超可发现前列腺外周区有低回声病变。

(2)CT、MRI 检查:可帮助了解肿瘤有无扩展至包膜外及精囊,有无盆腔淋巴结转移。

(3)X 线检查:静脉尿路造影可发现晚期前列腺癌侵及膀胱引起肾、输尿管积水的情况;X 线片可显示骨转移。

(三)直肠指诊

直肠指诊可触及前列腺结节,质地坚硬。

(四)前列腺穿刺活检

经直肠 B 超引导下穿刺活检诊断前列腺癌准确率较高。

四、处理原则及治疗要点

(一)根治性前列腺切除术

该术是局限在包膜以内(T_{1b}、T_2 期)的前列腺癌最佳治疗方法,但仅适于年龄较轻、能耐受手术的患者。

(二)去势手术

T_3、T_4 期的前列腺癌,可行手术去势,抗雄激素内分泌治疗。

1.手术去势

包括双侧睾丸切除术与包膜下睾丸切除术。

2.药物去势

(1)人工合成的黄体生成素释放激素类似物(LHRH-A)。

(2)雄激素受体阻滞剂。

(三)放射治疗

有内放射和外放射两种。内放射适用放射性核素粒子(如^{125}I)植入治疗主要适用于 T_2 期以内的前列腺癌。外放射适用于内分泌治疗无效者。

(四)化学治疗

主要用于内分泌治疗失败者。

五、护理评估

(一)术前评估

1.既往史

了解患者有无前列腺癌或其他癌症家族史,既往有无手术或癌肿等。

2.身体状况

(1)局部:有无排尿困难、尿路刺激症状等。

(2)全身:有无疲劳、体重减轻、全身疼痛等症状等。

(3)辅助检查:PSA 水平及 B 超、CT、MRI 和 X 线检查,前列腺穿刺活检诊断前列腺癌准确率较高。

(二)术后评估

1.手术情况

麻醉、手术方式、补液、管路管理等情况。

2.身体情况

监测患者生命体征、意识状态、体位、尿量等。

六、护理措施

(一)手术治疗的护理

1.术前护理

(1)术前准备:协助患者完善术前检查。术前常规禁食水、术区备皮、灌肠。

(2)心理护理:主动关心患者,稳定患者情绪,以取得患者积极配合。

(3)营养支持:保证丰富的膳食营养,尤其多摄入富含多种维生素的食物,必要时给予肠内营养支持。

(4)肠道准备:为避免术中损伤直肠,需做肠道准备。

2.术后护理

(1)病情观察:术后密切观察生命体征变化。妥善固定引流管及尿管,注意观察引流液颜色、性质和量;密切观察尿色及尿管是否通畅。观察术区敷料情况。

(2)休息与饮食:患者术后卧床经 3~4 d 可下床活动。待肛门排气后可进食流质饮食,逐渐过渡到普食。

3.并发症观察护理

(1)尿失禁:为术后最常见的并发症,大部分患者在 1 年内可改善。指导患者积极处理尿失禁,坚持盆底肌肉训练及电刺激、生物反馈治疗等措施进行改善。

(2)预防感染:遵医嘱应用广谱抗生素预防感染。

(3)勃起功能障碍:也是术后常见的并发症。遵医嘱使用西地那非(万艾可)治疗。

(二)去势治疗的护理

1.心理护理

去势术后患者可能情绪低落,容易造成自卑,特别是年轻患者。帮助患者调整不良心理,并积极争取家属的支持。

2.不良反应的观察和护理

常见的不良反应有潮热、心血管并发症、高脂血症、肝功能损害、骨质疏松、贫血等。用药后定时检查肝功能、血常规等,做好患者活动安全的护理,避免跌倒;并遵医嘱使用药物对症治疗。

七、健康教育

(一)术后宣教

康复指导:适当锻炼,增强体质,术后 3 个月避免剧烈活动。合理饮食,加强营养,避免进食高脂肪饮食;富含纤维素的食物,以及维生素 E、雌激素等有预防前列腺癌的作用,可增加摄入。

(二)出院指导

定期随诊复查:根治术后定期检测 PSA、直肠指诊以判断预后、复发情况。去势治疗者,每月返院进行药物治疗,并复查 PSA、前列腺 B 超、肝功能及血常规。

(马丽君)

第十一节　阴囊与睾丸损伤

一、概述

睾丸位于阴囊内、体表外,是男性最容易被攻击的部位。两者损伤常同时存在。闭合性损伤较多见,如脚踢、手抓、挤压、骑跨等。开放性损伤除战争年代外,平时较少,如刀刺、枪弹伤等。睾丸损伤的程度可以是挫伤、破裂、扭转、脱位,严重时睾丸组织完全缺失。阴囊皮肤松弛,睾丸血液回流丰富,损伤后极易引起血肿、感染。此外,睾丸或其供应血管的严重损伤可导致睾丸萎缩,坏死,可能并发阳痿或其他性功能障碍。有阴茎损伤时要注意有无合并尿道损伤,阴囊皮肤撕脱伤应尽早清创缝合,若缺损过大可行植皮术。阴茎、阴囊损伤的治疗原则与一般软组织的损伤相似。睾丸损伤最常见,本节主要介绍睾丸损伤的护理。

二、护理评估

(一)损伤的类型及临床表现

阴囊及睾丸损伤时常出现疼痛、肿胀,甚至晕厥、休克,有时可危及生命。

1.阴囊损伤

阴囊皮肤瘀斑、血肿,开放性损伤阴囊撕裂,睾丸外露。

2.睾丸损伤的类型及临床表现

(1)睾丸挫伤:睾丸肿胀、硬,剧痛与触痛。

(2)睾丸破裂:剧疼甚至昏厥,阴囊血肿,触痛明显,睾丸轮廓不清。

(3)睾丸脱位:指睾丸被挤压到阴囊以外的部位,如腹股沟管、股管、会阴等部位的皮下,局部剧痛、触痛,痛侧阴囊空虚。

(4)睾丸扭转:是指睾丸或精索发生扭转,造成睾丸急性缺血。近年来报告此病在青少年中有逐渐增多趋势,睾丸下降不全或睾丸系带过长时容易发生扭转。临床表现为突然发作的局部疼痛,可以向腹股沟及下腹部放射,可伴有恶心及呕吐。其主要体征是阴囊皮肤局部水肿,患侧睾丸上缩至阴囊根部;睾丸轻度肿大并有触痛;附睾摸不清;体温轻度升高。不及时治疗,睾丸会发生缺血性坏死,颜色发黑,逐渐萎缩以致功能丧失。

（二）辅助检查

1.视诊

阴囊在体表外，损伤的部位、程度可以直接判断。

2.B超检查

彩色超声检查可以判断睾丸及其血管损伤的程度，能鉴别睾丸破裂与睾丸挫伤，以及睾丸内血肿的存在，因而可为手术探查提供客观的检查依据。

（三）护理问题

1.疼痛

疼痛与外伤有关。

2.舒适改变

舒适改变与疼痛及手术后卧床有关。

3.部分生活自理缺陷

部分生活自理缺陷与外伤及手术有关。

4.知识缺乏

缺乏疾病相关知识。

三、护理措施

（一）生活护理

（1）做好基础护理，协助患者完成"七洁"。

（2）保持会阴部皮肤的清洁，避免排尿、排便污染。

（3）满足患者的护理需求，让患者感到舒适，遵医嘱应用止痛剂。

（4）加强病房管理，创造整洁安静的休养环境。

（二）心理护理

巡视患者或做治疗时多与患者交流，用通俗易懂的语言向患者讲解损伤的治疗及保健知识，缓解患者对突如其来的损伤产生的恐惧和焦虑，认真倾听患者主诉，及时帮助患者解决问题，做好基础护理，满足患者的合理需求，向患者解释每项检查治疗的目的，使患者能积极配合治疗护理。

（三）治疗配合

1.阴囊闭合性损伤

阴囊无明显血肿时应动态观察，卧床休息，将阴囊悬吊，早期局部冷敷；血肿较大时应抽吸或切开引流，放置引流条以充分引流渗液、渗血，给予抗生素预防感染。

2.阴囊开放性损伤

局部彻底清创，除去异物还纳睾丸，注射破伤风抗毒素，给予抗生素预防感染。

3.睾丸损伤破裂

止痛，减轻睾丸张力，控制出血。当有精索动脉断裂或睾丸严重破裂无法修复时，可手术切除睾丸，阴囊放置引流条，减少局部感染。

4.睾丸扭转

睾丸固定术是可靠、有效的治疗方法，术中可将扭转的睾丸松解后，观察血液循环恢复情况，半小时以内，如果血液运行逐渐恢复，睾丸颜色逐渐变红，表示睾丸功能已经恢复，可以保留。如果术中睾丸颜色呈黑紫色,则表示已经坏死,应该切除。

(四)护理措施

(1)患者卧床休息,注意观察伤口周围的渗出,及时更换敷料,防止感染。

(2)观察生命体征变化,及时发现出血倾向。

(3)遵医嘱给予止痛剂,缓解疼痛不适;给予抗生素治疗、预防感染。

(4)观察局部血运情况,保持导尿管和引流管的通畅,多饮水。

四、健康教育

(1)手术近期避免剧烈活动,禁房事。

(2)按时复诊,有不适及时来医院,不能随便用药。

(马丽君)

第十二节 睾 丸 肿 瘤

睾丸肿瘤占男性恶性肿瘤的 1%～2%,分为原发性和继发性两类。绝大多数为原发性,分为生殖细胞肿瘤和非生殖细胞肿瘤两大类。生殖细胞肿瘤发生于曲细精管的生殖上皮,占睾丸肿瘤的 90%～95%,睾丸癌的主要临床表现为睾丸呈不同程度肿大,有时睾丸完全被肿瘤取代,质地坚硬,正常的弹性消失。早期表面光滑,晚期表面可呈结节状,可与阴囊粘连,甚至破溃,阴囊皮肤可呈暗红色,表面常有血管迂曲。做透光试验检查时,不透光。若为隐睾发生肿瘤多于腹部、腹股沟等处扪及肿块,而同侧阴囊是空虚的,部分睾丸肿瘤患者同时伴有鞘膜积液。有的尚属正常或稍大,故很少自己发觉,往往在体检或治疗其他疾病时被发现,部分患者因睾丸肿大引起下坠感而就诊。晚期出现转移者可出现相应转移灶症状。

一、护理措施

(一)术前护理

1.饮食护理

患者久病后导致体质衰弱,热量和蛋白质消耗较多,可通过补充饮食营养和水分来调理。睾丸癌患者每餐应适当配备富有高热量、高蛋白、高维生素的食物,绝对戒烟和禁止酗酒,避免食用刺激之物。

2.心理护理

由于患者发病年龄轻,患者的精神负担之重可想而知,容易悲观、厌世。一方面,患者自身应坚强面对疾病,树立战胜癌症的坚定信念,避免出现消极情绪;另一方面,患者的好友亲属应多给予鼓励,家人要随时观察并与患者沟通思想,重视其心理活动,时时关心、安慰患者,要耐心倾听患者的诉说,使患者感到亲人的温暖,避免情绪波动,消除顾虑,保持心情舒畅,合理安排生活起居,维持患者生存的希望。

3.肠道准备

睾丸切除术肠道准备:术前一天口服酚酞片 2 片,术晨开塞露 1 支置肛。根治性睾丸切除术行腹腔镜腹膜后淋巴结清扫术者,术前三天开始禁食、补液。术前两天开始肠道准备,予导泻药(和爽)口服,2次/天,直至解出无渣便。术前一天禁水。

(二)术后护理

1.心理护理

如行腹膜后淋巴结清扫,因手术较大,并发症较多,应加强巡视患者,多关心患者,鼓励患者早日战胜疾病,增加信心。

2.观察伤口情况

术后注意观察伤口有无渗血,如有异常,及时通知医师给予换药。

3.导尿管护理

保持导尿管通畅,观察尿液的量与颜色。

(三)健康指导

(1)增强体质,加强身体锻炼。

(2)多进食高蛋白、高维生素、营养丰富的食物,促进身体康复。

(3)定期复查。根据医嘱术后进行复查,早期发现转移灶症状。

二、主要护理问题

(一)焦虑

与疾病有关。

(二)知识缺乏

与缺乏相关疾病知识来源有关。

(马丽君)

第十三节　包皮过长与包茎

包皮过长是指阴茎在非勃起状态下,包皮覆盖于整个龟头和尿道口,但包皮仍能上翻外露龟头;阴茎勃起时,需用手上推包皮才能完全露出阴茎头者,也被认为是包皮过长。

包茎是指包皮口狭窄,或包皮与龟头粘连,使包皮不能上翻外露龟头。可分为先天性包茎和后天性包茎。先天性包茎见于正常的新生儿及婴幼儿,出生后包皮内板与龟头之间即有粘连,数月后粘连被逐渐吸收,包皮内板与龟头可逐渐分离;随着年龄的增长、阴茎的生长和勃起,积聚在包皮内板与龟头之间的包皮垢可使包皮内板与龟头之间的粘连分离,包皮逐渐自行上退,至青春期前龟头自然露出,这是一种生理现象,也称为"生理性包茎"。后天性包茎多继发于阴茎包皮炎、包皮及龟头损伤者,其包皮口有瘢痕挛缩,无弹性和扩张能力,包皮不能向上退缩,可伴有尿道外口狭窄,这类包茎不会自愈,往往会引起炎症、排尿困难甚至影响阴茎的生长发育。

一、治疗要点

包皮环切术是治疗包茎和包皮过长的主要手术方法,它是把过长的阴茎包皮切除。包皮口较紧,龟头、包皮反复发炎的包皮过长患者及所有的包茎患者,均需行包皮环切术。

（一）有袖套式包皮环切术

具有损伤、、恢复快、术后并发症少的特点。

（二）环扎法

使用"商环"等环扎器械的包皮环切术更是优于传统的手术方法,具有微创、简便、不开刀、无缝合、生活影响小等特点。

（三）激光包皮环切术

用激光取代手术刀,术中出血少,但伤口仍需缝合,与开放手术相比无太多优势,开展较少。

二、"商环"包皮环扎术的护理

（一）术前护理

(1)按照泌尿外科一般护理常规护理。

(2)心理护理:讲解疾病病因和手术方式,手术中、术后可能发生的情况,减轻患者焦虑、恐惧和紧张的心理,使患者树立信心,积极配合治疗。

(3)术前一周停止服用抗凝药物。

(4)手术前 1 d,需沐浴,会阴部尤其是包皮要翻开清洗干净,更换干净的内衣裤。

（二）术后护理

(1)按局麻护理常规护理。

(2)活动和饮食指导:局麻术后即可进普通饮食,忌辛辣刺激性食物。3 d 内尽量卧床休息,宜穿宽松内裤,不宜做剧烈运动。

(3)预防感染:24 h 内勿洗浴,24 h 后可以淋浴,但注意保持创面清洁、干燥。带环 7 d 内,用聚维酮碘溶液行局部浸泡,每次 5 min,每天 2 次,自然晾干,以减少伤口渗出。术后口服抗生素。

(4)伤口护理:保持伤口敷料的清洁、干燥,避免小便污染伤口。带环期间如患者出现脱环、伤口持续出血、有较大的皮下血肿、严重水肿或伤口分泌物增多等情况,应及时就诊。

(5)心理护理:告知患者伤口完全愈合需要 1 个月,要有适当的心理准备。手术后部分患者可能出现心理性 ED,勃起信心下降,应消除患者对手术的误解和忧虑。

(6)拆环后的观察和护理:术后 7 d 即可到医院拆环。拆环后,若出现伤口再度裂开和感染,应及时处理。①拆环后局部浸泡:拆环后,可使用聚维酮碘溶液浸泡,每天 2 次,每次 5 min,待自然晾干后用商环专用创可贴或纱布加压包扎,以减轻水肿。7～10 d 水肿消退后,继续使用聚维酮碘溶液浸泡,每天 3 次,每次 5 min,直至痊愈。②拆环后换药:隔天 1 次。换药时,注意清理包皮内板分泌物,要用聚维酮碘溶液消毒创面,再用专用的包皮贴包裹创面。换药时,注意观察伤口的愈合情况,如果结痂处裂口较大或出血较多时,需立即给予处理。初期愈合阶段,痂面有少量的渗出物和液化的痂体会造成感染的假象,需要与感染相鉴别。③拆环后,如出现轻度水肿、少量分泌物、轻微疼痛,创面轻微开裂、结痂组织脱落都属于正常现象,患者无需紧张,伤口愈合时间因个人体质而定。

(7)排尿的观察:了解术后有无排尿异常,嘱患者多饮水,勤排尿。

(8)疼痛的护理:术后 4 h 是疼痛最敏感的时候,可口服非甾体抗炎药镇痛;如因夜间勃起造成剧烈疼痛而无法耐受,可口服雌激素类药物,以抑止勃起。夜间睡前少饮水,可减少因憋尿所致的睡眠勃起,对缓解疼痛有帮助。

（三）出院指导

（1）术后可以正常工作。术后5 d内禁止骑自行车，避免剧烈活动4～6周。

（2）术后6周内避免性刺激，避免性交或手淫，防止勃起后伤口裂开。

（3）定期复诊。如出现伤口持续出血、阴茎部位皮下血肿、严重水肿、切口不愈合等情况，应及时就诊。

（马丽君）

第十四节　尿　道　下　裂

尿道下裂是男性泌尿系统、生殖系统最常见的先天畸形。正常情况下，当胚胎第7周后尿道皱襞自尿道近段逐渐向龟头端融合成一管形即尿道，当尿道皱襞形成管形发生障碍时即导致尿道下裂。临床上按尿道开口位置分四型：阴茎头型、阴茎体型、阴囊型、会阴型。其主要临床症状：排尿异常为尿线细，自下无射程，排尿时打湿衣裤；阴茎勃起时明显向下弯曲。手术一般分为两期：第一期阴茎矫正术；第二期尿道成形术。

一、护理措施

（一）术前护理

（1）更换内裤，避免漏尿引起尿疹和皮肤溃烂。

（2）术前3 d开始，每天用肥皂水清洁阴茎冠状沟、阴囊皮肤各一次，并用聚维酮碘棉球局部擦拭。

（3）观察患者有无尿频、尿急等症状，如有应用抗生素积极治疗，防止泌尿系统感染。

（4）心理指导：尽早手术，可促进生殖器正常发育，也可正常排尿。

（二）术后护理

1.导尿管固定

妥善固定导尿管，保持通畅；导尿管同时起到支架作用，操作时注意保护导尿管，防止活动时牵拉脱出。

2.观察血运，保持局部清洁

密切观察阴茎局部情况，阴茎头充血、水肿、颜色发绀等提示血运不佳，及时通知医师给予处理。

3.观察排尿情况

观察引流尿液的性质、颜色及量，保持膀胱造瘘管通畅，避免从尿道排尿，保持伤口敷料干燥完整。活动时防止膀胱造瘘管脱出。术后10～12 d拔除导尿管，鼓励患者自行站立排尿，观察排尿出口和尿线。若排尿正常可于1～2 d后拔除膀胱造瘘管，若排尿困难，通知医师尽早行尿道扩张术。

4.饮食护理

嘱患者多饮水，每天1 500～2 000 mL，可起到自然冲洗作用。肛门排气后进流食，减少粪便形成，以防污染伤口；给予高蛋白、高热量、高维生素、易消化的食物，多进粗纤维食物，多吃新鲜蔬菜和水果,保持大便通畅,预防便秘,必要时给予缓泻剂。

5.减轻疼痛

用支被架支起棉被,避免直接接触伤口,减轻疼痛及污染伤口的机会。尿道下裂修补术后,因膀胱造瘘管、尿道支架管、血块等刺激,可引起膀胱痉挛或尿道肌肉痉挛而致疼痛,尤其术后1～3 d症状最明显,以后逐渐减轻。术后给予雌激素治疗,7 d每晚口服已烯雌酚1 mg,防止阴茎勃起而造成伤口疼痛和出血,影响伤口愈合,必要时给予止痛剂。

6.预防感染

伤口感染是造成尿道成形术失败的主要原因,应积极预防;保持伤口敷料清洁、干燥,应用抗生素预防感染。

7.心理护理

护士应尊重患者,保护其隐私,取得患者的信任,使其能够主动配合治疗、护理工作,并给患者讲解,如果配合好治疗、护理的工作能够尽快康复,拔除导尿管后,就能像正常人一样站立排尿,树立患者战胜疾病的信心,并在其治疗、护理后给予鼓励及表扬。

(三)健康指导

(1)注意休息,术后1～2个月限制剧烈活动,防止伤口裂开。

(2)加强营养,多食高蛋白(鱼、肉类)、富含维生素(蔬菜水果等)的食物。

(3)保持会阴部清洁,注意患者的排尿情况,多喝水,保持大小便通畅。

(4)术后一个月后复诊,行预防性尿道扩张1次,有尿道狭窄者定期行尿道扩张,有尿瘘者于术后半年修补。

(5)如有异常(尿线变细、尿漏等),及时就诊,以免造成尿道狭窄。

二、主要护理问题

(一)疼痛

与手术伤口有关(或与阴茎头肿胀有关)。

(二)生活自理能力部分缺陷

与术后卧位有关。

(三)潜在并发症

感染,与手术有关。

(马丽君)

参 考 文 献

[1] 李沙丹.泌尿外科常见疾病诊疗技巧[M].南昌:江西科学技术出版社,2019.

[2] 潘长景.泌尿外科常见疾病诊疗[M].昆明:云南科技出版社,2020.

[3] 梁涛.泌尿外科常见疾病诊断与治疗[M].长春:吉林科学技术出版社,2019.

[4] 杨志平.泌尿外科疾病诊疗与微创应用[M].北京:科学技术文献出版社,2020.

[5] 程祎,李梅,刘文刚.泌尿外科临床诊疗实践[M].长春:吉林科学技术出版社,2019.

[6] 黄翼然.泌尿外科临床实践[M].上海:上海科学技术出版社,2021.

[7] 刘定益.泌尿微创手术学[M].郑州:河南科学技术出版社,2020.

[8] 张骞,李学松.实用泌尿外科腹腔镜手术学[M].北京:北京大学医学出版社,2021.

[9] 李刚琴.临床泌尿外科基础与治疗[M].北京:科学技术文献出版社,2019.

[10] 董理鸣,张惜妍.实用泌尿外科疾病的诊治与临床护理[M].北京:中国纺织出版社,2021.

[11] 刘冬健.泌尿外科诊断与手术指导[M].武汉:湖北科学技术出版社,2019.

[12] 张旭.泌尿外科临床路径[M].北京:人民军医出版社,2018.

[13] 温星桥.新泌尿外科腔镜手术步骤与图谱[M].广州:中山大学出版社,2020.

[14] 李文光.临床泌尿外科疾病新进展[M].郑州:河南大学出版社,2021.

[15] 张晶.现代泌尿外科手术学[M].武汉:湖北科学技术出版社,2019.

[16] 王磊.新编泌尿疾病诊断与治疗[M].天津:天津科学技术出版社,2020.

[17] 祝庆亮,俞俊杰,汪中朗.泌尿外科常见病诊断与治疗[M].北京:科学技术文献出版社,2019.

[18] 刁会丰.实用泌尿外科疾病治疗精粹[M].哈尔滨:黑龙江科学技术出版社,2021.

[19] 李明兴.泌尿外科疾病诊疗与微创应用[M].北京:科学技术文献出版社,2019.

[20] 杨东红.临床外科疾病诊治与微创技术应用[M].北京:中国纺织出版社,2021.

[21] 陈定华.泌尿外科常见疾病诊疗技巧[M].天津:天津科学技术出版社,2019.

[22] 代雨欣,陈兴春.外科护理学思维导图[M].重庆:西南师范大学出版社,2021.

[23] 李征.泌尿外科常见病治疗及微创应用[M].北京:科学技术文献出版社,2020.

[24] 张士刚.泌尿外科基础与临床[M].天津:天津科学技术出版社,2019.

[25] 刘志宇,杨玻.前列腺疾病诊疗经验与手术技巧[M].郑州:河南科学技术出版社,2021.

[26] 刘经纬.泌尿外科常见病治疗及微创应用[M].福州:福建科学技术出版社,2019.

［27］林栩.泌尿系统疾病诊断与治疗精要［M］.北京:科学技术文献出版社,2020.

［28］汤育新,曹庆东.走进外科学［M］.广州:广州中山大学出版社,2021.

［29］郭俊生.现代泌尿外科疾病手术实践［M］.沈阳:沈阳出版社,2019.

［30］刘定益.前列腺疾病诊疗学［M］.郑州:河南科学技术出版社,2021.

［31］刘蕊旺.现代泌尿外科基础与临床研究［M］.长春:吉林科学技术出版社,2019.

［32］许克新.功能泌尿外科手术学［M］.北京:人民卫生出版社,2022.

［33］蔡平昌.现代泌尿外科诊疗实践［M］.昆明:云南科学技术出版社,2020.

［34］栾杰,何平胜,黄小七.现代临床泌尿外科疾病诊断与治疗［M］.开封:河南大学出版社,2019.

［35］袁智,周成富.泌尿外科疾病诊疗指南［M］.北京:化学工业出版社,2022.

［36］王林辉,吴震杰,朱清毅.中国泌尿外科单孔腹腔镜技术的发展与展望［J］.中华泌尿外科杂志,2020,41(11):807-810.

［37］岳东峻.泌尿外科患者院内感染的原因分析及其防治策略［J］.实用药物与临床,2020,23(1):66-68.

［38］张君,桑林,张龙龙,等.腹腔镜超声在泌尿外科达芬奇机器人手术中的应用价值［J］.中国超声医学杂志,2020,36(10):911-916.

［39］辛以军,王科.加速康复外科理念在泌尿外科腹腔镜前列腺癌根治术围手术期的应用效果评价［J］.中国健康教育,2021,37(9):854-856,863.

［40］于书慧,王为,车新艳,等.泌尿外科患者短期留置导尿管的循证护理研究［J］.护理学杂志,2020,35(17):93-97.